全国中医药行业高等教育"十三五"规划教材

全国高等中医药院校规划教材（第十版）

中医妇科学

（新世纪第四版）

（供中医学、针灸推拿学、中西医临床医学等专业用）

主　编

谈　勇（南京中医药大学）

副主编（以姓氏笔画为序）

邓高丕（广州中医药大学）　　　　　冯晓玲（黑龙江中医药大学）
刘雁峰（北京中医药大学）　　　　　杜惠兰（河北中医学院）
张婷婷（上海中医药大学）　　　　　魏绍斌（成都中医药大学）

编　委（以姓氏笔画为序）

卫爱武（河南中医药大学）　　　　　王小红（福建中医药大学）
王玉荣（香港浸会大学中医药学院）　王艳萍（长春中医药大学）
许　昕（首都医科大学）　　　　　　闫　颖（天津中医药大学）
李　燕（贵阳中医学院）　　　　　　李伟莉（安徽中医药大学）
张文红（山西中医学院）　　　　　　张建伟（山东中医药大学）
陈林兴（云南中医学院）　　　　　　武权生（甘肃中医药大学）
林寒梅（广西中医药大学）　　　　　周惠芳（南京中医药大学）
赵瑞华（中国中医科学院）　　　　　崔晓萍（陕西中医药大学）
梁瑞宁（江西中医药大学）　　　　　韩　璐（新疆医科大学）
雷　磊（湖南中医药大学）

学术秘书

洪艳丽（南京中医药大学）

主　审

夏桂成（南京中医药大学）

中国中医药出版社

·北　京·

图书在版编目（CIP）数据

中医妇科学/谈勇主编 . — 4 版 . —北京：中国中医药出版社，2016.8（2019.11 重印）

全国中医药行业高等教育"十三五"规划教材

ISBN 978 – 7 – 5132 – 3334 – 7

Ⅰ . ①中… Ⅱ . ①谈… Ⅲ . ①中医妇科学 – 中医药院校 – 教材 Ⅳ . ①R271.1

中国版本图书馆 CIP 数据核字（2016）第 095552 号

请到"医开讲 & 医教在线"（网址：www.e–lesson.cn）
注册登录后，刮开封底"序列号"激活本教材数字化内容。

中国中医药出版社出版

北京经济技术开发区科创十三街 31 号院二区 8 号楼
邮政编码　100176
传真　010　64405750
赵县文教彩印厂印刷
各地新华书店经销

开本 850×1168　1/16　印张 23　字数 564 千字
2016 年 8 月第 4 版　2019 年 11 月第 5 次印刷
书　号　ISBN 978 – 7 – 5132 – 3334 – 7

定价　69.00 元
网址　www.cptcm.com

社长热线　010 64405720
购书热线　010 64065415　010 64065413
微信服务号　zgzyycbs

书店网址　csln. net/qksd/
官方微博　http://e. weibo. com/cptcm

淘宝天猫网址　http://zgzyycbs. tmall. com

全国中医药行业高等教育"十三五"规划教材

全国高等中医药院校规划教材（第十版）

专家指导委员会

名誉主任委员

王国强（国家卫生计生委副主任　国家中医药管理局局长）

主 任 委 员

王志勇（国家中医药管理局副局长）

副主任委员

王永炎（中国中医科学院名誉院长　中国工程院院士）

张伯礼（教育部高等学校中医学类专业教学指导委员会主任委员
　　　　天津中医药大学校长）

卢国慧（国家中医药管理局人事教育司司长）

委　　　　员（以姓氏笔画为序）

王省良（广州中医药大学校长）

王振宇（国家中医药管理局中医师资格认证中心主任）

方剑乔（浙江中医药大学校长）

左铮云（江西中医药大学校长）

石　岩（辽宁中医药大学校长）

石学敏（天津中医药大学教授　中国工程院院士）

卢国慧（全国中医药高等教育学会理事长）

匡海学（教育部高等学校中药学类专业教学指导委员会主任委员
　　　　黑龙江中医药大学教授）

吕文亮（湖北中医药大学校长）

刘　星（山西中医药大学校长）

刘兴德（贵州中医药大学校长）

刘振民（全国中医药高等教育学会顾问　北京中医药大学教授）

安冬青（新疆医科大学副校长）

许二平（河南中医药大学校长）

孙忠人（黑龙江中医药大学校长）

孙振霖（陕西中医药大学校长）

严世芸（上海中医药大学教授）

李灿东（福建中医药大学校长）

李金田（甘肃中医药大学校长）

余曙光（成都中医药大学校长）

宋柏林（长春中医药大学校长）

张欣霞（国家中医药管理局人事教育司师承继教处处长）

陈可冀（中国中医科学院研究员　中国科学院院士　国医大师）

范吉平（中国中医药出版社社长）

周仲瑛（南京中医药大学教授　国医大师）

周景玉（国家中医药管理局人事教育司综合协调处处长）

胡　刚（南京中医药大学校长）

徐安龙（北京中医药大学校长）

徐建光（上海中医药大学校长）

高树中（山东中医药大学校长）

高维娟（河北中医学院院长）

唐　农（广西中医药大学校长）

彭代银（安徽中医药大学校长）

路志正（中国中医科学院研究员　国医大师）

熊　磊（云南中医药大学校长）

戴爱国（湖南中医药大学校长）

秘　书　长

王　键（安徽中医药大学教授）

卢国慧（国家中医药管理局人事教育司司长）

范吉平（中国中医药出版社社长）

办公室主任

周景玉（国家中医药管理局人事教育司综合协调处处长）

李秀明（中国中医药出版社副社长）

李占永（中国中医药出版社副总编辑）

全国中医药行业高等教育"十三五"规划教材

编审专家组

组　长

王国强（国家卫生计生委副主任　国家中医药管理局局长）

副组长

张伯礼（中国工程院院士　天津中医药大学教授）

王志勇（国家中医药管理局副局长）

组　员

卢国慧（国家中医药管理局人事教育司司长）

严世芸（上海中医药大学教授）

吴勉华（南京中医药大学教授）

王之虹（长春中医药大学教授）

匡海学（黑龙江中医药大学教授）

王　键（安徽中医药大学教授）

刘红宁（江西中医药大学教授）

翟双庆（北京中医药大学教授）

胡鸿毅（上海中医药大学教授）

余曙光（成都中医药大学教授）

周桂桐（天津中医药大学教授）

石　岩（辽宁中医药大学教授）

黄必胜（湖北中医药大学教授）

前　言

为落实《国家中长期教育改革和发展规划纲要（2010–2020年）》《关于医教协同深化临床医学人才培养改革的意见》，适应新形势下我国中医药行业高等教育教学改革和中医药人才培养的需要，国家中医药管理局教材建设工作委员会办公室（以下简称"教材办"）、中国中医药出版社在国家中医药管理局领导下，在全国中医药行业高等教育规划教材专家指导委员会指导下，总结全国中医药行业历版教材特别是新世纪以来全国高等中医药院校规划教材建设的经验，制定了"'十三五'中医药教材改革工作方案"和"'十三五'中医药行业本科规划教材建设工作总体方案"，全面组织和规划了全国中医药行业高等教育"十三五"规划教材。鉴于由全国中医药行业主管部门主持编写的全国高等中医药院校规划教材目前已出版九版，为体现其系统性和传承性，本套教材在中国中医药教育史上称为第十版。

本套教材规划过程中，教材办认真听取了教育部中医学、中药学等专业教学指导委员会相关专家的意见，结合中医药教育教学一线教师的反馈意见，加强顶层设计和组织管理，在新世纪以来三版优秀教材的基础上，进一步明确了"正本清源，突出中医药特色，弘扬中医药优势，优化知识结构，做好基础课程和专业核心课程衔接"的建设目标，旨在适应新时期中医药教育事业发展和教学手段变革的需要，彰显现代中医药教育理念，在继承中创新，在发展中提高，打造符合中医药教育教学规律的经典教材。

本套教材建设过程中，教材办还聘请中医学、中药学、针灸推拿学三个专业德高望重的专家组成编审专家组，请他们参与主编确定，列席编写会议和定稿会议，对编写过程中遇到的问题提出指导性意见，参加教材间内容统筹、审读稿件等。

本套教材具有以下特点：

1. 加强顶层设计，强化中医经典地位

针对中医药人才成长的规律，正本清源，突出中医思维方式，体现中医药学科的人文特色和"读经典，做临床"的实践特点，突出中医理论在中医药教育教学和实践工作中的核心地位，与执业中医（药）师资格考试、中医住院医师规范化培训等工作对接，更具有针对性和实践性。

2. 精选编写队伍，汇集权威专家智慧

主编遴选严格按照程序进行，经过院校推荐、国家中医药管理局教材建设专家指导委员会专家评审、编审专家组认可后确定，确保公开、公平、公正。编委优先吸纳教学名师、学科带头人和一线优秀教师，集中了全国范围内各高等中医药院校的权威专家，确保了编写队伍的水平，体现了中医药行业规划教材的整体优势。

3. 突出精品意识，完善学科知识体系

结合教学实践环节的反馈意见，精心组织编写队伍进行编写大纲和样稿的讨论，要求每门教材立足专业需求，在保持内容稳定性、先进性、适用性的基础上，根据其在整个中医知识体系中的地位、学生知识结构和课程开设时间，突出本学科的教学重点，努力处理好继承与创新、理论与实践、基础与临床的关系。

4. 尝试形式创新，注重实践技能培养

为提升对学生实践技能的培养，配合高等中医药院校数字化教学的发展，更好地服务于中医药教学改革，本套教材在传承历版教材基本知识、基本理论、基本技能主体框架的基础上，将数字化作为重点建设目标，在中医药行业教育云平台的总体构架下，借助网络信息技术，为广大师生提供了丰富的教学资源和广阔的互动空间。

本套教材的建设，得到国家中医药管理局领导的指导与大力支持，凝聚了全国中医药行业高等教育工作者的集体智慧，体现了全国中医药行业齐心协力、求真务实的工作作风，代表了全国中医药行业为"十三五"期间中医药事业发展和人才培养所做的共同努力，谨向有关单位和个人致以衷心的感谢！希望本套教材的出版，能够对全国中医药行业高等教育教学的发展和中医药人才的培养产生积极的推动作用。

需要说明的是，尽管所有组织者与编写者竭尽心智，精益求精，本套教材仍有一定的提升空间，敬请各高等中医药院校广大师生提出宝贵意见和建议，以便今后修订和提高。

国家中医药管理局教材建设工作委员会办公室
中国中医药出版社
2016 年 6 月

编写说明

　　中医妇科学伴随着中医药高等教育60年的历程，为中医药学的发展和广大妇女的健康事业做出了重大贡献。为了全面实现教学改革，推进素质教育，以学生为本，完成培养应用型人才的目标，《中医妇科学》教材在充分体现中医妇科学基本理论、基本知识、基本技能的基础上，提供科学的、系统的、规范的理论知识，指导医疗实践。

　　本教材坚持"五性"基本原则，即思想性、科学性、启发性、先进性、实用性。思想性，在于突出中医药学的学术思想，在长期的理论教学与医疗实践中，以中医药学基础理论为指导，发掘、研究和整理中医妇科学理论，是中医妇科学发展的必由之路。科学性，在于沿着中医妇科学发展简史，科学总结医学文献，建立中医学女性生殖生理理论，整理和发展中医妇科学对生殖生理的认识和积累的临床经验，使中医妇科学理论的系统性、规范性和科学性浑然一体。根据中医学理论对脏腑学说的认识，结合现代的医学模式、疾病的复杂程度，重新深入解释肾、心、肝、脾的作用及相互之间的关联，进一步阐明中医学对月经周期节律理论的认识，将调整女性身体内在的机能与中医药的特色优势紧密结合，将中医药的运用提高到新的领域，充分展示其先进性和科学性。

　　本教材在继承前贤九版教材基础上，分为理论篇、临床篇和附篇三部分。理论篇系统介绍中医妇科学的历史发展，各个历史时期的特点，女性生殖解剖与生理，妇科疾病的病因病机、诊断、治法概要、预防和保健；临床篇部分仍以经、带、胎、产、杂病为纲目，详细阐述；附篇部分按照西医妇产科学的知识体系，解释女性生殖器官解剖、生殖生理、正常妊娠、分娩及其产褥、计划生育、妇产科检查等现代临床必须掌握的知识。编写组认真分析历版教材各个疾病的证型，结合临床实际对一些病症增入新证型，同时认真斟酌了选方用药，合理删减，修正和补充原有不足之处，与时俱进地增入新的内容。

　　本教材力求做到其理论内容对医疗实践具有确切的指导作用，对病种的设置、具体分型、选方用药，务求医疗实践中找到根据，并能在医疗实践中取得良好疗效。教材在吸收新知识的同时，保持了基础理论的相对稳定性和继承性，这既有利于教师的教学，亦有利于学生的学习，有利于学生或医生应对各类考试。这是本教材实用性的体现。

　　本教材由全国25所中医药院校及附属医院妇科骨干教师组成编写团队，由国医大师南京中医药大学夏桂成教授任主审。其编写分工如下：第一、二章，第三章第一、二节，第六章第三节由谈勇编写，第三章第三至五节由杜惠兰编写；第四章第一节和第八章第二节由邓高丕编写；第四章第二、三节，第六章第二节由周惠芳编写；第五章和第十五章由洪艳丽编写；第六章第一节由刘雁峰编写；第六章第四节由许昕编写；第六章第五节由赵瑞华编写；第六章第六节由崔晓萍、闫颖编写；第六章第七节，第八章第一、五节由张文红编写；第七章，第十章第六节，第十二章由魏绍斌编写；第八章第三、四节由卫爱武编写；第八章第六至八节由王小红编写；第八章第九、十节由李伟莉编写；第八章第十一至十三节由王艳萍编写；第八章第十四、十五节，第十一章，第十六章由林寒梅编写；第九章第一、二节由陈林兴编写；第九章第三、四节由雷磊编写；第九章第五至七节由武权生编写；第九章第八、九节由李燕编写；第九章第十、十一节由王玉荣编写；第十章第一节由张建伟编写；第十章第二节由梁瑞宁编写；第十章第三至五节由韩璐编写；第十章第七节，第十三章及第十四章由张婷婷编写；第十章第八节由冯晓玲编写。

本教材数字化工作是在国家中医药管理局中医药教育教学改革研究项目的支持下，由中国中医药出版社资助展开的。该项目（编号：GJYJS16014）由谈勇负责，冯晓玲负责统稿工作，编委会全体成员共同参与完成。

在编写过程中得到了第八版《中医妇科学》主编张玉珍教授的细致指导，也得到了南京中医药大学领导和同仁的大力支持，在此致以诚挚的谢意。

虽然尽心尽力，但不足之处在所难免，希望广大师生在使用本教材过程中提出宝贵意见，以便再版时修订提高。

《中医妇科学》编委会

2016 年 6 月

目　录

理论篇

第一章 绪 论

第一节 中医妇科学的定义与范围

中医妇科学是运用中医学基础理论和方法，认识和研究女性的解剖、生理、病因病机、诊治规律，以防治妇女特有疾病的一门临床学科。它是中医临床医学的重要组成部分，是高等中医药院校主干课程之一。

中医妇科学的研究范围主要包括中医妇科理论，月经病、带下病、妊娠病、产后病和妇科杂病等的辨证治疗及常规的防治方法。随着现代疾病谱的变化，妇产科疾病与以往中医古籍中记载的相比出现了一些变化，围绕女性生长发育、生殖、产育而产生的疾病始终困扰着广大妇女。中医药治疗妇科疾病历史悠久，具有特色，长期以来的医疗实践已经得到了证明。我们不仅要将古今有效的方法传承下来，还要不断解决现代常见、多发及疑难的妇科疾病，形成当今中医妇科学的研究范围。

第二节 中医妇科学的特点和学习方法

中医学是在临证实践中形成和发展的。最初重视产育，逐步设立产科和妇科，随后又表现为以妇科疾病的调治为突出特色，在医疗实践中彰显了重要的作用。

为了推动学科的发展，应引导学生注重从中医妇科学的特点出发，了解学科的历史发展，探求妇科知识的规律，掌握其学术精华。

一、中医妇科学的特点

1. 理论特色鲜明，是以中医学理论为指导，基于女性解剖、生殖生理等的特殊性，深入研究生殖病理及治疗方法。在妇科疾病的诊疗过程中，逐步形成了重视肾、心、肝、脾、天癸、胞宫、胞脉、胞络、冲任、气血等的协调，最终达到体内阴平阳秘。

2. 由于妇女特有经、带、胎、产生理基础，妇科疾病相应地归纳为月经病、带下病、妊娠病、产后病，将与妇科特征直接相关但又不属于以上四类的归入杂病类，指导人们认识和研究妇科疾病的病理特点，更加有规律地进行调治。

3. 时代变迁、环境因素、心理状态、人际关系、职场竞争、家庭矛盾等不断影响女性群体，使得医疗模式也要不断更新与之相适应。妇科疾病多以脏腑、气血、经络功能失调性疾病为主，把握脏腑、气血功能失调至关重要。因此，以调补脏腑阴阳气血、冲任督带，调养胞宫为主线不能忽略。

二、中医妇科学的学习方法

1. 掌握中医妇科学的特色与优势　中医妇科学的特色与优势主要是妇科基本理论、调经、治带、种子、安胎、产后调治及养生保健知识。这是中医妇科学教与学的重点。

2. 理论联系实践，提高动手能力　中医妇科学的课程采取课堂系统教学、课间见习与临床实习相结合的方式。按照教学大纲的要求掌握课堂所学的理论，并且理论联系实际，通过课间见习、病案分析，尤其是临床实习，培养学生临床分析问题、解决问题的实际工作能力。

3. 培养良好的医德医风　对待有关妇女生殖健康的医疗问题，务必严肃认真，重视患者的心理变化和情志状态，保护患者的隐私，热情接诊每一位病人，充分认识工作职责，努力做好诊疗工作。

第三节　中医妇科学的历史源流

中医妇科学源于医疗实践，又在临床实践中得以发展。从中医妇科学的源流来看，首先重视产育，逐步设立产科和妇科，其中又以妇科的发展尤为突显优势，长期以来为民族的繁衍做出了巨大贡献。

一、萌芽时期（夏商西周）

夏商西周时期，已有妇科学的萌芽。我国在远古时期已十分重视生殖问题。殷周时期的甲骨文中就记载了有关生育疾患和预测分娩时间的卜辞，所记载的 21 种疾病中，就有"疾育"（妇产科病）。《史记·楚世家》记载了剖腹产手术："陆终（妻女嬇）生子六人，坼剖而产焉。"当时成书的《周易》在《易经·爻辞》中最早记载了不孕不育症，"妇孕不育，凶"，"妇三岁不孕"。《诗经》和《山海经》中分别记载了一些"食之宜子"或"使人无子"的药物。夏、商、西周时期，性与生育的卫生开始受到重视，已经认识到有血缘近亲结婚不利后代。《列女传》记载了最早的"胎教"，"太任者，文王之母也，乃其有娠，目不视恶色，耳不听淫声，口不出傲言"。这是最早的"母胎医学"观点，有优生优育的意义。夏商西周时期对孕产的重视，可以说是妇科学的萌芽。

二、奠基时期（春秋战国）

春秋战国时期，出现了妇科医生，为中医妇科学的形成奠定了基础。据《史记·扁鹊仓公列传》记载："扁鹊，过邯郸，闻贵妇人，即为带下医。""带下医"即指妇科医生。《左传》已有较多妇产科方面的史料，如《左传·隐公元年》有："（郑）庄公寤生，惊姜氏……"这是关于难产的记载。其后《左传·僖公十七年》载有："梁嬴孕过期，卜招父与其子卜之，其子曰：将生一男一女。"这是过期妊娠和双胎诊断的最早记载。马王堆帛书《胎产书》是我国目前已知最早的以胎产命名的产科专著，该书比较详细地论述了胎儿在母体中的发育变化，这是人体胚胎发育史上最早的论述。

三、雏形时期（秦汉）

秦汉时期，中医妇科学已有雏形。秦代有妇产科病案，据《史记·扁鹊仓公列传》记载，太仓公淳于意首创"诊籍"，其中"韩女内寒月事不下"（闭经）及"王美人怀子而不乳"（司马贞《史记索隐》载："乳，生也。"不乳，指过期妊娠），是最早的妇产科病案。秦汉时期成书的《难经》，创立了左肾右命门学说，首论命门功能，该书系统地论述了冲、任、督、带脉的循行、功能和病证，尤其是肾与命门及冲、任、督、带的理论成为中医妇科学重要的理论基础。《神农本草经》是我国现存最早的药物学专著，该书所收365种药物中直接指明治疗妇产科疾病的药物有88种，为后世妇科用药提供重要依据。在该书紫石英条下首见"子宫"之名，禹余粮条下首见"癥瘕"之名。

西汉末年成书的我国现存的第一部医学巨著《黄帝内经》（以下简称《内经》），其在解剖方面，明确记载外生殖器官有毛际、阴户、廷孔；内生殖器官有女子胞、子门等；在生理方面，《素问·上古天真论》提出女子从7岁到"七七"之年（49岁）的生长、发育和生殖的规律，沿用至今。在病因病机方面，突出正邪相争的发病观和体质因素，尤其强调"妇人之生，有余于气，不足于血"，揭示了妇人以血为本，容易发生气有余血不足的病机特点；在诊断方面，已有男女诊法有异，以及四诊的应用，还有"面王以下者，膀胱子处也"的特有诊法；在治疗方面，载有因"天时而调血气"的调经原则，以及石瘕、肠覃"可导而下"的治疗原则；《素问·腹中论》中记载了妇科第一首方"四乌鲗骨一藘茹丸"，治疗血枯经闭，至今仍常用之加味来止血、止带，也有用之疏通输卵管堵塞，被认为是通涩兼用、补肾活血、通补奇经的方药。在妇科临床病证方面，已有经、带、胎、产、杂病的一些主要病种，并重点研究了崩漏和闭经；提出带下病的病机是"任脉为病"；已有"以脉候胎"的妊娠诊断方法，以及孕期用药原则，如"有故无殒，亦无殒也""衰其大半而止"；对产后病，提出新产或产后大出血禁泻的原则，又提出产后发热和产后大出血两大产褥期疾病，并着重强调产后固护胃气的重要性；对杂病，则论述了督脉为病的病机。由此可见，《内经》对妇科的生理和病理方面从理论到临床已经有所认识。

东汉张仲景所著《金匮要略》设有"妇人妊娠病脉证并治""妇人产后病脉证并治""妇人杂病脉证并治"三篇，是现存中医古籍中最早设妇科专篇的医著，开创了妇科辨证论治的先河。妊娠病篇有妊娠诊断及妊娠恶阻、妊娠腹痛、胞阻、妊娠小便难、妊娠水肿、妊娠眩晕、伤胎等病证的证治与鉴别诊断，并创立养胎、安胎的治法方药；产后病篇论述新产妇人"三病"、产后发热、产后腹痛、产后中虚烦呕及热利伤阴的证治及病机，揭示了产后病多虚多瘀的特点；妇人杂病篇论述病因、证候、诊治原则和月经先期、痛经、月经后期、月经过多、崩漏、闭经、带下病、阴寒、阴疮、梅核气、脏躁、转胞、阴吹、癥瘕证治。《金匮要略》妇人

NOTE

三篇所论病种已包括了经、带、胎、产、杂病五大类，所载方剂剂型多样，一些方剂现在临床仍在应用。书中还列有用狼牙汤沥阴，蛇床子散纳药，开创了妇科病外治法的先河。另外一位杰出医家华佗，在妇产科方面有很深的造诣，《华佗传》中记录了其诊治死胎、双胎的事例。汉代还出现了"女医"义妁（《汉书·酷吏传》）和淳于衍（《汉书·外戚传》），她们都是宫廷中的妇产科医生。

秦汉时期，妇科学有了很大发展，从妇科学理论、辨证论治和用药等方面进行研究，尤其是《金匮要略》妇人三篇，已基本形成对妇女经、带、胎、产、杂病的辨证论治体系，具备了中医妇科学的雏形。

四、发展时期（三国两晋南北朝）

三国两晋南北朝时期，出现了较多妇科专科著作，对月经病的研究更为深入。

晋代王叔和所撰《脉经》中的第九卷，记载妇女妊娠、产后、带下、月经疾病及妇女杂病的脉法和辨证，首先提出"月经"之名，如"今月经当下"，"妇人月经一月再来者"。"月经"较前人所称的"月事""月水""月信"更为恰当，一直沿用至今。王叔和将闭经的病因病机分为虚实两大类，并首先提出了根据脉象变化推断崩漏的预后。王叔和还总结了妇女脉诊的新经验，如"尺中肾脉也，尺中之脉，按之不绝，法妊娠也"；"三部沉浮正等，按之无绝者，有娠也"，以及临产"离经脉"。又提出了"并月""居经""避年""激经"和"五崩"的证候。其学术观点大多被后世医家所接受。陈延之的《小品方》是南北朝时期的一部代表性医学方书，该书卷一讨论妇女经、带、胎、产病，并保存了大量方药。在其序文中，引用的参考书目有《治妇人方》13 卷。又据《隋书·经籍志》记载南北朝时期有《范氏疗妇人药方》11 卷和徐文伯《疗妇人瘕》1 卷。由于当时战乱连绵，上述著作未见流传下来。北齐徐之才著《逐月养胎方》，论述了胎儿逐月发育的情况及孕妇各月饮食起居应注意的问题和针灸禁忌，成为中医人体胚胎理论知识的主要内容。南齐《褚氏遗书·求嗣门》有反对早婚早育的记载，这在当时是十分可贵的。《隋书·经籍志》还记载了一个应用大补气血的药物加强子宫收缩，并配合针刺治疗滞产成功的病案。

五、鼎盛时期（隋唐五代）

隋唐五代时期，妇科迅速发展，开始从内科分化出来，趋向专科发展。隋代《诸病源候论》，是当时中医病因病理学巨著。本书从 37～44 卷专论损伤胞宫、冲任是妇科疾病主要的病机。书中还首次出现很多妇科病名，而且在"妊娠欲去胎候"中已有治疗性堕胎法。唐代昝殷著《经效产宝》，是我国现存理论和方药较完备的妇产科专著，书中扼要论述了经、带、胎、产、杂病的病因病机和临床证候，不但有重要的学术价值，其中不少精辟见解还有重要的历史价值。这一时期，一些著名的综合性著作中，也设立了妇科专篇、专卷。如孙思邈在其所著《备急千金要方》中，专设"妇人方"3 卷。孙思邈对妇科疾病有深入而独到的见解，如将不孕症概括为"全不产"（原发性不孕症）和"断绪"（继发性不孕症）两大类，对不孕症的病因也提出了自己的见解，认为男女双方的"劳伤瘕疾"，均可导致不孕，这在当时有十分重要的积极意义。孙思邈已认识到产褥卫生的重要意义，他在《备急千金要方》中指出："妇人产讫，五脏虚羸……故产后满百日，乃可合会，不尔，至死虚羸，百病滋长，慎之。"体现了重视产褥卫生积极预防疾病的思想。此外，孙氏还认识到"产褥众"是导致妇科疾病的重要原因之一，主张节制生育，这是优生优育思想的体现。历史发展至唐代，中医妇科学趋向专科发展的框架已基本形成，为以后的独立分科创造了条件。

六、独立分科时期（两宋）

两宋时期，最突出的成就是妇产科独立分科。宋代设"太医局"培养专门人才，在其规定设置的九科之中就有产科。据《元丰备对》载："太医局九科学生，额三百人……产科十人……"并设有产科教授。这是世界医事制度上妇产科最早的独立分科。由于设立了专科，对妇产科的发展起到了积极的促进作用，妇产科专著亦更多，如杨子建的《十产论》，详细记载了各种异常胎位的助产方法。朱端章的《卫生家宝产科备要》收集了宋以前的产科论著，明确记述产后"三冲"危急证，即冲心、冲胃、冲肺的证候和治疗方法；齐仲甫的《女科百问》，将妇产科的内容归纳为 100 个问题逐一解答。尤其是当时三世业医的陈自明，其藏历代大量医籍，存众多祖传经验方，并结合自己的临床经验，汇集和系统总结了南宋以前 40 余种医籍中有关妇产科的理论和临证经验，于公元 1237 年编著《妇人大全良方》，全书分 9 门，共 260 余论，首先提出"妇人以血为基本"的学术观点，并继承发展了《诸病源候论》突出冲任损伤的病机。该书是妇产科史上的划时代著作，后经明代薛立斋校注刊行，流传更广。王肯堂的《女科证治准绳》也以此作为主要蓝本，可见其对妇产科影响之深远。妇产科专著的大量出版，尤其是《妇人大全良方》的问世，与太医局产科及产科教授的设置，将妇产科推进新的历史时期，标志着中医妇科学已经形成。

七、争鸣时期（辽夏金元）

金元时期，四大医家的独特见解和临床体验，从不同角度丰富了妇科学内容。刘完素在学术上倡导"火热论"，提出"女子不月，先泻心火，血自下也"。其在《素问病机气宜保命集·妇人胎产论》中提出："妇人童幼天癸未行之间，皆属少阴；天癸既行，皆从厥阴论之；天癸已绝，乃属太阴经也。"率先提出妇人不同生理阶段应分别从肾、肝、脾论治，具有指导意义。

张子和的学术思想为"贵流不贵滞"，以祛邪为主。其在《儒门事亲》中常用汗、吐、下三法以祛邪，同样以汗、吐、下三法逐痰以通经。他还提出"凡看妇人病，入门先问经"的精辟见解。其著作中记载了"一妇人临产……子死于腹……急取秤钩，续以壮绳……钩其死胎"的病案，这是牵引助产的成功案例。

李东垣倡导内伤学说，在《兰室秘藏》中指出："妇人血崩，是肾水阴虚，不能镇守胞络相火，故血走而崩也。"为后世医家提出以"滋阴固气"止崩奠定了理论根据。李东垣重视脾胃，在《脾胃论》中提出论治带下病宜益脾胃、升阳泻火、清除湿热，以扶脾治虚为主的理论。其所创制的补中益气汤不但多用于治疗气虚不摄、脾胃虚弱的妇科病证，而且成为治疗"子宫脱垂"的经典方剂。

朱丹溪早在《格致余论·受胎论》中指出："阴阳交媾，胎孕乃成，所藏之处，名曰子宫，一系在下，上有两歧，一达于左，一达于右。"首次明确描述了子宫形态。并对真假阴阳人也有认识，如在《格致余论·受胎论》中指出："以女涵男有二，一则遇男为妻，遇女为夫；一则可妻而不可夫。"指出"男不可为父""女不可为母"的不孕不育病因。其倡导的"阳有余阴不足"论亦涉足妇科领域，《格致余论·论秦桂丸》中说："今妇人无子者，率由血少不足以摄精也……然欲得子者，必须调补阴血，使无亏欠，乃可推其有余以成胎孕。"并认为痰湿亦为月经带下病因，指出："肥胖饮食过度之人，而经水不调者，乃属痰湿。"朱丹溪提出的痰湿论为妇科的病理复杂性探讨开辟了新的途径。对于妊娠安胎，朱丹溪提出"产前当清热养血"，"产前安胎，黄芩、白术为妙药也"等观点，对后世影响颇大。对于妊娠转胞，朱丹溪创"丹溪举胎法"以救其急；对子宫脱垂，有以五倍子做汤洗濯下脱之子宫以皱其皮使其缩复的"皮工"疗法；对难产引起"膀胱阴道瘘"的治疗，主张"令气血骤长，其胞自完"，提出了以补气血治疗本病的理论。

八、专科理论完善时期（明代）

在明代，肾主生殖的理论在妇科领域得以发展。这一时期出现了许多妇科专著和综合性医著，如王肯堂的《女科证治准绳》，万全的《万氏妇人科》，张景岳的《景岳全书·妇人规》，薛立斋的《女科撮要》等。在明代，房劳伤肾在社会上较突出，促进了医家对聚精寡欲和优生及肾与命门学说的研究，直接影响着妇科学术理论的深化。如万全《养生四要》提出："养生之法有四，曰寡欲，曰慎动，曰法时，曰却疾。"在《广嗣纪要·择偶篇》又指出"五不女"（螺、纹、鼓、角、脉）生殖器畸形不能婚配生育。张景岳在《类经》《景岳全书》等医籍中，阐发《内经》理论，吸取各家之长，极力提倡补肾，对命门、三焦均有专篇论述。《景岳全书·传忠录》曰："命门为元气之根，为水火之宅，五脏之阴气非此不能滋，五脏之阳气非此不能发。"张景岳对天癸的认识也很精辟，《景岳全书·阴阳篇》说："元阴者，即无形之水，以长以立，天癸是也。"这"无形之水"类似现代生殖内分泌激素。张景岳还根据阴阳水火之论和阴阳互根学说创制了左归丸、右归丸而传之于世，成为沿用至今的著名方剂。《景岳全书·妇人规》是张景岳妇科专卷，有较强的理论性、系统性、科学性、实用性，学术上突出肾主生殖，体现了中医妇科学在调经、治带、种子、安胎、产后调护及性养生保健、中年再振根基的学术特色。赵献可著《医贯》，是历史上第一部研究肾的专著。其强调"命门为十二经之主"，指出命门在两肾之中，认为命门的功能有一水一火，"其右旁有一小窍……是其臣使官，禀命而行，周流于五脏六腑之间而不息……此先天无形之火……其左旁有一小窍，乃真阴，真水气也，亦无形。上行脊，至脑中为髓海；泌其津液，注之于脉，以荣四末；内注五脏六腑……故曰五脏之真，唯肾为根"。明代医学对肾命学说的研究和阐发，具有进一步研究的学术价值，尤其对今天研究肾与生殖内分泌的关系颇有启迪。明代医学的进步还表现在，一些医家思想解放，要求给妇产科患者做妇科检查。如《产科百问》序中说："盖医之候病止于四术，而切脉为下。望、闻、问三事，可施诸丈夫婴儿，而每穷于女妇。某事曾否有无？某处如何痛痒？某物若何色状？问之则医危，不问则病危。"《女科证治准绳》还记述了女性生殖器动情时的变化，类似西医所指的阴蒂及其功能。总之，明代在妇科理论，尤其在肾藏精、主生殖方面，以及临床病证的研究更加深入。

九、汇通时期（清代、民国）

在清代，由于西医学的影响出现了中西医汇通派，开创了中医教育的新局面。清代妇科专著颇多。傅山《傅青主女科》认为妇人以精血为主，辨证以脏腑、气血、冲任督带立论，注重肾、肝、脾，强调七情内伤及房劳伤肾导致妇产科疾病，创制完带汤、清经散、两地汤、定经汤及生化汤加减方，流传甚广。萧慎斋《女科经纶》，沈尧封《沈氏女科辑要》，陈修园《女科要旨》等，亦各有特色。此外，阎纯玺的《胎产心法》是近代产科专书；亟斋居士的《达生篇》对产前调护、临产、难产救治及产后护理均有论述，提出的临产六字真言一直是临产的要诀。清代乾隆年间，吴谦等奉政府之命编成医学教科书《医宗金鉴》，全书共 90 卷，其中《妇科心法要诀》6 卷，是一本较好的医学入门书，也是我国最早由政府组织编写的妇产科教科书，流传甚广。

清代末期，中西医汇通派代表唐容川、张锡纯、陆渊雷等，其著述中都有论及妇科的内容。如晚清医家唐容川著《血证论》，把气血水火的概念融注于男女生理异同的机理中，对月经周期性来潮、带下的周期性变化及与生育的关系均有独到见解。此外，严鸿志退思庐医书中《女科精华》《女科证治约旨》《女科医案选粹》，恽铁樵《妇科大略》，均有一定特色。

民国妇科也有所发展，如张锡纯《医学衷中参西录》认识到中西医之间的一个重要区别点为中医"不尚实验"，西医"尚实验"。张锡纯比较重视调理脾肾和活血化瘀，书中防治流产的寿胎丸，治疗月经过多的安冲汤、固冲汤、理冲汤等，为后世所常用。尤其是寿胎丸，经大量临床研究，成为现代防治自然流产的基础方，随证加减疗效卓著。张山雷著《沈氏女科辑要笺正》，强调辨证论治，认为"相体裁衣，本是医家真谛"。张山雷勇于吸收新知识，在书末附"泰西诸说"，对女性内生殖器官以子宫、子核、子管名之。

鸦片战争给中华民族带来灾难，"废止旧医以扫除医事障碍"的决议，排斥、压制、歧视中医，阻遏了中医事业的发展。有幸的是，一批有识之士对中医事业的存亡呕心沥血，魂断梦系，为振兴中医团结合作，在全国各地创办中医专科学校，培育中医药人才以继承中医药学遗产，在艰难的条件下推动中医事业前进。

十、医教研体系形成时期（现代）

中华人民共和国成立后，党和政府制定了中医政策，中医药事业成为国家卫生事业的重要组成部分，形成了现代医教研体系。1956 年，在全国创办了 4 所中医学院，以后陆续在全国各省开办中医学院。高等中医药院校创办后，展现了强大的生命力，成为现代医教研行列的主力，不断继承、发扬和创新，促进了中医药学的发展。

在中医妇科医疗方面：提高临床疗效是中医妇科之根本。中医妇科调经颇具特色与优势，全国 20 多个省市在 20 世纪 80 年代就开始协作研究崩漏，对止血、调整月经周期、促排卵等关键问题的研究均取得进展；对痛经、子宫内膜异位症、多囊卵巢综合征、绝经前后诸证、闭经、流产等的研究广泛而深入；以中药活血化瘀为主，治疗宫外孕取得突破性的成就，确定了异位妊娠未破损期病机是"少腹血瘀"，破损型的病机是"少腹蓄血"，增加了对这类危重急症的认识。中医对安胎有明显优势，以寿胎丸等名方加减进行临床和实验研究，证明其疗效；中医药防治妊娠期高血压疾病，中医药治疗子宫肌瘤，抗化疗、放疗毒副反应，中药制剂"三品一条枪"做宫颈锥切，治疗早期宫颈癌等，均取得显著的疗效。近 20 多年来，对不孕症的广泛研究积累了丰富的经验，获取了中医理论治疗的实验数据。

在中医妇科教育方面：中医妇科学的教材建设，从 1964 年始，在广大中医妇产科专家的努力下，连续出版了9版《中医妇科学》规划教材，运用于教学，反映了本学科高等教育日益完善和规范。中医妇科教育为国家培养了大批中医专科人才，包括本科生、硕士生、博士生和博士后，培养了一批全国著名妇科专家的学术继承人，成为中医妇科的中流砥柱。此外，中医妇科成人教育也发展迅速，充实了不同层次的医疗机构人才需求。中医妇科医疗和教育还辐射到国外，走向世界。

在中医妇科基础研究方面：全国各地陆续整理出版了大量古代妇科医籍，以及当代中医妇科名家著作、妇科专著。理论研究则突出月经机理，带下机理，"肾主生殖"实质，"肾－天癸－冲任－胞宫"在女性生殖生理中的作用，补肾活血促排卵的机理，健脾益肾安胎的机理，产后多虚多瘀的机理及活血化瘀机理等研究，均取得了一定的进展。

现代医教研三位一体的形成，进一步推动学科的发展。

第二章　女性生殖脏器解剖与生理

第一节　女性生殖脏器解剖

中医古籍中早有对人体解剖的记载，如《灵枢·经水》就记载了"若夫八尺之士，皮肉在此，外可度量切循而得之，其死可解剖而视之"的内容。汉代《养生方》载有"女阴图"，是现存最早的女性外生殖图，对女性生殖脏器的名称、位置、形态及功能记载在册，表明前人对女性生殖生理有一定的认识。

一、胞宫

胞宫，又称子宫、女子胞、胞脏、子脏、子处、血室等。"胞宫"一词，始见于北宋《类证活人书》卷十九，"热入胞宫，寒热如疟"。

"子宫"一词，首见于《神农本草经》"紫石英条"，"女子风寒在子宫，绝孕十年无子"。其后，《诸病源候论·无子候》《备急千金要方·妇人方》"朴硝荡胞汤"、《妇人大全良方·求嗣门》，以及《格致余论·受胎论》《景岳全书·妇人规》《类经》等，亦广泛使用子宫之名。

"女子胞"一词，最早见于《素问·五脏别论》，"脑、髓、骨、脉、胆、女子胞，此六者，地气之所生也，皆藏于阴而象于地，故藏而不泻，名曰奇恒之腑。"这是对女子生殖脏器的最早记载。《灵枢·五色》则有"子处"之称。

胞宫有胞脉、胞络与其他脏腑相联系。《素问·评热病论》指出："月事不来者，胞脉闭也。胞脉者，属心而络于胞中。"胞脉是隶属于胞宫之血脉，能将脏腑汇聚于冲任二脉的阴血下注于胞宫，以维持其生理功能。《素问·奇病论》提出："胞络者，系于肾。"《诸病源候论·阴挺出下脱候》谓："胞络伤损，子脏虚冷气下冲，则令阴挺出，谓之下脱。"胞络是络属于胞宫的脉络，维系子宫位置和功能，并使子宫经胞络联系足少阴肾经。

《沈氏女科辑要笺正》首先论及"子管"与"子核"。"子宫之底，左右各出子管一支，与小孔通，长二寸半，垂于子核之侧，不即不离。子核者，在子宫左右离一寸，向内有蒂，与子宫相连；向外有筋带，与子管相系。形如雀卵，内有精珠十五粒至十八粒不等，内贮清液，是为阴精。女子入月之年，精珠始生，至月信绝，其珠化为乌有"。"男精入子宫，透子管，子管罩子核，子核感动，精珠迸裂，阴阳交会"。这两段论述形象地描述了类似现代医学中女性的输卵管与卵巢。

（一）胞宫的位置和形态

胞宫位于小腹正中，带脉之下，前为膀胱，后为直肠，下接阴道。《类经·藏象类》曰：

"子宫……居直肠之前，膀胱之后。"《血证论》亦曰："带脉下系胞宫。"朱丹溪在《格致余论·受胎论》中最早加以描述，"阴阳交媾，胎孕乃凝。所藏之处，名曰子宫。一系在下，上有两歧，一达于左，一达于右"。而张景岳在《景岳全书·妇人规》中引丹溪之言时补充了"中分为二，形如合钵"的描述。《类经·疾病类》曰："子门，即子宫之门也。"中医古籍中子宫的形态与现代解剖学所描述的子宫基本一致，其主体部分为子宫体，底部两侧为宫角，下部为子宫颈，子门相当于子宫颈口。根据《中医内科妇科儿科名词》（全国科学技术名词审定委员会发布）的审定，两歧乃产生和输送卵子的内生殖脏器，位于左右少腹，即子管和子核。

（二）胞宫的功能

胞宫是奇恒之腑，具有亦藏亦泻、定期藏泻的特点。胞宫的主要功能是排泄月经，孕育胎儿。月经一月一行时是泻的特点，而在其平时表现藏的特点，这种藏与泻是有一定的规律性和时间性。《类经·藏象类》指出："女子之胞，子宫是也。亦以出纳精气而成胎孕者为奇。"妊娠为十月之藏，一朝分娩时表现为泻的功能。月经周期的藏泻，均有周期性、节律性，是其功能的特殊之处。

二、阴道

阴道又称产道、子肠，是连接胞宫与阴户的通道。《诸病源候论》列有"产后阴道肿痛候"及"产后阴道开候"；《妇人大全良方》有"子肠先出"的病名；《胎产心法》有"产后子肠不收"的病名和治法。

阴道的功能首先是保护胞宫免受外邪的侵犯；其次是排出月经、带下和恶露的通道，也是阴阳交媾和娩出胎儿的通道。

三、阴户、玉门、子门

阴户系指女性外阴，包括阴道前庭及其两侧的大阴唇和小阴唇、前面的阴蒂和后面的阴唇系带、会阴，即阴道口的前后左右部位，故有"四边""产户"之称。《诸病源候论·八瘕候》首载"四边"之名；《校注妇人良方》则载"阴户"之名。阴户是抵御外邪的第一道关口，具有保护女性生殖脏器的作用。

玉门，是阴道口的总称，包括处女膜的部位，系指尚未经历性生活女性的阴道口。《备急千金要方》谓其"在玉泉下，女人入阴内外之际"，即位于尿道口后面，是阴道的入口。《诸病源候论·带下三十六候》说："已产属胞门，未产属龙门，未嫁属玉门。"玉门是排出月经、分泌带下，也是娩出胎儿、排出恶露的关口。

子门即子宫颈口，是子宫下部与暴露于阴道的部分。"子门"一词，出自《灵枢·水胀》，"石瘕生于胞中，寒气客于子门，子门闭塞"。《类经》注释说："子门，即子宫之门也。"子门是预防外邪入侵的第二道关口，是排月经、泌带液、娩出胎儿的通道。

四、毛际、交骨

（一）毛际

毛际主要指前阴隆起的脂肪垫，即阴阜。青春期开始生长阴毛，与月经初潮时间大致同步。《灵枢·经脉》云："胆足少阴之脉……绕毛际。"出现了毛际的解剖名称。成熟女性的阴毛呈尖端向下的倒三角形。阴毛的异常也能反映部分疾病的特征。

（二）交骨

交骨，系指耻骨联合。临产有"交骨不开"之病证名。

第二节　女性一生各期的生理特点

女性一生的生长发育早在《素问·上古天真论》中明确指出："女子七岁，肾气盛，齿更发长；二七而天癸至，任脉通，太冲脉盛，月事以时下，故有子；三七，肾气平均，故真牙生而长极；四七，筋骨坚，发长极，身体盛壮；五七，阳明脉衰，面始焦，发始堕；六七，三阳脉衰于上，面皆焦，发始白；七七，任脉虚，太冲脉衰少，天癸竭，地道不通，故形坏而无子也。"这段论述按照 7 岁为一个基数律，划分女性各年龄阶段的生长发育状态，是描述女性生理特征的最早记载。文中肾气的盛与虚，天癸的至与竭，主宰着女子的生长、发育、生殖与衰老的过程。由于古今生活条件不同，本教材结合现代认识，将女性一生分为 7 个时期期。

一、胎儿期

胎儿期指从卵子受精到出生，共计 266 天。平时我们从末次月经周期的第一天算起，有 280 天。

二、新生儿期

婴儿出生后的 4 周内，称为新生儿期。女婴在母体内受性腺和胎盘所产生的性激素影响，有的女婴出生时乳房可略呈隆起或有少许泌乳，外阴较丰满；出生后脱离胎盘，血中女性激素水平迅速下降，极少数女婴可出现少量阴道出血，属生理范畴，一般很快会自然消失。

三、儿童期

从出生 4 周至 12 岁左右，称为儿童期。儿童期又可分为儿童前期和儿童后期，8 岁之前为儿童前期，此期肾气初盛，是身体的发育初期，生殖器官为幼稚型；约从 8 岁始进入儿童后期，此期第二性征开始发育，初显女性特征。

四、青春期

从月经初潮至生殖器官逐渐发育成熟的时期，称为青春期。世界卫生组织（WHO）规定青春期为 10～19 岁，为"二七"至"三七"之年，在 14～21 岁。此期显著的生理特性表现为：①全身发育、身高、体形已逐渐发育为女性特有的体形。②内外生殖器官发育渐趋成熟，第二性征发育，呈现女性特有的体态。③月经来潮是青春期开始的一个重要标志。初潮 1 年内，月经可能或迟或早，或多或少，或停闭几个月等。据报道，初潮后的 2 年内，55%～95% 的女子月经周期为无排卵性，待发育成熟后渐趋正常排卵。④具有生育能力。在青春期，整个生殖系统的功能虽尚未完善，但已有生育能力。

五、性成熟期

性成熟期又称生育期。一般自18岁左右开始，即"三七"至"七七"之年，在21~49岁阶段，历时30年左右。此期生殖功能经过由成熟、旺盛至后期逐渐走向衰退的生理过程。在性成熟期，女性乳房亦发育成熟。中医认为"乳头属肝""乳房属胃"，足少阴肾经行乳内。孕期乳房可充分发育，以适应产后哺乳。

六、绝经过渡期

绝经过渡期即"七七"之年。此期肾气渐虚，冲任二脉虚衰，天癸渐竭，生殖器官及乳房也逐渐萎缩，中医称为"经断前后"或"绝经前后"。1994年，WHO召开有关绝经研究进展工作会议，推荐采用"围绝经期"，即包括绝经前期、绝经、绝经后期3个阶段。绝经前期，有的妇女会出现月经失调，如周期或缩短或推后，经量或多或少，甚者可患崩漏。有些妇女也可同时出现腰膝酸软、夜尿频多、烘热汗出、烦躁易怒、失眠健忘、发枯易脱、牙齿松动等。绝经期年龄80%在44~54岁之间。自然绝经通常是指女性生命中最后一次月经后，停经达到1年以上者，最后一次月经即称绝经。据现代调查，中国女性平均绝经年龄为49.5岁，与两千多年前《内经》提出的"七七"（49岁）绝经年龄是一致的。此期大多妇女能自我调节，平稳渡过。但由于体质、社会、家庭、心理、工作环境等复杂因素的影响，一部分妇女会出现"绝经前后诸证"，即现在所称"绝经期综合征"。绝经后期，是指绝经后至生殖功能完全消失，逐渐步入老年期。

七、老年期

老年期一般指60岁以后的妇女。此期肾气虚，天癸已衰竭，生殖器官萎缩，骨质疏松而易发生骨折，心、脑功能亦随之减退，全身功能处于衰退期。

第三节　女性的特殊生理

由于女性的特殊解剖结构，产生了以月经、带下、妊娠、产育和哺乳为代表的生殖生理特征，深入了解这些特征才能诊治妇科经、带、胎、产、杂病。

一、月经生理与调节

月经，是胞宫定期排泄的血性物质，是性成熟女性的生理现象。一般以一个阴历月为一个周期，经常不变，如同月相之盈亏，潮汐之涨落，故有"月事""月汛""月水"之称。李时珍在《本草纲目·妇人月水》指出："女子，阴类也，以血为主。其血上应太阴，下应海潮。月有盈亏，潮有朝夕，月事一月一行，与之相符。故谓之月信、月水、月经。"

（一）月经的生理现象

1. 初经　第一次月经的来潮，亦称为"初潮"。月经来潮是女子发育趋于成熟并具备生育能力的标志。一般初经年龄在13~15岁之间，可因地域、气候、营养等因素的影响而有差异，可以早至 11～12 岁，或迟至 15～16 岁，近年有提前趋势。

2. 周期　月经有明显的节律。出血的第 1 天为月经周期的开始，两次月经第 1 天的间隔时间为一个月经周期，一般为 21～35 天，平均 28 天。周期的长短因人而异，但应有规律性。

3. 经期　每次月经的持续时间称为经期，正常为 2～8 天，多数在 4～6 天。

4. 经量、经色、经质　一般在经期第 2～3 天经量较多。月经量为一次月经的失血量，常难以准确测量，一般 20～60mL，因个人体质的不同而有一定差异。多于 80mL 为月经过多。经色呈暗红，量多时经色加深，行经开始和将净时渐暗淡。经质稀稠适中，不凝固，无血块，无臭气。

5. 绝经　妇女到 49 岁左右月经自然停止 12 个月称为绝经。绝经后一般不具备生育能力。绝经年龄一般在 45～55 岁，受体质、营养等因素的影响，也可早至 40 岁或晚至 57 岁。

女性在月经初潮后 1～2 年内，月经或提前，或推后，甚或停闭数月。这是身体发育尚未完善之故，一般可逐渐形成正常的周期。育龄期妇女在妊娠期间月经停闭，哺乳期妇女亦多数无月经来潮，这些均属于生理性停经。在绝经前，也会出现月经周期的紊乱，一般历时 1～3 年月经才逐渐停闭。

月经期间一般无特殊症状，有些女性可出现下腹部和腰骶部不适，乳胀，或情绪不稳定，经后自然缓解。

关于特殊月经的认识，前提是身体无病。如定期两月一至者，称为"并月"；三月一至者，称为"居经"或"季经"；一年一至者，称为"避年"；终身不行经而能受孕者，称为"暗经"。妊娠初期，有的妇女仍然会在以往月经周期时出现少量阴道流血，不伴有腹痛和腰酸，亦无损于胎儿者，称为"激经"，又称"盛胎""垢胎"。

（二）月经产生机理与调节

月经的产生，是女子发育到成熟的年龄阶段后，脏腑、天癸、气血、经络协调作用于胞宫的生理现象。《素问·上古天真论》曰："女子七岁，肾气盛，齿更发长；二七而天癸至，任脉通，太冲脉盛，月事以时下，故有子。"《妇人大全良方》指出："妇人以血为基本。"《女科撮要》也指出："夫经水阴血也，属冲任二脉主，上为乳汁，下为月水。"这是对月经产生机理的基本阐释。因此，认识月经产生的机理，须从脏腑、天癸、气血、经络、子宫与月经的关系进行阐述。

1. 脏腑与月经　五脏之中，肾藏精，心主血，肝藏血，脾摄血，肺主气，气帅血，在月经产生中各司其职，如肾气旺盛，使天癸泌至；心主血，肝藏充足，气机条达，则经候如期；脾胃健运，生化无穷则血海充盈，血循常道。故月经产生的机理与肾、心、肝、脾关系尤为密切。

（1）肾　月经的产生以肾为主导。

肾藏精，主生殖：精，是由禀受于父母的生命物质与后天水谷精微相融合而形成的一种精微物质。《素问·金匮真言论》曰："精者，身之本也。"《素问·上古天真论》曰："肾者，主水，受五脏六腑之精而藏之。"《素问·六节藏象论》又曰："肾者主蛰，封藏之本，精之处也。"肾藏精，是指肾具有生成、贮藏和施泄精气的功能，而以贮藏为主，使精不无故流失。精藏于肾，依赖于肾气的开阖作用发挥其主生殖的生理功能。

肾为天癸之源：天癸至，则月事以时下；天癸竭，则月经断绝。在特定的年龄阶段内，肾气初盛，天癸尚微；肾气既盛，天癸泌至，月事以时下；随肾气的充盛，呈现气血阴阳消长的月节律变化，经调而有子嗣；其后又随肾气的虚衰，天癸渐竭，经断无子。

肾为冲任之本：冲脉为血海，汇聚脏腑之血，使子宫满盈；任脉为阴脉之海，使所司精、血、津液充沛。任通冲盛，月事以时下，若冲任虚衰，则经断而无子，故冲任二脉直接关系月经的潮止。然而冲任的通盛以肾气盛为前提，故冲任之本在肾。

肾为气血之根：血是月经的物质基础，气为血之帅，血为气之母。气血和调，经候如常。然而"血之源头在于肾"（李士材《病机沙篆》），气血久虚，常须补肾益精以生血。《冯氏锦囊秘录》说："气之根，肾中之真阳也；血之根，肾中之真阴也。"阐明了肾有阴阳二气，为气血之根。

肾与胞宫相系：胞宫司月经，肾与胞宫相系。《素问·奇病论》云："胞络者，系于肾。"《难经》曰："命门者……女子以系胞。"又肾经与冲脉下行支相并，与任脉交会于关元，与督脉同贯脊，故肾与冲、任、督脉相关，肾与胞宫相系，而冲、任、督同起于胞中。

肾与脑髓相通：肾主骨生髓通脑，脑为元神之府，主宰人体的一切生命活动，月经的产生受脑的调节。

肾为五脏阴阳之本：肾气调节机体的代谢和生理功能活动，是通过肾中阴阳来实现的。《景岳全书·命门叙》说："命门为精血之海……为元气之根……五脏之阴气，非此不能滋；五脏之阳气，非此不能发。"说明肾在生殖生理方面具有重要作用。所以，《傅青主女科》谓"经本于肾"，"经水出诸肾"。

（2）心　心主血脉，主神明，为五脏六腑之大主，关系到脑的主宰功能，能够下达各脏腑，发挥其统领的作用。心气可以推动血液在经脉内运行，敷布全身。然而重要的是，"胞脉者，属心而络于胞中"（《素问·评热病论》），心通过胞脉与胞宫相通。《石室秘录》指出胞宫为"心肾接续之关"，心气下通于肾，心肾相交，水火既济，阴阳平衡，血脉流畅，月事如常，这样就将心、肾、胞宫连成一体，构成女性生殖生理、阴阳气血调节的核心环节。

（3）肝　肝藏血，主疏泄。肝具有储藏血液、调节血量和疏泄气机的作用，脏腑所化生之血，除营养周身外，储藏于肝。在月经的产生中，肝血下注冲脉，司血海之定期蓄溢，参与月经周期、经期及经量的调节。肝经与冲脉交会于三阴交，与任脉交会于曲骨，与督脉交会于百会，肝通过冲、任、督与胞宫相通，而使子宫行使其藏泻有序的功能。肝肾同居下焦，乙癸同源，为子母之脏。肾藏精，肝藏血，精血互生，同为月经提供物质基础；心主神明，肝主疏泄，肾主闭藏，开合闭藏，心神主导，共同调节子宫，使藏泻有序，经候如常。

（4）脾（胃）　脾为后天之本，气血生化之源。又脾主运化，其气主升，具有统摄血液，固摄子宫之权。脾气健运，血循常道而经调。胃主受纳，为水谷之海，乃多气多血之腑，足阳明胃经与冲脉会于气街，故有"冲脉隶于阳明"之说。胃中水谷盛，则冲脉之血盛，月事以时下。《女科经纶》引程若水之言："妇人经水与乳，俱由脾胃所生。"指出了脾胃在月经产生中的重要作用。

（5）肺　肺主气，朝百脉而输精微，与心同居上焦，下达精微于胞宫，参与月经的产生与调节。又肾主作强、出伎巧，肝主谋虑，脾主思虑，心主神明，肺主治节，脑为元神之府。在脑的主宰下，五脏所主的精神活动，对月经的产生具有调节作用。

2. 天癸与月经　天癸，男女皆有，是肾精肾气充盛到一定程度时体内出现的具有促进人体生长、发育和生殖的一种精微物质。天癸来源于先天肾气，靠后天水谷精气的滋养而逐渐趋于成熟，此后又随肾气的虚衰而竭止。如马玄台注释《素问》时说："天癸者，阴精也。盖肾属水，癸亦属水，由先天之气蓄极而生，故谓阴精为天癸也。"《景岳全书·阴阳篇》说："元阴者，即无形之水，以长以立，天癸是也，强弱系之。"《类经》中指出："天癸者，言天一之阴气耳，气化为水，名曰天癸……其在人身，是为元阴，亦曰元气。第气之初生，真阴甚微，及其既盛，精血乃旺，故女必二七，男必二八而后天癸至。天癸既至，在女子则月事以时下，在男子则精气溢泻，盖必阴气足而精血化耳。"说明天癸源于先天，藏之于肾，在肾气旺盛时期，肾中真阴不断充实，在后天水谷之精的滋养下化生并成熟泌至。对妇女来说，"天癸至"，则"月事以时下，故有子"；"天癸竭，地道不通，故形坏而无子也"。说明天癸使任脉所司的精、血、津液旺盛、充沛、通达，并使冲脉在其作用下，广聚脏腑之血，冲任二脉相资，血海满溢，月经来潮。因此，天癸主宰月经的潮与止。天癸是影响人体生长、发育与生殖的一种阴精，是"肾主生殖"的精微物质。

3. 气血与月经　妇人以血为基本，月经的主要成分是血。然而气为血之帅，血为气之母，血赖气的升降出入运动而周流。气血均来源于脏腑。在月经产生的机理中，血是月经的物质基础，气能生血，又能行血、摄血。气血和调，经候如常。《景岳全书·妇人规》云："经血为水谷之精气，和调于五脏，洒陈于六腑，乃能入于脉也。凡其源源而来，生化于脾，总统于心，藏受于肝，宣布于肺，施泄于肾，以灌溉一身……妇人则上为乳汁，下归血海而为经脉。"说明了脏腑、气血与月经和乳汁化生的关系。

4. 经络与月经　经络是经脉和络脉的总称，是运行全身气血、联络脏腑形体官窍、沟通上下内外、传导信息的通路系统。与妇女的生理、病理关系最大的是奇经八脉中的冲、任、督、带。其生理功能主要是通过起源、循行路线和各自的功能对十二经脉气血运行起到蓄溢和调节作用，并联系子宫、脑、髓等奇恒之腑。

（1）循行路线　冲、任、督三脉同起于胞中，一源而三歧。带脉环腰一周，络胞而过。冲、任、督在下腹部所经路线正是女性生殖器官所在部位，冲、任、督、带经气又参与月经产生的活动，故关系密切。

（2）功能作用　"冲为血海"，为"十二经之海"，汇聚脏腑之血；"任主胞胎"，为"阴脉之海"，总司精、血、津、液等一身之阴；督脉为阳脉之海，总督一身之阳；又任督相通，调节一身阴阳的平衡协调；督脉属肾络脑；带脉约束诸经，使经脉气血循行保持常度。在天癸的作用下，冲、任、督、带脉各司其职，调节着月经的产生和维持其正常的生理状态。

5. 子宫与月经　子宫是化生月经和受孕育胎的内生殖器官。其生理由肾、天癸、气血、冲任调节。胞宫的周期性变化主要表现为子宫的周期性出血。

综上所述，脏腑、天癸、气血、冲、任、督、带与子宫，是月经产生的生理基础。其中，肾、天癸、冲任、子宫是产生月经的中心环节，各环节之间互相联系，不可分割。

（三）月经周期的调节

1. 月经周期节律　月经具有周期性、节律性，是女性生殖生理过程中肾阴阳消长、转化，气血盈亏的规律性演变的体现。月经按照阶段的不同分为行经期、经后期、经间期、经前期4个不同时期的生理节律变化，形成月经周期。现以28±7天为1个月经周期，阐述如下：

行经期：行经第1~5天，此期子宫泻而不藏，排出经血。既是本次月经的结束，又是新周期开始的标志，呈现"重阳转阴"的特征。

经后期：指月经干净后至经间期前，为周期的第 6～13 天，此期血海空虚渐复，子宫藏而不泻，呈现阴长的动态变化。阴长，是指肾水、天癸、阴精、血气等渐复至盛，呈重阴状态。重阴，是指月经周期阴阳消长节律中的阴长高峰时期。

经间期：周期第 14～15 天，也称氤氲之时，或称"的候""真机"时期（即"排卵期"）。在正常月经周期中，此期正值两次月经中间，故称之为经间期。经间期是重阴转阳、重阴必阳之际，必阳的结果正是排卵的时候。

经前期：由经间期之后，为月经周期的第 16～30 天。此期阳长阴消，重阳必阴，重阳，是指月经周期阴阳消长节律中阳生的高峰时期，此时阴阳俱盛，以备种子育胎。若已受孕，精血下聚以养胎元，月经停闭；如未受孕，则去旧生新，血海由满而溢泻成为一次月经。

月经周期中 4 个不同时期的连续与再现，形成了月经周期的节律。

2. 月经周期的调节机理　《素问·上古天真论》中从肾气、天癸、冲任、胞宫之间的关系及其调节进行了论述，表明"肾－天癸－冲任－胞宫"对女性生长阶段的生理变化起到关键的促进作用。根据脏腑的功能活动，阴阳气血的变化，通过胞脉、胞络引发冲、任、督、带脉的气血变化，调控月经周期的节律有序变化。

在周期变化过程中，阴阳气血的变化是周期活动的表现形式，五脏共同起到相互协调的作用。前所云及心为五脏六腑之大主，肾主生殖，为元阴元阳，心、肾之间在燮理阴阳方面关系默契，而子宫通过胞脉、胞络与心、肾有着直接的关联。《素问·评热病论》曰："胞脉者属心，而络于胞中。"《素问·奇病论》亦云："胞络者，系于肾。"《傅青主女科》说："盖胞胎居于心肾之间，上系于心，而下系于肾。"亦说："盖胞胎为五脏外之一脏耳。以其不阴不阳，所以不列于五脏之中，所谓不阴不阳者，以胞胎上系心包下系命门。系心包者，通于心，心者阳也，系命门者，通于肾，肾者阴也。"可见，《傅青主女科》在论述不孕不育病证进行种子治疗中，非常强调子宫与心肾的关系，并多处指出这方面的重要性。因此，心肾与子宫在对女性周期调整过程中，具有积极的作用。

"冲为血海"，特别是在子宫内的胞脉、胞络，与冲任血海有着密切的关联。张景岳在注释胞络时说："脉中之络，冲任之络也。"高世栻亦注释说："胞脉注冲任止血。"由此可见，胞脉、胞络者，实际上是冲任脉在子宫内者，故有主月经、主胎孕的作用。且血海者，阴血之海，与天癸阴水有关，属肝肾范围，但受心肾所主宰。

心－肾－子宫轴在生殖生理活动中，有着极为重要的作用。近几年来从事月经周期及生殖节律的观察天癸阴阳运动所形成的周期性、节律性变化，其中天癸阴阳的物质来源于肾，其活动是受心脑神明所控制，而这种活动反应的场所是在子宫，包括冲任血海在内，是以排卵、排经这种规律的活动，是在心－肾－子宫轴的阴阳消长的机制中形成的。肾者，静也，静则藏。有藏，才能产生天癸水样物质，这是生新的作用。心者动也，动则运行。有动，才能促进节律性运动。子宫者，是奇恒之腑，动静相兼，有动有静，故有非脏非腑、亦脏亦腑之说，既有类似脏的生新作用，产生一定量的天癸样物质，实即藏的作用，又有类似腑的除旧功能，实即泻的作用，泻除陈旧性物质，或排出新生物质。当其类似脏行藏作用时，受肾所主宰；当其类似腑行泻作用时，受心所主宰。此为心－肾－子宫轴的主要调节作用。在心、肾、子宫调节的前提下，依赖其自身的互根统一关系进行转化活动，使"重阴转阳""重阳转阴"，达到新的相对的阴阳平衡，从而又开始新的消长运动。任督循环者，乃协助心、肾、子宫对阴阳运动的调节，但重点在于调复子宫"血海"盈亏。肝脾协调者，是指通过肝脾的疏泄升降，达到交济心肾，从而调复阴阳运动的节律变化。

在月经周期的调节中，肾为元阴元阳，心为五脏六腑之大主，主神明是脑的功能，具有主宰之功，共同作用产生天癸、气血，输注冲任，任通冲盛，气血和调，作用于胞宫，依时行经，发生周期性的变化。根据中医学理论认识月经的产生及其调节机理具有重要临床意义，也是调经、调周治法的理论依据。

（四）绝经机理

关于绝经机理，《素问·上古天真论》提出："七七，任脉虚，太冲脉衰少，天癸竭，地道不通，故形坏而无子也。""七七"之年，肾气虚，任虚冲衰，天癸竭，最终导致自然绝经。

二、带下生理

女性阴道排出的一种阴液，色白或无色透明，其性黏而不稠，其量适中，无特殊臭气，津津常润，是正常生理现象，称为带下，俗称白带。《沈氏女科辑要》引王孟英说："带下，女子生而即有，津津常润，本非病也。"虽然带下生而即有，但要在发育成熟后才有明显的分泌，并有周期性变化。

（一）带下的生理现象及作用

1. 带下属津液　津液是机体一切正常水液的总称。津液广泛地存在于脏腑、形体、官窍等器官的组织之内和组织之间，起着滋润、濡养作用，也是维持人体生命活动的基本物质之一。津和液虽不尽相同，但津和液同源而互生，故常津液并称。就生理性带下的性状和作用而言，属液为多，故又称"阴液"或"带液"，以区别病理性带下。

2. 带下有周期性　月节律随肾气和天癸的调节，带下呈现周期性的变化并与生殖有关。在月经前后、经间期，带下的量稍有增多。经间期带下质清，晶莹而透明，具韧性，可拉长；其余时间略少。《血证论·崩带》云："胞中之水清和……乃种子之的候，无病之月信也。"已观察出生理带下与生殖有关和有"月信"的周期性月节律现象。

3. 带下量随妊娠而增多　妊娠后阴血下聚，使冲任、胞宫气血旺盛，故带液较未孕时略多。

4. 带下润泽胞宫、阴道　带下生而即有，发育成熟后与月经同步有周期性月节律，经断后肾气渐虚，天癸将竭，带下亦明显减少，但不能断绝。若带下减少不能濡润阴道，则阴中干涩，发为带下过少病证。故带下伴随女性一生，发挥着滋润胞宫、阴道的作用。

（二）带下产生与调节的机理

带下的产生是脏腑、津液、经络协调作用于胞宫的结果。

1. 脏腑与带下　带下属阴液，五脏之中肾、脾与阴液关系最大。《素问·逆调论》曰："肾者水脏，主津液。"《灵枢·五癃津液别》云："五谷之津液，和合而为膏者，内渗入于骨空，补益脑髓而下流于阴股。"带下又随肾气的充盛、天癸的分泌而产生，呈周期变化。《景岳全书·妇人规》："盖白带……精之余也。"指出生理性带下，由精所化，精又有滋润、濡养补益之功，故可以认为，生理性带下的产生由肾精所化，禀肾气藏泻，布露于子宫，润泽于阴道；脾为气血津液生化之源，主运化，赖脾气之升清，将胃肠吸收的谷气和津液上输于肺，而后由肺宣发和肃降，使津液输布全身而灌溉脏腑、形体和诸窍，其下泌胞宫、阴道，为生理性带下的组成部分。

2. 津液与带下　《灵枢·五癃津液别》中说："津液各走其道……其流而不行者为液。"《灵枢·口问》又说："液者，所以灌精濡空窍者也。"说明带下源于津液。

3. 经络与带下　带下为阴液，任脉为阴脉之海，主一身之阴液，任脉出胞中循阴器，任脉与带下的生理、病理直接相关。如《素问·骨空论》曰："任脉为病……女子带下瘕聚。"《素问玄机原病式》曰："故下部任脉湿热甚者，津液溢，而为带下。"这两段所言"带下"，虽然是指病理性带下，但是均说明了任脉与带下的关系。带脉环腰一周，约束诸经，与冲、任、督三脉纵横交错，络胞而过。《傅青主女科》云："盖带脉通于任督……带脉者，所以约束胞胎之系也。"可知任、督、带三脉互相联系，任脉所司之阴液，若失去督脉的温化，则化为湿浊之邪，伤于带脉则为带下病。带脉约束带液，使带下分泌有常。

4. 胞宫与带下　《景岳全书》曰："盖白带出自胞宫。"《血证论》又说："带脉下系胞宫。"认为带下由胞宫渗润阴道，并能防御外邪入侵。因此，生理性带下的产生与调节，是以脏腑功能正常为基础的，是脏腑、津液、经络协调作用于胞宫的生理现象。

三、妊娠生理

妊娠是胚胎和胎儿在母体内生长发育成长的过程，是从受孕至分娩的过程。"两精相搏，合而成形"，是妊娠的开始；"十月怀胎，一朝分娩"，是妊娠的结束。

（一）妊娠机理

"天地氤氲，万物化醇，男女媾精，万物化生"（《周易》）。前贤已认识到"男女媾精"创造人的生命。女子发育成熟后，月经按期来潮，具备受孕的功能。受孕的机理在于肾气充盛，天癸成熟，冲任脉通盛，男女之精适时相合，便可构成胎孕。《灵枢·决气》曰："两神相搏，合而成形。"对于受孕的条件，《女科正宗·广嗣总论》中云："男精壮而女经调，有子之道也。"男精壮应包括精液及性功能正常；女经调应包括正常的月经及排卵。一般21～35岁生育能力旺盛，注意把握受孕佳期，适当的性生活，就容易受孕。《女科证治准绳·胎前门》引袁了凡曰："凡妇人一月经行一度，必有一日氤氲之候，于一时辰间……此的候也……顺而施之，则成胎也。"男女之精相合，成为胚胎，并种植子宫，在肾气、天癸、冲任、胞宫各个环节的协调和滋养下，逐渐发育成长。马王堆帛书《胎产书》比较详细地描述了胎儿在母体中的发育变化和产妇的调摄，其后《备急千金要方》也描述了胚胎发育的过程。妊娠后经十月怀胎，则"瓜熟蒂落"，足月分娩。

（二）妊娠期生理现象

预产期的计算，据史料记载，甲骨文载有预测产期之法；隋唐时期又有《推产妇何时产法》1卷，可惜已失散。明代李梴《医学入门》指出："气血充实，可保十月分娩……凡二十七日即成一月之数。"十月为270天，与现代预产期计算已相当接近。现代推算的公式是：从末次月经的第一天算起，月数加9（或减3）日数加7（阴历则加14）。妊娠全程40周，即280天。

1. 分娩　是指成熟胎儿和胎衣从母体全部娩出的过程。必须对临产、正产及影响正产的因素有所了解。

2. 临产现象　在分娩发动前数周，孕妇可有一些临产征象出现。

（1）释重感　妊娠末期胎头入盆后，孕妇骤然释重，呼吸变得轻松，但可能感到行走不便和尿频。《胎产心法》载"临产自有先兆，须知凡孕妇临产，或半月数日前，胎胚必下垂，小便多频数"，很符合临床实际。

（2）弄胎（假宫缩）　《医宗金鉴·妇科心法要诀》云："若数月已足，腹痛或作或止，腰不痛者，此名'弄胎'。"即在产程正式发动的前一段时间内，可出现间隔与持续时间不恒定、强度不增加的"假阵缩"，有的产妇感到痛苦不适，影响休息和饮食，有时与真阵缩不易鉴别，临床上应仔细观察，以区分真假。

（3）正产现象　①见红：接近分娩发动或分娩已发动时，阴道有少量血性分泌物和黏液。如果血量多则应考虑是否有异常情况。②离经脉：临产时可扪得产妇中指本节有脉搏跳动，称为离经脉。《产孕集》则认为："尺脉转急，如切绳转珠者，欲产也。"说明尺脉转急是临产的征兆之一。《脉经》指出："妇人欲生，其脉离经。夜半觉，日中则生也。"但是现在已经不再用它来预测产程。

（4）阵痛　从有规律的宫缩开始至子宫颈口开全的腹部阵发性疼痛，称为阵痛。开始时阵痛间隔时间约 15 分钟，逐渐缩短为 5~6 分钟，最后为 2~3 分钟，这一现象称为开口期，分娩正式发动。《十产论》云："正产者，盖妇人怀胎十月满足，阴阳气足，忽腰腹阵阵疼痛，相次胎气顿陷，至于腰腹痛极甚，乃至腰间重痛，谷道挺进，继之浆破血出，儿遂自生。"指明了此阶段的表现。

（5）分娩过程　即产程，划分为 4 期，是产科助产的重要时期，临床由产科处理（详见附篇）。

3. 影响分娩的因素　分娩能否顺利，取决于产力、产道、胎儿、精神因素四者的相互协调。若产力异常，如宫缩过频、过强、过短、过弱或失去节律；或胎儿发育异常、胎位异常；或产道异常，均可影响分娩的进程，造成难产。除此以外，还有一些因素也能直接或间接影响分娩顺利进行，如产妇的精神状态对正常分娩的进展有着直接影响；产妇的素体状态及产妇的年龄、产次、分娩间隔、胎盘的大小、破膜过早均在一定程度上影响分娩及易发生并发症（详见附篇）。清代《达生篇》主张临产妇女要做到"睡、忍痛、慢临盆"，对顺利分娩有一定的帮助。

四、产褥生理

分娩结束后，产妇逐渐恢复到孕前状态，需要 6~8 周，此期称为"产褥期"，又称"产后"。产后 1 周称为"新产后"，产后 1 个月称为"小满月"，产后百日称为"大满月"，即所谓"弥月为期""百日为度"。由于分娩时的产创与出血和产程中用力耗气，产妇气血骤虚。因此，新产后可出现畏寒怕冷、微热多汗等"虚"象；又分娩后子宫缩复而有腹痛及排出余血浊液等"瘀"候，故产褥期的生理特点是"多虚多瘀"。相关研究基本证实了分娩后产妇存在"虚、瘀"状态，服用"补虚化瘀"的中药复方，"虚、瘀"状态明显改善，能提高产褥生理恢复功能。恶露是产后自子宫排出的余血浊液，先是暗红色的血性恶露，也称为红恶露，持续 3~4 天干净；后渐变淡红，量由多渐少，称为浆液性恶露，7~10 天干净；继后渐为不含血色的白恶露，2~3 周干净，总量约 500mL。如果血性恶露 10 天以上仍未干净，应考虑子宫复旧不良或感染，当予以治疗。

五、哺乳生理

顺产者，产后 30 分钟即可开始哺乳，让新生儿吮吸乳头，以刺激乳头尽早泌乳，促进母体宫缩，减少产后出血，建立母子感情。婴儿吸吮初乳，可增强抗病能力，促进胎粪排出。乳汁由精血、津液所化，赖气以行。《景岳全书·妇人规》说："妇人乳汁，乃冲任气血所化。"精血津液充足，能化生足够的乳汁哺养婴儿，哺乳次数按需供给。哺乳时间一般以 8 个月为宜。3 个月后婴儿适当增加辅食。哺乳期大多月经停闭，少数也可有排卵，月经可来潮，故要注意采取避孕措施。必须指出的是，在停止哺乳后，务必用药物回乳，以免长期溢乳发生经、乳疾病。

月经、带下、妊娠、产育和哺乳是妇女的生理特点，更是女性一生中阴阳气血自我调节不可缺少的健康环节。其产生与调节的机理都与脏腑、天癸、气血、经络、胞宫有密切关系，而且各生理特点之间也存在着一定的内在联系，构成女性特有的生理特征。

第三章　妇科疾病的病因病机与诊断概要

第一节　妇科疾病常见病因

引起妇科疾病的病因有淫邪因素、情志因素、生活因素和环境因素等，痰饮、瘀血等病理产物亦可影响冲任而导致妇科疾病。此外，禀赋不足也是导致某些妇科疾病的重要体质因素。

一、淫邪因素

风、寒、暑、湿、燥、火是自然界的气候变化，正常情况下为"六气"。若非其时有其气，则成为致病因素，称为"六淫邪气"。因其从外而侵，又称外邪。明代《三因极一病证方论》认为火邪即热邪，"夫六淫者，寒暑燥湿风热是也。"另一方面，由于体内阴阳之偏胜、偏衰，脏腑、气血调节之失常，亦可产生风、寒、湿、燥、热等内生之邪。

各种淫邪因素皆可导致妇科疾病的发生。但由于妇女的经、孕、胎、产均以血为用，而寒、热、湿邪尤易与血相搏而致病，故妇科疾病中以寒、热、湿邪较为常见。

（一）寒邪

1. 外寒　寒邪由外及里，伤于肌表、经络、血脉，或由阴户而入，直中胞中，影响冲任。寒为阴邪，易伤阳气；其性收引、凝滞，易使气血运行不畅。《素问·举痛论》说："寒气入经而稽迟……泣而不行；客于脉中则气不通。"若素体虚弱，腠理疏松，天气寒冷，当风受凉，以致感受寒邪，或适值经期、产后，血室正开，衣着不足，或冒雨涉水，以致寒邪由阴户上客，与血相搏结，使胞脉阻滞，而发生月经后期、月经过少、闭经、痛经、经行身痛、产后身痛、产后发热等。

2. 内寒　多因脏腑阳气虚衰，寒从内生，或过服寒凉泻火之品，抑遏阳气，使阴寒内盛，血脉凝涩，冲任虚寒。内寒的产生，与脾肾阳虚相关。由于命门火衰，脾阳失于温煦，运化失职，开合失司，则阳不化阴，水湿、痰饮、瘀血内停，导致月经后期、闭经、崩漏、痛经、带下病、经行泄泻、经行浮肿、不孕症等。

（二）热邪

1. 外热　多为外感火热之邪。热为阳邪，其性炎上，善行数变，易动血、伤阴、生风。热邪为患，易耗气伤津，导致壮热，汗出，口渴；热扰神明则神昏谵语；热极生风，则抽搐昏迷；热迫血行，则血不循经而发生各种出血证。在经期、孕期或产后，正气偏虚，热邪易乘虚而入，直中胞宫，损伤冲任，发生月经先期、月经过多、崩漏、经行发热、妊娠小便淋痛、产后发热等；若热邪结聚冲任、胞中，使气血壅滞，热盛则肿、热盛肉腐，则导致盆腔炎或阴疮等。

2. 内热 多因脏腑阴血津液不足，阴不维阳；或素体阳盛，或过食辛热温补之品，或七情过激，五志化火，以致火热炽盛，热伤冲任，迫血妄行，导致月经先期、月经过多、经行吐衄、经行头痛、经行情志异常、胎漏、子痫、产后发热、阴疮等。

从热邪致病的证候而言，还有虚热、实热、热毒之分。临床上阴虚所致的内热称为虚热，症见月经淋沥不尽、产后发热等；若情志化火、饮食不当及外感之热等称为实热，可见月经过多、带下色黄、盆腔炎等；热毒乃邪热炽盛，蕴积成毒，如感染邪毒之产后发热、癥瘕恶证复感染热毒之带下病等。

（三）湿邪

1. 外湿 多是感受外在的湿邪，如气候潮湿、淋雨涉水、久居湿地而致。湿属于阴邪，其性重浊黏滞，易困阻气机，损伤阳气，病情缠绵；湿性趋下，易袭阴部。《素问·太阴阳明论》指出："伤于湿者，下先受之。"湿与寒并，则成寒湿；湿郁日久，转化为热，则为湿热；湿聚成痰，则成痰湿；湿热蕴积日久，或感受湿毒之邪，浸淫机体，以致溃腐成脓，则为湿毒。湿邪易下客阴户，直中胞宫，下注冲任，引起带下病、阴痒或盆腔炎等。

2. 内湿 《素问·至真要大论》指出："诸湿肿满，皆属于脾。"内湿多归咎于脾，素体脾虚，或饮食不节、劳倦过度，脾阳不足，不能运化水湿，或肾阳虚衰，不能温煦脾土，化气行水，遂致湿从内生，久而酿成痰饮，痰湿停滞，流注冲任，伤及带脉。

湿为有形之邪，湿邪为患，因其留滞的部位、时间不同，可导致经行浮肿、经行泄泻、闭经、带下病、子肿、胎水肿满、产后身痛、不孕症等。

内湿与外湿又可相互影响，如湿邪外袭，每易伤脾；脾阳不足，则湿气不化。而脾虚之人，亦每易被湿邪入侵。

二、情志因素

喜、怒、忧、思、悲、恐、惊统称"七情"，是人类对外界刺激的情绪反应，也是脏腑功能活动的表现形式之一。若受到突然、强烈或持久的精神刺激，可导致七情太过，脏腑功能紊乱、气血失常，影响冲任，则发生妇科疾病。《素问·阴阳别论》曰："二阳之病发心脾，有不得隐曲，女子不月。"《素问·痿论》说："悲哀太甚，则胞络绝，胞络绝，则阳气内动，发为心下崩"。指出七情内伤可导致闭经和血崩。张仲景在《金匮要略·妇人杂病脉证并治》指出："妇人之病，因虚、积冷、结气……"把"结气"列为妇科疾病的重要病因。《傅青主女科》有"郁结血崩""多怒堕胎""大怒小产""气逆难产""郁结乳汁不通""嫉妒不孕"等记载。

情志致病主要影响脏腑之气机，使气机升降失常，气血紊乱。《灵枢·寿夭刚柔》认为："忧恐忿怒伤气，气伤脏，乃病脏。"《素问·举痛论》说："百病生于气也。"情志因素之中，以怒、思、恐对冲任之影响较明显。

（一）怒

肝藏血，主疏泄。《万氏妇人科·一月而经再行》说："如性急多怒者，责其伤肝以动冲任之脉。"抑郁忿怒，则肝气郁结，疏泄失常，可致月经不调、闭经、崩漏、痛经、经行吐衄、胎动不安、堕胎、缺乳、癥瘕等。肝气横逆，则伤脾气，使胃失和降，导致妊娠恶阻。

（二）思

脾主运化，统血，为气血生化之源。忧思不解，则气结。《妇科玉尺·崩漏》说："思虑伤脾，不能摄血，致令妄行。"脾虚血失统摄，则可引起月经过多、月经先期、崩漏、胎漏、胎动不安、产后恶露不绝等。脾失运化，气血生化乏源，可致月经过少、闭经、缺乳等。脾虚不能运化水湿，则水湿内停，流注冲任，可致经行泄泻、经行浮肿、子肿、胎水肿满、带下病等。

（三）恐

肾主封藏，藏精气；主水，司开合。惊恐过度，则气下、气乱，肾封藏失职，冲任不固，可导致崩漏、闭经、经行泄泻、经行浮肿、带下病、胎动不安、滑胎、子肿、不孕症等。

七情内伤可导致妇科疾病，而妇科疾病也可引起情志变化。如闭经、崩漏、滑胎、不孕症等，患者常有情绪低落、抑郁、悲伤等反应，使病情倍加难治。故《景岳全书·妇人规》说："妇人之病不易治也……此其情之使然也。"

三、生活因素

生活失于常度，或生活环境突然改变，在一定条件下也可使脏腑、气血、冲任的功能失调而导致妇科疾病。常见的有房劳多产、饮食不节、劳逸失常、跌仆损伤等。

（一）房劳多产

1. 性生活不节制　适时、适度的性生活是健康成年人的需要。而性生活过早、过频，则耗损肾精，损伤冲任。《褚氏遗书·本气》说："合男子多则沥枯虚人，产乳众则血枯杀人。"《景岳全书·妇人规》曰："妇人因情欲房事，以致经脉不调者，其病皆在肾经。"在经期、产后血室正开之时房事，邪毒易乘虚而入，邪气蕴留阴户、阴道、子门，或直入胞宫，流注于冲任，导致妇科疾病。《陈素庵妇科补解·经行入房方论》指出："经正行而男女交合，败血不出，精射胞门，精与血搏，入于任脉，留于胞中，轻则血沥不止，阴络伤则血内溢，重则瘀血积聚，少腹硬起作痛。"孕期不节房事，易伤动胎气，发生胎漏、胎动不安，甚或堕胎、小产。

2. 孕产频多　《经效产宝》指出："若产育过多，复自乳子，血气已伤。"生育过多或堕胎、小产过频，均可影响脏腑气血，导致月经不调、阴挺等。

（二）饮食不节

1. 饥饱失常　饮食均衡是人的生命活动的基本保证。若饮食不足，或偏食、厌食，气血生化之源匮乏，后天不能充养先天，肾精不足，天癸、冲任失养，导致月经过少、闭经、胎萎不长等。若饮食过度，暴饮暴食，膏脂厚味损伤脾胃，脾失运化，中焦积滞乃生。《素问·痹论》说："饮食自倍，肠胃乃伤。"脾虚痰饮内蕴，引起月经后期、闭经、不孕症等。

2. 饮食偏嗜　若过食辛辣燥热之品，则热从内生，迫血妄行，引起月经先期、月经过多、崩漏、经行吐衄、胎漏、产后恶露不绝等。若过食生冷之品，可致血脉凝滞，血行受阻，气血运行不畅，发生痛经、月经过少、闭经。《景岳全书·妇人规》谓："凡经行之际，大忌辛凉等药，饮食亦然。"妊娠期饮食过度偏嗜，或烟酒过量，或药食不慎，可影响胎元，甚或引起

NOTE

堕胎、小产。

（三）劳逸失常

劳逸适度有助于气血的运行；正常的休息可以舒缓疲劳，调节身体。但过劳过逸，皆可致病。妇女在月经期、妊娠期和产褥期更应注意劳逸结合。《素问·举痛论》说："劳则气耗。"经期过度劳累或剧烈运动，如参赛角逐、负重行走等，易导致气虚冲任不固，引起月经过多、经期延长、崩漏。妊娠期劳倦过度或负重劳累，气虚系胞无力，可致胎漏、胎动不安、堕胎、小产。产后过早过劳，可导致恶露不绝、阴挺等。生活过于安逸，也可导致气血运行不畅。《素问·宣明五气》谓："久卧伤气，久坐伤肉"。《格致余论·难产论》认为，"久坐，胞胎因母气不能自运"，可致难产。

（四）跌仆损伤

跌仆及手术创伤可直接损伤冲任，引起妇科疾病。若妊娠期起居不慎，跌仆闪挫，或挫伤腰腹，可致堕胎、小产；若遇意外撞伤，损伤下焦，可引起痛经、闭经或崩漏；若跌仆损伤阴户，可致外阴血肿；手术、金刃所伤，亦可引起妇科疾病。

四、环境因素

随着城市化和工业化对自然环境造成影响，化学排放物对空气、水源和土壤的污染，带来了危及人类健康的环境问题。环境污染已成为现代致病因素。环境中的某些化学物质，如农药、染料、洗涤剂、塑料制品、食品添加剂及包装材料等，这类物质可以通过食物或生物链进入动物和人体内，干扰内分泌系统功能，对生殖产生影响。被称为"环境内分泌干扰物"。可引起月经不调、堕胎、小产和不孕症等。重金属污染可能对胎儿与儿童的神经系统发育产生不良影响。

噪音、放射线及辐射等物理因素对生殖的影响亦不容忽视。严重或长期的噪声污染使孕妇焦虑、惊恐，易引起各种并发症，影响胎儿发育。接触大剂量放射线可导致胎儿畸形、流产。

环境因素还可能引起一些"胎源性疾病"。《素问·奇病论》指出："病名为胎病，此得之在母腹中时，其母有所大惊，气上而不下，精气并居，故令子发为癫疾也。"出生缺陷的原因复杂，包括遗传、环境因素等。

环境因素有时潜伏在体内，待机而发，并与体质因素、生活因素、情志因素等相互影响，必须注重综合预防。

五、病理产物因素

疾病演变过程中可产生瘀血、痰饮等病理产物，而病理产物稽留体内，又可以直接或间接影响冲任，阻滞胞宫、胞脉、胞络而导致妇科疾病。

（一）瘀血

《黄帝内经》有"恶血""血实""留血"等论述。并提出了"疏其血气，令其调达"，"血实宜决之"等治则。《金匮要略·惊悸吐衄下血胸满瘀血病脉证治》首先提出了"瘀血"之词，并详述了瘀血产生的原因、主要症状和治法。

瘀血可因外感邪气、内伤七情、生活所伤、跌仆损伤而形成。具有"浓、黏、凝、聚"的特点。邪气与血相搏结，寒凝、热灼、湿阻均可致瘀；七情所伤，气机郁滞，血脉不畅，亦可成瘀；脏腑之气虚弱，血脉滞碍，也可致瘀；跌仆创伤，血溢脉外，遂成瘀血。瘀血阻滞冲任，血不归经，则引起月经过多、经期延长、崩漏、产后恶露不绝等；若冲任不畅，气血壅滞，则导致痛经、闭经、癥瘕等；若阻滞胞脉、胞络，冲任不能相资，两精不能相合，或胎无所居，则可致不孕症、异位妊娠等。

（二）痰饮

张仲景《伤寒杂病论》首先提出"痰饮"之名。痰饮是由于肺、脾、肾的气化功能失常，津液敷布失常，以致水湿停聚而成。痰饮其性黏腻，可阻遏气机。痰饮又可随脏腑、经络流动，变化多端。若痰饮下注，影响任带，使任脉不固，带脉失约，则发生带下病；痰饮壅阻冲任，使胞宫藏泻失常，则致月经后期、闭经、不孕症等；痰饮积聚日久，或与瘀血互结，则成癥瘕。

六、体质因素

体质，中医称为"禀赋"。清代《通俗伤寒论》始有"体质"之词。体质禀受于父母，并受到后天环境、生活条件等因素的影响而逐渐形成。在疾病的发生、发展、转归及辨证论治过程中，体质因素均不可忽视。体质的差异，往往影响对某种致病因素的易感性，亦可影响发病后的证候表现及疾病的传变。

妇科疾病与体质关系密切。如先天禀赋不足，可发生月经不调、闭经、崩漏、胎动不安、滑胎、不孕症等；素性抑郁者，易受七情内伤，发生肝郁、脾虚，引起月经先后无定期、痛经、月经前后诸证、不孕症、绝经前后诸证等。由于阴阳偏盛偏衰而导致的体质偏寒或偏热，亦可影响发病后的寒化或热化。

然而，体质并不等同于中医证候。某些体质到绝经前后期，体内气血阴阳发生变化时而引发出来，如绝经前后诸证、绝经前后骨质疏松症。某些平素阴虚阳亢体质者，如遇妊娠气血下聚以养胎则阳亢更加严重，故容易发生子晕、子痫；某些体质类型容易发生痛经、月经前后诸证，但在非行经期可如常人，只是在月经期或月经前后阴阳气血变化较剧烈之时，又受到情志因素、生活因素等致病因素的影响，体质因素就会成为发病条件之一而引发疾病。

第二节　妇科疾病的主要病机

病机，即疾病发生、发展与变化的机理。妇科疾病的发生，是致病因素在一定的条件下，导致脏腑、气血功能失常，直接或间接损伤冲任的结果。

一、脏腑功能失调

脏腑功能失调，以肾、心、肝、脾的病机与妇科疾病的关系尤为密切。

（一）肾的病机

若先天禀赋不足，或房劳多产，或久病大病，均可致肾虚而影响冲任。主要有肾精亏虚、肾气虚、肾阴虚、肾阳虚和肾阴阳俱虚等病机。

1. 肾精亏虚　肾精不足，天癸不能按期而至，冲任不盛，血海不充，胞宫失于濡养，可发生月经过少、闭经、痛经、不孕症、胎萎不长等。

2. 肾气虚　肾气概指肾的功能活动。肾气的盛衰亦直接影响天癸的至与竭，从而影响月经与妊娠。肾气虚，则封藏失职，冲任不固，胞宫藏泻失常，可致月经先期、月经过多、崩漏、闭经、产后恶露不绝等；冲任不固，胎失所系，可致胎漏、胎动不安、滑胎；任脉不固，带脉失约，导致带下过多；冲任不固，系胞无力，则致阴挺；冲任不能相资，不能摄精成孕，可致不孕症。

3. 肾阴虚　肾阴亏损，冲任亏虚，胞宫、胞脉失养，可发生月经后期、月经过少、闭经、胎萎不长、绝经前后诸证等；若阴虚带脉失约，则可致带下病、阴痒等；若阴虚生内热，热伏冲任，迫血妄行，则可致月经先期、经间期出血、崩漏、经行吐衄、胎漏、胎动不安等；若素体肾阴不足，孕后阴血下聚冲任以养胎元，则阴虚益甚，阳气偏亢，可发为子晕、子痫。若肾阴虚不能上制心火，亦可致心肾不交，出现绝经前后诸证。

4. 肾阳虚　肾阳不足，则冲任虚寒，胞宫失于温养，可发生月经后期、闭经、妊娠腹痛、胎萎不长、不孕症等；阳气虚微，封藏失职，以致冲任不固，则发为崩漏、带下病等；肾阳虚气化失司，湿聚成痰，痰浊阻滞冲任、胞宫，可致闭经、不孕症；若肾阳不足，不能温煦脾阳，致脾肾阳虚，可发生经行浮肿、经行泄泻、子肿等；肾阳虚，血脉失于温运，则发生肾虚血瘀，导致更为错综复杂的妇科病证。

5. 肾阴阳俱虚　阴损可以及阳，阳损可以及阴，病程日久可导致肾阴阳两虚。当年届七七，肾气渐衰，阴损及阳，阳病及阴，均可出现肾阴阳两虚，导致冲任气血不调，可发生崩漏、绝经前后诸证、带下病等。

（二）心的病机

心藏神，主血脉。胞脉者属心而络于胞中。心与妇科疾病有着极大的关系。

1. 心气虚　积想在心，忧思不解，心气不得下通，导致胞脉不通，冲任失常，可发生月经后期、月经过少、闭经、不孕症等。

2. 心阴虚　心阴不足，心火偏亢，心火与肾水不能相济，心肾不交，可发生经行口糜、绝经前后诸证、产后郁证等。若心阴虚，虚热外迫，导致月经先期、经间期出血、崩漏；津随热泄，可发生产后盗汗等。

（三）肝的病机

肝藏血，主疏泄。肝体阴而用阳。妇人以血为本，经、孕、产、乳均以血为用。肝的病机主要有肝气郁结、肝火上炎、肝血不足、肝阳上亢等。

1. 肝气郁结　肝气失于疏泄，冲任气机不畅，可发生月经先后无定期、痛经、闭经、经行乳房胀痛、经行情志异常、缺乳、产后郁证、不孕症等。若肝气横逆犯脾，致肝郁脾虚，可发生月经过多或过少等。肝气上逆，经期、孕期冲脉之气较盛，夹胃气上逆，可发生经行呕吐、妊娠恶阻。

2. 肝火上炎　肝郁化热，冲任伏热，扰动血海，可出现月经先期、月经过多、崩漏、胎漏、产后恶露不绝。若肝火随冲气上逆，可发生经行头痛、经行吐衄、经行情志异常、子晕、乳汁自出等。若肝郁脾虚，湿热内生，肝经湿热下注，使任脉不固，带脉失约，可发生带下病、阴痒。湿热蕴结胞中，或湿热瘀结，阻滞冲任，冲任不畅，可发生不孕症、盆腔炎性疾病、癥瘕等。

3. 肝血不足　肝血耗损，久则肝阴不足，冲任失养，可致月经过少、闭经、不孕症等。肝血不足，经期、孕期阴血不足下注冲任血海，以致妊娠腹痛、产后腹痛。阴血益虚，血虚化燥生风，则发生经行风疹块、妊娠身痒等。

4. 肝阳上亢　肝阴不足，阴不维阳，则肝阳上亢，可发生经行头痛、经行眩晕、经行吐衄、子晕、乳汁自出等。肝阴不足，肝风内动，则发为子痫。

（四）脾的病机

脾主运化，为气血生化之源，后天之本。脾主升，有统摄之功。若素体虚弱，或饮食不节，或劳倦、思虑过度，则可导致脾虚而产生妇科疾病。

1. 脾气虚弱　脾虚化源不足，冲任失养，血海不能按时满盈，可出现月经后期、月经过少、闭经、缺乳等。脾虚血少，胎失所养，则胎萎不长。脾虚统摄无权，冲任不固，可出现月经过多、经期延长、崩漏、胎漏、产后恶露不绝、乳汁自出等。脾虚中气下陷，则可见带下病、阴挺等。

2. 脾阳不振　脾阳虚，不能升清降浊和运化水湿，导致水湿下注冲任，可致经行泄泻、经行浮肿、带下病、子肿、胎水肿满等。若湿聚成痰，痰饮壅滞冲任，可导致月经过少、闭经、不孕症、癥瘕等。若脾阳不足，损及肾阳，亦可致脾肾阳虚而发生妇科疾病。

（五）肺的病机

肺主气、主肃降，朝百脉，通调水道。若肺阴不足，阴虚火旺，经行阴血下注冲任，肺阴益虚，虚火灼伤肺络，则出现经行吐衄。若肺气虚，失于肃降，导致冲任气血升降失调，可发生子肿、妊娠咳嗽、妊娠小便不通、产后小便不通等。

人体是一个整体，脏腑之间具有相生、相克的关系，其发病亦可相互影响而出现复杂的病机。临床上常出现肾虚肝郁、肝郁脾虚、脾肾阳虚、肝肾阴虚、肾虚血瘀等，当情况错综复杂时，应找出主要的病机，并动态观察其变化。

二、气血失常

经、孕、产、乳均以血为用，易耗伤阴血，导致气血相对不平衡的状态。《灵枢·五音五味》云："妇人之生，有余于气，不足于血，以其数脱血也。"气血失调是导致妇科疾病的重要病机。

导致气血失常的原因很多。淫邪因素往往影响血分；而情志因素则主要影响气分；跌仆损伤则常常导致气血紊乱而形成瘀血。这些都是常见的病机。

（一）气分病机

1. 气虚　素体羸弱，或久病重病，忧思劳倦等，均可导致气虚。气虚冲任不固，则月经先期、月经过多、崩漏、带下病、胎漏、产后恶露不绝、乳汁自出、阴挺等。气虚卫外不固，易致产后发热、产后自汗等。若气虚血行不畅，则血脉涩滞，而产生血瘀诸疾。

2. 气滞　情志抑郁，则肝气不舒，气机郁滞，冲任不畅，则月经先后无定期、痛经、闭经、不孕症等。气机不畅，津液、水湿不化，则痰湿内生，可发生经行浮肿、子肿等。若气郁化火，火热上扰神明，可发生经行情志异常、产后郁证等。火热下迫冲任、血海，则可致月经先期、月经过多、崩漏、胎漏等。气滞血行不畅，瘀血壅滞胞宫，可发生癥瘕、不孕症等。

3. 气逆 情志所伤，肝气疏泄过度，则肝气横逆，上扰肺胃。肺失肃降，则气上逆，可出现妊娠咳嗽。胃失和降，胃气上逆，可致妊娠恶阻。怒则气上，肝气上逆，可致经行吐衄、经行头痛等。

4. 气陷 在气虚的基础上发展为中气下陷，冲任失于固摄，可发生阴挺。

（二）血分病机

1. 血虚 素体虚弱，久病失血，或饮食偏嗜，化源不足，或虫积为患，精血暗耗，则冲任失养，血海不盈，胞宫失于濡养，可发生月经后期、月经过少、闭经、痛经、妊娠腹痛、胎动不安、胎萎不长、产后血晕、产后发热、产后身痛、缺乳、不孕症、阴痒等。

2. 血瘀 经期、产后余血未尽，离经之血留滞冲任、胞宫；或外感邪气，邪气与血相搏结，瘀阻胞中；或情志所伤，气机郁结，气滞血瘀；或气虚运血无力而成瘀，或手术留瘀。瘀血阻滞冲任，留滞于胞宫或蓄积于胞中，使气血运行不畅，甚或阻塞不通，则可致痛经、闭经、异位妊娠、胎死不下、产后腹痛、产后发热、不孕症等。若瘀阻胞脉，新血不得归经，则月经过多、经期延长、崩漏、胎动不安、产后恶露不绝等。若瘀积日久，可结成癥瘕。

3. 血热 素体阳盛或阴虚，或过食辛辣，或误服温补之品，或肝郁化火，则热伏冲任，迫血妄行，可致月经先期、月经过多、崩漏、经行吐衄、胎漏、胎动不安、产后发热、产后恶露不绝。火性炎上，热扰清阳，可致经行头痛、经行情志异常等。

4. 血寒 经期、产后感受寒邪，或素体阳虚，寒从内生，寒邪客于冲任、胞宫，血为寒凝，冲任不畅，则发生月经后期、月经过少、闭经、痛经、妊娠腹痛、产后腹痛、产后身痛、不孕症等。

气血相互资生、相互依存。往往气病及血，血病及气，或气血同病，虚实错杂。临床常见气血俱虚、气滞血瘀、气虚血瘀等病机导致妇科病证。故《素问·调经论》指出："血气不和，百病乃变化而生。"

三、冲任损伤

冲任损伤是妇科疾病最重要的病机。《医学源流论》指出："冲任二脉皆起于胞中，为经络之海，此皆血之所从生。而胎之所由系，明于冲任之故，则本源洞悉，而后所生之病，千条万绪，以可知其所从起。"凡脏腑功能失常、气血失调，均可间接损伤冲任，导致冲任、胞宫、胞脉、胞络损伤，肾－天癸－冲任－胞宫间功能失调；而先天禀赋不足、痰饮、瘀血、金刃、手术等，亦可直接影响冲任、胞宫，从而发生妇科疾病。

冲任损伤的主要病机有冲任虚衰、冲任不固、冲任失调、冲任阻滞、热蕴冲任、寒凝冲任和冲气上逆等。

胞宫、胞脉、胞络的病机主要有胞宫藏泻失司和胞宫闭阻。

总而言之，妇科的病机是复杂的。脏腑、气血、经络之间具有密切的关系。气血来源于脏腑，经络是气血运行的通道，脏腑又需要气血的濡养。因此，脏腑功能失调、气血失常、冲任及胞宫的损伤亦可相互影响，出现气血同病、多脏受累、诸经受损的病机。临证需根据妇女经、孕、产、乳等不同阶段的生理变化与病机特点，把握主要的病因病机，全面辨析，才能做出正确的判断。

第三节　妇科疾病的诊法

妇科疾病的诊法主要是望、闻、问、切四诊。医生通过四诊收集患者就诊时的病历资料，结合相关的实验室检查和器械检查等，全面了解患者经、带、胎、产、杂病的疾病特点和全身表现，并进行综合分析，从而诊断疾病。由于望、闻、问、切四种诊法各有侧重和特点，具体运用时应四诊合参。《素问·阴阳应象大论》说："视喘息，听音声，而知所苦；观权衡规矩，而知病所主；按尺寸，观浮沉滑涩，而知病所生。以治无过，以诊则不失矣。"

一、问诊

问诊是诊断妇科疾病的重要方法之一。通过详细问诊，可以洞察病情，为诊断提供重要依据。《景岳全书·传忠录》"十问篇"言问诊是"诊治之要领，临证之首务"。

（一）问年龄

妇科疾病与年龄密切相关。不同年龄的妇女，由于生理上的差异，表现在病理上各有特点。一般来说，青春期常因肾气未充，易导致月经疾患。中年妇女经、孕、产、乳数伤于血，易致脏腑功能损伤、冲任气血失调，而出现经、带、胎、产诸病。老年妇女脾肾虚衰，易发生绝经前后诸证、癥瘕等。因此，问年龄在妇科诊断上具有较大的参考价值。

（二）问主诉

主诉包括主要症状、严重程度和病程，书写要简练、精确。通过询问主诉即可初步估计疾病的大致范围。如有两项以上主诉，可按先后顺序列出。如"停经多少天后，阴道流血多少天，腹痛多少天"。如患者本人无自觉不适，因体检时发现右侧附件肿块而就诊，主诉可写为"普查发现右少腹包块多少天"。

（三）问现病史

现病史包括发病原因或诱因、起病缓急，从发病至就诊时疾病发生、发展、诊疗经过与效果，以及现在有何症状等。此外，对患者的一般情况，如饮食、二便、体重变化及有无形寒发热等，均应问明。

（四）问月经史

详细询问月经情况，包括初潮年龄，月经周期、经期、经量、经色、经质及气味，经期前后的症状，末次月经情况。绝经后妇女，应了解绝经年龄及绝经前后有无不适，绝经后有无阴道流血和阴道分泌物增多及下腹肿块等情况。

（五）问带下

问带下包括问带下的量、色、质、气味及伴随症状，如阴痒、阴肿、阴疮、阴痛等。

（六）问婚产史

对已婚妇女，应问结婚（再婚）年龄，配偶健康及性生活情况，孕产次数，有无堕胎、小产、难产、死胎、葡萄胎、胎前产后诸病，以及避孕措施等。

（七）问既往史

既往史包括以往健康情况、曾患何种疾病（尤其是与现病史有关的病史）、手术史、外伤史、预防接种史、输血史、药物过敏史等。

（八）问家族史

了解家族中有无遗传性疾病及可能与遗传有关的疾病（糖尿病、高血压病、肿瘤等）、传染病（如结核）等。

（九）问个人史

个人史包括生活和居住（包括曾居住）情况，出生地及从事职业和工种，烟、酒嗜好等。

二、望诊

根据妇科特点，望诊时除观察患者的神志、形态、面色、唇色、舌质、舌苔外，尚需观察乳房、阴户形态，以及月经、带下、恶露及乳汁的量、色、质的变化。因此，《灵枢·本脏》云："视其外应，以知其内脏，测知所病矣。"

（一）望形神

望形可以了解发育是否正常及脏腑的虚实，望神可以了解精气的盛衰。形神合参，对明确妇科疾病的性质和病情的轻重有重要参考价值。如神志清楚，面色青白，表情痛苦，弯腰抱腹，多为妇科痛证；若头晕眼花，甚至昏不知人，面色苍白，多为妇科血证；若面赤唇红，高热烦躁或谵语，多为妇科热证；若神情淡漠，向阳而卧，欲得衣被，面色白或青白，多为妇科寒证；孕晚期、产时或产后突然四肢抽搐、角弓反张、神昏口噤，多见于子痫、产后痉证；形体肥胖、虚浮，多有月经不调、闭经、不孕症等。望形体还要注意体格发育及第二性征发育情况。

（二）望面色

面部颜色和光泽的变化，可反映脏腑气血盛衰和邪气消长情况。面色萎黄，为营血不足；面色潮红颧赤，多为阴虚火旺；面色青紫，多为瘀血内停；面色晦暗或有暗斑，或兼眼眶黧黑者，多为肾气虚衰等。

（三）望唇舌

望唇舌包括望口唇、望舌质、望舌苔。

1. 望口唇　口唇的颜色、润燥等变化主要反映脾胃的情况。唇色淡白，多是急性大失血，或气血两亏；唇色淡红，多为血虚、脾虚，或阳虚内寒；唇色深红，多属血热；兼见口唇干裂，甚或肿胀生疮，多属热毒或肝火；口唇紫暗，多属血瘀；唇色青紫者，多属血寒。

2. 望舌质　舌质的颜色、形态、荣枯对判断正气盛衰、病邪性质和进退有重要价值。舌质深红多为血热；舌边尖赤多为肝火或心火；舌质红绛为热入营血；舌色淡多属血虚、气虚；舌质淡暗多为阳虚内寒；舌质暗红多属气血郁滞；舌有瘀斑瘀点多属血瘀。舌形胖大边有齿痕多属脾虚湿盛；舌形瘦小多属津亏血少；舌面裂纹多是热邪伤阴，或血虚不荣。

3. 望舌苔　舌苔的颜色、厚薄和润燥，可反映邪气的性质、深浅及津液之盛衰。苔白多为寒证；苔腻多为痰湿；苔黄为热证，黄腻为湿热；苔黑而润为阳虚有寒，苔黑而燥为火炽伤津；舌绛红而干，无苔或花剥苔，多属热入营血，阴虚火炽。

（四）望毛发

毛发可反映肾精营血的盛亏。毛发脱落、发色枯槁者，多为精血亏虚，可见于产后血晕；体毛增多、阴毛浓密，甚如男性化分布者，多为痰湿壅盛，可见于月经后期、闭经等。

（五）望月经

望月经包括望月经量、色、质的变化。月经量增多或减少是月经病的诊断依据，经色和经质是辨证的重要依据。经量过多，多属血热或气虚；经量过少，多属血虚、肾虚或血寒；经量时多时少，多属气郁。经色红多属血热；经色淡多属气虚、血虚；经色紫暗多属瘀滞。经质稠黏多属瘀、热；经质稀薄多属虚、寒；经血有块多属血瘀。

（六）望带下

带下量的改变是带下病的诊断依据，色、质变化是辨证依据。带下量过多、过少，皆为病态。带下色白，多属脾虚、肾虚；带下色黄，多属湿热或湿毒；带下色赤或赤白相兼，多属血热或邪毒。带质清稀，多属脾虚、肾虚；带质稠黏，多属湿热蕴结。

（七）望恶露

恶露量的增多、减少，或恶露不下、过期不止，往往是产后病的诊断依据，恶露色、质的变化是辨证依据。恶露量多、色淡、质稀者，多为气虚；色鲜红或紫红、稠黏者，多属血热；色紫黑有块者，多为血瘀。

（八）望乳房和乳汁

女性在月经初潮前开始乳房发育，出现第二性征。妊娠期乳房增大、乳晕着色。若经潮后仍乳房平坦，乳头细小，多为肝肾不足，精亏血少；妊娠期乳房松弛缩小，可能是胎死不下；哺乳期以乳房胀、软及乳汁清稀或稠浓辨虚实；产后乳房红肿，应警惕乳腺炎症；乳头挤出血性物或溢液，要注意乳房恶性肿瘤。

（九）望阴户、阴道

望阴户、阴道包括望阴户、阴道的形态、色泽及带下。阴户、阴道如螺、纹、鼓、角，属先天解剖异常；阴户皮肤变白，干萎枯槁，粗糙皲裂者，多为肾精亏虚、肝血不足所致；阴户、阴道潮红，甚或红肿，带下量多、色黄，多为湿热或湿毒所致；阴户生疮，甚则溃疡，脓水淋沥，此属阴疮；阴户一侧或两侧肿大，痛或不痛者，为阴肿；阴道有物脱出，多为阴挺。

三、闻诊

闻诊包括耳听声音、鼻嗅气味两个方面。

（一）听声音

听声音包括听语音、呼吸、嗳气、叹息、痰喘、咳嗽等声音。如语音低微者，多属中气不足；寡欢少语，时欲太息，多属肝气郁结；声高气粗，甚或语无伦次者，多属实证、热证；嗳气频作，或恶心呕吐，多属胃气上逆、脾胃不和；喘咳气急者，多属饮停心下，或肺气失宣。对于孕妇还要听胎心音，包括频率、节律、音量的大小等。妊娠20周用听诊器经腹壁、孕12周使用多普勒胎心仪可听到胎心音，每分钟110～160次。

（二）嗅气味

正常月经、带下、恶露无特殊气味。若气味腥臭，多属寒湿；气味臭秽，多属血热或湿热蕴结；气味恶臭难闻，多属邪毒壅盛，或瘀浊败脓等病变，为临床险症。

四、切诊

切诊包括切脉、按诊（按胸腹、肌肤、四肢）及盆腔检查3个方面。

（一）切脉

妇人之脉较男子柔弱，但至数均匀，尺脉较盛。

1. 月经脉　正常情况下，月经将至，或正值经期，脉多滑利。若脉缓弱者，多属气虚；脉细而无力者，多属血虚；脉沉细者，多属肾气虚；脉细数者，多属肾阴虚或虚热；脉沉细而迟或沉弱者，多属肾阳虚或虚寒。脉弦者，多属气滞、肝郁；脉涩者，多属血瘀；脉滑者，多属痰湿；脉沉紧者，多属血寒；脉沉濡者，多属寒湿；脉滑数、洪数者，多属血热；脉弦数有力者，多属肝郁化热。

2. 带下脉　带下常脉与一般常脉同。带下量多，脉缓滑者，多属脾虚湿盛；脉沉弱多属肾气虚损；脉滑数或弦数者，多见湿热；脉濡缓者，多见寒湿。

3. 妊娠脉　孕后六脉平和而滑利，按之不绝，尺脉尤甚，此属妊娠常脉。若妊娠脉现沉细而涩或尺弱，多属肾气虚衰；若妊娠晚期脉弦劲急，或弦细而数，多属肝阴不足，肝阳偏亢。

4. 临产脉　又称离经脉，指临产时六脉浮大而滑，即产时则尺脉转急，如切绳转珠，同时可扪及中指本节、中节甚至末节两侧的动脉搏动。

5. 产后脉　产后常脉多见虚缓平和。若脉浮滑而数，多属阴血未复，虚阳上泛，或外感实邪；脉沉细涩弱，多夹瘀证；脉浮大虚数，多属气虚血脱。

（二）按诊

按肌肤及四肢可参考《中医诊断学》相关内容，盆腔检查详见第十五章妇科检查，在此不再赘述。这里主要介绍按胸腹。

按胸部主要是了解乳房形态、大小、质地软硬，有无结节、肿块及其大小、性质、活动度，有无触痛，表面是否光滑等，并挤压乳房，观察有无溢乳、溢血。

按腹部包括了解腹部的软硬、温凉、压痛，有无包块及其大小、部位、性质、活动度，有无疼痛，与周围脏器的关系等。腹部扪之不温或冷者，多为阳气不足或寒邪内客；扪之灼热而痛，则为热盛；小腹疼痛拒按，多属实证；隐痛喜按，多属虚证；小腹结块坚硬，推之不移，多属血瘀；如结块不硬，推之可移，多属气滞、痰湿。

妊娠腹部切诊，包括子宫大小与孕期是否相符，以及胎位是否正常。如孕后腹形明显大于孕月，可能是双胎、多胎、巨大胎儿或葡萄胎、胎水肿满；腹形明显小于孕月，多为胎萎不长，或胎死腹中。

附：**病历采集与分析**

病历是记录疾病的发生、发展、治疗经过与疾病转归的医疗文件，包括病史、体格检查、实验室检查、诊断与处理。

（一）病历采集

完整、准确地采集病史有助于了解疾病的发生及发展过程，做出准确的诊断，从而及时、正确的治疗疾病。同时，采集病历还是医患沟通、建立良好医患关系的重要时机。正确的采集方法和良好的问诊技巧，使患者对医生产生信任，依从性好，从而配合医生诊治。

病历采集一般是直接询问患者。对危重患者，初步了解病情后可一面抢救，一面向最了解病情的家属、陪伴或目击者询问病史，以免贻误治疗，待病情稳定后再向患者询问补充，以保证病史记录的完整性和可靠性。对于外院转诊者，应索取病情介绍资料作为重要参考。对于未婚患者，若诊治需要，可先行肛腹诊和实验室检查，明确病情后再补充询问与性生活有关的问题。

体格检查通常在采集病史后进行，包括全身检查、腹部检查及盆腔检查（妇科检查）。全身检查及腹部检查与其他科基本相同。妇科检查是了解和诊断妇科疾病的主要方法及重要依据，检查范围包括外阴、阴道、子宫颈、子宫体及两侧附件。具体方法参考第十五章第一节。

（二）病历采集的基本内容

1. 一般项目 包括患者姓名、年龄、籍贯和出生地、职业、民族、婚否、住址、通讯地址及联络方式、入院日期、病史记录日期。病史陈述者非患者本人时，应注明陈述者与患者的关系。

2. 主诉 包括主要症状、严重程度和病程，通常不超过 20 字。要求通过主诉即可初步估计疾病的大致范围。如有两项主诉，可按先后顺序列出。如患者在就诊时无任何自觉不适，仅在妇科普查体检时发现某些病证，可直接记载，如"普查发现盆腔包块多少天"。

3. 现病史 包括从开始发病至此次就诊或入院时疾病发生、发展和诊疗经过及病情变化的全过程，应紧紧围绕主诉，按照时间顺序描述。包括起病诱因，发病时间、主要症状的部位和性质，持续时间及严重程度，伴随症状，重要的阴性症状或有鉴别意义的症状及诊治经过、疗效和疾病演变过程等。还应询问患者的一般情况，如情绪、精神、饮食、二便、体重变化及有无形寒发热等。

4. 月经史 包括初潮年龄、周期天数、经期持续时间、经量、经色、经质及经期伴随症状等。如 13 岁初潮，周期 28~30 天，经期 5 天，可简写为 $13\dfrac{5}{28\sim30}$。经量可用使用卫生巾数估计，经色深浅，有无血块。经期前后有无腹痛及其他不适（如乳房胀痛、头痛、浮肿、精神抑郁或烦躁不安等）。应常规询问末次月经情况（LMP），如有异常者还应询问前次月经（PMP）情况。绝经后妇女，应询问绝经年龄、围绝经期有无不适、绝经后有无阴道流血和阴道分泌物增多、有无下腹肿块等。

5. 婚育史 包括结婚年龄及配偶情况，是否近亲结婚，配偶健康及性生活情况，夫妇同居情况，足月产、早产、流产及现存子女数。如足月产 1 次，无早产，流产 2 次，现存子女 1 人，可简写为 1-0-2-1，或"孕₃产₁流₂"（$G_3P_1A_2$）。记录分娩方式，有无难产史，新生儿出生情况，产后或流产后出血及恶露情况，有无感染，末次分娩或流产时间，避孕情况。

6. 既往史 以往健康情况、曾患何种疾病、手术史、外伤史、预防接种史、输血史、药物过敏史、过去药物治疗史、近期药物治疗情况等。

7. 个人史 包括出生地、居住地、生活习惯、特殊嗜好、职业工种等。

8. 家族史 了解父母、兄弟、姊妹及子女健康情况，家庭成员中有无遗传性疾病（白化病、血友病等），或可能与遗传有关的疾病（糖尿病、高血压、肿瘤等）、传染病（如结核、肝炎）等。

（三）病历资料分析

根据上述病历资料，结合体格检查、实验室检查与其他检查进行归纳和综合分析，拟出四诊摘要、辨证分析，从而得出诊断或初步诊断。一是疾病诊断，有 2 个或以上疾病者，应按主次列出，如闭经；不孕症。并分别列出其诊断依据；二是证候诊断，即辨证。可以是单一证候，如气虚、血热等；也可以是相兼证候，如肾虚肝郁、脾虚肝旺等。按照疾病诊断与证候诊断，提出具体的处理意见，包括治法、方药、调护等。

第四节 妇科疾病的辨证方法

妇科疾病的辨证主要是以八纲辨证为纲领，以脏腑辨证和气血辨证为主要辨证方法，个别疾病如产后发热的感染邪毒证采用卫气营血辨证。临床上应根据月经、带下、恶露等期、量、色、质、气味异常的特点，生殖系统局部临床表现的特征，结合全身证候表现和舌脉征象进行综合分析，以辨明疾病的病性、病势、病位、病因和病机，为正确论治、选方用药提供可靠依据。

一、脏腑辨证

脏腑辨证是以脏腑的生理、病理为基础进行辨证分析。

（一）肾病辨证

肾病主要表现为虚证，包括肾气虚、肾阴虚、肾阳虚、肾阴阳两虚，可导致多种妇科疾病，如月经先期、月经后期、月经先后无定期、崩漏、闭经、绝经前后诸证、带下病、胎漏、胎动不安、堕胎、小产、滑胎、子肿、阴挺、不孕症等。肾虚证必有"头晕耳鸣，腰酸腿软"。肾气虚常兼小便频数，精神不振，舌淡苔薄，脉沉细弱；肾阴虚常兼口燥咽干，手足心热，舌红苔少，脉细数；肾阳虚常兼畏寒肢冷，小便清长，夜尿多，舌淡苔白，脉沉细而迟或沉弱。

（二）心病辨证

心病在现代妇科疾病谱也多见，如心神不宁，可见烦躁失眠、多梦、月经过少、闭经、胎动不安；心血瘀阻可见月经量少、闭经、痛经、产后腹痛、癥瘕等。心火上炎又可见烦躁易怒、口舌生疮、崩漏、月经延长、经间期出血、胎漏等。

（三）肝病辨证

肝病主要表现为实证和虚中夹实证，包括肝气郁结、肝郁化火、肝经湿热、肝阳上亢、肝风内动等，可引起月经先期、月经先后无定期、痛经、闭经、崩漏、带下病、阴痒、妊娠恶阻、子晕、子痫、缺乳、不孕症等疾病。肝实证多有"胸胁、乳房、少腹胀痛，烦躁易怒"。肝气郁结者常兼时欲太息，食欲不振，脉弦；肝郁化火（热）者常兼头晕胀痛，目赤肿痛，或头晕目眩，口苦咽干，舌红苔薄黄，脉弦数；肝经湿热者常兼口苦咽干，便秘溲赤，带下色黄、臭秽，舌红苔黄腻，脉弦滑而数。肝阳上亢为虚中夹实证，可见头晕头痛，目眩心烦，舌红苔少，脉弦细或弦而有力；肝风内动是肝阳上亢进一步发展，常兼四肢抽搐，角弓反张，甚至昏厥，舌红或绛，无苔或苔花剥，脉弦细而数。

（四）脾病辨证

脾病主要表现为虚证或虚中夹实证，包括脾气虚（胃虚）、脾阳虚（痰湿）等，可导致月经先期、月经后期、月经过多、崩漏、闭经、经行泄泻、带下病、妊娠恶阻、胎动不安、子肿、阴挺、不孕症等。脾虚证多有"脘腹胀满，不思饮食，四肢无力"。脾气虚常兼口淡乏味，面色淡黄，舌淡，脉缓弱；脾阳虚常兼畏寒肢冷，大便溏泻，甚则浮肿，舌淡，苔白腻，脉缓滑无力；脾虚湿盛者常兼头晕头重，形体肥胖，舌淡胖嫩，苔腻，脉滑。

（五）肺病辨证

肺病在妇科也较少见，可见于经行吐衄、妊娠咳嗽、妊娠小便不通、产后小便不通等。肺病多有"咳嗽喘满"。阴虚肺燥、肺失宣降等各有相应兼症。

二、气血辨证

气血辨证是以气、血的生理、病理为基础进行辨证分析。气血由脏腑所化生并使之运行，又是脏腑功能活动的物质基础，故脏腑、气血的病变可相互影响。气和血关系密切，两者的病变也互相影响，气病及血，或血病及气。

（一）气病辨证

1. 气虚证 以全身功能活动低下为主要特征。气虚可导致月经先期、月经过多、崩漏、胎动不安、产后恶露不绝、阴挺等。气虚证常见"气短懒言，神疲乏力，舌淡苔薄，脉缓弱"。气虚证与脾虚证有一定联系，但在证候上有所区别。

2. 气滞证 是以全身或局部的气机不畅与阻滞为主要特征。气滞可引起月经后期、痛经、经行乳房胀痛、子肿、难产、缺乳、癥瘕等。气滞证常见"胸闷不舒，小腹胀痛，脉弦"。气滞证与肝郁证有一定联系，但在证候上也有所区别。

3. 气逆证 气滞证进一步发展可出现气逆证，引起妊娠恶阻等。在气滞证的基础上，兼见咳逆喘息，或恶心呕吐，或头晕胀痛等症。

4. 气陷证 气虚证进一步发展可引起气陷证，导致崩漏、阴挺等。在气虚证的基础上，兼有头晕目眩、小腹空坠等症。

（二）血病辨证

1. 血虚证 以血虚不荣、全身虚弱为主要特征。血虚可导致月经后期、月经过少、闭经、胎动不安、胎萎不长、产后腹痛、不孕症等。血虚证常见"头晕眼花，心悸少寐，皮肤不润，面色萎黄或苍白，舌淡苔少，脉细无力"。

2. 血瘀证 血瘀可引起崩漏、闭经、痛经、产后腹痛、产后恶露不绝、胞衣不下、癥瘕等。血瘀证常见"刺痛拒按，痛有定处，腹内积块，舌紫暗或有瘀斑、瘀点，脉沉涩或弦涩"。

3. 血热证 血热可导致月经先期、月经过多、崩漏、胎动不安、产后恶露不绝等。血热证常见"心胸烦闷，渴喜冷饮，小便黄赤，大便秘结，舌红苔黄，脉滑数"。

NOTE

4. 血寒证　血寒可引起月经后期、月经过少、痛经、闭经、胞衣不下、不孕症、癥瘕等。血寒证常见"小腹绞痛或冷痛、得温痛减，畏寒肢冷，面色青白，舌暗苔白，脉沉紧"。

三、月经病、带下病、妊娠病、产后病的辨证要点

（一）月经病的辨证要点

月经病的辨证，主要依据月经的期、量、色、质、气味及伴随月经周期性出现的突出症状特点，结合全身证候与舌脉征象进行分析。一般来讲，周期提前，多为血热或气虚；周期推后，多为血虚、肾虚或血寒、气滞、痰湿；周期先后无定期，多为肝郁或肾虚；经期延长，多为气虚、血热和血瘀。月经量多者，多见血热、气虚和血瘀；量少者，多见血虚、肾虚、血寒、血瘀；量或多或少者，多见肝郁、肾虚。经色鲜红或紫红者属热，暗红者属寒，淡红者为虚，暗淡者为虚寒。质地黏稠者多属热属实，清稀者多属寒属虚，有血块者为血瘀。气味臭秽者多属热（毒），气味血腥者多属寒，恶臭难闻者多属瘀血败浊成毒为患，病多险恶。伴随月经周期的症状在经前或行经之初出现者，多属实证；在经后或行经末期出现者，多属虚证；平时持续存在，经期加重者，多属湿热蕴结或气滞血瘀。

（二）带下病的辨证要点

带下病的辨证，主要是根据带下的量、色、质、气味的变化，结合阴户、阴道的局部症状和全身脉象进行分析。一般带下量多，色白质稠，如唾如涕，绵绵不断，多属脾虚；量多质薄，清稀如水，兼腰膝酸软，多属肾虚；量多质稠，色黄，有臭味，多属湿热；兼阴中瘙痒，属湿热蕴结酿虫生风；带下量多，色黄如脓，臭秽难闻，多为湿毒重症；赤白相兼者，多属湿热或虚热为患；带下五色杂见，如脓如酱，秽液下注者，应警惕恶性癌瘤晚期；带下量明显减少，甚至阴道干涩，多责之于肾精亏虚，天癸早竭，任带虚损。

（三）妊娠病的辨证要点

妊娠病的辨证，首先要分辨是胎病及母还是母病动胎；其次要辨明胎儿情况，以明确可安胎还是下胎益母；再者根据妊娠病不同临床主症的特点，结合全身兼症、舌脉征象和体质等因素进行辨证。例如，妊娠恶阻应根据主症呕吐的特点，即呕吐物的颜色、气味、性状进行分析，一般呕吐清涎，色浅味淡，多属脾虚；呕吐物夹有痰涎，伴中脘痞满，舌苔厚腻，多为脾虚夹痰；呕吐物酸苦，伴口干，舌苔黄腻，多属肝胃郁热。又如，子肿应根据肿胀发生的部位、范围、程度等特点辨证，一般肿胀延及大腿、外阴和胸腹部，程度较重，皮薄而光亮，按之凹陷，即时难起，为水肿，属脾虚、肾虚或脾肾阳虚；肿胀部位不定，程度不重，皮厚而色不变，按之无明显凹陷，随按随起，为气肿，属气滞湿阻。

（四）产后病的辨证要点

产后病的辨证，应注重"产后三审"，即一审小腹痛与不痛，以辨恶露有无停滞；二审大便通与不通，以验津液之盛衰；三审乳汁与饮食多少，以察胃气的强弱。此外，亦应根据产后病不同临床主症的特点，结合全身脉症进行综合分析。即以恶露的量、色、质和气味，乳汁的量、色、质及饮食、二便、腹痛状况等为辨证依据。如恶露量多或少，色紫暗，有血块，腹痛拒按，多属血瘀；恶露量多，色红，有臭气，多属血热；恶露量多，色淡质稀，神疲乏力，多属气虚。产后大便干涩难下，多属津血不足。产后小便不利，多为气虚或肾虚。产后乳汁甚

少、称薄，乳房柔软，多属气血虚弱；乳汁少、质稠，乳房长硬，多属肝郁气滞。

附：妇科临证思维

临证思维形式，主要有分析、综合、推理与判断。对妇科疾病的临床诊治，应以主要症状为思维线索，了解发病经过，分析病因病机，进行辨病与辨证，尤其要注意疑似病证的辨析。同时强调对妇科特有疾病的特殊思维的建立，如血证、痛证、热证、带下异常、小腹或少腹结块等。

一、妇科血证

妇科血证以阴道流血为主，临证时首先应分辨出血的部位。一般通过阴户、阴道的望诊，结合妇科检查，可明确出血来自子宫腔、子宫颈或阴道。通过问诊，了解发病的经过，分析出血的原因，进行鉴别诊断。尤其需要区分月经与非月经之阴道流血。

（一）月经病血证

月经过多、崩漏均可表现为大量阴道流血，临床较常见。月经过多者，经量增多，但月经周期正常，流血数天可以自止。可通过宫腔镜、诊断性刮宫以排查子宫内膜炎、子宫内膜息肉、子宫内膜异常增生等。此外，子宫腺肌病、盆腔炎、放置宫内节育器等均可引起月经过多。崩漏之出血表现为暴下不止或淋沥不断，长达半月以上，甚至数十日不能自止，月经周期、经期、经量均紊乱。大量出血可致亡血暴脱。多发生于青春期或绝经过渡期。应行超声检查排除占位病变，注意子宫内膜厚度，结合性激素水平变化进行诊治。

（二）妊娠病血证

妊娠病血证的特征是停经后阴道流血。胎漏、胎动不安、堕胎、小产、葡萄胎、异位妊娠等均可出现或多或少的阴道流血。凡育龄期女性，有性生活，月经过期而有阴道流血者，首先应考虑妊娠病。胎漏、胎动不安之阴道流血量少，后者伴有小腹隐痛，腰痛或下坠感，子宫增大与停经时间相符，胚胎或胎儿存活。堕胎、小产多由胎漏、胎动不安发展而来，阴道流血明显增加，可超过平时月经量，伴有小腹阵痛，腰痛，如无胎块排出，为胎动欲堕；如有胎块排出，阴道流血不止，腹痛持续者，多为堕胎或小产不全。应做妇科检查及超声检查，及时清除宫腔组织物。葡萄胎属妊娠滋养细胞疾病，多在停经后出现不规则阴道流血，可有水泡状胎块排出，也可突然大量阴道流血。子宫增大超过孕周，超声检查可见子宫腔内落雪状回声，未见胚胎或胎儿，或见部分胚胎组织。异位妊娠以输卵管妊娠最常见，多有停经史和不规则阴道流血，或有管状蜕膜排出，若发生破裂，可突然出现一侧小腹撕裂样剧痛，伴急性贫血体征，甚至休克，贫血程度与阴道流血量不成正比。阴道后穹窿穿刺或腹腔穿刺可抽出不凝血。前置胎盘或胎盘早剥均可在妊娠中晚期发生阴道流血。

（三）产后病血证

产后血崩以新产后大量阴道流血为主症，可引起产后血晕；产后恶露不绝以血性恶露持续时间延长为特征，亦可同时出现恶露量多。

（四）癥瘕之血证

癥瘕可引起相应部位的出血、疼痛、胀满等症状。诊断的关键在于辨析癥瘕之良恶。子宫肌瘤是引起子宫出血的良性肿瘤，常表现为月经过多、经期延长。引起阴道流血的恶性肿瘤包

NOTE

括阴道癌、宫颈癌、子宫内膜癌、子宫肉瘤、卵巢癌等。绝经后阴道流血尤须警惕恶性肿瘤。

(五) 阴户、 阴道创伤所致之血证

外阴及阴道骑跨伤、性交所致处女膜或外阴、阴道损伤，均可发生出血。

(六) 全身性疾病所致之妇科血证

白血病、再生障碍性贫血、血小板减少性紫癜及严重肝功能损害等，均可导致子宫异常出血。

二、妇科痛证

妇科痛证以小腹痛为主，有急性痛证和慢性痛证两种类型。妇科急性痛证的主要特点为起病急，疼痛剧烈，常伴有发热、恶心、呕吐、出汗等症状。若有停经史，应首先考虑与妊娠有关的疾病，最常见的是异位妊娠破裂或流产、孕痛等。若发生在妊娠晚期，有外伤史或妊娠期高血压疾病史者，应警惕胎盘早剥。有子宫肌瘤病史者，应考虑肌瘤红色变性。非妊娠期的妇科急性痛证，主要有卵巢肿瘤或卵巢囊肿蒂扭转、破裂，黄体囊肿破裂等。如伴有发热或寒战，应考虑急性盆腔炎、子宫内膜炎或输卵管卵巢脓肿等。临证时还应注意与外科和内科急腹症相鉴别。对于急性痛证，在采取缓解疼痛法之前，必须做好诊断与鉴别诊断，切不可随意使用镇痛剂，以免掩盖病情，造成误诊。

妇科慢性痛证又有周期性和非周期性两种。周期性慢性痛证与月经关系密切，疼痛多发生在月经期或经期前后。如原发性痛经、子宫内膜异位症、子宫腺肌病、宫颈狭窄或盆腔炎。人工流产术后也可出现周期性下腹痛，多因术后宫颈管或部分宫腔粘连。先天性生殖道畸形，如处女膜闭锁、阴道横隔等也常引起周期性下腹痛。非周期性慢性痛证可见于盆腔炎性疾病后遗症、子宫内膜异位症、盆腔静脉瘀血综合征、下腹部手术后组织粘连及晚期妇科肿瘤等。

三、妇科热证

妇科疾病中的热证，多因经期或产后感受风热、暑热、湿热、湿毒、邪毒之邪所致。对热证的诊治，首应明确诊断，辨证求因，尽快查出病原体或做出病原学诊断。"退热"是当务之急。如高热持续，体温达40℃左右，宜中西医结合治疗。产后或流产后发热，可见于产褥感染、乳腺炎或感染性流产。

四、带下异常

带下异常包括带下量、色、质及气味的异常。带下量的多少与体内雌激素水平高低有关。生殖道发生急、慢性炎症如阴道炎、宫颈炎，或发生癌变时，带下量会明显增多，其色、质、气味等也会发生改变。无色透明黏性带下本为正常带下特点，但若其量明显增多，常见于慢性子宫颈管炎、卵巢功能失调致高雌激素水平，或为阴道腺病或子宫颈高分化腺癌所致。白色凝乳块状带下，常伴有外阴阴道瘙痒或灼热疼痛，为假丝酵母菌性阴道病的特征。灰黄色泡沫状带下，常伴有外阴、阴道瘙痒或灼热疼痛，为滴虫阴道炎。灰白色匀质稀薄带下，常伴有鱼腥气味或轻度瘙痒，为细菌性阴道病。脓性带下，色黄或黄绿，黏稠，多有臭气，可见于淋病奈瑟菌或滴虫合并杂菌感染所致的阴道炎、急性子宫颈炎及宫颈管炎等，也可见于宫腔积脓、子

宫颈癌、阴道癌，或阴道内异物等。血性带下即带下中混有血液，可能是放置宫内节育器引起，或为子宫颈息肉、子宫黏膜下肌瘤、子宫颈癌或子宫内膜癌所致。若阴道持续流出淘米水样带下，恶臭，多为晚期子宫颈癌、阴道癌，或子宫黏膜下肌瘤伴感染。如为阵发性排出黄色或红色水样带下，应考虑输卵管癌的可能。带下量过少，甚至阴道干涩，多为体内雌激素水平低下所致，可见于卵巢早衰等。

五、小腹或少腹结块

小腹或少腹结块可来自生殖系统、肠道、泌尿道、腹腔或腹壁。一旦发现妇女下腹部肿块，首先要明确肿块的部位、性质、质地，是良性还是恶性。少腹肿块可见于卵巢肿瘤、输卵管积水或积脓、卵巢或子宫内膜异位囊肿等。小腹肿块见于子宫肌瘤、子宫肉瘤、宫腔积血等。肿块质地为囊性者，多属良性病变；质地为实性者，多见于子宫肌瘤、卵巢纤维瘤、附件炎性包块，恶性肿瘤也多表现为实性肿块。

【思考题】

1. 问年龄对妇科疾病的诊断有何意义？
2. 试述妊娠常脉与病脉。
3. 简述月经病、带下病、妊娠病、产后病的辨证要点。

第四章　妇科疾病的治法概要

第一节　常用内治法

内治法是中医妇科学治疗妇科疾病的主要治法，是针对经过辨证分析的妇科疾病的病因病机确立的治疗法则。遵循《内经》"必伏其所主而先其所因"，"谨守病机"，"谨察阴阳所在而调之，以平为期"的治疗原则，中医妇科内治法非常重视一个"调"字，提出常用的主要治法有调理脏腑、调理气血、调理奇经、调整月经周期法（周期疗法）。同时还要兼顾病因辨证，审因论治，针对导致妇科疾病的六淫邪气、生物因素、病理性产物等病因确立相应的治法。

一、调理脏腑

脏腑的功能活动是人体生命的根本。五脏之中，尤其重视肾、心、肝、脾在妇科的生理、病理中的重要地位和作用。肾藏精，主生殖，为冲任之本而系胞；心主神明，为五脏六腑之大主，主血脉；肝藏血，主疏泄，司血海；脾主中气统血、摄血，又为气血生化之源而主司带脉，故和调肾、心、肝、脾是治疗妇科疾病的重要法则。具体治法要根据各脏功能特性的失常与导致妇科疾病的关系而和调之。

（一）滋肾补肾

肾为先天之本，为人体生长发育和生殖之根本，肾又通过经络与胞宫相连。肾为水火之宅，肾中阴阳既要充盛，又要相对的平衡协调，以维持肾气的旺盛和机体功能的正常。因此，滋肾补肾是治疗妇科疾病最重要的治法。具体应用时，要辨明肾阴虚、肾阳虚、肾气虚，并据此选择滋养肾阴、温补肾阳和补益肾气等不同治法。

1. 滋养肾阴　肾阴不足或肾精亏损者，治宜滋养肾阴，填精益髓，补益冲任。常用药有熟地黄、枸杞子、制何首乌、肉苁蓉、女贞子、旱莲草、龟甲、桑椹等。常用方如六味地黄丸、左归丸（饮）、养精种玉汤等。

若肾阴虚，阴不潜阳，阴虚阳亢，可佐以珍珠母、龙骨、牡蛎、龟甲、鳖甲、珍珠母之类重镇潜阳之品；若阴虚生内热，治宜滋阴清热，可佐以地骨皮、麦冬、生地黄、玄参、龟甲、知母养阴清热之品，所谓"壮水之主，以制阳光"。若肾水虚不能上济心火，则心火亢盛，治宜滋阴清热，交通心肾，佐以百合、莲子心、灯心花、麦冬、五味子、夜交藤。

2. 温补肾阳　肾阳虚，命门火衰，上不能温暖脾土，下不能暖宫，治宜温补肾阳，补益冲任，所谓"益火之源，以消阴翳"。常用药有菟丝子、肉苁蓉、熟附子、肉桂、淫羊藿、仙茅、杜仲、巴戟天、鹿茸、紫石英、蛇床子、补骨脂、锁阳、鹿角霜、益智仁等。常用方如肾气丸、右归丸（饮）、内补丸、艾附暖宫丸、真武汤、温胞饮等。

3. 补益肾气 肾精所化之气为肾气，若肾阳虚不能温煦肾精化生肾气，则导致肾－天癸－冲任－子宫的功能失调，治宜平调肾阴阳为主，选用能阴阳并补的药物，如菟丝子、肉苁蓉、巴戟天、枸杞子，并加入人参、黄芪、白术等益气之品，使阳生阴长，以后天养先天，则肾气自旺。常用方如肾气丸、寿胎丸、补肾固冲丸、归肾丸、大补元煎、毓麟珠、二仙汤等。

滋肾补肾是妇科主要治法，临证时要注意调补肾的阴阳平衡。正如《景岳全书·新方八阵》指出："善补阳者，必于阴中求阳，则阳得阴助，而生化无穷；善补阴者，必于阳中求阴，则阴得阳升，而泉源不竭"。同时，因肾与肝精血相生，乙癸同源；肾与脾为先天、后天，互相滋生，故要注意肾与肝、脾、气血、冲任的相互关系。

（二）养心安神

心主神明，为君主之官，五脏六腑之大主，又主血脉，而胞脉者属心而络于胞中，故心在妇女生理活动中具有重要作用。因此，补益心血、宁心安神对女性月经周期调摄、胎元安固、妊育等起统摄作用。

1. 养血安神 素体阴血不足，心神失养不宁者，治宜养血安神。常用药有当归、丹参、枸杞子、女贞子、桑椹、茯神、酸枣仁、红化等。常用方包括四物汤、酸枣仁汤、归脾汤等。

2. 清心安神 若心火上炎，内扰神明，可出现心失所养，心神不宁，治拟清心、降火、安神。常用药有钩藤、莲子心、炒黄连、煅龙齿、茯神、生地黄。常用方包括二齿安神汤、天王补心丹等。

（三）疏肝养肝

肝藏血，主疏泄，喜条达，恶抑郁。肝司冲脉，冲为血海，为十二经之海。肝经绕阴器，抵小腹，过乳头，上颠顶。肝在妇女的生理活动中起到重要作用。肝气平和，妇女经、孕、产、乳正常；反之则肝失条达，肝血不足，诸病丛生。因此，疏肝养肝是治疗妇科病的重要法则。在临床具体应用时，主要有疏肝解郁、养血柔肝、扶脾抑肝、疏肝清热利湿等。

1. 疏肝解郁 素性忧郁或七情内伤，使肝气郁结，治宜疏肝解郁，常用药有柴胡、郁金、川楝子、合欢皮、八月札、素馨花、玫瑰花、香附、青皮、佛手、枳壳等。常用方如四逆散、柴胡疏肝散、逍遥散等。若郁久不解化火，出现肝郁化火证候，治宜疏肝解郁泻火。常用药有牡丹皮、栀子、黄芩、桑叶、夏枯草、菊花等。常用方如丹栀逍遥散。

2. 养血柔肝 肝体阴而用阳，经、孕、产、乳均以血为用，营阴不足，肝血衰少，治宜养血柔肝。常用药有白芍、枸杞子、桑椹、女贞子、何首乌、当归、地黄、桑寄生、山茱萸、当归。常用方如杞菊地黄丸、调肝汤、一贯煎、四物汤。若阴虚阳亢，则宜育阴潜阳，可加入石决明、羚羊角、钩藤、天麻、珍珠母、天麻等潜阳之品。常用方如羚角钩藤汤、镇肝熄风汤、三甲复脉汤等。

3. 扶脾抑肝 《难经·七十七难》指出："见肝之病，则知肝当传之于脾，故先实其脾气。"肝强脾弱，治宜扶脾抑肝。常用药有白术、茯苓、山药、白芍、陈皮等。常用方如痛泻要方。

4. 疏肝清热利湿 肝郁乘脾，脾虚湿盛，湿热互结；或肝经湿热下注冲任或任带二脉，治宜疏肝清热利湿。常用药有龙胆草、车前子、黄芩、黄柏、栀子、泽泻、茵陈等。常用方如

NOTE

龙胆泻肝汤、清肝止淋汤、四妙散。

临床在运用疏肝养肝时，尤应注意疏肝不能过于香燥动阴，而调肝以柔养为本，以柔制刚。

（四）健脾和胃

脾为后天之本，气血生化之源。脾主运化、升清，主统血。脾与胃互为表里，胃主受纳水谷，冲脉又隶于阳明。若脾胃功能失常，则易导致妇科疾病。因此，健脾和胃也是治疗妇科疾病的重要法则。在具体应用时，主要有健脾养血、健脾除湿、补气摄血、和胃降逆等。

1. 健脾养血　凡脾虚化源匮乏，气血虚弱，冲任血海空虚，治宜健脾以益气血生化之源。常用药有党参、白术、茯苓、大枣、炙甘草、黄芪等健脾益气，辅以熟地黄、白芍、当归、制何首乌，共奏气血双补之效。常用方如八珍汤、人参养荣丸等。

2. 健脾除湿　脾主运化，若脾阳不振，水湿内停，下注损伤任、带，或泛溢肌肤或湿渗胞中，可发生带下病、胎水肿满、子肿；若湿聚成痰，壅滞冲任，闭塞子宫，可发生月经后期、闭经、不孕症等。治宜健脾除湿。常用药有苍术、白术、茯苓、大腹皮、陈皮、扁豆、法半夏、白芥子、石菖蒲、胆南星、海藻、浙贝母等。常用方如完带汤、白术散、苍附导痰丸、二陈汤等。

3. 补气摄血　脾主中气，其气宜升。若脾虚气弱，统摄无权，则气不摄血，冲任不固，发生月经过多、崩漏、胎漏、产后血晕、产后恶露不绝等。治宜补气摄血。临床上需注意分清阴阳，若阴虚，治宜益气养阴止血。常用药有太子参、麦冬、五味子、山药、白芍、龟甲、知母、山茱萸等。常用方如生脉散、上下相资汤等。若脾阳虚、下焦虚寒，摄纳无权，治宜温阳益气摄血。常用药有高丽参、党参、黄芪、白术、炙甘草、补骨脂、炮姜、艾叶、肉桂、熟附子、鹿角霜。常用方如举元煎、六味回阳饮、固本止崩汤、独参汤、参附汤等。

4. 和胃降逆　胃主受纳水谷，胃气主降，以和为贵。胃寒、胃热或热邪耗伤胃阴，均可导致胃失和降而呕逆。治宜和胃降逆。常用药有温胃的砂仁、豆蔻、藿香、吴茱萸、丁香、苏叶、炮姜；清胃的竹茹、黄连、黄芩及养胃阴的石斛、麦冬、天花粉、枇杷叶、芦根。常用方如香砂六君子汤、陈夏六君汤、理中汤、小半夏茯苓汤、橘皮竹茹汤等。

二、调理气血

妇人以血为本，经、孕、产、乳以血为用。气为血之帅，血为气之母，两者相互协调，相互为用。妇女若气血和调，则五脏安和，冲任通盛，经、孕、产、乳正常。若血气失调，影响冲任，则导致妇科疾病。气血失调既是妇科疾病的病因病机，又常是妇科疾病的结果。因此，调理气血是治疗妇科疾病的重要法则。调理血气首先要分辨病在血还是在气，辨其虚、实、寒、热，然后确定补、消、温、清等具体治法。一般来说，寒、热、湿邪主要引起血分病，七情内伤多引起气分病。

（一）补益气血

经、孕、产、乳以血为用，又易耗血，加之病因病机影响冲任，导致血海空虚，胞宫、胞脉、胞络失养或冲任匮乏；气随血泄，或脾气亏虚，冲任不固。治宜补益气血。

偏血虚者，治宜补血养血为主，佐以补气。常用补血药有当归、白芍、熟地黄、黄精、阿胶、枸杞子、何首乌、乌豆衣、龙眼肉、鸡血藤。常用方如四物汤、胶艾四物汤。但妇女体质阴柔，补血药又多滋腻，若脾胃功能欠佳，往往难以消化吸收，此时则应用健脾益气以生化气血的间接补血法。常用方如当归补血汤、人参养荣汤、滋血汤等。又因精血同源而互生，对于精亏血少所致的生殖功能衰退性疾病，可补肾益精以生血。常用方如归肾丸、大营煎、小营煎、调肝汤、养精种玉汤及刘奉五"四二五合方"（四物汤、二仙、五子衍宗丸合方）等。

偏气虚者，治宜健脾补气，或补益肾气，佐以养血。常用药有人参、黄芪、党参、白术、茯苓、山药。常用方如四君子汤。若中气下陷，治宜补中益气，升提固脱，常用方如补中益气汤、举元煎等。

（二）理气行滞

七情内伤易伤气，使气机不畅，郁滞不行，治宜行气（或疏肝）解郁，常用药有柴胡、枳壳、香附、合欢皮、青皮、佛手、木香、台乌、川楝子等。常用方如逍遥散、四逆散、柴胡疏肝散等。若出现气机逆乱，多涉及肝、胃及冲脉，治宜行气降逆。常用药如沉香、降香、枳壳、厚朴、法半夏、苏子、枇杷叶、代赭石、柿蒂。常用方如顺经汤、香砂六君子汤。

（三）活血化瘀

血液浓度有所改变，呈现浓、黏、凝、聚状态，以致流行迟滞或渗出脉道之外而成离经之血，皆属于瘀。血瘀者治以活血化瘀。常用药有丹参、赤芍、桃仁、红花、牡丹皮、茺蔚子、益母草、当归、川芎、川牛膝、王不留行、三棱、莪术、血竭、泽兰、刘寄奴、苏木、五灵脂、蒲黄、田七、延胡索、水蛭、大黄、虻虫、䗪虫、茜草、紫草等。寒凝、热灼、气滞、气虚或外伤均能引起血瘀，故临证时仍须细辨致瘀之因而调治，方能提高活血化瘀之功。若寒凝血瘀，则脉道收引，血行不畅，以致胞脉阻滞，治宜温经活血。常用方如桂枝茯苓丸、少腹逐瘀汤、生化汤。若热灼成瘀，治宜清热凉血化瘀，常用方如下瘀血汤、抵当汤、逐瘀止血汤、血府逐瘀汤、解毒活血汤等。若气虚血瘀，治宜益气化瘀，常用方如补阳还五汤、举元煎合失笑散等。若气滞血瘀，治宜行气活血化瘀，常用方如膈下逐瘀汤、金铃子散、通瘀煎等。

应用活血化瘀药物时，还应综合瘀血病变程度与患者体质情况进行筛选。活血化瘀药常根据其药物作用程度有和血、活血、破血之分。和血者系指有养血活血作用的药物，如当归、赤芍、三七、鸡血藤等；活血者包括川芎、红花、蒲黄、五灵脂、益母草、泽兰、乳香、没药、王不留行、姜黄等活血、行血、通瘀之品；破血者为有破血消癥攻坚作用之品，如水蛭、虻虫、桃仁、血竭、三棱、莪术、䗪虫之类。体虚或需长期服用活血、破血药时需注意攻补兼施。

《妇人大全良方》指出："妇人腹中瘀血者……久则不消，则为积聚癥瘕矣。"指出了瘀血久积为癥瘕之机理。临床上可出现子宫内膜异位症、子宫肌瘤、盆腔炎性包块、陈旧性异位妊娠包块等。可在活血化瘀药中加入软坚散结消癥之品，如虫类化瘀药及三棱、莪术、昆布、猫爪草、浙贝母、海藻、荔枝核、鳖甲等。

对于妊娠期使用活血化瘀药，《内经》虽然提出"有故无殒，亦无殒也……衰其大半而止"的妊娠期用药原则，但大多认为凡祛瘀、破血药妊娠期应禁用或慎用。中药药理也证明孕期使用某些活血化瘀药可致堕胎和致畸，故在孕期应慎用或禁用药性峻猛的化瘀药。但当在妊娠期出现血瘀表现时，则要在辨证准确的基础上适当选用药性平和的活血化瘀药，如三七末、生蒲黄、五灵脂、地榆、丹参、茜草等。

NOTE

（四）温经散寒

寒邪客于冲任、胞宫、胞脉、胞络，引起经脉出现拘挛、蜷缩类病理改变，影响气血运行，形成瘀血。治宜温经散寒。常用药物有桂枝、吴茱萸、艾叶、附子、肉桂、干姜、小茴香、花椒。然而寒亦有内外、虚实之分，外寒、实寒从肌肤入侵或从阴部上客，使脉道收引，血为寒凝，以致胞脉阻滞。治宜温经散寒，活血化瘀。常用方如《妇人大全良方》温经汤、《证治准绳》吴茱萸汤。若脏腑功能不足，生化失期，致阳虚阴寒内盛，冲任虚寒，治宜温肾扶阳或温补命门。又寒易与血结，影响气血运行及生化，可配伍补血活血稍加益气和温养冲任之品。常用方如《金匮要略》温经汤、艾附暖宫丸。

若寒邪与风、湿之邪合并则风寒、寒湿为患，治当温经散寒与祛风、除湿法合用。

（五）清热凉血

素体阳盛血热或感受热邪，或热邪入血，以致血中蕴热，热伤冲任，迫血妄行者，治宜清热凉血。常用药有金银花、连翘、夏枯草、黄芩、黄连、栀子、黄柏、蒲公英、败酱草、鱼腥草、白薇、紫花地丁、生地黄、牡丹皮、赤芍。常用方如清经散、清热固经汤、保阴煎、黄芩四物汤、清热调血汤、龙胆泻肝汤。若热邪炽盛，可蕴积成毒，热毒与血结，治宜清热解毒，活血化瘀。常用药有虎杖、败酱草、白花蛇舌草、野菊花、青天葵、半枝莲、土茯苓、紫花地丁、牡丹皮、桃仁、赤芍、毛冬青、益母草、大黄、炮山甲、蚤休。常用方如解毒活血汤、五味消毒饮、托里消毒散、大黄牡丹汤等。

（六）祛湿化痰

湿性重浊、黏滞，易阻遏气机，聚而成痰，病程缠绵经久难愈。治宜祛湿化痰。湿邪亦有内、外之分，生于内者，多与机体水液代谢活动相关的脏腑功能失常有关，或因气滞而津液环流受阻所致，故祛湿常与健脾、补肾、理气行滞法合用。湿又易于合邪和转化，如与寒并，则成寒湿；与毒邪相合，则为湿毒；湿郁日久化热，则为湿热；湿聚成痰，则属痰湿，当分别予以利水渗湿、清热利湿、化湿除痰之法。常用药有苍术、白术、茯苓、大腹皮、陈皮、扁豆、法半夏、白芥子、石菖蒲、胆南星、海藻、浙贝母、竹茹、莱菔子等。代表方如止带方、萆薢渗湿汤、龙胆泻肝汤、苍附导痰丸、启宫丸等。

三、调理奇经

妇科疾病的发生，都因间接或直接损伤冲、任、督、带，尤其是冲任二脉。因此，调治冲、任、督、带应为妇科疾病的重要治法之一。徐灵胎《医学源流论》将其总结、升华到"凡治妇人……必先明冲任之脉……此皆血之所从生，而胎之所由系，明于冲任之故，则本源洞悉，而候所生之病，则千条万绪，以可知其所从起"的高度。

然而，中药学归经理论及方剂学的功效作用均极少涉足冲、任、督、带经脉作用部位，而妇科疾病是以脏腑、气血辨证为主，对于通过脏腑功能失常、气血失调间接影响冲任为病者，的确可以通过调理脏腑、气血，达到调冲任的目的，故对冲、任、督、带病位的治疗，多数仍依附于肝、脾、肾施治。叶天士曾指出："奇经之结实者，古人用苦辛芳香以通脉络，其虚者辛甘温补，佐以疏行脉络，务在气血调和，病必痊愈。"明确指出了治疗奇经结实者通经脉，虚者辛甘温补，佐以疏行脉络的通与补两大治法，其目的在于气血调和。因此，归纳调理奇经的治法，有补益奇经、固摄奇经、通利奇经、镇安奇经4个方面。

（一）补益奇经

补益奇经治疗冲、任、督虚弱之证。冲为血海，为十二经之海。任主胞胎，为阴脉之海。督为阳脉之海。任通冲盛，月事以时下，故有子。若冲任亏虚，或督脉虚寒，胞脉失煦，均可导致月经后期、月经过少、闭经、胎动不安、滑胎、不孕症。常用药有吴茱萸、紫石英、川花椒、巴戟天、淫羊藿、枸杞子、鹿茸、鹿角霜（胶）、紫河车、杜仲、肉苁蓉、蛇床子、山药、鹿衔草、龟甲、熟地黄、覆盆子、阿胶。常用方如四乌鲗骨一藘茹丸（称为通补奇经的祖方）、《金匮》温经汤、加味吴茱萸汤、胶艾汤、乌鸡白凤丸、二仙汤、四二五汤、大补阴丸、左（右）归丸、苁蓉菟丝子丸等。

（二）固摄奇经

若冲任不固，可致月经过多、崩漏、胎动不安、滑胎、产后恶露不绝等。治宜补肾固冲，健脾固冲。常用药有鹿角霜、续断、杜仲、黄芪、党参、龙骨、牡蛎、海螵蛸等。常用方如安冲汤、固冲汤、补肾固冲丸等。带脉失约或纵弛，不能约束诸经，可致带下病、阴挺。带脉属脾，故束摄带脉多以健脾益气或健脾运湿法治之。常用药有党参、白术、苍术、升麻、茯苓、白果、芡实、莲子、五倍子等。常用方如完带汤、健固汤、补中益气汤等。

（三）通利奇经

冲任以通调为顺，寒、热、痰、湿、瘀、郁气犯及冲任，致冲任阻滞，可诱发月经过少、月经后期、闭经、痛经、难产、产后恶露不绝、癥瘕等；或热扰冲任、破血妄行，可致经、孕、产各生理时期中的异常出血。治宜通利奇经。常用药有香附、木香、槟榔、通草、王不留行、三棱、莪术、小茴香、丹参、益母草、贯众、蚤休、炮山甲、地龙、穿破石、路路通、牡丹皮、黄柏、黄芩、桑叶、生地黄、知母、地骨皮、马齿苋等。常用方如少腹逐瘀汤、苍附导痰丸、桃红四物汤、柴胡疏肝散、清经散、清热固经汤等。

（四）镇安奇经

若冲气上逆，既可犯胃导致胃失和降，也可与血热相引为乱，引起倒经。治宜镇安奇经，以抑降上逆之冲气。常用药有紫石英、紫苏、法半夏、代赭石、陈皮、竹茹、伏龙肝等。常用方如小半夏加茯苓汤、紫苏饮。

四、调整月经周期法

采用中医药调整月经周期法（简称"调周法"），是根据月经周期中脏腑阴阳气血的生理性变化，按照月经周期不同时段采用相应的治法，因势而治，以达到调整月经周期节律和恢复排卵的目的。

女性月经周期的循环，不是简单的重复，而每一次循环都是受阴阳消长规律的支配。女性月经周期一般分为4期，详细可分为7期，即经后期分为初、中、末三期，经前期分为前半期和后半期，加上行经和经间共7期。行经期月经来潮关键在于重阳必阴的转化，通过转化纠正重阳的生理极限，基础体温从高温相迅速下降，气血活动表现为排出月经，行经期经血以下行为顺为畅，故其气血运行以"通调"为要，排出应泄之经血，通过排泄经血，使重阳的极限状态随经血下泄，达到新的相对性平衡。经后初期阴血不足，血海空虚，癸水之阴处于低水平，阴长运动相对静止，治疗以滋阴养血，补虚固本，养血以养阴，养阴而养精（卵）。经后中期介于经后初期与经后末期之间，阴长运动进展达到中等度，最主要的目的是滋养卵子，促进卵子发育，涵养血海，促进血海充盈，即子宫内膜增长，促进水湿津液的增加，润泽生殖道，营养生殖器官，维护其功能。经后末期近高水平的阴需要充足的阳，升降运动较经后中期明显快速，静中有动，动静结合，予以滋阴助阳，阴阳并重。经间期重阴必阳，通过氤氲状的气血活动排出卵子。经前前半期阳长阴消，温煦子宫，溶解子宫内膜，为受孕或排泄月经做准备。经前前半期补肾助阳，包括阴中求阳，血中补阳，气中扶阳。经前后半期重阳延续，升降运动趋缓，以冲任气血偏盛、心肝气火偏旺为特点。治疗上标本需兼治，在助阳的前提下兼用理气。理气一是为行经期做准备，在于调畅血行，使月经来潮顺畅，二是缓解经前期心肝气郁的反应。而助阳可以保证重阳，以帮助顺利转化，排出经血。

"调周法"各阶段用药的原则为，行经期着重活血调经，有利于经血排出；方药选用五味调经散（丹参、赤芍、乌药、五灵脂、益母草）。经后期着重补益肝肾，固护阴血，促进卵泡发育成熟和子宫内膜修复；方药选用归芍地黄汤（当归、白芍、熟地黄、山茱萸、山药、泽泻、牡丹皮、茯苓）。经间期着重阴转阳，促进排卵；方药选用促排卵汤（川芎、当归、红花、赤芍、茺蔚子、五灵脂）。经前期着重补肾助阳，维持黄体功能；方药选用补肾助孕汤（党参、山药、山茱萸、巴戟天、续断、杜仲、紫石英、菟丝子、紫河车、炒柴胡）。一般连续治疗3~6个周期，可逐渐建立规律的月经周期，恢复排卵功能。临床运用"调周法"时，应根据患者的证候与体质特点，辨病与辨证结合，因人、因证、因时制宜，以补肾、养肝、扶脾和宁心安神为治疗大法，调周以治本。

第二节　常用外治法

妇科外治法用于临床已有悠久的历史，是妇科临床常用的一种治法，主要应用于胞中、阴户、阴道等局部病变，《金匮要略·妇人杂病脉证并治》有外洗阴户、阴中纳药等不同的外治法治疗妇科病证的记述，近代妇科临床又有所发展，如外敷、热熨、阴道冲洗、药物离子导入法、宫腔注入、肛门导入、针灸、推拿等治法，为中药治疗妇科病开辟了多方法、多途径给药的新思路，不仅可以达到杀虫、止痒、清热解毒、止血、止带、祛寒、消肿、排脓、生肌等功效，也减少了药物对胃肠和肝肾的副作用。若局部病变影响或累及全身，或局部病变为全身病变在局部的反应时，又需外治用药和内服方药合用，进行整体调治。

外治法一般在非行经期进行，凡阴道出血或患处出血、溃疡者禁用，妊娠期慎用。外阴熏洗、阴道冲洗等治疗期间应避免性生活，浴具需消毒，必要时应同时治疗性伴侣，以免交叉感染而影响疗效。肛门导入、下腹部敷熨前最好排空直肠和膀胱，以利于病位对药物的吸收及渗透。

一、外阴熏洗

外阴熏洗是以煎好的中药蒸汽向阴户进行熏蒸，以及用温度适宜的药液进行淋洗和浸浴的一种外治方法。其机制主要是借助药液的热度温通经络，促使药物的渗透和吸收，达到清热解毒、止带消肿的目的。常用于阴疮、阴痒、带下病等。常以清热解毒为主，如白花蛇舌草、蒲公英、紫花地丁、虎杖、黄柏、连翘等。

使用方法：将所用药物包煎，煮沸 20～30 分钟后方可外用。同时将药水倾入专用盆内，趁热熏洗患部，先熏后洗，待温度适中可以洗涤外阴或坐盆，每次 10 分钟。

二、阴道冲洗

阴道冲洗是用阴道冲洗器将中药药液注入阴道，在清洁阴道的同时使药液直接作用于阴道而达到治疗目的。常用于盆腔或阴道手术前的准备，以及带下病、阴痒等的治疗。冲洗药液应根据冲洗目的而选用。若为了手术前的准备，可用普通的皮肤、黏膜消毒剂，如 1∶1000 新洁尔灭等。如用于治疗带下病、阴痒，则结合阴道分泌物检查结果选用中药。常用药有忍冬藤、苦参、白鲜皮、蛇床子、蒲公英、黄柏等清热解毒、利湿杀虫药和荆芥、薄荷、防风、白芷等祛风止痒药。

使用方法：将所用药物包煎，煮沸 20～30 分钟后，待药水温度适宜时（与体温基本一致），置阴道冲洗器内进行冲洗。月经期停用，妊娠期慎用。

三、阴道纳药

阴道纳药是用中药研成细末或制成栓剂、胶囊、膏剂等剂型，纳入阴道以达到治疗目的。常用于治疗带下病、阴痒等证。其主要机制是利用药物留置阴道内，使局部药物浓度较高，作用时间长，且直接接触患部，药物能发挥直接的治疗作用。常用药有清热解毒药，如黄连、黄柏、虎杖等；解毒祛腐药，如百部、蛇床子、五倍子、硼砂、枯矾等；收敛生肌药，如白及、珍珠粉等；收敛止血药，如炉甘石、炒蒲黄、血竭等。临床常根据病变的部位和病因配伍组方和选用妇炎平胶囊、宫颈炎康栓等中成药。

使用方法：若为栓剂、片剂或胶囊等，可嘱患者清洗外阴后，自行放置于阴道后穹窿；膏剂可涂于无菌纱布上，粉剂及药液可蘸在带线棉球上，由医务人员按常规操作置于创面上，棉线尾露出阴道口 2～3cm，以便患者隔日取出。若带下量多，宜先行冲洗阴道，待白带清除后再行纳药为佳。

四、宫腔注入

宫腔注入是将中药制成注射液，常规消毒后注入宫腔及输卵管内，以了解输卵管的通畅情况，具有改善局部血液循环，抗菌消炎，促进粘连松解和吸收，以及加压推注的钝性分离作用等综合治疗效应。用于治疗宫腔及（或）输卵管粘连、阻塞造成的月经不调、痛经、不孕症等，常用药有复方丹参注射液、鱼腥草注射液、复方当归注射液，或以活血化瘀药如赤芍、桃仁、红花、川芎、莪术制成注射液。

使用方法：应在月经后 3～7 天内进行，隔 2～3 天 1 次，2～3 次为 1 个疗程。每次药量为 20～30mL，注射时观察有无阻力、药液回流、患者有无腹痛等情况，术后和术前禁止性生活。忌用中药煎剂直接宫腔注入。

五、肛门导入

肛门导入是将药物制成栓剂纳入肛内，或煎煮成药液保留灌肠。药物在直肠内吸收，增加盆腔血液循环中药物的浓度，有利于慢性盆腔炎、盆腔瘀血症等病的治疗。本法常用清热解毒

NOTE

和活血化瘀药配伍组方，清热解毒药如红藤、毛冬青、败酱草、黄柏、金银花等，活血化瘀药如丹参、赤芍、当归、川芎、红花等。有癥块者加三棱、莪术。

使用方法：如采用栓剂，可嘱患者每晚睡前自行放入肛内。若为中药保留灌肠，可用一次性灌肠袋或导尿管从肛门插入 10～14cm，将温度适中药液 100mL 缓慢灌入，保留 30 分钟以上；于睡前注入保留至次晨疗效更佳。给药前应尽量排空二便，给药后卧床休息 30 分钟，以利于药物的保留。每天 1 次，7～10 天为 1 个疗程。

六、外敷、热熨

1. 外敷　此法是将外治药物的水剂或制成的膏剂、散剂等，直接贴敷在患处，达到解毒、消肿、止痛、利尿或托脓生肌等治疗作用的一种方法。常用于治疗妇科痛证，如痛经、盆腔炎腹痛、产后腹痛、产后外阴肿痛、妇产科手术后腹痛等，也用于产后小便不通、癥瘕和不孕症等。常用清热解毒、行气活血、温经散寒、消肿散结、通络止痛、生肌排脓类中药。

使用方法：膏剂多以温经散寒、通络止痛中药加入皮肤渗透剂制成。常用药物如痛经膏、痛经贴。用时将橡皮膏贴于气海、关元、三阴交、肾俞、膀胱俞等穴位或痛点，作用时间持久，多用于妇科痛证。散剂由行气活血、祛瘀消癥、通络止痛，佐以温经散寒或清热凉血的中药加工成粗粒，棉布袋装，封口成包。常用方如消癥散、双柏散、伤科七厘散等。用时浸湿药包，隔水蒸 15 分钟，外敷患处。糊剂是将药物加工成细末，用时加水或水与蜜糖等量，调成糊状敷于下腹部或患处。

2. 热熨　本法是将药物加工并加热敷贴患部，借助药理和热力的作用，使局部气血流畅，以达到活血化瘀、消肿止痛或温经通络的目的。适用于寒凝气滞的妇科痛证，如痛经、慢性盆腔炎、妇产科术后腹痛，或癥瘕、产后小便不通等。药物选用外敷法适用于寒凝气滞型的药剂。

使用方法：将药物切碎，或为粗末，或加适当辅料如盐、葱、麦、酒、醋等，经炒、蒸、煮后熨敷，或置热水袋等热气外熨，或加用红外线治疗仪、频谱治疗仪等现代理疗仪器，药物的温度维持在 40℃～45℃，使药力和热力相结合，以达治病的功效。

近年来，国内有研究使用中草药粗末加入致热物质（如坎离砂等），袋装密封。用时抖动药袋 5 分钟，药袋开始发热即可热敷患处，30 分钟后热度可达 45℃左右，可持续发热 10～15 小时。

七、药物离子导入

药物离子导入是运用中草药药液，借助药物离子导入仪的直流电场作用，将药物离子经皮肤或黏膜导入盆腔，并在局部保持较高浓度和较长时间，使药效充分发挥，以治疗慢性盆腔炎和妇科手术后盆腔腹膜粘连、子宫内膜异位症、陈旧性宫外孕等。常选择 2～3 味清热解毒、活血化瘀类中药组方，也可用黄连素或复方丹参注射液等。

使用方法：用纸湿透药液放于消毒的外阴布垫上，接阳极，腰骶部接阴极，电流为 5～10mA，每次 20 分钟，疗程根据病情拟定。

八、针灸、推拿

（一）针灸

针灸是在人体经络腧穴上施行针刺、艾灸、注药、埋线、通电及激光辐照等，取其疏通经络、调和气血、扶正祛邪、调和阴阳的作用，以达到治病目的的方法。针灸治疗妇科疾病已有悠久的历史，《针灸甲乙经》叙述了 53 种妇科疾病的针灸治疗方法，如"乳子下赤白、腰俞主之"；"女子阴中寒，归来主之"。现代研究表明，针灸有多方面、多环节、多水平和多途径的调节作用，具有抗感染、抗休克、止疼、镇痛等效果。常用于治疗痛经、月经不调、闭经、崩漏、胎位不正、胎死不下、产后小便不通、产后缺乳、盆腔炎、不孕症、阴挺等妇科疾病。

使用方法：妊娠期慎用，禁针合谷、三阴交、缺盆及腹部、腰骶部腧穴。大怒、大惊、过劳、过饥、过渴、房事、醉酒时禁针。

（二）推拿

推拿作用于体表局部，通过健运脾胃、行气活血祛瘀，达到调整脏腑阴阳功能的目的。现代医学认为，推拿是机械作用、热作用、生物电作用和生物场的综合作用，可用于治疗妇科疾病，如痛经、带下病、乳痈、阴挺、绝经前后诸证、产后腹痛、产后耻骨联合分离、胎位不正等。

使用方法：在临床应用中影响疗效的因素主要是手法的熟练程度，辨证施治的准确程度。

外治法种类繁多，上述常用的妇科外治法，各有特点，难以互相取代，临床上可交替应用，或 2 ~ 3 种一组，或外治法与内治法配合运用，对某些疾患会有相得益彰的功效。

第三节　急证治疗

妇科急证包括血崩证、急腹证、高热证。急证的治疗首先取决于快捷而正确的判断，依据患者的症状、体征，结合病史及相关检查，确定引起急证的疾病或原因，或急则治标，或标本同治，或辨病与辨证相结合。若不及时治疗或治疗不当，均可出现厥脱证。

一、血崩证

妇科血崩证以阴道急剧而大量出血为主要症状，大量阴道流血可导致亡血厥脱，甚至危及生命，是妇科常见的危急重症。

血崩证应辨病与辨证相结合选用方药。血热者，可选用牛膝注射液、贯众注射液、断血流片、十灰散；血瘀者，常选用三七注射液；脾气亏虚或肾阳不足者，选用生脉注射液或参附注射液。内服中药时，常用黄芪、人参、党参以补气止血；补骨脂、艾叶炭以温经止血；煅龙骨、煅牡蛎、阿胶以固涩止血；仙鹤草、地榆、茜草以凉血止血；蒲黄、三七、血竭、云南白药等祛瘀止血。常用方如独参汤、生脉饮、举元煎、固本止崩汤、胶艾汤、清热固经汤、失笑散等。

针灸在止血方面有很好的疗效，且起效快，使用方便。体针常用穴位如断红穴、子宫、中极、关元、阴陵泉、血海、三阴交、太溪等；耳针可取穴子宫、卵巢、肾上腺、心、肝、脾，隔日 1 次，血止后可每周 1 次，双耳交替，以巩固疗效。

必要时中西医结合治疗。

二、急腹证

妇科急腹证以下腹部急性疼痛为主要症状，在采取缓解疼痛的止痛法之前，必须先明确诊断并进行必要的鉴别，切忌随意使用镇痛剂，以免掩盖病情，造成误诊。

一般而言，原发性痛经，经间期腹痛，子宫内膜异位症或子宫腺肌病所致痛经，或慢性盆腔炎性疾病变化为经期腹痛者，可使用止痛法，达到缓解或消除疼痛的目的。血瘀而痛，可选用散结镇痛胶囊、田七痛经胶囊、龙血竭胶囊口服，或丹参注射液、川芎嗪注射液静脉滴注。寒凝而痛，可用当归注射液肌肉注射，或参附注射液静脉滴注。湿热壅滞，可用清开灵注射液静脉滴注。气滞而痛，可用元胡止痛胶囊口服。血寒，治宜温经止痛，常用药如艾叶、小茴香、肉桂、乌药、吴茱萸、高良姜、荔枝核、细辛、白芷等；气滞，治宜行气止痛，常用药如香附、郁金、川芎、木香、青皮、沉香、九香虫、佛手等；血瘀，治宜化瘀止痛，常用药如川芎、延胡索、三七、当归、没药、乳香、五灵脂、王不留行等；血热，治以清热止痛，常用药如川楝子、牡丹皮、赤芍、红藤、败酱草等。

针灸有迅速缓急止痛之效，体针常取穴位为三阴交、关元、中极、足三里、太溪，予中等强度刺激，必要时以止痛药剂注射于上髎、次髎穴。耳针可选子宫、交感、肾，均中强刺激。外治可用膏药热熨或外敷。

必要时中西医结合治疗。

三、高热证

高热，通常指体温升高达39℃及以上，妇科疾病中出现高热可因经期、产后房事不洁，或分娩、流产后感染邪毒，甚至热入营血。首先应明确诊断，辨证求因，并尽快查出病原体或做出病原学诊断。"退热"是当务之急。

中成药注射液、口服液起效较迅速。表热证可用感冒清热冲剂、清开灵颗粒等口服，柴胡注射液等肌肉注射。热入气分，则选用清开灵注射液、穿琥宁注射液静脉滴注以清热解毒。如热入营分，烦躁口干，夜寝难安，可用清营汤、紫雪丹；神昏谵语则用犀角地黄汤；痰盛气热，昏迷者加安宫牛黄丸、至宝丹，或选用醒脑静注射液加入生理盐水静脉滴注。外用荆芥、薄荷等煎水擦浴降温，适用于风寒高热证；石膏液擦浴适用于邪热入里之高热。

针灸常用穴位为大椎、曲池、合谷，强刺激，或用推拿降温。邪毒热盛者，兼取三阴交、曲骨、太冲、中极等。

必要时中西医结合治疗。

第五章　预防与保健

女性的保健以预防为主，开展经期、孕期、产褥期、哺乳期及绝经前后的保健，保障女性生殖健康，是妇科工作者的责任。

第一节　月经期保健

月经期间，血海由满而溢，子门正开，血室空虚，邪气易于入侵；同时气血失调，情绪易于波动，机体抵抗力下降，若调摄不当即可引起疾病。《校注妇人良方》说："若遇经行，最宜谨慎，否则与产后症相类。若被惊怒、劳役，则血气错乱，经脉不行，多致劳瘵等疾。"所以，在经期应注意以下几方面的调护。

1. 保持清洁　经期血室正开，邪气易乘虚而入，滋生疾病。因此，必须保持外阴清洁，防止疾病产生。禁止性交、盆浴、阴道冲洗和游泳。

2. 避免寒凉　经期气随血泄，气虚则卫外功能不固，若感受寒凉或寒湿之邪，则气血凝滞，可致月经后期、月经过少或痛经。因此，经期不宜当风感寒、冒雨涉水、冷水洗脚或洗冷水浴。

3. 劳逸结合　正常的月经期是可以从事一般工作和学习的，但过度劳累则耗气动血，可致月经过多、经期延长，甚至崩漏。因此，经期要避免剧烈运动和重体力劳动。

4. 饮食有节　经期若嗜食辛辣助阳之品，或过度饮酒，易致血分蕴热，迫血妄行，致月经过多等；若过食苦寒生冷之品，易凝涩胞脉，血行受阻，可致痛经、月经过少等。因此，经期要注意饮食调摄，宜食清淡而富于营养的食物。

5. 调和情志　经期阴血偏虚，肝气偏旺，情绪容易波动，若伤于七情，易使气血紊乱，导致月经过多、经期延长、痛经、闭经等。因此，经期应保持心情舒畅。

第二节　妊娠期保健

妊娠期保健以普及孕期保健知识和健全产前检查制度为重点，通过对孕妇和胎儿的系统监护和保健，及时发现并治疗母体和胎儿病变，结合孕妇和胎儿的具体情况，确定分娩方式，保障孕妇和胎儿的健康。因此妊娠期保健应注意以下几方面。

1. 劳逸有度　孕期不适宜剧烈运动和从事负担过重的体力劳动，亦不宜过于安逸，缺乏适当的劳动，尤其是长期卧床，对胎儿和生产均不利。《产孕集》说："凡妊娠，起居饮食，

NOTE

唯以和平为上，不可太逸，逸则气滞；不可太劳，劳则气衰。"因此，孕期应注意适当的活动，尤其妊娠中期以后更要注意。

2. 饮食宜忌 孕期饮食宜清淡、富于营养且易消化，应保持脾胃调和，大便通畅。《逐月养胎法》说："无大饥，无甚饱，节饮食，调五味。"所以，孕期勿令过饥过饱，不宜过食寒凉，以免损伤脾胃。孕期忌嗜食辛热、苦寒、滑利峻泻之品。

3. 慎戒房事 《叶氏女科证治》提出："保胎以绝欲为第一要策，若不知慎戒，而触犯房事，三月以前，多犯暗产，三月以后，常致胎动小产。"因此，孕期必须谨慎房事，尤其是孕早期3个月和孕晚期2个月，应避免房事，以防导致胎动不安、堕胎、早产及感染邪毒。

4. 调和情志 加强孕妇精神关怀，普及有关妊娠、分娩常识，减轻孕妇对妊娠、分娩的紧张、恐惧情绪，完善自我保健。

5. 产前检查 定期产前检查是保障母婴健康的重要措施。通过各种检测手段，及早发现妊娠期疾病和了解胎儿宫内发育情况，并予以治疗或处理，避免妇产科危重疾病的发生和畸形儿的出生。

6. 用药宜慎 孕期患病，要特别注意用药，虽"有故无殒"，但需注意药物对胎儿的影响。

7. 注意胎教 胎儿是人生之始，孕妇的情绪、心态、言行等对胎儿均有影响，故称"胎教"。《叶氏女科证治》指出："胎前静养，乃第一妙法。不较是非，则气不伤矣。不争得失，则神不劳矣。心不嫉妒，则血自充矣。情无淫荡，则精自足矣。安闲宁静，即是胎教。"因此，孕妇要调节情志，心情舒畅，言行端正，以感化教育胎儿，使其智能健康发育。

第三节　产褥期保健

产时耗气、失血、伤津，产后阴血骤虚，营卫不固，抵抗力下降；恶露排出，血室已开，胞脉空虚，此时若护理不当，将息失宜，每易引起疾病。产褥期保健的目的在于促进产后机体生理功能恢复，防止产后并发症的产生。因此，要注意以下几方面的调护。

1. 注意卫生 产后血室正开，恶露未尽，淫邪易入胞中而致产后病变。因此，产后要注意消毒和护理会阴部的产创，洁具和卫生垫的消毒清洁。产后汗多，要经常擦浴及换洗衣物。

2. 调摄生活 产后表虚不固，易为风邪所袭，故要避风寒，冷暖适宜。产后元气未复，故产妇要充分休息，不宜过早或过度操劳，以免产后恶露不绝、子宫脱垂。产后气血耗伤，又须化生乳汁哺育婴儿，故饮食宜营养丰富而易消化，忌食生冷或过食肥甘，以免胃肠积滞而变生他病。产妇精神要愉快，切忌暴怒或忧思，以免气结血滞，引起产后腹痛、缺乳、郁证等病变。

3. 计划生育指导 产褥期内禁忌性生活，产后6周起应采取避孕措施，哺乳者以工具避孕为宜，不哺乳者可选用药物避孕。

4. 定期检查 产后6周应到医院做产后健康检查，了解子宫、阴户等复原情况，及时发现乳房、阴户、子宫及产科手术伤口的异常情况，给予指导与治疗。

第四节　哺乳期保健

哺乳期保健包括宣传母乳喂养的好处和指导母亲以纯母乳喂养婴儿两方面。母乳营养丰富，最适合婴儿的消化吸收。而且，母乳含有多种免疫物质，能增强婴儿的抗病能力。因此，应尽量坚持母乳喂养。为了保持哺乳的顺利进行，应注意以下几个问题。

1. 生活宜忌　保持乳汁的质和量，调节饮食、加强营养为第一要务。其次，心情舒畅、精神愉快、睡眠充足、避免过劳、按需喂哺等，也是重要的条件。

2. 乳房保健　注意清洁乳房，每次哺乳前产妇要洗手，并用温开水清洗乳头和乳房，以预防乳房疾病的发生。哺乳前按摩乳房以刺激排乳反射。若乳汁过多而致乳房胀痛者，可用吸奶器将乳汁吸空，以免壅积，发生乳痈者应及时处理。若出现乳头皲裂，哺乳后将少许乳汁涂在乳头和乳晕，穿戴宽松衣服；如乳头皲裂疼痛，可暂停母乳喂养 24 小时，将乳汁挤出用小杯或小匙喂养。

3. 正确哺乳　哺乳姿势可采用侧卧式或坐式，要注意乳房不能堵塞婴儿鼻孔。母乳喂养提倡按需哺乳。

第五节　绝经前后保健

绝经前后是指女性在绝经前出现与绝经相关的迹象，至最后一次月经后 1 年，即卵巢功能开始衰退直至最后一次月经后 1 年的时期。此期称为"围绝经期"，以往称之为"更年期"。此时肾气渐衰，天癸将竭，冲任二脉虚损，每可致阴阳不相协调。为了使妇女顺利度过这一时期，健康地进入老年期，应注意以下几方面。

1. 健康教育　广泛宣传绝经前后卫生知识，消除不必要的思想顾虑。此期可出现烦躁不安、失眠心悸、月经失调等生理变化，可通过本人的心理调节和家庭、社会的关怀，帮助其适应此种变化。

2. 生活调理　注意劳逸结合，参加适当的劳动和活动，不可过度安逸少动，但也要避免过重的体力劳动，防止子宫脱垂。饮食起居有规律，多食豆类制品、牛奶、新鲜蔬菜、水果等，少食油腻、肥甘、辛辣等食物。

3. 定期体检　绝经前后是心脑疾病和妇科肿瘤的好发时期，此期女性每半年至 1 年需进行一次包括妇科检查在内的体格检查。

第六章　月经病

月经病是指以月经的周期、经期、经量异常为主症，或伴随月经周期，或以绝经前后出现明显症状为特征的疾病。月经病是妇科临床的常见病、多发病，被列为妇科病之首。

常见的月经病有月经先期、月经后期、月经先后无定期、月经过多、月经过少、经期延长、经间期出血、崩漏、闭经、痛经、月经前后诸证、绝经前后诸证等。

月经病病因病机：月经病多因寒热湿邪侵袭、情志因素、房劳所伤、饮食失宜、劳倦过度等引起脏腑功能失常，气血失调，间接或直接地损伤冲、任、督、带和胞宫、胞脉、胞络，以及肾－天癸－冲任－胞宫功能失调而致。同时，痛经、月经前后诸证等疾病，其所以随月经周期而发，除致病因素外，又与经期及经期前后气血变化、血海盈亏等特殊生理状态有关。此外，体质因素对月经病的发生和发展也有重要的影响。

月经病的诊断：月经病的诊断多以四诊收集的临床表现为依据，着重月经期、量、色、质的异常及伴随月经周期或绝经前后出现明显不适的症状，同时结合全身症状，运用四诊八纲辨脏腑、气血、经络的寒热虚实。

临证时还要根据月经周期不同阶段的阴阳转化和气血盈亏的变化规律进行综合分析。还当注意结合相关检查与有关疾病的鉴别，如月经后期、闭经等与生理性停经（如妊娠）相鉴别；经期延长、月经过多、崩漏等与妊娠病、产后病、杂病等引起的阴道出血相鉴别。并要注意与发生在月经期间的内、外科病证相鉴别，同时要把握月经病与其他病的关系。

月经病的治疗原则：一是重在治本以调经。治本以调经即运用各种治疗方法消除导致月经病的病因以使月经恢复正常。临证中首先要分清先病和后病。正如萧慎斋在《女科经纶·月经门》按语云："妇人有先病而致经不调者，有月经不调而生诸病者。如先因病而后经不调，当先治病，病去则经自调。若因经不调而后生病，当先调经，经调则病自除。"在这个原则指导下，具体采用补肾、扶脾、疏肝、调理气血、调治冲任、调养胞宫，以及调控肾－天癸－冲任－胞宫轴等治法。"经水出诸肾"，月经的产生以肾为主导，调经以补肾为主。补肾在于益先天之阴精或补益肾气，以填补精血为主，并佐以助阳益气之品，使阴生阳长，肾气充盛，精血俱旺，则月经自调。用药注意"阴中求阳""阳中求阴"。宁心在于安神，心神清明，则诸脏腑和谐。用药不宜过用温散之品，以免引动心火，上扰心神。扶脾在于益血之源或统血，以健脾益气或健脾升阳除湿为主，脾气健运，生化有源，统摄有权，血海充盈，月经可常。用药不宜过用辛温或滋腻之品，以免耗伤脾阴或困阻脾阳。疏肝在于通调气机，以开郁行气为主，佐以养肝柔肝，使肝气得疏，肝血得养，血海蓄溢有常，则经病可愈。用药不宜过用辛香燥烈之品，以免劫精伤阴，耗损肝血。调理气血当辨气病、血病。病在气者，当以治气为主，佐以理血；病在血者，当以治血为主，佐以理气。调理冲任，在于使任通冲盛，自无经病之患。对于先天肾虚的体质因素导致子宫发育不良发生的闭经或崩漏等，治当调养胞宫。二是本着"急则治其标，缓则治其本"的原则。如痛经剧烈，应以止痛为先；若经血暴下，当以止血为要。急症缓解后，则审证求因治其本，旨在调经。

此外，治疗月经病又要顺应和掌握一些生理性规律。一是顺应月经周期中阴阳转化和气血盈亏的变化规律，经期血室正开，宜和血调气，或引血下行，过寒过热、大辛大散之剂宜慎，以免滞血或动血；经后血海空虚，宜予调补，勿滥攻；经间期气血活动宜促动为主，勿逆其规律；经前血海充盈，宜予疏导，勿滥补。二是顺应不同年龄阶段论治的规律，古代医家强调青春期重治肾，生育期、中年重治肝，绝经后或老年期重治脾，对临床有一定的指导意义。刘完素在《素问病机气宜保命集·妇人胎产论》中云："妇人童幼天癸未行之间，皆属少阴；天癸既行，皆从厥阴论之；天癸已绝，乃属太阴经也。"

总之，月经病病证寒热虚实错杂，临证治疗月经病应全面掌握其治疗原则和治法，并顺应和掌握一些规律，灵活应用。对于经期、周期、经量均严重失调的崩漏、闭经者，又当调控肾－天癸－冲任－胞宫轴，才能获得调经最佳疗效。此外，适寒温、调情志、慎劳逸、禁房事、保清洁的月经期护理对防病于未然颇有意义。

第一节　月经不调

一、月经先期

月经周期提前7天以上，甚至10余天一行，连续3个周期以上者，称为"月经先期"，亦称"经期超前""经行先期""经早""经水不及期"等。

月经先期属于以周期异常为主的月经病，常与月经过多并见，严重者可发展为崩漏，应及时进行治疗。

《妇人大全良方·调经门》指出本病病机是由于"过于阳则前期而来"，《普济本事方·妇人诸疾》进一步提出："阳气乘阴则血流散溢……故令乍多而在月前。"后世医家多宗"先期属热"之说，如朱丹溪有"经水不及期而来者，血热也"的见解。《万氏妇人科·调经章》分别将"不及期而经先行""经过期后行""一月而经再行""数月而经一行"等逐一辨证论治，为月经先期作为一个病证开创了先例。《景岳全书·妇人规》对本病的病因、辨证、论治做了较全面的阐述，提出气虚不摄也是导致月经先期的重要发病机理，指出"若脉证无火而经早不及期者，乃其心脾气虚，不能固摄而然"。《傅青主女科·调经》也提出："先期而来多者，火热而水有余也，"并根据经血量的多少以辨血热证之虚实，有临证参考价值。

西医学月经频发可参照本病辨证治疗。

【病因病机】

本病的病因病机主要是气虚和血热。气虚则统摄无权，冲任不固；血热则热扰冲任，伤及胞宫，血海不宁，均可使月经先期而至。

1. 气虚　可分为脾气虚和肾气虚。

（1）脾气虚　体质素弱，或饮食失节，或劳倦思虑过度，损伤脾气，脾伤则中气虚弱，冲任不固，经血失统，以致月经先期来潮。脾为心之子，脾气既虚，则赖心气以自救，久则心气亦伤，致使心脾气虚，统摄无权，月经提前。

（2）肾气虚　年少肾气未充，或绝经前肾气渐虚，或多产房劳，或久病伤肾，肾气虚弱，冲任不固，不能约制经血，遂致月经提前而至。

2. 血热　常分为阳盛血热、阴虚血热、肝郁血热。

（1）阳盛血热　素体阳盛，或过食辛燥助阳之品，或感受热邪，热扰冲任、胞宫，迫血下行，以致月经提前。

（2）阴虚血热　素体阴虚，或失血伤阴，或久病阴亏，或多产房劳耗伤精血，以致阴液亏损，虚热内生，热伏冲任，血海不宁，则月经先期而下。

（3）肝郁血热　素性抑郁，或情志内伤，肝气郁结，郁久化热，热扰冲任，迫血下行，遂致月经提前。

【诊断】

1. 病史　有血热病史或平素嗜食辛辣，或有情志内伤等病史。

2. 症状　月经提前来潮，周期不足21天，且连续出现3个月经周期及以上，经期基本正常，可伴有月经过多。

3. 检查

（1）妇科检查　一般无明显盆腔器质性病变。

（2）辅助检查　基础体温（BBT）监测呈双相型，但黄体期少于11天，或排卵后体温上升缓慢，上升幅度<0.3℃；月经来潮12小时内诊断性刮宫，子宫内膜呈分泌反应不良。

【鉴别诊断】

本病若提前至10余天一行者，应注意与经间期出血相鉴别。后者发生在两次月经之间，出血量较月经量少，持续数小时至2~7天自行停止，或为带下中夹有血丝。BBT和月经来潮12小时内诊断性刮宫有助于鉴别。

【辨证论治】

（一）辨证要点

月经先期的辨证重在观察月经量、色、质的变化，并结合全身证候及舌脉，辨其虚、实、热。一般而言，月经先期，伴见量多、色淡、质稀者属气虚，其中兼有神疲肢倦、气短懒言等为脾气虚，兼有腰膝酸软、头晕耳鸣等为肾气虚；伴见量多或少、色红、质稠者属血热，其中兼有面红口干、尿黄便结等为阳盛血热，兼有两颧潮红、手足心热者为阴虚血热，兼有烦躁易怒、口苦咽干等为肝郁血热。

（二）治疗原则

本病的治疗原则重在益气固冲，清热调经。

（三）分型论治

1. 气虚证

（1）脾气虚证

主要证候：月经周期提前，或经量多，色淡红，质清稀；神疲肢倦，气短懒言，小腹空坠，纳少便溏；舌淡红，苔薄白，脉细弱。

证候分析：脾主中气而统血，脾气虚弱，统血无权，冲任不固，故月经提前而量多；气虚火衰，血失温煦，则经色淡，质清稀；脾虚中气不足，故神疲肢倦，气短懒言，小腹空坠；运化失职，则纳少便溏。舌淡红，苔薄白，脉细弱，均为脾虚之征。

治法：补脾益气，摄血调经。

方药：补中益气汤（《脾胃论》）。

补中益气汤：人参　黄芪　甘草　当归　陈皮　升麻　柴胡　白术

补中益气汤主治饮食劳倦所伤，始为热中之证。方中以人参、黄芪益气为君；白术、甘草健脾补中为臣；当归补血，陈皮理气，为佐；升麻、柴胡升阳为使。全方共奏补中益气，升阳举陷，摄血归经之效，使月经自调。

若经血量多者，经期去当归之辛温行血，酌加煅龙骨、煅牡蛎、棕榈炭以固涩止血；若心脾两虚，症见月经提前，心悸怔忡，失眠多梦，舌淡，苔白，脉细弱，治宜补益心脾，固冲调经，方选归脾汤（《济生方》）。

（2）肾气虚证

主要证候：周期提前，经量或多或少，色淡暗，质清稀；腰膝酸软，头晕耳鸣，面色晦暗或有暗斑；舌淡暗，苔白润，脉沉细。

证候分析：冲任之本在肾，肾气不足，封藏失司，冲任不固，故月经提前，经量增多；肾虚精血不足，故经量少，头晕耳鸣；肾气不足，肾阳虚弱，血失温煦，则经色淡暗、质清稀，面色晦暗；腰府失荣，筋骨不坚，故腰膝酸软。舌淡暗，脉沉细，均为肾虚之征。

治法：补益肾气，固冲调经。

方药：固阴煎（《景岳全书》）。

固阴煎：菟丝子　熟地黄　山茱萸　人参　山药　炙甘草　五味子　远志

固阴煎主治阴虚滑泻、带浊淋遗及经水因虚不固等证。方中菟丝子补肾益精气；熟地黄、山茱萸滋肾益精；人参、山药、炙甘草健脾益气，补后天养先天以固命门；五味子、远志交通心肾，使心气下通，以加强固摄肾气之力。全方共奏补肾益气，固冲调经之效。

若经血量多者，加仙鹤草、血余炭收涩止血；量多色淡者，加艾叶炭、杜仲温经止血；腰腹冷痛，小便频数者，加益智仁、补骨脂以温肾固涩。

2. 血热证

（1）阳盛血热证

主要证候：经来先期，量多，色深红或紫红，质黏稠；或伴心烦，面红口干，小便短黄，大便燥结；舌质红，苔黄，脉数或滑数。

证候分析：阳盛则热，热扰冲任、胞宫，冲任不固，经血妄行，故月经提前来潮，经量增多；血为热灼，故经色深红或紫红，质黏稠；热邪扰心，则心烦，面红；热甚伤津，则口干，小便短黄，大便燥结。舌红，苔黄，脉数，均为热盛于里之象。

治法：清热凉血调经。

方药：清经散（《傅青主女科》）。

清经散：牡丹皮 地骨皮 白芍 熟地黄 青蒿 黄柏 茯苓

清经散主治月经先期量多者。方中牡丹皮、青蒿、黄柏清热泻火凉血；地骨皮、熟地黄清血热而滋肾水；白芍养血敛阴；茯苓行水泄热。全方清热泻火，凉血养阴，使热去而阴不伤，血安则经自调。

若兼见倦怠乏力，气短懒言等症，为失血伤气，血热兼气虚，酌加党参、黄芪以健脾益气；若经行腹痛，经血夹瘀块者，为血热而兼有瘀滞，酌加益母草、蒲黄、三七以化瘀止血。

（2）阴虚血热证

主要证候：经来先期，量少或量多，色红，质稠；或伴两颧潮红，手足心热，咽干口燥；舌质红，苔少，脉细数。

证候分析：阴虚内热，热扰冲任，冲任不固，经血妄行，故月经提前；阴虚血少，冲任不足，故经血量少；若虚热伤络，血受热迫，经量可增多；血为热灼，故经色红而质稠；虚热上浮，则两颧潮红；虚热伤阴，则手足心热，咽干口燥。舌红，苔少，脉细数，均为阴虚内热之征。

治法：养阴清热调经。

方药：两地汤（《傅青主女科》）。

两地汤：生地黄 地骨皮 玄参 麦冬 阿胶 白芍

两地汤主治月经先期、量少，属火热而水不足者。方中生地黄、玄参、麦冬养阴滋液，壮水以制火；地骨皮清虚热，泻肾火；阿胶滋阴补血；白芍养血敛阴。全方重在滋阴壮水，水足则火自平，阴复而阳自秘，则经行如期。

若正值经期经血量多色红者，加地榆炭、仙鹤草凉血止血；热灼血瘀，经血有块者，加茜草祛瘀止血。

（3）肝郁血热证

主要证候：月经提前，量或多或少，经色深红或紫红，质稠，经行不畅，或有块；或少腹胀痛，或胸闷胁胀，或乳房胀痛，或烦躁易怒，口苦咽干；舌红，苔薄黄，脉弦数。

证候分析：肝郁化热，热扰冲任，经血妄行，故月经提前；肝失疏泄，血海失调，故经量或多或少；热灼于血，故经色深红或紫红，质稠；气滞血瘀，则经行不畅，或有血块；肝郁气滞，则烦躁易怒，胸胁、乳房、少腹胀痛；肝郁化火，则口苦咽干。舌红，苔薄黄，脉弦数，均为肝郁化热之象。

治法：疏肝清热，凉血调经。

方药：丹栀逍遥散（《内科摘要》）。

丹栀逍遥散：牡丹皮 栀子 当归 白芍 柴胡 白术 茯苓 煨姜 薄荷 炙甘草

丹栀逍遥散主治肝脾血虚发热，或潮热，晡热，或自汗盗汗，或头痛，目涩，或怔忡不宁，或颊赤口干，或月经不调，肚腹作痛，或小腹重坠，水道涩痛，或肿痛出脓，内热作渴等。方中牡丹皮、栀子、柴胡疏肝解郁，清热凉血；当归、白芍养血柔肝；白术、茯苓、炙甘草健脾补中；薄荷助柴胡疏达肝气。唯煨姜辛热，非血热所宜，可去而不用。诸药合用，使肝气畅达，肝热得清，热清血宁，则经水如期。

NOTE

若肝火犯胃，口干舌燥者，加知母、生地黄以养阴生津；若胸胁、乳房胀痛严重者，加郁金、橘核以疏肝通络。

【临证要点】

月经先期表现为月经周期提前，经期基本正常，并连续出现3个周期以上，诊断时须与经间期出血及其他全身性疾病和盆腔器质性疾患所引起的异常出血相鉴别。月经先期既可有单一病机，又可见多脏同病或气血同病之病机。若伴经血量多，气随血耗，阴随血伤，可变生气虚、阴虚、气阴两虚或气虚血热等诸证。周期提前、经量过多、经期延长三者并见，有发展为崩漏之虞。月经周期屡提前，肾虚者，不加调治也有肾精渐衰而致天癸早竭之嫌。

【预后与转归】

本病治疗得当，预后较好。若伴经量过多、经期延长者，进一步可发展为崩漏，使病情反复难愈，故应积极治疗。

【案例】

吴某，女，32岁，未婚。2006年3月11日初诊。

月经提前伴经期腹痛8年。患者13岁月经初潮，既往月经规律，5/（26～30）天，量中，有块，痛经（＋）。大学二年级长跑后月经提前，20天一行，量中，痛经（＋）。2005年8月底因1月经行2次，曾服中药转好。平素乏力，经前乳胀，皮肤痤疮频发，心烦。末次月经3月4日，再前次月经日期2月11日，BBT双相。寐欠安，便干。舌边尖红，苔薄黄腻，脉弦数。

诊断：月经先期。

中医辨证：肝旺肾虚，冲任固摄乏力。肝主疏泄，肝旺气机不畅，则经前乳胀；肝郁气滞，郁而化热，则心烦，皮肤痤疮频发；热扰冲任，经血妄行，则月经先期；肾气不足，封藏失司，冲任不固，故月经提前；舌边尖红，苔薄黄腻，脉弦数，为肝旺肾虚之征。

治法：清肝益肾，调理冲任。

方药：生地黄15g，黄芩6g，知母12g，地骨皮12g，生黄芪15g，川断12g，杜仲12g，桑寄生12g，苎麻根20g，桑螵蛸12g，薏苡仁15g，白术9g。

二诊：3月25日。服上方12剂，末次月经3月9日，经期将近，无行经预感，时感心烦易怒，面有痤疮，大便干结，小便频数。脉细弦，舌偏红，苔黄腻。证属肝旺肾虚，冲任失职。治宜清肝益肾，调理冲任。方药：生地黄15g，白芍12g，黄芩6g，知母12g，青蒿9g，地骨皮12g，苎麻根20g，桑寄生12g，桑螵蛸12g，金樱子12g，柴胡6g，延胡索6g。

三诊：4月15日。服上方10剂，末次月经4月4日，6天净，量色同前，经前外阴坠胀，无腹痛，平素易烦怒，出汗，近2日有乳胀，口干，纳可，药后痛经缓解，血块不多。脉细弦，舌偏红，苔薄黄腻。仍属肝旺肾虚，冲任失职。治宜清肝益肾，调理冲任。方药：生地黄15g，白芍12g，女贞子12g，旱莲草12g，夏枯草15g，川续断12g，桑寄生12g，苎麻根15g，桑螵蛸12g，金银花9g，生甘草6g。

（摘录《当代名老中医典型医案集·妇科分册·朱南孙医案》）

【文献举要】

《妇人大全良方·调经门》：故其来必以月，太过不及，皆为不调。过于阳则前期而来，过于阴则后时而至。

《傅青主女科·调经》：妇人有先期经来者，其经甚多，人以为血热之极也，谁知是肾中水火太旺乎！夫火太旺则血热，水太旺则血多，此有余之病，非不足之症也，似宜不药有喜。但过于有余，则子宫太热，亦难受孕，更恐有烁干男精之虑，过者损之，谓非既济之道乎！然而火不可任其有余，而水断不可使之不足。

【思考题】

1. 简述月经先期的定义。
2. 简述月经先期分型论治及方药。

二、月经后期

月经周期延长 7 天以上，甚至 3~5 个月一行，连续出现 3 个周期以上，称为"月经后期"，亦称"经行后期""月经延后""经迟"等。

月经后期如伴经量过少，常可发展为闭经。青春期月经初潮后 1 年内，或围绝经期，周期时有延后，而无其他证候者，不作病论。

本病首见于《金匮要略·妇人杂病脉证并治》温经汤条下谓"至期不来"。《妇人大全良方·调经门》引王子亨所言："过于阴则后时而至。"认为月经后期为阴盛血寒所致。《丹溪心法·妇人》中提出"血虚""血热""痰多"均可导致月经后期的发生，并指出相应的方药，进一步丰富了月经后期的内容。薛己、万全、张景岳等更提出了"脾经血虚""肝经血少""气血虚弱""气血虚少""气逆血少""脾胃虚损""痰湿壅滞"及"水亏血少，燥涩而然""阳虚内寒，生化失期"等月经后期的发病机理，并提出补脾养血、滋水涵木、气血双补、疏肝理气、导痰行气、清热滋阴、温经活血、温养气血等治法和相应的方药，使本病在病因、病机、治法、方药等方面渐臻完备。

西医学月经稀发可参照本病辨证治疗。

【病因病机】

本病主要发病机理是精血不足，或邪气阻滞，致冲任不充，血海不能按时满溢，遂致月经后期。

1. 肾虚　先天肾气不足，或房劳多产，损伤肾气，肾虚精亏血少，冲任不充，血海不能按时满溢，遂致月经后期而至。

2. 血虚　体质素弱，营血不足，或久病失血，或产育过多，耗伤阴血，或脾气虚弱，化源不足，均可致营血亏虚，冲任不充，血海不能按时满溢，遂使月经周期延后。

3. 血寒

（1）虚寒　素体阳虚，或久病伤阳，阳虚内寒，脏腑失于温养，气血化生不足，血海充盈延迟，遂致经行后期。

（2）实寒　经期产后，外感寒邪，或过食寒凉，寒搏于血，血为寒凝，冲任阻滞，血海不能如期满溢，遂使月经后期而来。

4. 气滞　素多忧郁，气机不宣，血为气滞，运行不畅，冲任阻滞，血海不能如期满溢，因而月经延后。

5. 痰湿　素体肥胖，痰湿内盛，或劳逸过度，饮食不节，损伤脾气，脾失健运，痰湿内生，痰湿下注冲任，壅滞胞脉，气血运行缓慢，血海不能按时满溢，遂致经行错后。

【诊断】

1. 病史 禀赋不足，或有感寒饮冷、情志不遂史。

2. 症状 月经周期延后 7 天以上，甚至 3 ~ 5 个月一行，可伴有经量及经期的异常，连续出现 3 个月经周期以上。

3. 检查

（1）妇科检查 子宫大小正常或略小。

（2）辅助检查 ①尿妊娠试验阴性。②B 超检查了解子宫及卵巢的情况。③BBT 低温相超过 21 天。④生殖激素测定提示卵泡发育不良或高泌乳素、高雄激素、FSH/LH 比值异常等。

【鉴别诊断】

本病应于与早孕、胎漏、异位妊娠等相鉴别。本病既往有月经不调史，月经周期延后 7 天以上，连续 3 个月经周期以上。辅助检查生殖器无器质性病变；妊娠试验阴性；BBT 低温相超过 21 天；生殖内分泌功能检测提示卵泡发育不良等。

1. 早孕 育龄期妇女月经过期未潮。尿或血检查妊娠试验阳性；B 超检查见宫内孕囊；早孕反应；子宫体增大。

2. 胎漏 月经过期后又见阴道少量出血，或伴轻微腹痛。辅助检查妊娠试验阳性；子宫增大符合妊娠月份；B 超检查见宫内孕囊。

3. 异位妊娠 月经逾期后又见阴道少量出血，或突然出现一侧下腹部撕裂样剧痛，甚至出现昏厥或休克。辅助检查妊娠试验阳性；B 超检查宫内未见孕囊，或于一侧附件区见有混合性包块。

【辨证论治】

（一）辨证要点

月经后期的辨证重在观察月经量、色、质的变化，并结合全身证候及舌脉，辨其虚、实、寒、热。一般而言，月经后期，伴见量少、色暗淡、质清稀，或兼有腰膝酸软、头晕耳鸣等属肾虚；伴见量少、色淡红、质清稀，或兼有头晕眼花、心悸少寐等属血虚；伴见量少、色淡红、质清稀，或兼有小腹隐痛、喜暖喜按等属虚寒；伴见量少、色暗有块，或兼有小腹冷痛拒按、得热痛减等属实寒；伴见量少、色暗红或有血块，或兼有小腹胀痛、精神抑郁等属气滞；伴见量少，经血夹杂黏液，或兼有形体肥胖、腹满便溏等属痰湿。

（二）治疗原则

本病的治疗原则重在调理冲任、疏通胞脉以调经，虚者补之，实者泻之，寒者温之，滞者行之，痰者化之。

（三）分型论治

1. 肾虚证

主要证候：周期延后，量少，色暗淡，质清稀；腰膝酸软，头晕耳鸣，面色晦暗，或面部暗斑；舌淡，苔薄白，脉沉细。

证候分析：肾虚精血亏少，冲任亏虚，血海不能按时满溢，故经行后期，量少；肾气虚，火不足，血失温煦，故色暗淡，质清稀；肾主骨生髓，脑为髓海，腰为肾之外府，肾虚则腰膝酸软，头晕耳鸣；肾主黑，肾虚则肾色上泛，故面色晦暗，面部暗斑。舌淡，苔薄白，脉沉细，均为肾虚之征。

治法：补肾助阳，养血调经。

方药：当归地黄饮（《景岳全书》）。

当归地黄饮：当归 熟地黄 山茱萸 山药 杜仲 怀牛膝 甘草

当归地黄饮主治肾虚腰膝疼痛等证。方中以当归、熟地黄、山茱萸养血益精；山药、杜仲补肾气以固命门；怀牛膝强腰膝，通经血，使补中有行；甘草调和诸药。全方重在补益肾气，益精养血。

若肾气不足，日久伤阳，症见腰膝酸冷者，可酌加菟丝子、巴戟天、淫羊藿等以温肾阳，强腰膝；带下量多清稀者，酌加鹿角霜、金樱子温肾固涩止带。

2. 血虚证

主要证候：周期延长，量少，色淡红，质清稀，或小腹绵绵作痛；或头晕眼花，心悸少寐，面色苍白或萎黄；舌质淡红，苔薄，脉细弱。

证候分析：营血亏虚，冲任不充，血海不能如期满溢，故月经周期延后；营血不足，血海虽满而所溢不多，故经量少；血虚赤色不足，精微不充，故经色淡红，经质清稀；血虚胞脉失养，故小腹绵绵作痛；血虚不能上荣头面，故头晕眼花，面色苍白或萎黄；血虚不能养心，故心悸少寐。舌淡，苔薄，脉细弱，为血虚之征。

治法：补血填精，益气调经。

方药：大补元煎（《景岳全书》）。

大补元煎：人参 山药 熟地黄 杜仲 当归 山茱萸 枸杞子 炙甘草

大补元煎主治男、妇气血大坏，精神失守等证。方中人参大补元气为君，气生则血长；山药、甘草补脾气，佐人参以滋生化之源；当归养血活血调经；熟地黄、枸杞子、山茱萸、杜仲滋肝肾，益精血，乃补血贵在滋水之意。诸药合用，大补元气，益精养血。

若伴月经量少，可加丹参、鸡血藤养血活血；若经行小腹隐痛，可加白芍、阿胶养血和血。

3. 血寒证

（1）虚寒证

主要证候：月经延后，量少色淡红，质清稀，小腹隐痛，喜暖喜按；腰酸无力，小便清长，大便稀溏；舌淡，苔白，脉沉迟或细弱。

证候分析：阳气不足，阴寒内盛，不能温养脏腑，气血化生不足，冲任不充，血海满溢延迟，故月经推迟而至，量少；阳虚血失温煦，故经色淡红，质稀；阳虚不能温煦子宫，故小腹隐痛，喜暖喜按；阳虚肾气不足，外府失养，故腰酸无力；阳虚内寒，膀胱失于温煦，则小便清长，大便稀溏。舌淡，苔白，脉沉迟或细弱，为虚寒之征。

治法：温阳散寒，养血调经。

方药：温经汤（《金匮要略》）。

温经汤：当归 吴茱萸 桂枝 白芍 川芎 生姜 牡丹皮 半夏 麦冬 人参 阿胶 甘草

温经汤主治妇人病下血数十日不止，瘀血在少腹不去，暮即发热，少腹里急，腹满，属阳虚不能胜阴者；亦主妇人少腹寒，久不受胎，兼取崩中去血，或月经过多，及至期不来。方中吴茱萸、桂枝温经散寒暖宫，通利血脉；当归、川芎、白芍、阿胶养血活血调经；牡丹皮祛瘀；麦冬、半夏、生姜润燥降逆和胃；人参、甘草补气和中。全方针对寒热虚实错杂，而以冲任虚寒，瘀血阻滞为主的病机，温、清、补、消并用，以温经散寒、养血祛瘀为主。古人誉本方为调经之祖方，临床常用。

若经行小腹痛者，可酌加巴戟天、淫羊藿、小茴香温肾散寒。

（2）实寒证

主要证候：月经周期延后，量少，色暗有块，小腹冷痛拒按，得热痛减；畏寒肢冷，或面色青白；舌质淡暗，苔白，脉沉紧。

证候分析：外感寒邪，或过食寒凉，血为寒凝，冲任滞涩，血海不能按时满溢，故周期延后，量少；寒凝冲任，故经色暗有块；寒邪客于胞中，气血运行不畅，故小腹冷痛；得热后气血稍通，故小腹得热痛减；寒邪阻滞于内，阳不外达，则畏寒肢冷，面色青白。舌淡暗，苔白，脉沉紧，均为实寒之征。

治法：温经散寒，活血调经。

方药：温经汤（《妇人大全良方》）。

温经汤：当归　川芎　白芍　桂心　牡丹皮　莪术　人参　甘草　牛膝

原方主治经道不通，绕脐寒疝痛彻，其脉沉紧者。方中桂心温经散寒，当归、川芎活血调经，三药配伍有温经散寒调经的作用；人参甘温补气，助桂心通阳散寒；莪术、牡丹皮、牛膝活血祛瘀；白芍、甘草缓急止痛。全方共奏温经散寒，活血祛瘀，益气通阳调经之效。

若经行腹痛者，可加小茴香、延胡索、香附散寒行气止痛；月经量少者，酌加丹参、益母草活血调经。

4. 气滞证

主要证候：月经周期延后，量少，色暗红或有血块，小腹胀痛；精神抑郁，经前胸胁、乳房胀痛；舌质正常或红，苔薄白或微黄，脉弦或弦数。

证候分析：情志内伤，气机郁结，血为气滞，冲任不畅，胞宫、血海不能按时满溢，故经行后期，经量减少，或有血块；肝郁气滞，经脉壅阻，故小腹、胸胁、乳房胀痛。脉弦为气滞之征；若肝郁化热，则舌红，苔微黄，脉弦数。

治法：理气行滞，和血调经。

方药：乌药汤（《兰室秘藏》）。

乌药汤：乌药　香附　木香　当归　甘草

乌药汤主治妇人血海疼痛。方中乌药理气行滞为君；香附疏肝理气，木香行脾胃滞气为臣；当归养血活血调经为佐；甘草调和诸药为使。全方共奏行气活血调经之效。

若经量过少、有块者，加川芎、丹参、桃仁以活血调经；小腹胀痛甚者，加莪术、延胡索以理气行滞止痛；胸胁、乳房胀痛明显者，加柴胡、郁金、川楝子、王不留行以疏肝解郁，理气通络止痛。

5. 痰湿证

主要证候：月经后期，量少，经血夹杂黏液；形体肥胖，脘闷呕恶，腹满便溏，带下量多；舌淡胖，苔白腻，脉滑。

证候分析：痰湿内盛，滞于冲任，气血运行不畅，血海不能如期满溢，故经期错后，量少；痰湿下注胞宫，则经血夹杂黏液；痰湿阻于中焦，气机升降失常，则脘闷呕恶；痰湿壅阻，脾失健运，则形体肥胖、腹满便溏；痰湿流注下焦，损伤任带二脉，带脉失约，故带下量多。舌淡胖，苔白腻，脉滑，均为痰湿之征。

治法：燥湿化痰，理气调经。

方药：苍附导痰丸（《叶氏女科证治》）。

苍附导痰丸：茯苓　半夏　陈皮　甘草　苍术　香附　南星　枳壳　生姜　神曲

苍附导痰丸主治肥人经闭。方中二陈汤化痰燥湿，和胃健脾；苍术燥湿健脾；香附、枳壳理气行滞；南星燥湿化痰；神曲、生姜健脾和胃，温中化痰。全方有燥湿健脾化痰调经之功。

若脾虚食少，神倦乏力者，加人参、白术以益气健脾；脘闷呕恶者，加砂仁、木香以醒脾理气和胃；白带量多者，加虎杖、车前子以除湿止带；月经久不至者，可加当归、川芎、川牛膝、王不留行以活血行经。

【临证要点】

月经后期表现为月经周期延后，经期基本正常或伴量少，并连续出现 3 个周期以上，诊治时须与早孕及异常妊娠相鉴别。

月经后期病机不外虚实两端，虚与实又常相互兼夹，或虚中兼实，或实中夹虚。如肾阳虚血失温运，可血滞成瘀；血虚气弱，运血无力，可涩滞为瘀。临证需"谨守病机"，掌握因果之转化，病证之演变。本病若治疗不及时或失治，日久病深，常可发展为闭经，故临证当积极治疗。

【预后与转归】

本病常与月经量少兼见，治疗及时得当，预后较好，否则可发展为闭经。生育年龄，若月经后期、量少，常可导致不孕。

【案例】

陈某，女，29 岁，已婚。2005 年 11 月 25 日初诊。

月经错后 14 年，结婚 2 年未孕。15 岁月经初潮后，月经即出现错后四五天至 10 余天不等，最长可达 2 个月。结婚 2 年夫妇同居，未避孕，至今不孕。2004 年 5 月起在他院用黄体酮、氯米芬、人工周期疗法治疗共 3 个月，停药后仍月经稀发。末次月经 11 月 11～16 日，量中，色红，有血块，痛经（－）。舌暗红，苔少，脉细弦。

诊断：月经后期，原发性不孕。

中医辨证：肾虚血虚。先天肾气不足，冲任亏损，血海不能按时满溢，故月经错后；肾虚精亏，难以摄精成孕，故结婚 2 年不孕。

治法：补肾养血，填精助孕。

方药：当归 10g，生地黄 15g，熟地黄 15g，赤芍 10g，白芍 10g，川芎 10g，川续断 15g，菟丝子 30g，巴戟天 10g，紫河车 10g，紫石英 15g，艾叶 3g，怀山药 15g，制何首乌 15g，肉桂 10g。7 剂，水煎服，日 1 剂。

上方加减化裁，患者第四诊时，月经周期正常；第七诊时，已经妊娠。

（摘录《当代名老中医典型医案集·妇科分册·王子瑜医案》）

【文献举要】

《傅青主女科·调经》：妇人有经水后期而来多者，人以为血虚之病也，谁知非血虚乎！

盖后期之多少，实有不同，不可执一而论。盖后期而来少，血寒而不足；后期而来多，血寒而有余。夫经本于肾，而其流五脏六腑之血皆归之，故经来而诸经之血尽来附益，以经水行而门启不遑迅阖，诸经之血乘其隙而皆出也，但血既出矣，则成不足。治法宜于补中温散之，不得曰后期者俱不足也。方用温经摄血汤。

《景岳全书·妇人规》：后期而至者，本属血虚，然亦有血热而燥瘀者，不得不为清补；有血逆而留滞者，不得不为疏利。凡阳气不足，血寒经迟者，色多不鲜，或色见沉黑，或色滞而少。其脉或微，或细，或沉、迟、弦、涩。其脏气形气必恶寒喜暖。凡此者，皆无火之证。治宜温养血气，以大营煎、理阴煎之类加减主之。大约寒则多滞，宜加姜、桂、吴茱萸、荜茇之类，甚者须加附子。

【思考题】

1. 简述月经后期的定义。
2. 简述月经后期的诊断要点。
3. 简述月经后期的辨证论治。

三、月经先后无定期

月经周期时或提前、时或延后 7 天以上，交替不定且连续 3 个周期以上者，称为"月经先后无定期"，又称"经水先后无定期""月经愆期""经乱"等。

月经先后无定期若伴有经量增多及经期延长，常可因经乱之甚发展为崩漏。

本病首见于《备急千金要方·月经不调》："妇人月经一月再来或隔月不来。"《圣济总录·杂疗门》则称为"经水不定"。《万氏妇人科·调经章》始提出"经前或前或后"的病名，并指出应"悉从虚治，加减八物汤主之"。《景岳全书·妇人规》则将本病称为"经乱"，分为"血虚经乱"和"肾虚经乱"，较详细地论述了病因病机、治法、方药、预后和调养方法，为后世医家所推崇。《医宗金鉴·妇科心法要诀》称本病为"愆期"，认为提前为热，延后为滞，淡少不胀者为虚，紫多胀痛者为实。《傅青主女科·调经》依据"经水出诸肾"及肝肾"子母相关"等理论，认为经水先后无定期为肝肾之郁所致，重在肝郁，由肝郁而致肾郁，治法主张"疏肝之郁即开肾之郁"，方用定经汤。

西医学排卵障碍性异常子宫出血出现月经先后无定期征象者可参照本病辨证治疗。

【病因病机】

本病的发病机理主要是肝肾功能失常，冲任失调，血海蓄溢无常。

1. 肝郁 肝藏血，司血海，主疏泄。肝气条达，疏泄正常，血海按时满盈，则月经周期正常。若情志抑郁，或忿怒伤肝，则致肝气逆乱，疏泄失司，冲任失调，血海蓄溢失常；若疏泄太过，则月经先期而至，若疏泄不及，则月经后期而来。

2. 肾虚 肾为先天之本，主封藏，若素体肾气不足或多产房劳、大病久病，损伤肾气，肾气不充，开阖不利，冲任失调，血海蓄溢失常，遂致月经先后无定期。

【诊断】

1. 病史 有七情内伤或慢性疾病等病史。

2. 症状 月经不按周期来潮，提前或延后 7 天以上，并连续出现 3 个周期以上。

3. 检查

（1）妇科检查 子宫大小正常或偏小。

（2）辅助检查 生殖激素测定有助于诊断，常可表现为黄体不健或伴催乳素升高。

【鉴别诊断】

本病与崩漏相鉴别，后者表现为阴道出血完全没有周期性，并同时出现经期和经量的异常；性激素检查雌、孕激素及垂体激素异常；基础体温（BBT）单相；子宫内膜诊刮可帮助诊断。

【辨证论治】

（一）辨证要点

月经先后无定期的辨证需着重观察月经量、色、质的变化，并结合全身证候及舌脉，辨其虚、实及脏腑。一般而言，月经先后无定期，伴见经量或多或少、色暗红、有血块，或经行不畅，或兼有胸胁、乳房、少腹胀痛，精神郁闷等属肝郁；伴见量少、色淡暗、质稀，或兼有头晕耳鸣、腰酸腿软等属肾虚。

（二）治疗原则

本病的治疗原则重在疏肝补肾，调和冲任。

（三）分型论治

1. 肝郁证

主要证候：经行或先或后，经量或多或少，色暗红，有血块；或经行不畅，胸胁、乳房、少腹胀痛，精神郁闷，时欲太息，嗳气食少；舌苔薄白或薄黄，脉弦。

证候分析：肝郁气结，气机逆乱，冲任失司，血海蓄溢失常，故月经或先或后，经血或多或少；肝气郁滞，气机不畅，经脉不利，故经行不畅，色暗有块；肝郁气滞，经脉涩滞，故胸胁、乳房、少腹胀痛；气机不利，故精神郁闷，时欲太息；肝强侮脾，脾气不舒，失于健运，故嗳气食少。苔薄黄，脉弦，为肝郁之征。

治法：疏肝解郁，和血调经。

方药：逍遥散（《太平惠民和剂局方》）。

逍遥散：柴胡 当归 白芍 白术 茯苓 甘草 薄荷 炮姜

逍遥散主治血虚劳倦，五心烦热，肢体疼痛，头目昏重，心烦颊赤，口燥咽干，发热盗汗，减食嗜卧，及血热相搏，月水不调，脐腹胀痛，寒热如疟。方中柴胡疏肝解郁，薄荷助柴胡疏肝；当归、白芍养血柔肝；白术、茯苓、甘草健脾和中；炮姜温胃行气。全方重在疏肝理脾，肝气得舒，脾气健运，则经自调。

若经来腹痛者，加香附、延胡索理气止痛；夹有血块者，加鸡血藤、益母草活血化瘀；肝郁日久化热者，加牡丹皮、栀子清热凉血；脘闷纳呆者，加枳壳、陈皮理气健脾；兼肾虚者，加桑寄生、熟地黄、续断补肾养血。

2. 肾虚证

主要证候：经行或先或后，量少，色淡暗，质稀；头晕耳鸣，腰酸腿软，小便频数；舌淡，苔薄，脉沉细。

证候分析：肾气虚弱，封藏失职，开阖不利，冲任失调，血海蓄溢失常，故经行先后无定期；肾为水火之脏，藏精主髓，肾气虚弱，水火两亏，精血虚少，则髓海不足，故经少，色淡

NOTE

暗，头晕耳鸣；腰为肾之外府，肾虚失养，则腰酸腿软；肾虚则气化失司，故小便频数。舌淡，苔薄，脉沉细，为肾虚之征。

治法：补肾益气，养血调经。

方药：固阴煎（方见月经先期）。

若腰骶酸痛者，酌加杜仲、巴戟天；带下量多者，加鹿角霜、沙苑子、金樱子；若肝郁肾虚者，症见月经先后无定期，经量或多或少，平时腰膝酸软，经前乳房胀痛，心烦易怒，舌暗红，苔白，脉弦细，治宜补肾疏肝，方用定经汤（《傅青主女科》）。

【临证要点】

月经先后无定期表现为月经周期时或提前，时或延后7天以上，交替不定且连续3个周期以上。诊断时需与月经周期、经期、经量皆出现异常之崩漏相鉴别。月经先后无定期病机与肝肾功能失常，冲任失调，血海蓄溢无常有关。本病如伴有月经量少，则可能形成闭经；如伴有月经过多，经期延长，则可能发展为崩漏，应及时治疗。

【预后与转归】

本病如及时治疗，再加调护，预后较好。如治不及时，可向崩漏或闭经转化，病程日久则成不孕症，或孕后发生胎漏、胎动不安、堕胎、小产等。

【案例】

陈某，女，34岁，干部，已婚。1998年7月3日初诊。

月经周期紊乱3个月。患者近3个月来，月经周期紊乱，先后无定，因5次流产体虚已绝育，末次月经7月2日。本次延迟10天而行，行则量少而止，胸闷腹胀，纳谷不香，周身骨节酸楚，面色少华。舌苔薄白，脉虚细而弦。

诊断：月经先后无定期。

中医辨证：肝郁脾虚，气虚不调。患者体虚又加情怀不畅，肝气疏泄失常而月经周期紊乱，量少；肝气犯脾而致胸闷腹胀，纳谷不香。

治法：理气解郁，扶正益血。

方药：当归9g，川芎6g，白芍10g，制香附10g，广郁金6g，枳壳5g，合欢皮10g，丹参15g，巴戟天12g，焦白术10g，防己10g，秦艽9g。

服用上方12剂后复诊，诉胸闷腹胀轻，骨节酸楚已轻，脉象虚细而数，苔薄黄，认为此为多产伤肾，肾水不足以涵木，肝郁化火，阴虚血热，仍采用固肾疏肝，养血清热法。处方：当归10g，白芍10g，山茱萸9g，女贞子10g，玄参15g，合欢皮10g，制香附10g，白术10g，陈皮6g，柴胡6g，青蒿9g。

服用上方10剂，末次月经7月26日，适值经转第一天，超前6天，周期渐准，来潮量中色红，小腹微胀，舌红，苔薄，脉细。经期予以补肾活血疏肝。处方：当归10g，川芎6g，丹参15g，制香附10g，广郁金6g，酒白芍10g，红花5g，茺蔚子10g，桃仁9g，鸡血藤15g，怀牛膝10g，生甘草5g。

服上药5剂，经量中，4天净，续以二诊方加减调理后，经水调。

（摘录《何少山医论医案经验集》）

【文献举要】

《景岳全书·妇人规》：凡欲念不遂，沉思积郁，心脾气结，致伤冲任之源，而肾气日消，轻则或早或迟，重则渐成枯闭……凡女人血虚者，或迟或早，经多不调。此当察脏气，审阴阳，详参形证脉色，辨而治之，庶无误也……肾虚经乱：妇人因情欲房事，以致经脉不调者，其病皆在肾经。

《万氏妇人科·调经章》：经行或前或后，悉从虚治……乌鸡丸。此丸专治妇人脾胃虚弱，冲任损伤，血气不足，经行不调，以致无子者，服之屡验。

《傅青主女科·调经》：夫经水出诸肾，而肝为肾之子，肝郁则肾亦郁矣；肾郁而气必不宜，前后之或断或续，正肾之或通或闭耳；或曰肝气郁而肾气不应，未必至于如此……治法宜舒肝之郁，即开肾之郁也，肝肾之郁既开，而经水自有一定之期矣。方用定经汤。

【思考题】

1. 简述月经先后无定期的定义。

2. 简述月经先后无定期的诊断要点及鉴别诊断。

3. 简述月经先后无定期的分型论治。

四、月经过多

月经量较正常明显增多，或每次经行总量超过 80mL，而周期、经期基本正常者，称为"月经过多"，亦称为"经水过多"或"月水过多"。

最早在《金匮要略·妇人杂病脉证并治》温经汤方下即有"月水来过多"的记载。汉以后至金元以前的医籍，多将经量的乍多乍少，周期的或先或后，统称为"月水不调"。刘河间在《素问病机气宜保命集·妇人胎产论》中首先提出"经水过多"的病名，并对本病病机以阳盛实热立论，治法重在清热凉血，并辅以养血调经，其曰："治妇人经水过多，别无余证，四物内加黄芩、白术各一两。"《丹溪心法·妇人》将本病的病机分为血热、痰多、血虚，并列有相应的治疗药物，还有治妇人气弱不足摄血，月经来时多的验案。《女科证治准绳》认为"经水过多，为虚热，为气虚不能摄血"。《医宗金鉴·妇科心法要诀》依据经血的色、质、气、味以及带下的特点，以辨虚实寒热："经水过多，清稀浅红，乃气虚不能摄血也。若稠黏深红，则为热盛有余。或经之前后兼赤白带，而时下臭秽，乃湿热腐化也。若形清腥秽，乃湿瘀寒虚所化也。"清代《傅青主女科·调经》认为本病是血虚而不归经所致。《妇科玉尺·月经》提出"热血凝结"及"离经蓄血"可致经量过多，其特征是经血有块而腹痛，并认为体质不同，经水过多的病机不同，肥人多虚寒，而瘦人多火旺，治法一是温经固涩，一为滋阴清热。

西医学排卵障碍性异常子宫出血所引起的月经过多，可参照本病辨证治疗。

【病因病机】

月经过多的主要病机是冲任不固，经血失于制约。

1. 气虚　素体虚弱，或饮食失节，或过劳久思，或大病久病，损伤脾气，使中气不足，冲任不固，血失统摄，以致经行量多。久之可使气血俱虚，又可导致心脾两虚，或脾损及肾，致脾肾两虚。

2. 血热　素体阳盛，或肝郁化火，或过食辛燥动血之品，或外感热邪，热扰冲任，迫血妄行，因而经量增多。

3. 血瘀　素多抑郁，气滞而致血瘀；或经期产后余血未尽，感受外邪或不禁房事，瘀血内停，瘀阻冲任，血不归经，以致经行量多。

【诊断】

1. 病史　可有大病久病、精神刺激、饮食失宜、经期、产后感邪或房事不禁史。

2. 症状　月经量较平时明显增多，或超过 80mL，月经周期、经期一般正常，也可伴见月经提前或延后，或行经时间延长。

3. 检查

（1）妇科检查　盆腔器官无明显器质性病变。

（2）辅助检查　卵巢功能测定及子宫内膜活检，有助于诊断；B 超了解子宫附件情况；宫腔镜排除子宫内膜息肉、子宫肌瘤等相应器质性病变；血液学检查有助于排除血小板减少症、再生障碍性贫血等血液疾病。

【鉴别诊断】

本病应与崩漏、癥瘕及血小板减少症、再生障碍性贫血等血液疾病引起的月经过多相鉴别。本病月经周期正常，经量明显增多，超过 80mL。辅助检查：生殖器官无器质性病变，女性内分泌激素测定、BBT、B 超、子宫内膜活检有助于诊断。

1. 崩漏　多有月经不调史或不孕史，多发生于青春期和绝经前后，主要表现为子宫不规则出血，无规律的月经周期。辅助检查：生殖器官无明显器质性病变，BBT 单相。

2. 癥瘕　月经量多，病程长。B 超、宫腔镜检查有助于发现子宫内膜息肉、黏膜下肌瘤等。

3. 血小板减少症、再生障碍性贫血等血液疾病　血液病史，月经量多，或有皮下出血、牙龈出血等全身的出血症状。辅助检查：血液学检查等有助于鉴别。

【辨证论治】

（一）辨证要点

月经过多的辨证重在月经色、质的变化，并结合全身证候及舌脉，辨其虚、热、瘀。一般而言，月经过多，伴色淡红、质清稀，或兼有神疲体倦、气短懒言等属气虚；伴见色鲜红或深红、质黏稠，或兼有口渴心烦、尿黄便结等属血热；伴见色紫暗、有血块，或兼有经行腹痛、舌紫暗或有瘀点等属血瘀。

（二）治疗原则

本病的治疗原则经期重在固冲调经，平时重在调理气血，气虚者宜益气摄血，血热者宜清热凉血，血瘀者宜化瘀止血。

（三）分型论治

1. 气虚证

主要证候：行经量多，色淡红，质清稀；神疲体倦，气短懒言，小腹空坠，面色㿠白；舌淡，苔薄，脉细弱。

证候分析：气虚则冲任不固，经血失于制约，故经行量多；气虚火衰不能化血为赤，故经色淡红，质清稀；气虚中阳不振，故神疲体倦，气短懒言；气虚失于升提，故小腹空坠；面色㿠白，舌淡，脉细弱，均为气虚之象。

治法：补气摄血固冲。

方药：举元煎（《景岳全书》）。

举元煎：人参　黄芪　白术　升麻　炙甘草

举元煎主治气虚下陷，血崩血脱，亡阳垂危等证。方中人参、黄芪、白术、炙甘草补中益气；升麻助黄芪升阳举陷。全方共奏补气升阳，固脱摄血之效。举元煎实为补中益气汤之缩方，补气力专，又无当归辛温动血之弊。

若正值经期，血量多者，酌加棕榈炭、茜草炭、藕节炭以固涩止血；经行有块或伴下腹痛者，酌加泽兰、益母草、五灵脂以化瘀止血止痛；兼见腰骶冷痛，大便溏薄者，为脾肾双亏，酌加鹿角霜、补骨脂、续断、杜仲炭以温补脾肾，固冲止血。

2. 血热证

主要证候：经行量多，色鲜红或深红，质黏稠，或有小血块；伴口渴心烦，尿黄便结；舌红，苔黄，脉滑数。

证候分析：阳热内盛，扰动冲任、血海，乘经行之际，迫血下行，故经行量多；血为热灼，则经色鲜红或深红而质稠；血热瘀滞，经行不畅，故有小血块；热邪扰心，则心烦；热邪伤津，则口渴，尿黄便结。舌红，苔黄，脉滑数，为热盛于里之征。

治法：清热凉血，固冲止血。

方药：保阴煎（《景岳全书》）加地榆、茜草、马齿苋。

保阴煎：生地黄　熟地黄　黄芩　黄柏　白芍　山药　续断　甘草

保阴煎主治妇女带浊、遗淋，色赤带血，脉滑多热，便血不止及血崩血淋，或经期太早等阴虚内热动血证。方中生地黄清热凉血；熟地黄、白芍养血敛阴；黄芩、黄柏清热泻火，直折热邪；山药、续断补肝肾，固冲任；甘草调和诸药；加地榆、茜草、马齿苋清热凉血，化瘀止血。全方共奏清热凉血，固冲止血之效。

若热盛津伤，口干而渴者，加天冬、麦冬、南沙参、北沙参等以生津止渴；若兼气短懒言，倦怠乏力，或心悸少寐者，乃失血伤气，气虚血热之象，酌加黄芪、党参、白术以健脾益气；经行有块者，加蒲黄、五灵脂、三七祛瘀止血。

3. 血瘀证

主要证候：经行量多，色紫暗，有血块；经行腹痛，或平时小腹胀痛；舌紫暗或有瘀点，脉涩。

证候分析：瘀阻冲任，新血不能归经而妄行，故经量增多；瘀血凝结，故色暗有块；瘀阻冲任，"不通则痛"，故经行腹痛，或平时小腹胀痛。舌紫暗，或有瘀点，脉涩，亦为瘀血阻滞之征。

治法：活血化瘀止血。

方药：失笑散（《太平惠民和剂局方》）加益母草、三七、茜草。

失笑散：蒲黄　五灵脂

原方主治产后心腹痛欲死，百药不效。方中蒲黄活血止血，五灵脂散瘀止痛，二药合用，有活血散瘀，止痛止血之效。加益母草、三七、茜草加强活血祛瘀止血之功。

若经行腹痛甚者，酌加制没药、延胡索、香附以理气止痛；血瘀夹热，经色鲜红或深红者，加藕节、仙鹤草凉血止血。

NOTE

【临证要点】

月经过多表现为月经周期正常，经量明显增多，超过 80mL，诊断时需与崩漏、癥瘕、血小板减少症、再生障碍性贫血等引起的月经过多相鉴别。月经过多病机由气虚、血热、血瘀引起冲任不固，经血失于制约。如本病日久不愈，气随血耗，或热随血泄，出现由实转虚，或虚实兼夹之象，如气虚血热、阴虚内热、气阴两虚而夹血瘀等证，甚或发展为崩漏，故临证宜积极治疗。

【预后与转归】

本病常因失血过多引起气血俱虚，严重影响身体健康，故应针对病因，积极治疗。如病程过长，可发展为崩漏，反复难愈。

【案例】

刘某，女，36 岁，已婚。初诊 1961 年 9 月 18 日。

月经过多 23 年。患者 13 岁初潮开始，经量即过多，多则顺腿流，有大血块，7～8 天净，经前腰腹剧痛，经期烦躁不安，面色苍白，头晕乏力，浮肿溲频。平时背脊酸痛，天阴尤甚。舌苔薄白中剥，脉沉弦迟弱。

诊断：月经过多。

中医辨证：脾气亏虚，肝肾不足，冲任不固。气虚则冲任不固，经血失于制约，故经行量多；血虚，头面失于濡养，故面色苍白，头晕乏力；肝肾不足则背脊酸痛；舌苔薄白中剥，脉沉弦迟弱，均为气虚脾肾亏虚之象。

方药：当归 9g，白芍 9g，干地黄 12g，山药 9g，白术 9g，枸杞子 9g，桑寄生 12g，龟甲胶 12g，鹿角胶 12g，远志 6g，夜交藤 9g，酸枣仁 9g，扁豆衣 9g。

服上方 6 剂，浮肿消退，小溲仍频，腹部尚舒，舌苔薄白中剥，脉左细软，右细弦。治以补脾肾，强冲任为法。处方：黄芪 9g，党参 9g，白术 9g，山药 9g，阿胶 12g，酸枣仁 9g，鹿角胶 9g，扁豆 9g，艾叶 3g，干荷蒂 6g，远志 6g。

服上方 6 剂，月经将至，诉腰酸腿软，寐差，溲频，舌苔中黄腻且剥，脉左沉细，右细弦。仍从前法，更进一步。处方：红人参 6g，白术 9g，干地黄 12g，当归 9g，艾叶 6g，阿胶 12g，覆盆子 9g，五味子 6g，金樱子 9g，狗脊 12g，升麻 4.5g，生牡蛎 15g，桑螵蛸 12g。

服上方 6 剂，月经来潮，末次月经 10 月 6 日，量较原来减少 2/3，色红，血块亦少，3 天后月经明显减少，现尚未净，舌苔薄黄腻，脉左沉细，右细弦。治以补气血，摄冲任。处方：红人参 6g，白术 9g，干地黄 12g，当归 9g，白芍 9g，阿胶 12g，五味子 9g，覆盆子 9g，升麻 3g，生牡蛎 15g，赤石脂 15g，乌贼骨 12g，棕榈炭 9g，狗脊 12g。

（摘录《钱伯煊妇科医案》）

【文献举要】

《素问病机气宜保命集·妇人胎产论》：治妇人经水过多，别无余证，四物内加黄芩、白术各一两。

《医宗金鉴·妇科心法要诀》：经水过多，清稀浅红，乃气虚不能摄血也；若稠黏深红，则为热盛有余；或经之前后兼赤白带，而时下臭秽，乃湿热腐化也；若形清腥秽，乃湿瘀寒虚所化也。

《妇科玉尺·月经》：经水过多不止，平日肥壮，不发热者，体虚寒也，宜姜棕散。经水过多不止，平日瘦弱，常发热者，由火旺也，宜龟甲丸。

【思考题】

1. 简述月经过多的定义与诊断要点。

2. 简述月经过多的辨证论治。

五、月经过少

月经周期正常，经量明显少于平时正常经量的1/2，或少于20mL，或行经时间不足2天，甚或点滴即净者，称为"月经过少"，又称"经水涩少""经水少""经量过少"。

王叔和《脉经·平妊娠胎动血分水分吐下腹痛证》中有"经水少"记载，认为其病机为"亡其津液"。《素问病机气宜保命集·妇人胎产论》以"四物四两加熟地黄、当归各一两"，治疗"妇人经水少血色和者"。《万氏妇人科·调经章》根据体质虚实，提出"瘦人经水来少者，责其血虚少也，四物人参汤主之"，以及"肥人经水来少者，责其痰碍经隧也，用二陈加芎归汤主之"。《医学入门·妇人门》认为因寒因热均可导致月经过少，处理也有差别，如"来少色和者，四物汤。点滴欲闭，潮烦脉数者，四物汤去芎、地，加泽兰叶三倍，甘草少许……内寒血涩来少……四物汤加桃仁、红化、牡丹皮、葵花"。《女科证治准绳·调经门》指出："经水涩少，为虚为涩，虚则补之，涩则濡之。"

西医学中子宫发育不良、卵巢储备功能低下等出现的月经过少可参照本病辨证治疗。

【病因病机】

本病发病机理有实有虚，虚者精亏血少，冲任气血不足，经血乏源；实者寒凝痰瘀阻滞，冲任气血不畅。

1. 肾虚　禀赋不足，或房劳过度，或产多乳众，肾气受损，精血不充，冲任血海亏虚，经血化源不足，以致经行量少。

2. 血虚　素体血虚，或久病伤血、营血亏虚，或饮食劳倦、思虑过度伤脾，脾虚化源不足，冲任血海不充，遂致月经量少。

3. 血瘀　感受邪气，邪与血结成瘀；或素多忧郁，气滞血瘀，瘀阻冲任，血行不畅，致经行量少。

4. 痰湿　素多痰湿，或脾虚湿聚成痰，冲任受阻，血不畅行而经行量少。

【诊断】

1. 病史　可有失血史、长期口服避孕药史、反复流产或刮宫等病史。

2. 症状　经量明显减少，甚或点滴即净，月经周期可正常，也可伴周期异常，如与月经后期并见。

3. 检查

（1）妇科检查　盆腔器官基本正常或子宫体偏小。

（2）辅助检查　妇科内分泌激素测定对高泌乳素血症、高雄激素血症、卵巢功能衰退等的诊断有参考意义；B超检查、宫腔镜检查可了解子宫大小、内膜厚度、形态有无异常；宫腔镜对子宫内膜结核、子宫内膜炎或宫腔粘连等有诊断意义。

NOTE

【鉴别诊断】

本病应与经间期出血、激经、胎漏、异位妊娠等相鉴别。本病月经周期正常，经量明显少于平时正常经量的1/2，或少于20mL，甚或点滴即净。辅助检查：子宫正常或偏小；内分泌检查提示雌激素水平低下，促卵泡激素升高，高雄激素，高泌乳素等内分泌异常；B超或宫腔镜示子宫内膜薄。

1. 经间期出血　发生在两次月经之间，出血量明显少于一次月经量，出血时间较短，持续数小时至2~7天自行停止，或为带下中夹有血丝。辅助检查：生殖器官无明显器质性病变；BBT双相，高、低温相转变时出血。

2. 激经　妊娠早期每月仍按时少量行经。辅助检查：妊娠试验阳性；B超检查见宫内孕囊。

3. 胎漏　月经过期未至，阴道少量出血，或伴轻微腹痛。辅助检查：妊娠试验阳性；子宫增大符合妊娠月份；B超检查见宫内孕囊。

4. 异位妊娠　月经过期未至，阴道少量出血，或突然出现一侧下腹部撕裂样剧痛，甚至出现昏厥或休克。辅助检查：妊娠试验阳性；B超检查宫内未见孕囊，或于一侧附件区见有混合性包块。

【辨证论治】

（一）辨证要点

月经过少的辨证重在月经色、质的变化，并结合全身证候及舌脉，辨其虚、实、瘀。一般而言，月经过少，伴色暗淡、质稀，或兼有腰膝酸软、头晕耳鸣等属肾虚；伴见色淡、质稀，或兼有头晕眼花、心悸怔忡等属血虚；伴见色紫暗、有血块，或兼有经行腹痛、舌紫暗或有瘀点等属血瘀；伴见色淡红、质黏腻如痰，或兼有形体肥胖、胸闷呕恶等属痰湿。

（二）治疗原则

本病的治疗原则重在补肾养血，活血调经，虚者补之，实者泻之。

（三）分型论治

1. 肾虚证

主要证候：经量素少或渐少，色暗淡，质稀；腰膝酸软，头晕耳鸣，足跟痛，或小腹冷，或夜尿多；舌淡，脉沉弱或沉迟。

证候分析：肾气亏虚，精血不足，冲任血海亏虚以致经量素少或渐少，且经色暗淡，质稀；肾虚腰膝失养，则腰膝酸软，足跟痛；精亏血少脑髓不充，故头晕耳鸣；胞系于肾，肾阳不足，胞失温煦，故小腹冷；肾虚膀胱之气不固，故夜尿多。舌淡，脉沉弱或沉迟，亦系肾气不足之象。

治法：补肾益精，养血调经。

方药：归肾丸（《景岳全书》）。

归肾丸：菟丝子　杜仲　枸杞子　山茱萸　当归　熟地黄　山药　茯苓

归肾丸主治肾水真阴不足，精衰血少，腰酸脚软，形容憔悴，遗泄阳衰等证。方中菟丝子、杜仲补益肾气；熟地黄、山茱萸、枸杞子滋肾养肝；山药、茯苓健脾和中；当归补血调经。全方补肾兼顾肝脾，重在益精养血。

如小腹凉，夜尿多，手足不温，加益智仁、巴戟天、淫羊藿温补肾阳；若五心烦热，颧红，加女贞子、白芍、龟甲等滋补阴血。

2. 血虚证

主要证候：经来血量渐少，或点滴即净，色淡，质稀；或伴小腹隐痛，头晕眼花，心悸怔忡，面色萎黄；舌淡红，脉细。

证候分析：气虚血少，冲任血海不盈，故月经量少，甚或点滴即净；血虚赤色不足，精微不充，故色淡，质稀；血虚胞宫失养，则小腹隐痛；血虚不能上荣，则面色萎黄；血虚不能养心，则心悸怔忡。舌淡，脉细，亦属血虚之象。

治法：养血益气调经。

方药：滋血汤（《女科证治准绳》）。

滋血汤：人参　山药　黄芪　茯苓　川芎　当归　白芍　熟地黄

滋血汤主治妇人心肺虚损，血脉虚弱，月水过期。方中人参、山药、黄芪、茯苓益气健脾，以资气血生化之源，使气生血长；四物汤补营养血调经。气充血足则经血调。

若面色苍白，重用黄芪、加鸡血藤以益气生血；经来点滴即止，属经血亏少，乃闭经之先兆，宜加枸杞子、山茱萸、丹参、香附，以滋养肝肾，填精益血，活血调经。

3. 血瘀证

主要证候：经行涩少，色紫暗，有血块；小腹胀痛，血块排出后胀痛减轻；舌紫暗，或有瘀斑、瘀点，脉沉弦或沉涩。

证候分析：瘀血内停，冲任阻滞，故经行涩少，色紫暗，有血块，小腹胀痛；血块排出则瘀滞稍通，故胀痛减轻。舌紫暗，或有瘀斑、瘀点，脉涩，为瘀血内停之征。

治法：活血化瘀调经。

方药：桃红四物汤（《医宗金鉴·妇科心法要诀》）。

桃红四物汤：桃仁　红花　当归　熟地黄　白芍　川芎

桃红四物汤主治月经先期，血多有块，色紫稠黏者。方中桃仁、红花、川芎活血祛瘀；当归养血调经，活血止痛；白芍养血柔肝；熟地黄补血滋阴。全方有活血化瘀，养血调经之效。

若小腹胀痛，加路路通、红藤、忍冬藤活血通络；小腹冷痛，加肉桂、小茴香以温经止痛；神疲乏力，加党参、白术、黄芪健脾益气。

4. 痰湿证

主要证候：经行量少，色淡红，质黏腻如痰；形体肥胖，胸闷呕恶，或带多黏腻；舌淡，苔白腻，脉滑。

证候分析：痰湿内停，阻滞经络，气血运行不畅，故经量渐少，色淡质黏腻；痰湿内阻，中阳不振，则形体肥胖，胸闷呕恶；痰湿下注，伤及任、带二脉，故带下量多而黏腻。舌淡，苔腻，脉滑，为痰湿内停之象。

治法：化痰燥湿调经。

方药：苍附导痰丸（方见月经后期）。

若带下量多，加车前子、虎杖利湿止带；痰多黏腻，加胆南星、竹茹清热化痰；腰膝酸软者，加桑寄生、续断补肾调经。

【临证要点】

月经过少表现为月经周期多为正常，经量明显减少，甚或点滴即净。诊断时需与经间期出血、激经、胎漏、异位妊娠等相鉴别，尤其妊娠疾病，需仔细甄别，以防误治或因活血通经药伤胎。月经过少病机虽有虚实之分，但临床以虚证或虚中夹实者为多，应掌握其病机转化，如肾阳不足，不能温煦脾阳，脾失健运，常可发展为肾脾两虚夹痰湿。本病如伴月经后期，往往为闭经的先兆。

【预后与转归】

月经过少伴见月经后期者，常可发展为闭经、不孕症，尤其要警惕卵巢早衰，临证应予以重视，及早诊治。

【案例】

王某，女，28岁，已婚。2002年3月27日初诊。

经量偏少5年余。患者平素月经周期28~30天，经期2~7天，量少，甚则点滴即止，色紫暗，末次月经3月18日，量色同前。体丰嗜睡，腰酸，舌淡，苔白腻，脉滑。

诊断：月经过少。

中医辨证：痰阻肾亏。患者素体多痰湿，湿浊内阻，中阳不振，则体丰嗜睡；痰湿内阻冲任，气血运行不畅，故经量渐少，色紫暗。舌淡，苔腻，脉滑，为痰湿内停之征。

治法：益肾醒脑化痰。

方药：炙黄芪15g，鹿角霜10g，当归15g，川芎6g，姜半夏6g，石菖蒲9g，胆南星6g，化橘红9g，淫羊藿15g，肉苁蓉15g，巴戟天12g，菟丝子15g，苍术15g，何首乌15g，山楂30g，泽泻10g。

服上方35剂复诊，诉月经4月25日潮，量少3天后转量多4天，今仍未全净。舌淡胖，苔薄腻，脉沉细滑。治以益肾养血，醒脑化痰，引血归经。处方：黄芪15g，炒白芍10g，白术10g，淫羊藿15g，肉苁蓉15g，巴戟天12g，紫河车6g，焦山楂15g，石菖蒲9g，泽泻10g，熟地黄15g，藕节15g，旱莲草15g，黄精30g，菟丝子10g。

服上方7剂复诊，诉服药后次日血净，再拟益肾醒脑化痰。处方：紫河车6g（吞），当归15g，川芎6g，熟地黄15g，姜半夏10g，石菖蒲9g，胆南星6g，化橘红9g，淫羊藿15g，肉苁蓉15g，巴戟天12g，菟丝子15g，苍术15g，何首乌15g，山楂30g，泽泻10g。

服上方14剂经转量增色红，经期再用活血疏肝以畅流，量多3天，共6天净。

（摘录《何少山医论医案经验集》）

【文献举要】

《女科证治准绳·调经门》：经水涩少，为虚为涩，虚则补之，涩则濡之。

《万氏妇人科·调经章》：瘦人经水来少者，责其血虚少也，四物加人参汤主之……肥人经水来少者，责其痰碍经隧也，用二陈加芎归汤主之。

《邯郸遗稿·经候》：经水涩少不快，宜四物加红花、葵花；如经水行微少，或胀或疼，宜四物加延胡索、白芷，醋煎……经水涩少，渐渐不通，潮热瘦弱者，宜四物汤倍加泽兰治之。

【思考题】

1. 简述月经过少的定义。

2. 简述月经过少的诊断要点、鉴别诊断。

六、经期延长

月经周期基本正常，经期超过 7 天以上，甚或淋沥半月方净者，称为"经期延长"，亦称"月水不断""经事延长"等。

《诸病源候论·妇人杂病诸候》即有"月水不断"的记载，指出其病是由劳伤经脉，冲任之气虚损，不能约制经血所致。《校注妇人良方·调经门》认为："或因劳损气血而伤冲任，或因经行而合阴阳，以致外邪客于胞内，滞于血海故也。"指出本病有虚、实之异，治法主张"调养元气而病邪自去，攻其邪则元气反伤"。《叶氏女科证治·调经》谓："经来十日半月不止乃血热妄行也，当审其妇曾吃椒姜热物过度。"提出用清热补肾，养血调经之金狗汤治疗。《女科证治约旨·约候门》认为本病乃因"气虚血热妄行不摄"所致。《沈氏女科辑要笺正·淋沥不断》提出本病的转归"须知淋漓之延久，即是崩漏之先机"。

西医学排卵障碍性异常子宫出血所引起的经期延长，可参照本病辨证治疗。

【病因病机】

本病的发病机理多由气虚冲任不固；或热扰冲任，血海不宁；或湿热蕴结冲任，扰动血海；或瘀阻冲任，血不循经所致。

1. 气虚 素体虚弱，或饮食劳倦、思虑过度伤脾，中气不足，冲任不固，不能制约经血，以致经期延长。

2. 阴虚内热 素体阴虚，或久病伤阴，或多产房劳致阴血亏耗，阴虚内热，热扰冲任，血海不宁，经血妄行，致经期延长。或因阳盛血热，经量多且持续时间长，热随血泄，阴随血伤而渐致虚热者。

3. 湿热蕴结 经期产后，血室正开，失于调摄，或不禁房事，或湿热之邪乘虚而入，湿热蕴结冲任，扰动血海，致经行时间延长。

4. 血瘀 素性抑郁，或恚怒伤肝，气郁血滞；或外邪客于子宫，邪与血相搏成瘀，瘀阻冲任胞宫，血不循经，致经期延长。

【诊断】

1. 病史 可有饮食不节、劳倦过度、情志失调等病史。

2. 症状 月经周期基本正常而经期超过 7 天以上，甚或半月方净，或伴有经量增多。

3. 检查

（1）妇科检查 多无明显器质性病变。应注意排除因宫颈糜烂、息肉等引起的经期延长。

（2）辅助检查 BBT、B 超、妇科内分泌激素、子宫内膜病理检查、宫腔镜等有助于诊断。

【鉴别诊断】

本病当与崩漏、癥瘕等相鉴别。本病月经周期基本正常而经期超过 7 天以上，甚或半月方净。辅助检查：生殖器官无明显器质性病变；BBT 双相，下降缓慢；经期第 5~6 天取子宫内膜可见增生期和分泌期子宫内膜并存。

1. 崩漏 多有月经不调史或不孕史，多发生于青春期和绝经前后，主要表现为子宫不规则出血，周期、经期、经量皆紊乱。辅助检查：生殖器官无明显器质性病变；BBT 单相。

2. 癥瘕 月经量多，病程长、药物效果不佳。辅助检查：B 超、宫腔镜检查有助于发现子宫内膜息肉、黏膜下肌瘤、子宫腺肌病等。

【辨证论治】

（一）辨证要点

经期延长的辨证重在月经期、量、色、质的变化，并结合全身证候及舌脉，辨其虚、热、瘀。一般而言，经期延长，伴量多、色淡、质稀，或兼有倦怠乏力、气短懒言等属气虚；伴见量少、色鲜红、质稠，或兼有潮热颧红、手足心热等属阴虚血热；伴见量不多，或色暗、质黏稠，或兼有带下量多、色赤白或黄等属湿热蕴结；伴见量或多或少，经色紫暗，有块，或兼有经行下腹疼痛、拒按等属血瘀。

（二）治疗原则

本病的治疗原则重在调经止血，缩短经期。

（三）分型论治

1. 气虚证

主要证候：经血过期不净，量多，色淡，质稀；倦怠乏力，气短懒言，小腹空坠，面色㿠白；舌淡，苔薄，脉缓弱。

证候分析：气虚冲任不固，经血失于制约，故经行过期不净，量多；气虚火衰不能化血为赤，故经色淡，质稀；中气不足，阳气不布，故倦怠乏力，气短懒言，小腹空坠，面色㿠白。舌淡，苔薄，脉缓弱，均为气虚之征。

治法：补气摄血，固冲调经。

方药：举元煎（方见月经过多）加阿胶、艾叶、乌贼骨。

举元煎主治气虚下陷、血崩血脱、亡阳垂危等证。方中举元煎补气升提摄血；阿胶养血止血；艾叶暖宫止血；乌贼骨固冲止血。全方共奏补气升提，固冲止血之效。

若脾肾同病，兼见腰膝酸痛，头晕耳鸣者，酌加桑寄生、续断、补骨脂、覆盆子以补肾益精，固肾止血；兼见食少纳呆，加砂仁、陈皮以醒脾和胃。

2. 阴虚血热证

主要证候：经期时间延长，量少，色鲜红，质稠；咽干口燥，或见潮热颧红，或手足心热；舌红，苔少，脉细数。

证候分析：阴虚内热，热扰冲任，冲任不固，经血失约，故经行时间延长；血为热灼，故经量少，经色鲜红，质稠；虚火灼津，津液不能上乘则咽干口燥。潮热颧红，手足心热，舌红，苔少，脉细数均为阴虚内热之象。

治法：养阴清热，凉血调经。

方药：两地汤（方见月经先期）合二至丸（《医方集解》）。

二至丸：女贞子　旱莲草

二至丸原用于补腰膝，壮筋骨，滋肾阴，乌髭发。方中两地汤滋阴壮水以平抑虚火；二至丸滋养肝肾而止血。全方共奏滋阴清热，止血调经之效。

若伴见倦怠乏力，气短懒言者，乃气阴两虚，酌加党参、黄芪、山茱萸气阴双补以止血；咽干口渴，加麦冬、石斛养阴生津。

3. 湿热蕴结证

主要证候：经行时间延长，量不多，或色暗，质黏稠，或带下量多，色赤白或黄；或下腹热痛；舌红，苔黄腻，脉滑数。

证候分析：湿热之邪蕴结冲任，扰动血海，血海不宁，故经行延长；蕴结日久，酿为瘀热，则经色暗，质黏稠；湿热下注，伤及带脉，则带下量多，色赤白或黄；湿热搏结，瘀滞不通，则下腹热痛。舌红，苔黄腻，脉滑数，为湿热蕴结冲任之征。

治法：清热祛湿，止血调经。

方药：固经丸（《医学入门》）加败酱草、鱼腥草。

固经丸：龟甲　白芍　黄芩　椿根皮　黄柏　香附

方中黄芩、黄柏、椿根皮清热泻火，固经；龟甲滋阴清热化瘀，以防苦寒伤阴化燥；白芍养阴敛血；香附行气和血化瘀；加败酱草、鱼腥草加强清热祛湿之功。诸药相合，共奏清热祛湿，止血调经之效。

如带下量多，加车前子、薏苡仁清热利湿；如下腹热痛，加忍冬藤、红藤、蒲黄、五灵脂清热活血止痛。

4. 血瘀证

主要证候：经行时间延长，量或多或少，经色紫暗，有块；经行下腹疼痛，拒按；舌质紫暗或有瘀点，脉弦涩。

证候分析：瘀血阻于冲任，新血难安，故经行时间延长，量或多或少；瘀阻冲任，气血运行不畅，"不通则痛"，故经行小腹疼痛，拒按，经色紫暗，有块。舌暗或有瘀点，脉涩，亦为血瘀之征。

治法：活血祛瘀，理冲止血。

方药：桃红四物汤（方见月经过少）合失笑散（方见月经过多）。

若兼见口渴心烦，大便干结，舌暗红，苔薄黄者，为瘀热之征，酌加生地黄、黄芩、益母草以清热化瘀止血；小腹冷痛，加炮姜、小茴香温经化瘀。

【临证要点】

经期延长表现为月经周期正常而经期超过7天，甚或半月方净，常可伴月经过多。临床需与崩漏、癥瘕鉴别。如诊为盆腔炎、子宫内膜炎、子宫内膜息肉、黏膜下肌瘤或宫内节育器位置下移等，多属中医带下病、癥瘕范畴，则应对上述各病进行针对性治疗。经期延长责之于气虚、阴虚、湿热、瘀血，引起血海不宁，冲任不固，胞宫失于封藏。如出血日久，或邪热内盛，或瘀阻冲任日久，月经过多，持续半月不净，有发展为崩漏的趋势，当积极防治。

【预后与转归】

本病治疗得当，预后一般尚好。然而经期持续时间长，对生活造成不便，甚至影响受孕或发生自然流产。若合并月经过多，或持续半月不净者，有转为崩漏之势，应予以重视。

【案例】

徐某，女，36岁，已婚。1995年4月3日初诊。

患者既往月经规律，自1992年置宫内节育器后，月经量明显增多，经期延长达10~14天，曾用氟芬那酸治疗，经量减少，但经期仍长，曾多次检查节育器，位置正常。其间服用过抗生素、止血药，效果不显。末次月经3月20日，至今已14天，仍淋沥不净，量不多，色淡红，小腹下坠，头晕乏力，大便偏稀，日1次。舌质淡红，苔薄，脉细无力。

诊断：经期延长。

NOTE

中医辨证：气虚血瘀。宫内节育器损伤冲任二脉，冲任虚损，经血难摄，故经期延长；气随血脱，气陷于下，故小腹下坠，头晕乏力；脾虚失运，故大便稀。

治法：补气摄血，化瘀调经。

方药：生黄芪30g，三七粉3g（分冲），仙鹤草50g，功劳叶25g。

上方服用3剂，经血已净。嘱其每于经期第4天开始服药5~7天，连服3个月经周期。3个月后随访，经期已恢复正常。

（摘录《当代名老中医典型医案集·妇科分册·许润三医案》）

【文献举要】

《陈素庵妇科补解·经水淋沥不止方论》：妇人经行，多则六七日，少则四五日，血海自净。若迟到半月或一月，尚淋沥不止，非冲任内虚，气不能摄血，即风冷外感，使血滞经络，故点滴不已，久则成经漏，为虚劳、血淋等症。若经行合房，以致血漏，尤为难治。

《沈氏女科辑要笺正·淋沥不断》：经事延长，淋沥不断，下元无固摄之权，虚象显然。良甫谓经行交合一层，亦因扰动冲任，有开无阖，皆宜封锁滋填，气血并补。此证总是属虚，何有外邪可言。王谓有因血热而不循其常，亦是肝之疏泄无度，必当潜藏龙相，封固滋填，非仅清血热所能有济。须知淋沥之延久，即是崩陷之先机。

《校注妇人良方·调经门》：妇人月水不断，淋沥腹痛，或因劳损气血而伤冲任，或因经行而合阴阳，以致外邪客于胞内，至于血海故也。但调养元气而病邪自愈，若攻其邪则元气反伤矣。

【思考题】

1. 简述经期延长的定义。

2. 简述经期延长的诊断要点、辨证论治。

第二节　经间期出血

两次月经中间，即氤氲之时，出现周期性少量阴道出血者，称为"经间期出血"，经间期出血大多出现在月经周期的第10~16天，即月经干净后5~7天。如出血量很少，仅仅1~2天，或偶尔一次者，不作病论。反复经间期出血，持续时间较长，连续3个月经周期者，当及时治疗。《女科证治准绳》较早论述了本病证："天地生物，必有氤氲之时，万物化生，必有乐育之时……此天然之节候，生化之真机也……凡妇人一月经行一度，必有一日氤氲之候，于一时辰间，气蒸而热，昏而闷，有欲交接不可忍之状，此的候也。"

西医学的围排卵期出血，属异常子宫出血的范畴，可参照本病辨证治疗。

【病因病机】

本病的发生与月经周期中的气血阴阳消长转化密切相关。经间期是继经后期由阴转阳、由虚至盛之期。月经的来潮，标志着前一周期的结束，新周期的开始；排泄月经后，血海空虚，阴精不足，随着月经周期演变，阴血渐增；至经间期精血充盛，阴长至重，此时精化为气，阴转为阳，氤氲之状萌发，"的候"到来，这是月经周期中一次重要的转化。若体内阴阳调节功能正常，自可适应此种变化，无特殊证候。若肾阴虚，癸水有所欠实，或湿热内蕴，或瘀阻胞络，当阳气内动时，阴阳转化不协调，阴络易伤，损及冲任，血海固藏失职，血溢于外，酿成经间期出血。

1. 肾阴虚 肾阴偏虚，虚火耗精，精亏血损，于氤氲之时，阳气内动，虚火与阳气相搏，损伤阴络，冲任不固，因而阴道流血。若阴虚日久耗损阳气，阳气不足，统摄无权，血海不固，以致出血反复发作。

2. 湿热 湿邪乘虚而入，蕴阻于胞络、冲任之间，蕴而生热；或情志不畅，心肝气郁，克伐脾胃，不能化水谷之精微以生精血，反聚而生湿；下趋任带二脉，蕴而生热。在阴虚冲任子宫失养的前提下，湿热得氤氲阳气内动之机，损伤子宫、冲任，故见出血。

3. 血瘀 素体不足，经产留瘀，瘀阻胞络，或七情内伤，气滞冲任，久而成瘀。适值氤氲之时，阳气内动，血瘀与之相搏，损伤血络，故致出血。

【诊断】

1. 病史 多见于青春期及育龄期女性，月经周期及经期正常。

2. 症状 两次月经中间出现规律性的少量阴道出血，常出现在周期的 10～16 天，出血一般在 3～7 天。可伴有腰酸、少腹一侧或两侧胀痛，乳胀，白带增多，如蛋清样，或赤白带下。

3. 检查

（1）妇科检查 宫颈黏液透明呈拉丝状，夹有血丝。宫颈无赘生物或重度炎症，无接触性出血。

（2）辅助检查 基础体温多低、高温相交替时出血；B 超监测可见成熟卵泡或接近成熟的优势卵泡；月经中期测定血清雌、孕激素水平偏低；诊断性刮宫示子宫内膜呈早期分泌期改变，可能有部分晚期增生。

【鉴别诊断】

本病需与月经先期、月经过少、赤带相鉴别（表6-1）。

表6-1 经间期出血的鉴别诊断

病证	出血时间	月经周期	出血量	妇科检查	BBT	其他相关检查
月经先期	非经间期，个别也有恰巧在经间期这一时间段出现周期提前	周期提前1周及以上，连续2个周期以上	一般无明显改变，同平时月经量，也可能时多时少	无明显器质性病变	多见高低温交替时出血	B超无明显器质性病变。内分泌激素检查可有异常
月经过少	同平时月经经期	月经周期无明显改变	量明显少于平时月经量，甚或点滴而下	无明显器质性病变	低温期间	B超无明显器质性病变。内分泌激素检查可有异常
赤带	月经周期任何一个时间段均可能	无周期性	量少，持续时间长或反复发作	常见宫颈糜烂、宫颈赘生物或子宫、附件区压痛明显	无周期规律性，各阶段均可发生	妇科检查可见宫颈有赘生物，子宫附件区或有炎症相关表现
经间期出血	大多出现在月经周期的第10～16天，即月经干净后5～7天	周期规律	量明显少于月经量，持续3～7天	无明显器质性病变	发生于低高温交替时	无明显器质性病变。内分泌激素检查无异常或稍有异常

NOTE

【辨证论治】

（一）临证要点

经间期出血的辨证，主要根据出血的量、色、质及全身症状进行。若出血量少，色鲜红，质黏属肾阴虚；若出血量稍多或少，赤白相兼，质地黏稠属湿热；若出血量少，血色暗红或夹小血块属血瘀。

（二）分型论治

1. 肾阴虚证

主要证候：经间期出血，量少或稍多，色鲜红，质黏；头晕耳鸣，腰膝酸软，五心烦热，便坚尿黄；舌红，苔少，脉细数。

证候分析：经间期氤氲之时，阳气内动，若肾阴偏虚，虚火内生，虚火与阳气相搏，损伤阴络，冲任不固，而发生阴道流血；阴虚阳动，故血色鲜红，五心烦热。腰酸，舌红，苔少，脉细数，均为肾阴虚损之征。

治法：滋肾养阴，固冲止血。

方药：两地汤（方见月经先期）合二至丸（方见经期延长）。

若阴虚及阳或阴阳两虚，症见经间期出血量稍多，色淡红，无血块，头晕腰酸，神疲乏力，大便溏薄，尿频，舌质淡红，苔白，脉细；治宜益肾助阳，固摄止血；方用大补元煎（《景岳全书》）加减。

2. 湿热证

主要证候：经间期出现少量阴道流血，色深红，质稠，可见白带中夹血，或赤白带下，腰骶酸楚；或下腹时痛，神疲乏力，胸胁满闷，口苦纳呆，小便短赤；舌红，苔黄腻，脉濡或滑数。

证候分析：湿邪阻于冲任、胞络之间，蕴蒸生热，得经间期重阴转阳，阳气内动，引动内蕴之湿热，而扰动冲任血海，影响固藏，而见阴道流血；湿热与血搏结，故血色深红，质稠；湿热搏结，瘀滞不通，则下腹时痛；湿热熏蒸，故口苦纳呆；湿邪阻络，故胸胁满闷。舌红，苔黄腻，脉濡或滑数，均为湿热之象。

治法：清利湿热，固冲止血。

方药：清肝止淋汤（《傅青主女科》）去阿胶、红枣，加小蓟、茯苓。

清肝止淋汤：白芍　当归　生地黄　阿胶　牡丹皮　黄柏　牛膝　红枣　香附　黑豆

清肝止淋汤主治赤带。方中白芍、当归、阿胶、黑豆养血补肝；生地黄、牡丹皮凉血清肝；黄柏、牛膝清利湿热；香附理气调血；加小蓟清热止血，茯苓利水渗湿。配合同用，使血旺而火自抑，火退则赤带自愈。

若出血多，去牛膝，加侧柏叶、荆芥炭凉血止血；湿盛者，加薏苡仁、苍术健脾燥湿。

3. 血瘀证

主要证候：经间期出血量少或稍多，色暗红，或紫黑或有血块，少腹一侧或两侧胀痛或刺痛，拒按，胸闷烦躁；舌质紫或有瘀斑，脉细弦。

证候分析：瘀血阻滞于冲任，经间期阳气内动，与之相搏，脉络损伤，血不循经，故而经间期出血；瘀血内阻，则出血量少或稍多，色暗红，或紫黑或有血块；气血阻滞，则少腹一侧或两侧胀痛或刺痛，拒按；瘀血阻络，气机不畅，故胸闷烦躁。舌质紫或有紫斑，脉细弦，均为血瘀之征。

治法：化瘀止血。

方药：逐瘀止血汤（《傅青主女科》）。

逐瘀止血汤：生地黄 大黄 赤芍 牡丹皮 当归尾 枳壳 龟甲 桃仁

逐瘀止血汤主治闪跌血崩。方中生地黄、牡丹皮、龟甲养阴化瘀止血；当归尾、赤芍、桃仁、大黄活血祛瘀止血；枳壳行气散结。全方有活血祛瘀，养阴止血之效。

若出血偏多时，宜去赤芍、当归，加失笑散；若带下黄稠，夹有湿热者，上方加红藤、败酱草、薏苡仁以清热利湿；若大便溏者，去生地黄、大黄，加煨木香、炒白术、焦神曲以健脾和胃。

【临证要点】

经间期主要具有两大特征：其一是重阴必阳，表现出氤氲状的气血活动。其二是在这一动态过程中存在着动静升降、藏泻的变化。经间期的气血活动，是孕育所必需的，活动于下，上传及心肝以至于脑，呈兴奋性，经间期有排卵，其先决条件就在于阴分水平的具备与否。排卵必须到重阴，阴长到高峰已达生理极限的不平衡状态，必须在剧烈的气血活动促发下才能排出卵子。阴道涂片、宫颈黏液结晶检查、血雌二醇（E_2）呈高水平，足以证明重阴的生理特点。重阴必阳，阴阳转化顺利，才能促进排卵的顺利。故治疗经间期出血务必把滋阴养血放在第一位，重点不在于止血，而在于保障阴阳转化的顺利。

【预后与转归】

由于阴精有所不足，氤氲之时重阴转阳欠顺利，影响子宫、冲任固藏，故出现经间期出血。若阳气不能恢复，则出血可延续至经前期。反复出血，病情缠绵或治疗不及时，可引起月经周期紊乱，月经淋沥不尽，甚或出现崩漏、不孕症等。

【案例】

余某，女，27岁，工人。2012年6月21日初诊。

经间期出血已1年余，伴有月经后期，结婚2年未孕。初潮13岁，5±/40±天，量较多，色紫红有血块，有痛经史，25岁结婚。自结婚后月经日渐错后，周期由40天延至50余天，甚则两月一行，并逐渐出现经间期出血，由2~3天逐渐发展为5~7天，曾误认为月经来潮。妇科检查：子宫偏小，余未见异常。BBT高温相延后，上升呈缓慢状，上升后高温相不稳定。平时有黄白带下，经间期锦丝样带下较少，伴有头昏腰酸，夜寐多梦，形体渐丰，舌质偏红，苔黄白腻，中根部较厚，脉弦细。

诊断：月经后期伴经间期出血。

中医辨证：其因肝肾阴虚，癸水不足，故重在经后期的论治。

方药：二至丸合归芍地黄汤加减。

女贞子10g，旱莲草10g，炒当归、赤白芍、怀山药、干地黄各10g，炒牡丹皮9g，茯苓12g，怀牛膝9g，川续断、菟丝子各12g，败酱草、薏苡仁各15g。

至排卵期时服用补肾促排卵汤。经过5个周期经后期及经间排卵期治疗，病有好转，但仍有经间期少量出血，BBT上升较缓慢。在经后期加强滋阴补肾药物的基础上加入清利湿浊之品，即在经后原方中加入炙鳖甲、肉苁蓉、炒黄柏、碧玉散等，排卵期再服补肾促排卵汤，同时加用复方当归注射液肌肉注射，每天1次，每次3支，每支2mL，连用5天。如法调治3个月经周期后，月经 35 天来潮，经间期出血基本控制，BBT 上升较快。又隔 3 个月受孕，翌年举一男。

（摘录《夏桂成实用中医妇科学》）

【文献举要】

《女科证治准绳·胎前门》：天地生物，必有氤氲之时，万物化生，必有乐育之时……此天然之节候，生化之真机也……凡妇人一月经行一度，必有一日氤氲之候，于一时辰间，气蒸而热，昏而闷，有欲交接不可忍之状，此的候也。于此时逆而取之则成丹，顺而施之则成胎矣。

第三节　崩　漏

崩漏是指经血非时暴下不止或淋沥不尽，前者称为崩中，后者称为漏下，由于崩与漏二者常相互转化，故概称为崩漏，是月经周期、经期、经量严重紊乱的月经病。

"崩"首见于《素问·阴阳别论》："阴虚阳搏谓之崩。""漏下"首见于《金匮要略·妇人妊娠病脉证并治》："妇人有漏下者，有半产后因续下血都不绝者，有妊娠下血者。"《诸病源候论·崩中候》云"忽然暴下，谓之崩中"，《诸病源候论·妇人杂病诸候》云"非时而下，淋沥不断，谓之漏下"，首次简要概括了崩中、漏下的病名含义。有关崩漏的范围，前人多认为凡阴道下血证，其血势如崩似漏的皆属崩漏范围，至明代始有不同看法，如《景岳全书·妇人规》云："崩漏不止，经乱之甚者也。"故本节将崩漏限定在月经病范围。至于因明显器质性病变，或妊娠期、产褥期表现为如崩似漏的出血证，在诊断崩漏时应进行鉴别。

西医学排卵障碍性异常子宫出血可参照本病辨证治疗。

【病因病机】

崩漏的病因较为复杂，但可概括可为热、虚、瘀 3 个方面。其主要发病机理是劳伤血气，脏腑损伤，血海蓄溢失常，冲任二脉不能约制经血，以致经血非时而下。

1. 血热　素体阳盛，肝火易动；或素性抑郁，郁久化火；或感受热邪，或过服辛温香燥助阳之品，热伏冲任，扰动血海，迫血妄行而成崩漏。素体阴虚，或久病失血伤阴，阴虚内热，虚火内炽，扰动血海，加之阴虚失守，冲任失约，故经血非时妄行；血崩失血则阴愈亏，冲任更伤，以致崩漏反复难愈。《傅青主女科·血崩》云："冲脉太热而血即沸，血崩之为病，正冲脉之太热也。"

2. 肾虚　禀赋不足，天癸初至，肾气稚弱，冲任未盛；育龄期因房劳多产伤肾，损伤冲任胞脉；绝经期天癸渐竭，肾气渐虚，封藏失司，冲任不固，不能调摄和制约经血，因而发生崩漏。若肾阴亏损，则阴虚失守，虚火内生，扰动冲脉血海，迫血妄行而成崩漏。《兰室秘藏·妇人门》云："妇人血崩，是肾水阴虚不能镇守胞络相火，故血走而崩也。"

3. 脾虚　忧思过度，或饮食劳倦损伤脾气，脾气亏虚，统摄无权，冲任失固，不能制约经血而成崩漏。《妇科玉尺·崩漏》云："思虑伤脾，不能摄血，致令妄行。"

4. 血瘀　情志所伤，肝气郁结，气滞血瘀；或经期、产后余血未尽，又感受寒、热邪气，寒凝血脉，或热灼津血而致血瘀，瘀阻冲任，旧血不去，新血难安，发为崩漏。也有因元气虚弱，无力行血，血运迟缓，因虚而瘀或久漏成瘀者。

崩漏为经乱之甚，其发病常非单一原因所致。如肝郁化火之实热，既有火热扰血，迫经妄行的病机，又有肝失疏泄，血海蓄溢失常的病机，如肝气乘脾，或肝肾亏虚，可有脾失统摄、肾失封藏而致冲任不固的病机夹杂其中。又如阴虚阳搏，病起于肾，而肾阴亏虚不能济心涵木，以致心火亢盛，肝肾之相火夹心火之势亦从而相扇，而成为心、脾、肝、肾同病的崩漏证。

【诊断】

1. 病史

（1）既往多有月经先期、月经先后无定期、经期延长、月经过多等病史。

（2）年龄、孕产史、目前采取的避孕措施、激素类药物的使用史。

（3）肝病、血液病、高血压、甲状腺、肾上腺、脑垂体病史。

2. 症状　月经来潮无周期规律而妄行，出血量多如山崩之状，或量少淋沥不止。出血情况可有多种表现形式，如停经数月而后骤然暴下，继而淋沥不断；或淋沥量少累月不止，突然又暴下量多如注；或出血时断时续，血量时多时少。常常继发贫血，甚至发生失血性休克。

3. 检查

（1）妇科检查　出血来自子宫腔。生殖器官有无器质性病变。有无妊娠因素等。

（2）辅助检查　①B超检查：了解子宫大小及内膜厚度，排除妊娠、生殖器肿瘤或赘生物等。②血液检查：如血常规、凝血功能检查等，以了解贫血程度并排除血液病。③卵巢功能及激素测定：基础体温呈单相型；血清雌、孕激素及垂体激素测定等。有性生活史者，应做妊娠试验。④诊断性刮宫：可止血并明确诊断。对育龄期和绝经过渡期患者可在出血前数天或出血6小时之内诊刮；对大出血，或淋沥不净，或不规则出血者，可随时诊刮取子宫内膜病理检查，以明确有无排卵及排除子宫内膜恶性病变。

【鉴别诊断】

崩漏应与月经不调、胎漏、异位妊娠、产后出血、赤带、癥瘕、外伤、全身出血性疾病等鉴别（表6-2）。

表6-2　崩漏的鉴别诊断

疾病	流血腹痛病史	检查
崩漏	阴道流血多如山崩，月经不调，无腹痛；或量少淋沥不净，多见于青春期、更年期妇女，崩和漏交替	生殖器官无器质性病变
月经不调	月经提前，无或伴有轻微疼痛，或月经先后无定期，或月经过多，或经期延长，或经间期出血	生殖器官无器质性病变
胎漏	阴道流血量少，伴轻微腹痛，多有停经史或早孕反应	子宫增大符合妊娠月份，妊娠试验阳性
异位妊娠	阴道流血量少，有停经史或急腹痛史。呈点滴性出血，血色暗褐，或有蜕膜管型排出	少腹一侧可触及包块，子宫无明显增大，或宫颈摇举痛，妊娠试验弱阳性
赤带	带下呈血性，或有小腹压痛，多在月经净后出现	有宫颈糜烂或息肉
产后出血	阴道流血，小腹压痛；或产后血晕	发生于分娩后至产褥期的子宫复旧不良，或有胎盘、胎膜残留
癥瘕出血	阴道流血，或有小腹压痛	子宫增大质硬，外形不规则

NOTE

全身性疾病及其他疾病，如血液病，其他内分泌腺疾病，营养不良，心力衰竭，严重肝、肾功能障碍，生殖器官炎症，药物影响等，也可诱发崩漏发生，通过血常规、肝肾功能、凝血功能、心电图等辅助检查往往能发现基础疾病。

崩漏与妇科血证的鉴别有时较为困难，在详细询问病史的基础上，常需借助妇科检查和临床辅助检查，并行全面分析才能最终明确诊断。

【出血期治疗】

治疗原则：塞流为主，结合澄源。

（一）应急处理

崩漏属于急症，崩漏发作之时，出血量多势急，急当"塞流"止崩，以防厥脱，视病情和患者体质选择下列方法紧急止血。

1. 补气摄血，固摄冲任以止崩　前人有"留得一分血，便是留得一分气"之言，补气摄血止崩之法常用西洋参10g或独参汤水煎服。

2. 温阳止崩　崩证发作，暴下如注，血压下降，胸闷泛恶，四肢湿冷，脉芤或脉微欲绝，病情危象，需中西医结合抢救。

3. 滋阴固气止崩　急用生脉注射液或参麦注射液20mL加入5%葡萄糖液250mL静脉滴注。

4. 祛瘀止崩　瘀祛则血止，用于下血如注，夹有瘀血者。常用方法有：①三七末3～6g，温开水冲服。②云南白药1支，温开水冲服。③宫血宁胶囊，每次2粒，每日3次，温开水送服。

5. 针灸止血　艾灸百会，针刺大敦、隐白、断红穴。

6. 西药或手术止血　主要是输液、输血补充血容量以抗休克，或激素止血。对于反复发生崩漏者，务必行诊刮并送病理检查，及早排除子宫内膜腺癌的可能，以免贻误病情。

（二）辨证要点

崩漏辨证首先要根据出血的量、色、质辨明血证的属性，分清寒、热、虚、实。一般经血非时崩下，量多势急，继而淋沥不止，色淡，质稀多属虚；经血非时暴下，血色鲜红或深红，质地黏稠多属实热；淋沥漏下，血色紫红，质稠多属虚热；经来无期，时来时止，时多时少，或久漏不止，色暗夹血块，多属瘀滞。出血急骤多属气虚或血热，淋沥不断多属虚热或血瘀。

一般而言，崩漏虚证多而实证少，热证多而寒证少。即便是热亦是虚热为多，但发病初期可为实热，失血伤阴即转为虚热。

（三）治疗原则

临证治疗崩漏，应根据其病情缓急和出血时间长短的不同，本着"急则治其标，缓则治其本"的原则，灵活掌握塞流、澄源、复旧三法。

1. 塞流　即止血。暴崩之际，急当止血防脱，首选补气摄血法。如用生脉散（《内外伤辨惑论》：人参、麦冬、五味子），以人参大补元气、摄血固脱，麦冬养阴清心，五味子益气生津、补肾养心、收敛固涩。若见四肢厥逆、脉微欲绝等阳微欲脱之证，则于生脉散中加附子去麦冬，或用参附汤（《校注妇人良方》：人参、附子）加炮姜炭以回阳救逆，固脱止血。同时针刺人中、合谷、断红穴，艾灸百会、神阙、隐白穴。血势不减者，宜输血救急。血势渐缓应按不同证型塞流与澄源并进，采用健脾益气止血，或养阴清热止血，或养血化瘀止血治之。出血暂停或已止，则谨守病机，行澄源结合复旧之法。

2. 澄源　即正本清源，根据不同证型辨证论治。切忌不问缘由，概投寒凉或温补之剂，一味固涩，致犯"虚虚实实"之戒。

3. 复旧　即固本善后，调理恢复。但复旧并非全在补血，而应及时调补肝肾、补益心脾，以资血之源，安血之室，调周固本。视其病势，于善后方中寓治本之法。调经治本，其本在肾，故总宜填补肾精，补益肾气，固冲调经，使本固血充，则周期可望恢复正常。

（四）分型论治

本节分型论治着重在于崩漏出血阶段的中医药治疗，即塞流结合澄源的治法和方药，复旧固本、善后调理的方药应与月经不调类病、闭经等病证的辨证论治相互参照学习。

1. 血热证

（1）实热证

主要证候：经血非时暴下，或淋沥不净又时而增多，血色深红或鲜红，质稠，或有血块；唇红目赤，烦热口渴，或大便干结，小便黄；舌红苔黄，脉滑数。

证候分析：阳盛血热，实热内蕴，热扰冲任，血海不宁，迫血妄行，故血崩暴下或淋沥不净；血热则色鲜红或深红；热灼阴津，则质稠或有血块。舌脉均为实热之象。

治法：清热凉血，止血调经。

方药：清热固经汤（《简明中医妇科学》）。

清热固经汤：黄芩　栀子　生地黄　地骨皮　地榆　阿胶　藕节　棕榈炭　龟甲　牡蛎生甘草

清热固经汤主治虚热证兼肾阴虚，崩漏量多，色殷红。方中以龟甲、阿胶为君药，滋阴潜阳，补肾养血；生地黄、黄芩、栀子清热凉血，合地骨皮以增养阴、清热、凉血之力；藕节、地榆、棕榈炭功专清热凉血，收涩化瘀；牡蛎育阴潜阳；生甘草清热解毒，调和诸药。诸药配伍，共奏清热凉血，止血调经之功。

因外感热邪或过服辛燥助阳之品酿成实热崩漏，症见暴崩，发热，口渴，苔黄，脉洪大有力者，加贯众炭、蒲公英、马齿苋清热解毒，凉血止血；实热耗气伤阴，出现气阴两虚证者，合生脉散加沙参益气养阴；如实热已除，血减少而未止者，当根据证候变化塞流佐以澄源，随证遣方中酌加仙鹤草涩血止血，茜草、益母草化瘀止血。

（2）虚热证

主要证候：经血非时而下，量少淋沥，血色鲜红而质稠；心烦潮热，小便黄少，或大便干燥；舌质红，苔薄黄，脉细数。

证候分析：阴虚失守，冲任不固，故经血非时而下；阴虚生热，虚热扰血，热迫血行，阴虚血少，则量少淋沥，质地黏稠；心烦潮热，尿黄便结，舌红，苔薄黄，脉细数，均为虚热之象。

治法：养阴清热，止血调经。

方药：上下相资汤（《石室秘录》）。

上下相资汤：人参　沙参　玄参　麦冬　玉竹　五味子　熟地黄　山茱萸　车前子　牛膝

上下相资汤主治血崩之后，口舌燥裂，不能饮食。方中熟地黄、山茱萸滋阴补肾为君；车前子强阴益精，牛膝补益肝肾，增益补肾之力；人参、沙参、玄参、麦冬、玉竹益气、滋肺、

NOTE

降火，金水相资；佐以五味子，仿生脉散之意，益气养阴，清心安神。诸药配伍，共奏养阴清热，止血调经之功。

暴崩下血者，加仙鹤草、海螵蛸涩血止血；淋沥不断者，加茜草、三七化瘀止血；心烦少寐者，加炒酸枣仁、柏子仁养心安神；烘热汗出，眩晕耳鸣者，加龟甲、龙骨育阴潜阳；血久不止，面色苍白，心悸气短，血色淡而质清者，加黄芪、枸杞子、当归益气养血。

2. 肾虚证

（1）肾阴虚证

主要证候：月经紊乱无期，出血淋沥不净或量多，色鲜红，质稠；头晕耳鸣，腰膝酸软，或心烦；舌质偏红，苔少，脉细数。

证候分析：肾阴亏虚，阴虚失守，封藏失司，冲任不固，故月经紊乱，经量多或淋沥不净；阴虚生内热，热灼阴血，则血色鲜红，质稠；阴血不足，不能上荣于脑，故头晕耳鸣；阴精亏虚，外府不荣，作强无力，则腰膝酸软；水不济火，故心烦。舌红，苔少，脉细数，亦为肾阴亏虚之象。

治法：滋肾益阴，止血调经。

方药：左归丸（《景岳全书》）去牛膝合二至丸（见经期延长）。

左归丸：熟地黄　山药　枸杞子　山茱萸　川牛膝　菟丝子　鹿角胶　龟甲胶

左归丸主治真阴肾水不足证。方中重用熟地黄滋肾填精，大补真阴，为君药；山药补脾益阴，滋肾固精；枸杞子补肾益精，养肝明目；女贞子益肝补肾；旱莲草入肾补精；山茱萸养肝滋肾，涩精敛汗；龟、鹿二胶，为血肉有情之品，峻补精髓，龟甲胶偏于补阴，鹿角胶偏于补阳，在补阴之中配伍补阳药，取"阳中求阴"之义；菟丝子益肝肾、强腰膝、健筋骨，俱为佐药。两方合而用之，共奏滋肾益阴，止血调经之功。

如胁胀痛者，加柴胡、香附、白芍疏肝解郁柔肝；咽干，眩晕者，加玄参、牡蛎、夏枯草养阴平肝清热；心烦，寐差者，加五味子、柏子仁、夜交藤养心安神；阴虚生热而热象明显者，参照崩漏虚热证治疗。

（2）肾阳虚证

主要证候：月经紊乱无期，出血量多或淋沥不尽，色淡质清；畏寒肢冷，面色晦暗，腰腿酸软，小便清长；舌质淡，苔薄白，脉沉细。

证候分析：肾阳虚弱，肾气不足，封藏失司，冲任不固，故月经紊乱，量多或淋沥；阳虚火衰，胞宫失煦，故经血色淡质清。余证均为阳虚失煦之象。

治法：温肾固冲，止血调经。

方药：右归丸（《景岳全书》）去肉桂，加补骨脂、淫羊藿。

右归丸：附子　肉桂　熟地黄　山药　山茱萸　枸杞子　菟丝子　鹿角胶　当归　杜仲

右归丸主治肾阳不足，命门火衰证。方中以附子、淫羊藿、鹿角胶为君药，温补肾阳，填精补髓；臣以熟地黄、枸杞子、山茱萸、山药、补骨脂滋阴益肾，养肝补脾；佐以菟丝子补阳益阴，固精缩尿；杜仲补益肝肾，强筋壮骨；当归养血和血，助鹿角胶以补养精血。诸药配合，共奏温补肾阳，填精止遗之功。

若腰腿酸软，周身无力，加川续断益肾强腰；久崩不止，出血色淡，量多，宜加党参、黑荆芥、生炙黄芪等益气固经。

3. 脾虚证

主要证候：经血非时而至，崩中暴下继而淋沥，血色淡而质薄；气短神疲，面色㿠白，或面浮肢肿，四肢不温；舌质淡，苔薄白，脉弱或沉细。

证候分析：脾虚气陷，统摄无权，故忽然暴下，或日久不止而成漏下；气虚火不足，故经血色淡而质薄；中气不足，清阳不升，故气短神疲；脾阳不振，则四肢不温，面色㿠白；脾虚水湿不运，泛溢肌肤，则面浮肢肿。舌淡，脉弱，均为脾虚阳气不足之象。

治法：补气升阳，止血调经。

方药：举元煎（见月经过多）合安冲汤（《医学衷中参西录》)加炮姜炭。

安冲汤：黄芪 白术 生地黄 白芍 续断 海螵蛸 茜草 龙骨 牡蛎

安冲汤主治妇女经水行时多而且久，过期不止，或不时漏下。方中人参、黄芪、白术、炙甘草补中益气，健脾固摄，以治其本；白芍、生地黄、续断补肾固冲，敛阴止血，以治其标；佐以升麻升阳举陷，海螵蛸、茜草、龙骨、牡蛎、炮姜炭收涩止血。两方合用，共奏补气升阳，止血调经之效。

久崩不止，症见头昏，乏力，心悸失眠者，酌加何首乌、桑寄生、五味子养心安神；脘腹胀闷者，加黑荆芥、煨木香、枳壳宽中行气；崩中量多者，加侧柏叶、仙鹤草、血余炭敛阴涩血止血。

4. 血瘀证

主要证候：经血非时而下，时下时止，或淋沥不净，色紫黑有块；或有小腹不适；舌质紫暗，苔薄白，脉涩或细弦。

证候分析：胞脉瘀滞，旧血不去，新血难安，故月经紊乱，离经之血时停时流，经血时来时止；冲任瘀阻，新血不生，旧血蓄极而满，故经血非时暴下；瘀阻则气血不畅，故小腹不适。血色紫黑有块，舌紫暗，脉涩，均为有瘀之征。

治法：活血化瘀，止血调经。

方药：四草汤（《实用中医妇科方剂》)加三七、蒲黄。

四草汤：鹿衔草 马鞭草 茜草炭 益母草

四草汤主治血热夹瘀崩漏。方中鹿衔草、马鞭草清热利湿，化瘀止血，为君药；益母草活血调经，祛瘀生新，合三七、蒲黄、茜草炭则活血化瘀、固冲止血之力增。诸药配伍，共奏活血化瘀，止血调经之功。

若崩漏患者月经久闭不行，B超提示子宫内膜较厚者，加花蕊石、马齿苋活血化瘀通经；少腹冷痛，经色暗黑夹块，为寒凝血瘀，加艾叶炭、炮姜炭温经涩血止血；血多者，加海螵蛸、仙鹤草、血余炭收涩止血；口干苦，血色红而量多，苔薄黄者，为瘀久化热，加炒地榆、贯众炭、侧柏叶凉血止血；气血虚兼有瘀滞者，改用八珍汤加益母草、鸡血藤、香附调补气血，化瘀生新。

【血止后治疗】

治疗原则：复旧为主，结合澄源。

1. 辨证求因，循因论治 在崩漏发病过程中常因病机转化而气血同病，多脏受累，甚而反果为因，故在治疗过程中除要辨证求因、审因论治外，更要抓住本病肾虚为主的基本病机，始终不忘补肾治本调经。一般说来，可在血止后根据患者不同的年龄阶段应用调整月经周期疗法。如青春期应以其在肾气初盛，天癸刚至，冲任未实，胞宫发育尚欠，多以调补肝肾，佐以理气和血之法，方用大补元煎合二至丸等方加减治疗；如周期测量基础体温，未见双相体温时，酌加巴戟天、肉苁蓉、补骨脂等温补肾阳，或用加减苁蓉菟丝子丸（《中医妇科治疗学》）化裁。育龄期则常见肝肾不足、心脾两虚、脾肾虚弱、心肾不交等证，治疗宜对应各种证候施行。若绝经前后期患者，则多肾衰，阴阳俱虚，兼夹阴虚火旺，阴虚阳亢，阴虚风动，以及夹瘀血、痰湿等证，治疗则根据其具体辨证施治。

2. 调整月经周期法　调整月经周期法简称"调周法"，各阶段用药的原则为：行经期着重活血调经，有利于经血排出；经后期着重补益肝肾，固护阴血，促进卵泡发育成熟和子宫内膜修复；经间期着重阴转阳，促进排卵；经前期着重补肾助阳，维持黄体功能。一般连续治疗3~6个周期，可逐渐建立规律的月经周期，恢复排卵功能。临床运用"调周法"时，应根据患者的证候与体质特点，辨病与辨证结合，因人、因证、因时制宜，以补肾、养肝、扶脾和宁心安神为治疗大法，调周以治本。

3. 确定复旧的目标　治疗崩漏还应结合患者的年龄与生育情况来确定治疗所要达到的最终目标。如治疗青春期崩漏的目标是使肾气充盛，冲任气血充沛，逐渐建立规律的月经周期；治疗育龄期崩漏的目标是使肾气平均，肝肾精血旺盛，阴阳平衡，恢复卵巢排卵功能与月经的周期，保持生殖功能正常；治疗围绝经期崩漏的目标则是重在控制出血，补益脾气，固摄经血，以后天养先天，促使肝肾、脾肾、心肾功能协调，恢复阴阳平衡，延缓衰老进程。

【其他疗法】

1. 中成药治疗

（1）三七片每次2~6片，每日3次，口服。适用于血瘀证。

（2）云南白药每次0.25~0.5g，每日4次，温开水送服。适用于血瘀证。

（3）宫血宁胶囊每次2粒，每日3次，温开水送服。适用于血热证。

2. 针灸治疗

（1）体针　取关元、三阴交、隐白、三阴交、肾俞、足三里穴，根据不同病情采用补法或泻法，每天1~2次，每次留针20~30分钟，10次为1疗程。

（2）艾灸　取百会、大敦（双）、隐白（双）等穴，每次取2~3穴，每穴灸5~7壮，7次为1疗程。

（3）耳针　取内分泌、卵巢、子宫、皮质下等穴，可用耳穴埋针、埋豆，每次选用4~5穴，每周2~3次。

【临证要点】

崩漏是月经周期、经期、经量严重紊乱的疑难急重病症。临证中要与月经不调、生殖器肿瘤、炎症、妊娠、产后等引起的如崩似漏的疾病相鉴别。

崩漏的主要病因是虚、热、瘀，三者可单独或复合成因，又互为因果；崩漏的病机主要是冲任不固，不能制约经血。崩漏病本在肾，病位在冲任，变化在气血，表现为子宫藏泻无度。

崩漏治疗，首分出血期与血止后，按标本缓急灵活运用"塞流""澄源""复旧"三法。出血期塞流、澄源辨证论治多兼益气养阴化瘀止血；血止后复旧固本仍须辨证论治。又须按年龄不同论治，青春期、育龄期的崩漏，调经治本多须补肾宁心，疏肝健脾，调整月经周期；绝经前后期的崩漏，注意排除恶变，重在补益心脾养血善其后。

1. 崩漏表现为子宫出血，诊断时必须排除与妊娠和产褥有关的出血病变及全身性和器质性疾患。

2. 由于崩漏是月经周期、经期和经量严重紊乱的病证，往往病程较长，新病常见血热证为主。无论实热或虚热，随着病情发展和迁延，出血量多或日久不净，常因伤及阴血而见气血两虚或气阴两伤。而漏下淋沥，又多合并瘀血阻滞，旧血不去，新血难安。故崩漏的病机特点是因果相干，气血同病，多脏受累，其势反复。因此，常常造成病势迁延而病情反复难愈。

3. 本着"急则治其标，缓则治其本"的原则，在急性出血期热象不明显者，常采用塞流之法固冲止血。对绝经前后期血势汹涌者，应果断采用诊断性刮宫止血并排除宫内膜恶性病变。血势减缓后，则辨证求因，结合澄源。如属肾气不足，肾阳虚弱者，治以补肾固冲，止血调经；如属肾阴亏虚，虚火内炽者，治以滋肾养阴，止血调经。以上两证兼有脾失统摄者，治以补肾滋肾，辅以补气摄血，养血调经；兼有肝郁血热者，治以补肾滋肾，辅以疏肝清热，调经止血；如出血淋沥，日久不净，B超提示子宫内膜仍厚达0.8cm以上者，为瘀血不去，新血难安，治以活血祛瘀，止血调经。止血后，根据患者不同年龄运用中药调整周期，促进排卵，恢复月经周期。

【预后与转归】

崩漏就病之新久而言，"暴崩者，其来骤，其治亦易；久崩者，其患深，其治亦难"（《景岳全书·妇人规》）。就其疗效而言，止血塞流稍易，调经复旧较难。正如《女科证治约旨》所谓："崩中者势急症危，漏下者势缓症重，其实皆属危重之候。"崩漏虽属妇科危急重症，但只要治疗得当，善后调治，预后较好。

【案例】

庞某，女，49岁，大学教师，已婚。2008年1月6日初诊。

患者反复阴道出血2月余，量多如冲3天，呈阵发性，色红，有较大血块，腹不痛，伴头昏心慌，胸闷烦躁，夜寐甚差，小腹作胀，腰骶酸楚，面色㿠白，有时潮红，大便偏干，小便偏少，色黄，舌边有瘀点，舌苔黄白腻，脉弦细。

患者初潮16岁，5/（28～37）天，量一般，色红质稠，无痛经，生育史1－0－2－1。工具避孕。平时带下或多，色黄白相间，质黏稠。妇科检查发现子宫偏大，质地偏硬，余无异常。B超及宫腔镜检查未发现异常。血常规检查：红细胞、血红蛋白低，白细胞亦偏低，淋巴细胞略高，凝血时间有所延长。既往有类似病史，常服妇康片止血，后因出现转氨酶升高而停用，就诊前西医建议其诊刮，因有思想顾虑未接受手术，前来就诊。

诊断：崩漏（更年期异常子宫出血）。

中医辨证：年届七七，肝肾阴虚，瘀热交阻，冲任不固，发为崩漏。

治法：补肾清肝，化瘀止血固冲。

方药：四草汤合加味失笑散加减。

鹿衔草30g，马鞭草10g，益母草10g，茜草炭10g，牡丹皮10g，赤芍10g，大蓟10g，小蓟10g，五灵脂10g，蒲黄炭10g（包煎），炒川续断10g，制香附10g，广木香9g。

服药7剂后复诊，告知出血虽有所减少，但偶尔又见增多，诸症略有改善，改从滋阴清热合化瘀止血之法，方用固经丸合加味失笑散加减。处方：炙龟甲10g（先煎），炒黄柏10g，椿根皮10g，女贞子10g，旱莲草10g，炒川续断10g，炒五灵脂10g，炒蒲黄10g（包煎），大黄炭 10g，大蓟 10g，小蓟 10g，党参 10g，陈皮 6g。

服药 9 剂后阴道出血始净，但头昏心烦，夜寐易醒，寐少便溏，腰酸耳鸣，舌质偏红，苔薄腻，脉沉细弦，转从调理心、肝、脾论治，用加味归脾汤合滋肾清心汤加减。处方：钩藤 15g（后下），山药 10g，山茱萸 10g，牡丹皮 10g，茯苓 10g，川续断 10g，菟丝子 10g，太子参 15g，炒白术 10g，广郁金 10g，合欢皮 9g，酸枣仁 10g，莲子心 5g。服药 7 剂后诸症明显改善，此后随症调理，未再发作。

（摘录《夏桂成实用中医妇科学》）

【文献举要】

《女科经纶·崩带门》：经漏不止……前虽属热，下焦久脱，已化为寒。久沉久降，寒湿大胜，当急救之。

《丹溪心法·崩漏》：夫妇人崩中者，由脏腑伤损，冲任二脉气血俱虚故也。二脉为经脉之海，血气之行，外循经络，内荣脏腑，若气血调适，经下依时，若劳动过极，脏腑俱伤，冲任之气虚，不能制约其经血，故忽然而下。谓之崩中漏下，治宜大补气血之药，奉养脾胃，微加镇坠心火之药。治其心，补阴泻阳，经自止矣。

《医宗金鉴·妇科心法要诀》：妇人经行之后，淋沥不止，名曰经漏；经血忽然大下不止，名为经崩。若其色紫黑成块，腹胁胀痛者，属热瘀；若日久不止，及去血过多而无块痛者，多系损伤冲任二经所致；更有忧思伤脾，脾虚不能摄血者；有中气下陷不能固血者；有暴怒伤肝，肝不藏血而血妄行者。

【思考题】

1. 简述崩漏的诊断与鉴别诊断。

2. 简述崩漏的处理原则。"治崩三法"在临床上如何运用？

3. 崩漏如何辨证论治？

第四节　闭　经

原发性闭经是指女性年逾 16 岁，虽有第二性征发育但无月经来潮，或年逾 14 岁，尚无第二性征发育及月经。继发性闭经是指月经来潮后停止 3 个周期或 6 个月以上。闭经古称"经闭""不月""月事不来""经水不通"等。

本病首见于《黄帝内经》。《素问·阴阳别论》曰："二阳之病发心脾，有不得隐曲，女子不月。"《素问·评热病论》曰："月事不来者，胞脉闭也，胞脉者属心而络于胞中，今气上迫肺，心气不得下通，故月事不来也。"《素问·腹中论》载有治疗血枯经闭第一首方剂"四乌鲗骨一藘茹丸"。历代医家对本病的病因病机和证治多有论述。

本病以持续性月经停闭为特征，临床常见，属于疑难性月经病，病程较长，病机复杂，治愈难度较大。妊娠、哺乳和围绝经期，或月经初潮后 1 年内发生月经停闭，不伴有其他不适症状者，不作闭经论。因先天性生殖器官发育异常，或后天器质性损伤而闭经者，药物治疗很难奏效，不属本节讨论范围。

西医学病理性闭经，可参照本病辨证治疗。

【病因病机】

闭经的病因病机首分虚实两类。虚者多因精血匮乏，冲任不充，血海空虚，无血可下；实者多为邪气阻隔，冲任瘀滞，脉道不通，经不得下。

1. 肾虚 素禀肾虚，或早婚多产，房事不节；或久病、惊恐伤肾，可致肾精亏损而血少，肾气虚弱而气衰，冲任不充，血海不能满盈，则月经停闭。

2. 脾虚 脾胃素虚，或饮食劳倦；或忧思过度，损伤脾运，则气血生化乏源，冲任空虚，血海不能满盈，致使月经停闭。

3. 精血亏虚 素体精血亏虚，或数伤于血，精不化气；或大病久病，营阴耗损，冲任血少，胞脉空虚，血海不能满盈，致使月经停闭。

4. 气滞血瘀 素性抑郁，或七情所伤，肝气郁结，久则气滞血瘀，冲任瘀阻，胞脉不通，经血不得下行，遂致月经停闭。

5. 寒凝血瘀 经期产后，感受寒邪；或过食生冷；或淋雨涉水，寒湿之邪客于冲任，凝涩胞脉，经血不得下行，遂致月经停闭。

6. 痰湿阻滞 素体肥胖，痰湿偏盛，或饮食劳倦，脾失健运，内生痰湿下注冲任，壅遏闭塞胞脉，经血不得下行，遂致月经停闭。

【诊断】

1. 病史 有月经初潮延迟及月经后期病史；或反复刮宫史、产后出血史、结核病史；或过度紧张劳累、过度精神刺激史；或有不当节食减肥史；或有环境改变、疾病影响、使用药物（避孕药、镇静药、抗抑郁药、激素类）、放化疗及妇科手术史等。

2. 症状 女性年逾16岁，虽有第二性征发育但无月经来潮，或年逾14岁，尚无第二性征发育及月经；或月经来潮后停止3个周期或6个月以上。应注意体格发育和营养状况，有无厌食、恶心，有无周期性下腹疼痛，有无体重改变（肥胖或消瘦），有无婚久不孕、痤疮、多毛、头痛、复视、溢乳、烘热汗出、烦躁、失眠、阴道干涩、毛发脱落、畏寒肢冷、性欲减退等症状。

3. 检查

（1）全身检查 注意观察患者体质和精神状态，形态特征和营养状况，全身毛发分布和身高、体重，女性第二性征发育情况等。

（2）妇科检查 了解内外生殖器官发育情况，有无缺失、畸形、肿块或萎缩。先天发育不良、原发性闭经者，尤需注意外阴发育情况，有无处女膜闭锁及阴道病变，可查及子宫偏小、畸形等；子宫过早萎缩，多见于下丘脑、垂体病变或卵巢早衰；同时应注意有无处女膜闭锁及阴道、卵巢等病变。

（3）辅助检查 ①血清激素，如卵巢激素（E_2、P、T）、促性腺激素（FSH、LH）、催乳素（PRL）及甲状腺、肾上腺功能测定，对于诊断下丘脑－垂体－卵巢性腺轴功能失调性闭经具有意义。②基础体温（BBT）测定、宫颈黏液结晶和阴道脱落细胞检查，有助于诊断卵巢性闭经。③超声及影像学检查、B超检查，可了解子宫、卵巢大小及卵泡发育、内膜厚薄等情况；子宫输卵管碘油造影可间接了解内生殖器情况及其病变；必要时可行 CT、MRI 检查。④诊断性刮宫手术，或宫腔镜、腹腔镜检查等，均可协助判断闭经的原因。

NOTE

【鉴别诊断】

1. 生理性闭经　妊娠期、哺乳期月经停闭多属于生理性闭经。年龄在 12～16 岁的女性，月经初潮 1 年内发生月经停闭，或 44～54 岁之间的妇女出现月经停闭，无其他不适症状，可不作闭经论。

2. 闭经的鉴别诊断　闭经涵盖了许多西医妇科疾病，如多囊卵巢综合征、卵巢早衰、闭经泌乳综合征、席汉综合征等，临床治疗前需根据病史、症状体征和辅助检查加以鉴别，明确诊断（表 6－3）。

表 6－3　闭经的鉴别诊断

疾病	症状	检查
多囊卵巢综合征	闭经，痤疮多毛，带下量多，脘腹胀满，大便不爽，舌肥嫩暗苔白腻	基础体温单相；血清睾酮异常升高；B超检查一侧或双侧卵巢内小卵泡≥12 个
卵巢早衰	闭经，伴烘热汗出，烦躁抑郁，失眠多梦，阴道干涩，脉沉细或细弦	基础体温单相；卵泡刺激素异常升高；B超见卵巢无窦卵泡或减少；生殖器萎缩
闭经泌乳综合征	闭经，或溢乳，头痛，复视，脉弦	基础体温单相；催乳素异常升高；检查头颅 CT 或 MRI，除外垂体腺瘤等病变
席汉综合征	产后大出血史，闭经，毛发脱落，畏寒肢冷，性欲淡漠，舌淡，脉沉	基础体温单相；促性腺激素（FSH、LH）水平降低；B超检查可见生殖器萎缩

【辨证论治】

（一）辨证要点

本病应根据病因病机、诊断要点，结合鉴别诊断与四诊信息辨别证候虚实。一般而论，年逾 16 岁尚未行经，或已行经而又月经稀发、量少，渐至停闭，并伴腰膝酸软，头晕眼花，面色萎黄，五心烦热，或畏寒肢冷，舌淡脉弱等者，多属虚证；若既往月经基本正常，而骤然停闭，伴胸胁胀满，小腹疼痛，或脘闷痰多，形体肥胖，脉象有力等者，多属实证。

（二）治疗原则

闭经的治疗原则，虚者补而通之，或补肾滋肾，或补脾益气，或填精益阴，大补气血，以滋养精血之源；实证者泻而通之，或理气活血，或温经通脉，或祛痰行滞，以疏通冲任经脉；虚实夹杂者当补中有通，攻中有养；皆以恢复月经周期为要。切不可一味滥用攻破或峻补之法，以犯虚虚实实之戒。若因其他疾病而致经闭者，又当先治他病，或他病、调经并治。

（三）分型证治

1. 肾虚证

（1）肾气虚证

主要证候：月经初潮来迟，或月经后期量少，渐至闭经；头晕耳鸣，腰膝酸软，小便频数，性欲降低；舌淡红，苔薄白，脉沉细。

证候分析：肾气不足，精血衰少，冲任气血不充，血海空虚，不能按时满盈，故月经初潮来迟，或后期量少，渐至停闭；肾虚不能化生精血，髓海、腰府失养，故头晕耳鸣，腰膝酸软；肾气虚则阳气不足，故性欲降低；肾气虚而膀胱失于温化，故小便频数。舌淡红，苔薄白，脉沉细，均为肾气虚之征。

治法：补肾益气，养血调经。

方药：大补元煎（方见月经后期）加丹参、牛膝。

若闭经日久，畏寒肢冷甚者，酌加菟丝子、肉桂、紫河车以温肾助阳，调冲任；夜尿多者，酌加金樱子、覆益子以温肾缩尿。

（2）肾阴虚证

主要证候：月经初潮来迟，或月经后期量少，渐至闭经；头晕耳鸣，腰膝酸软，或足跟痛，手足心热，甚则潮热盗汗，心烦少寐，颧红唇赤；舌红，苔少或无苔，脉细数。

证候分析：肾阴不足，精血亏虚，冲任气血不充，血海不能满溢，故月经初潮来迟，或后期量少，渐至停闭；精亏血少，不能濡养空窍、外府，故头晕耳鸣，腰膝酸软，或足跟痛；阴虚内热，故手足心热；虚热迫津外泄，故潮热盗汗；虚热内扰心神，则心烦少寐；虚热上浮，则颧红唇赤。舌红，苔少或无苔，脉细数，均为肾阴虚之征。

治法：滋肾益阴，养血调经。

方药：左归丸（方见崩漏）。

若潮热盗汗者，酌加青蒿、鳖甲、地骨皮以滋阴清热；心烦不寐者，酌加柏子仁、丹参、珍珠母以养心安神；阴虚肺燥，咳嗽咯血者，酌加沙参、白及、仙鹤草以养阴润肺止血。

（3）肾阳虚证

主要证候：月经初潮来迟，或月经后期量少，渐至闭经；头晕耳鸣，腰痛如折，畏寒肢冷，小便清长，夜尿多，大便溏薄，面色晦暗，或目眶暗黑；舌淡，苔白，脉沉弱。

证候分析：肾阳虚衰，脏腑失于温养，精血化生乏源，冲任气血不充，血海不能满溢，故月经初潮来迟，或后期量少，渐至停闭；肾阳虚衰，阳气不布，故畏寒肢冷；肾阳虚不足以温养髓海、外府，故头晕耳鸣，腰痛如折；肾阳虚膀胱气化失常，故小便清长，夜尿多；肾阳虚不能温运脾阳，运化失司，故大便溏薄；肾阳虚其脏色外现，故面色晦暗，目眶暗黑。舌淡，苔白，脉沉弱，均为肾阳虚之征。

治法：温肾助阳，养血调经。

方药：十补丸（《济生方》）加佛手、川芎。

十补丸：熟地黄　山茱萸　山药　鹿茸　茯苓　牡丹皮　泽泻　附子　肉桂　五味子

十补丸主治肾阳虚损，精血不足。方中以六味地黄丸加附子、肉桂，温补脾肾阳气；鹿茸助元阳，填精髓，调冲任，使天癸渐至，血海渐盈；五味子敛肺生津益肾，兼收诸药温燥之性。

若腰痛如折，畏寒肢冷，性欲淡漠者，酌加淫羊藿、菟丝子以温阳益肾；若大便溏薄，面肢浮肿者，酌加黄芪、桂枝以温阳益气利水；面色晦暗兼有色斑，少腹冷痛者，酌加蒲黄、香附以温阳活血理气。

2. 脾虚证

主要证候：月经停闭数月；神疲肢倦，食少纳呆，脘腹胀满，大便溏薄，面色淡黄；舌淡胖有齿痕，苔白腻，脉缓弱。

证候分析：脾虚生化无力而乏源，冲任气血不足，血海不能满溢，故月经停闭数月，面色淡黄；脾虚运化失司，湿浊内生而渐盛，故食少纳呆，脘腹胀满，大便溏薄；脾主四肢，脾虚中阳不振，故神疲肢倦。舌淡胖有齿痕，苔白腻，脉缓弱，均为脾虚之征。

治法：健脾益气，养血调经。

方药：参苓白术散（《太平惠民和剂局方》）加泽兰、怀牛膝。

参苓白术散：人参　白术　茯苓　白扁豆　甘草　山药　莲子肉　桔梗　薏苡仁　砂仁

参苓白术散主治脾胃虚弱，食少便溏，气短咳嗽，肢倦乏力。方中以四君子汤合山药健脾益气，使运化复常，气血有源；泽兰、怀牛膝活血调经；白扁豆、莲子肉、薏苡仁祛湿止泻；桔梗宣肺宽胸，祛痰利咽；砂仁开胃醒脾，化湿行气，以助脾胃健运。

若兼见腰膝酸软，五更泻，小便频数者，乃脾肾阳虚，酌加肉豆蔻、巴戟天以温阳止泻；若腹痛而泄泻，伴胸胁、乳房胀痛者，为脾虚而肝气乘之，酌加防风、白芍、柴胡以平肝止痛。

3. 精血亏虚证

主要证候：月经停闭数月；头晕目花，心悸少寐，面色萎黄，阴道干涩，皮肤干枯，毛发脱落，生殖器官萎缩；舌淡，苔少，脉沉细弱。

证候分析：精血亏虚，冲任气血衰少，血海不能满溢，故月经停闭；精血乏源，上不能濡养脑髓清窍而头晕目花，下不能荣养胞宫而生殖器官萎缩；精不化气，气不生津，故阴道干涩；血虚内不养心神，故心悸少寐；外不荣肌肤，故皮肤干枯，毛发脱落，面色萎黄。舌淡，苔少，脉沉细弱，均为精血亏虚之征。

治法：填精益气，养血调经。

方药：归肾丸（方见月经过少）加北沙参、鸡血藤。

若精血亏虚日久，渐至阴虚血枯经闭者，兼见形体羸瘦，骨蒸潮热，或咳嗽唾血，两颧潮红，舌绛苔少或无苔，脉细数；治宜滋肾养血，壮水制火，可选用补肾地黄汤（《陈素庵妇科补解》）。若精血亏虚日久，渐至阳虚血枯经闭者，兼见神疲倦怠，面色苍白，畏寒肢冷，性欲淡漠，舌淡，脉沉缓；治宜温肾养血，益火之源，可选用四二五合方（《刘奉五妇科经验》）。

4. 气滞血瘀证

主要证候：月经停闭数月，小腹胀痛拒按；精神抑郁，烦躁易怒，胸胁胀满，嗳气叹息；舌紫暗或有瘀点，脉沉弦或涩而有力。

证候分析：气机郁滞，气滞血瘀，冲任瘀阻，血海不能满溢，故停闭不行；瘀阻胞脉，故小腹胀痛拒按，胸胁胀满；气机不畅，肝气不舒，故精神抑郁，烦躁易怒，嗳气叹息。舌紫暗或有瘀点，脉沉弦或涩而有力，也为气滞血瘀之征。

治法：行气活血，祛瘀通经。

方药：膈下逐瘀汤（《医林改错》）。

膈下逐瘀汤：当归　川芎　赤芍　桃仁　红花　枳壳　延胡索　五灵脂　乌药　香附　牡丹皮　甘草

膈下逐瘀汤主治积聚成块，疼痛不移，属血瘀之证。方中以桃红四物汤去熟地黄之滋腻，养血活血；枳壳、乌药、香附行气通络；延胡索、五灵脂疏通血脉，化瘀定痛；牡丹皮凉血消瘀；甘草调和诸药。全方理气活血，使经血畅行。

若烦急，胁痛或乳房胀痛，舌尖边红者，酌加柴胡、郁金、栀子以疏肝清热；口干渴，大便结，脉数者，酌加黄芩、知母、大黄以清热泻火；若肝郁气逆，水不涵木，闭经而兼见溢乳，心烦易怒，头痛，腰膝酸软，舌红苔薄，脉弦而尺弱；治宜疏肝回乳，益阴通经，方用逍遥散（《太平惠民和剂局方》)酌加川楝子、炒麦芽、川牛膝、生地黄。

5. 寒凝血瘀证

主要证候：月经停闭数月，小腹冷痛拒按，得热则痛缓；形寒肢冷，面色青白；舌紫暗，苔白，脉沉紧。

证候分析：寒邪客于冲任，与血相搏，血为寒凝而瘀塞，冲任瘀阻，血海不能满溢，故经闭不行；寒客胞中，血脉不畅，"不通则痛"，故小腹冷痛拒按，得热后血脉暂通，故腹痛得以缓解；寒邪伤阳，阳气不达，故形寒肢冷，面色青白。舌紫暗，苔白，脉沉紧，也为寒凝血瘀之征。

治法：温经散寒，活血通经。

方药：温经汤（方见月经后期）。

若小腹冷痛重者，酌加艾叶、小茴香、香附温经暖宫止痛；四肢不温，畏寒者，酌加制附子、吴茱萸、肉桂温经助阳通经。

6. 痰湿阻滞证

主要证候：月经停闭数月，带下量多，色白质稠；形体肥胖，胸脘满闷，神疲肢倦，头晕目眩；舌淡胖，苔白腻，脉滑。

证候分析：痰湿阻于冲任，壅遏血海，经血不能满溢，故经闭不行；痰湿下注，损伤带脉，故带下量多，色白质稠；痰湿内盛，清阳不升，故头晕目眩，形体肥胖；痰湿困阻脾阳，运化失司，故胸脘满闷，神疲肢倦。舌淡胖，苔白腻，脉滑，也为痰湿阻滞之征。

治法：豁痰除湿，活血通经。

方药：丹溪治湿痰方（《丹溪心法》）。

丹溪治湿痰方：苍术　白术　半夏　茯苓　滑石　香附　川芎　当归

丹溪治湿痰方主治痰湿经闭。方中苍术、半夏化痰除湿；白术、茯苓健脾祛湿；滑石利湿而通窍；当归、川芎、香附养血活血行气。全方可使痰湿除而胞脉无阻，经血自通。

若胸脘满闷重者，酌加瓜蒌、枳壳、郁金宽胸理气；面目、肢体浮肿者，酌加益母草、泽泻、泽兰除湿化痰；腰膝酸软者，酌加川续断、菟丝子、杜仲补肾气，强腰膝。

【其他疗法】

1. 中成药治疗

（1）八珍益母丸每次6g，每日2次，口服。适用于气血两虚证。

（2）坤泰胶囊每次2g，每日3次，口服。适用于阴虚火旺证。

（3）桂枝茯苓丸每次6g，每日1~2次，口服。适用于气滞血瘀证。

（4）少腹逐瘀胶囊每次3粒，每日3次，口服。适用于寒凝血瘀证。

2. 耳穴治疗　可行耳穴贴敷辅助治疗。每次双耳各选取2~3穴，以王不留行籽贴敷耳穴。嘱患者每日用拇指、示指按压耳穴3~4次，至耳廓潮红，3天换贴1次，一般3~5次为1疗程。

3. 月经周期疗法　药物撤退性出血引导月经来潮后，可按月经周期阴阳消长转化规律重建周期，即模拟月经周期的经后期、经间（排卵）期、经前期、行经期施以中药调周治疗，具体参见崩漏调整月经周期疗法。

【临证要点】

闭经以持续性月经停闭为特征,诊断需考虑除外妊娠,可做妊娠试验,必要时经腹部或阴道 B 超检查加以确认。闭经涵盖了西医学排卵障碍相关的多种疾病,如多囊卵巢综合征、闭经泌乳综合征、卵巢早衰、席汉综合征等。临床确立闭经的中医诊断同时,尚需通过血清激素测定、B 超检查、头颅 CT、MRI 等,做出相应的西医诊断,以进一步明确病位病性和疾病特点,提高疗效。

本病月经停闭时间长,治疗有一定难度。治疗期间应注意患者证候变化,借助测量基础体温,定期复查激素,B 超监测卵泡发育及有无排卵等,观察疗效。证候无明显改善时,应嘱患者采取避孕措施,避免计划外的意外妊娠或妊娠失败。

闭经常责之于肝、脾、肾、心,最终导致肾 – 天癸 – 冲任 – 胞宫轴功能失调,而以肾虚为主。肾在月经产生中起主导作用,即所谓“经水出诸肾”。

【预后与转归】

闭经的预后与转归取决于病因、病位、病性、体质、环境、精神状态、饮食等诸多因素。若病因简单,病损脏腑单一,病程短者,一般预后尚好,月经可行。但恢复排卵和重建周期需要时间,有难度。若病因复杂,多脏腑受累,病程久者,则较难治愈。

闭经各证候之间有一定联系,可相兼或转化,使病情日趋复杂,治疗更加棘手。情志、环境等诸多因素均可导致疾病反复。闭经久治不愈,可导致不孕症,或引发性功能障碍、代谢障碍、心血管疾患等其他疾病。实证闭经治宜行气活血通经,药后月经来潮或有经来先兆,疗效较好;但不可久用通经之法,避免一味活血变生他证。

【案例】

康某,女,18 岁。1985 年 6 月 13 日初诊。

患者 11 岁月经初潮,既往月经后期,每 40 ~ 50 天一潮,量少,伴有痛经,后经治疗痛经好转,但月经后期越来越严重;1984 年春季因“闭经”做腹腔镜检查,诊断为“多囊卵巢综合征”。自 1984 年 8 月份开始,至今近 1 年月经一直未潮,曾服中药 200 余剂,大便干结、腹部胀气经中药治疗有所好转,但月经终未来潮。观其形体消瘦,面色暗,情志抑郁,多毛,以双下肢为甚,小便次数多,口不甚干;舌偏红,苔白,脉细数。

治法:疏肝补肾,活血通经。

方药:鹿角霜 15g,香附 12g,鸡血藤 15g,鳖甲 30g,菟丝子 15g,薏苡仁 15g,鸡内金 10g,柏子仁 10g,泽兰 10g,川牛膝 10g,益母草 12g。

二诊:7 月 4 日。月经仍未来潮,夜间潮热,口干喜饮,二便调,纳可;舌红,苔薄黄,脉细。继服上方加浙贝母 15g。

三诊:1985 年 7 月 21 日。服药后月经于 7 月 16 日来潮,始色黑如渣,后转红,量少,3 天干净,经后烦热感消失;舌红,苔薄,脉细弱。继服上方。

四诊:1985 年 8 月 16 日。服药后月经于 8 月 9 日来潮,现已干净,量较前增多,月经颜色已转红,无腰腹痛,精神转佳;舌红,苔薄,脉细。继服上方以巩固疗效。

(摘录《黄绳武妇科经验集》)

【文献举要】

《女科撮要·经闭不行》:夫经水阴血也,属冲任二脉主,上为乳汁,下为血水。其为患有因脾虚而不能生血者；有因脾郁伤而血耗损者；有因胃火而血消烁者；有因脾胃损而血少者；有因劳伤心而血少者；有因怒伤肝而血少者；有因肾水不能生肝而血少者；有因肺气虚不能行血而闭者。治疗之法，若脾虚而不行者，调而补之；脾郁而不行者，解而补之；胃火而不行者，清而补之；脾胃损而不行者，调而补之；劳伤心血而不行者，静而补之；怒伤肝而不行者，和而补之；肺气虚而不行者，补脾胃；肾虚而不行者，补脾肺。经云：损其肺者益其气，损其心者调其荣卫，损其脾者调其饮食，适其寒温，损其肝者缓其中，损其肾者益其精。审而治之，庶无误矣。

《景岳全书·妇人规》：血枯之与血隔，本自不同……凡妇女病损，至旬月半载之后，则未有不闭经者。正因阴竭，所以血枯，枯之为义，无血而然。故或以羸弱，或以困倦，或以咳嗽，或以夜热，或以饮食减少，或以亡血失血，及一切无胀、无痛、无阻、无隔，而经有久不至者，即无非血枯经闭之候。欲其不枯，无如养营；欲以通之，无如充之，但使雪消则春水自来，血盈则经脉自至，源泉混混，又孰有能阻之者？奈何今之为治者，不论有滞无滞，多兼开导之药，其有甚者，则专以桃仁、红花之类，通利为事。岂知血滞者可通，血枯者不可通也。血既枯矣，而复通之，则枯者愈枯，其与榨干汁者何异？为不知枯字之义耳，为害不小，无或蹈此弊也。

《沈氏女科辑要·月事不来》：《金匮》三证，积冷、结气，有血不行也，景岳谓之血隔。积冷宜肉桂大辛热之药，导血下行，后用养营之药调之；气结宜宣，如逍遥散，或香附、乌药行气之品宜之。虚者无血可行也，景岳谓之血枯，宜补。赵养葵补水、补火、补中气三法，最为扼要。

《王旭高临证医案·杂病门》：乳房属胃，乳汁血之所化。无孩子而乳房膨胀，亦下乳汁，非血之有余，乃不循其道为月水，反随肝气上入乳房变为乳汁，非细故矣。夫血犹水也，气犹风也，血随气行，如水得风而作波澜也。然则顺其气而使下行，如风回波转，不必参堵截之法……

【思考题】

1. 闭经的概念为何？
2. 简述闭经的虚实病机。
3. 与排卵障碍相关的闭经包括哪些妇科疾病？应如何鉴别？
4. 虚实闭经如何辨证施治？

第五节 痛 经

痛经是指妇女正值经期或经行前后，出现周期性小腹疼痛，或伴腰骶酸痛，甚至剧痛晕厥，影响正常工作及生活的疾病。痛经是临床常见病，亦称"经行腹痛"。

有关痛经的记载，最早见于《金匮要略·妇人杂病脉证并治》："带下，经水不利，少腹满痛，经一月再见者，土瓜根散主之。"指出瘀血内阻而致经行不畅，少腹胀痛，1个月后周期性再出现的痛经特点，并用活血化瘀的土瓜根散治疗。《诸病源候论·妇人杂病诸候》首立

NOTE

"月水来腹痛候"，认为"妇人月水来腹痛者，由劳伤气血，以致体虚，受风冷之气，客于胞络，损冲任之脉……其经血虚，受风冷，故月水将来之际，血气动于风冷，风冷与血气相击，故令痛也"，为研究本病的病因病机奠定了理论基础。《妇人大全良方》认为痛经有因于寒者，有气郁者，有血结者，病因不同，治法各异，所创良方温经汤治疗实寒有瘀之痛经至今常用。《景岳全书·妇人规》有云："经行腹痛，证有虚实。实者或因寒滞，或因血滞，或因气滞，或因热滞；虚者有因血虚，有因气虚。然实痛者，多痛于未行之前，经通而痛自减；虚痛者，于既行之后，血去而痛未止，或血去而痛益甚。大都可按可揉者为虚，拒按拒揉者为实。"详细归纳了本病的常见病因，且提出了根据疼痛时间、性质、程度辨虚实的见解，对后世临证颇有启迪。其后《傅青主女科》《医宗金鉴·妇科心法要诀》进一步补充了肝郁化火、寒湿、肝肾亏损为患的病因病机，以及宣郁通经汤、温脐化湿汤、调肝汤、当归建中汤等治疗方药。

本病的临床特征是伴随月经周期而发作，表现为小腹疼痛，或伴腰骶酸痛。故本节所述痛经应具备此特征。至于异位妊娠破裂、先兆流产，或卵巢囊肿蒂扭转等病证导致的下腹痛，均不属于本病范畴，在诊断痛经时应进行鉴别。

西医学原发性痛经、子宫内膜异位症、子宫腺肌病、盆腔炎性疾病或宫颈狭窄等引起的继发性痛经可参照本病辨证治疗。

【病因病机】

痛经病因有生活所伤、情志不和、六淫为害，痛经的病位在冲任与胞宫，其发生与冲任、胞宫的周期性生理变化密切相关。病因病机可概括为"不荣则痛"或"不通则痛"，其证重在明辨虚实寒热。若素体肝肾亏损，气血虚弱，经期前后，血海满而溢泄，气血骤虚，冲任、胞宫失养，故"不荣则痛"；若由于肝郁气滞、寒邪凝滞、湿热郁结等因素导致的瘀血阻络，客于胞宫，损伤冲任，气血运行不畅，故"不通而痛"。

1. **寒凝血瘀**　经期产后，感受寒邪，或过食生冷，或迁居寒冷之地，寒邪客于胞宫，血得寒则凝，以致瘀阻冲任，血行失畅。经前、经期气血下注冲任，加重胞脉气血壅滞，"不通则痛"，发为痛经。

2. **气滞血瘀**　素性抑郁，忧思郁怒，肝郁气滞，气滞血瘀，滞于冲任、胞宫而作痛；若血不循经，滞于胞宫，日久成瘀，阻碍气机流畅。气滞与血瘀相互为病，最终导致"经水不利"而腹痛发作。《张氏医通·妇人门》云："经行之际……若郁怒则气逆，气逆则血滞于腰腿心腹背胁之间，遇经行时则痛而加重。"

3. **湿热蕴结**　素体湿热内蕴，或经期、产后调养不慎，感受湿热邪气，与血相搏，流注下焦，蕴结胞中，气血凝滞，"不通则痛"，发为痛经。

4. **气血虚弱**　脾胃素虚，化源匮乏，或大病久病或失血过多，气血不足，胞脉空虚，经期或行经后气血亏虚益甚，故冲任、胞宫失于濡养而发病；兼气虚推动无力，血行迟缓，冲任经脉不利，亦可发病。正如《景岳全书·妇人规》云："凡人之气血犹源泉也，盛则流畅，少则壅滞，故气血不虚则不滞。"

5. **肝肾亏损**　素禀虚弱，或房劳多产，或久病耗损，导致肝肾亏虚，精亏血少，水不涵木；经后血海空虚，冲任、胞宫失去濡养，"不荣则痛"发为痛经。如《傅青主女科》中所述："妇人有少腹疼于行经之后者，人以为气血之虚也，谁知是肾气之涸乎。"

痛经发病因素较为复杂，而且相互交错或重复出现，常非单一因素所致。如肾气亏虚，精血亏少，血为气之母，精血不足，则气血虚弱；又如素禀虚弱，肝肾阴虚，水不涵木，肝气郁滞，气血不行而发病。

【诊断】

1. 病史　既往有经行腹痛史；精神过度紧张，经期产后冒雨涉水、过食寒凉，或有不洁房事等情况；子宫内膜异位症、子宫腺肌病、盆腔炎性疾病、宫颈狭窄等病史或妇科手术史。

2. 症状　腹痛多发生在经行前 1～2 天，行经第 1 天达高峰，疼痛多呈阵发性、痉挛性，或呈胀痛或伴下坠感。疼痛常可放射至腰骶部、肛门、阴道及大腿内侧。痛甚者可伴面色苍白，出冷汗，手足发凉，恶心呕吐，甚至昏厥等。也有少数于经血将净或经净后 1～2 天始觉腹痛或腰腹痛者。

3. 检查

（1）妇科检查　功能性痛经者，检查多无明显异常。部分患者可见子宫体极度屈曲，或宫颈口狭窄。子宫内膜异位症者多有痛性结节，或伴有卵巢囊肿；子宫腺肌病者子宫多呈均匀性增大，或伴有压痛；盆腔炎性疾病可有子宫或附件压痛等征象；有妇科手术史者，多有子宫粘连、活动受限等。

（2）辅助检查　①盆腔 B 超检查有助于诊断子宫内膜异位症、子宫腺肌病、盆腔炎性疾病，排除妊娠、生殖器肿瘤等。②血液检查，如血常规白细胞计数是否增高，有助于诊断盆腔炎性疾病。另外，盆腔 MRI 检查、腹腔镜、子宫输卵管碘油造影、宫腔镜等检查有助于明确痛经的病因。

【鉴别诊断】

痛经应与异位妊娠、宫内妊娠流产、黄体破裂、卵巢囊肿蒂扭转、盆腔炎性疾病、急性阑尾炎等疾病鉴别（表 6-4）。

表 6-4　痛经的鉴别诊断

疾病	症状	检查
痛经	经期或经行前后出现周期性小腹疼痛或痛引腰骶	原发性痛经无器质性病变
异位妊娠	月经量突然减少，小腹突发疼痛	血 HCG 阳性，宫内无妊娠囊，宫旁有包块
宫内妊娠流产	小腹坠痛，阴道少量流血，停经史	血 HCG 阳性，超声检查宫内有妊娠囊
黄体破裂	排卵后期，下腹一侧突发疼痛	血 HCG 阴性，下腹压痛、反跳痛
卵巢囊肿蒂扭转	既往囊肿，体位改变时下腹一侧突发剧烈疼痛	血 HCG 阴性，下腹压痛、反跳痛，超声提示附件包块
盆腔炎性疾病	下腹疼痛，伴有阴道分泌物增多	宫颈举摇痛，子宫压痛、附件增厚、压痛，或扪及痛性包块
急性阑尾炎	上腹转至右下腹持续性疼痛，伴恶心呕吐	右下腹压痛、反跳痛，肌紧张

【辨证论治】

（一）辨证要点

痛经辨证首先要根据疼痛发生的时间、部位、性质及疼痛程度，明察病位，分清寒热、虚实，在气、在血。一般而言，痛在小腹正中，多为胞宫瘀滞；痛在少腹一侧或两侧，病多在肝；痛连腰骶，病多在肾。经前或经行之初疼痛者多属实，月经将净或经后疼痛者多属虚。详查疼痛的性质、程度是本病辨证的重要内容，掣痛、绞痛、灼痛、刺痛，疼痛拒按多属实；隐痛、空痛、按之痛减多属虚；坠痛虚实兼有；绞痛、冷痛、得热痛减多属寒；灼痛，得热痛剧多属热。胀甚于痛，时痛时止多属气滞；痛甚于胀，持续作痛多属血瘀。

一般而言，本病实证居多，虚证较少，亦有证情复杂，实中有虚，虚中有实，虚实夹杂者，需知常达变。临证需结合月经期、量、色、质，伴随症状，舌、脉等综合分析。

（二）治疗原则

痛经的治疗，应根据证候在气、在血，寒热、虚实的不同，以止痛为核心，以调理胞宫、冲任气血为主，或补气，或活血，或散寒，或清热，或补虚，或泻实。具体治法分两步：经期重在调血止痛以治标，及时缓解，控制疼痛；平素辨证求因以治本。标本缓急，主次有序，分阶段治疗。

痛经在辨证治疗中，应适当选加相应的止痛药以加强止痛之功。如寒者选加艾叶、小茴香、肉桂、吴茱萸、桂枝；气滞者选加香附、枳壳、川楝子；血瘀者选加三七粉、血竭、莪术、失笑散；热者选加牡丹皮、黄芩等。

（三）分型论治

1. 寒凝血瘀证

主要证候：经前或经期，小腹冷痛拒按，得热痛减，或周期后延，经血量少，色暗有块；畏寒肢冷，面色青白；舌暗，苔白，脉沉紧。

证候分析：寒客胞宫，血为寒凝，瘀滞冲任，血行不畅，故经前或经期小腹冷痛；寒得热化，瘀滞暂通，故得热痛减；寒凝血瘀，冲任失畅，可见周期后延，经色暗而有块；寒邪内盛，阻遏阳气，故畏寒肢冷，面色青白。舌暗，苔白，脉沉紧，均为寒凝血瘀之候。

治法：温经散寒，化瘀止痛。

方药：少腹逐瘀汤（《医林改错》）。

少腹逐瘀汤：肉桂　小茴香　干姜　当归　川芎　赤芍　蒲黄　五灵脂　没药　延胡索

少腹逐瘀汤主治"小腹积块疼痛"或"经血见时，见腰酸少腹胀，或经血一月见三五次，接不断，断而又来，其色或紫，或黑，或块，或崩漏，兼少腹疼痛，或粉红兼白带，皆能治之"。方中肉桂、干姜、小茴香温经散寒；当归、川芎、赤芍养营活血；蒲黄、五灵脂、没药、延胡索化瘀止痛。寒散血行，冲任、子宫血气调和流畅，自无疼痛之虞。

若小腹冷痛较甚，加艾叶、吴茱萸散寒止痛；若寒凝气闭，痛甚而厥，四肢冰凉，冷汗淋漓，加附子、细辛、巴戟天回阳散寒；若伴肢体酸重不适，苔白腻，或有冒雨、涉水、久居阴湿之地史，乃寒湿为患，应酌加苍术、茯苓、薏苡仁、羌活以健脾除湿。

2. 气滞血瘀证

主要证候：经前或经期，小腹胀痛拒按，月经量少，经行不畅，色紫暗有块，块下痛减，胸胁、乳房胀痛；舌紫暗，或有瘀点，脉弦涩。

证候分析：肝失条达，冲任气血郁滞，经血不利，"不通则痛"，故经前或经期小腹胀痛拒按；冲任气滞血瘀，故经量少，经行不畅，色暗有块；块下气血暂通，则疼痛减轻；肝郁气滞，经血不利，故胸胁、乳房胀痛。舌紫暗，或有瘀点，脉弦涩，均是气滞血瘀之候。

治法：行气活血，化瘀止痛。

方药：膈下逐瘀汤（方见闭经）。

若肝气夹冲气犯胃，痛而恶心呕吐者，加吴茱萸、法半夏、陈皮和胃降逆；小腹坠胀不适或前后阴坠胀不适，加柴胡、升麻行气升阳；郁而化热，心烦口苦，舌红苔黄，脉数者，加栀子、郁金清热泻火。

3. 湿热蕴结证

主要证候：经前或经期，小腹疼痛或胀痛不适，有灼热感，或痛连腰骶，或平时小腹痛，经前加剧，月经量多或经期长，色暗红，质稠或有血块；平素带下量多，色黄稠臭秽，或伴低热，小便黄赤；舌红，苔黄腻，脉滑数或濡数。

证候分析：湿热蕴结冲任，阻滞气血运行，经前或经期气血下注冲任，加重气血壅滞，故见小腹疼痛或胀痛，有灼热感，痛连腰骶，或平时小腹痛，经前加剧；湿热损伤冲任，迫血妄行，故见经量多，或经期长；血为热灼，故色暗红，质稠或有血块；湿热下注，伤于带脉，带脉失约，故带下量多，黄稠臭秽；湿热熏蒸，故低热，小便黄赤。舌红，苔黄腻，脉滑数或濡数，均为湿热蕴结之候。

治法：清热除湿，化瘀止痛。

方药：清热调血汤（《古今医鉴》）加车前子、败酱草、薏苡仁。

清热调血汤：黄连　牡丹皮　生地黄　白芍　当归　川芎　红花　桃仁　延胡索　莪术　香附

清热调血汤主治"经水将来，腹中阵阵作痛，乍作乍止，气血俱实"。方中黄连清热燥湿；牡丹皮、生地黄、白芍清热凉血；当归、川芎、桃仁、红花活血化瘀；延胡索、莪术、香附行气活血止痛。加车前子、败酱草、薏苡仁，意在增强原方清热除湿之功。

若月经过多或经期延长者，酌加槐花、地榆、马齿苋以清热止血；带下量多者，酌加黄柏、樗白皮以清热除湿。

4. 气血虚弱证

主要证候：经期或经后，小腹隐痛喜按，月经量少，色淡质稀；神疲乏力，头晕心悸，面色苍白，失眠多梦；舌质淡，苔薄，脉细弱。

证候分析：气血不足，冲任亦虚，经行之后，血海更虚，胞宫、冲任失于濡养，故经期或经后小腹隐隐作痛，喜按；气血两虚，血海未满而溢，故经量少，色淡质稀；气虚中阳不振，故神疲乏力；血虚则无以养心神，荣头面，故见头晕心悸，失眠多梦，面色苍白。舌淡，苔薄，脉细弱，均是气血两虚之候。

治法：益气养血，调经止痛。

方药：圣愈汤（《医宗金鉴·妇科心法要诀》）。

圣愈汤：人参　黄芪　熟地黄　白芍　当归　川芎

圣愈汤主治"月经先期，虚甚者"。方中人参、黄芪补脾益气；熟地黄、白芍、当归、川芎养血和血。气充血沛，子宫、冲任复其濡养，自无疼痛之患。

若月经夹有血块者，酌加蒲黄、五灵脂以活血止痛；若伴有经行便溏，腹痛严重者，可去当归，加茯苓、炒白术以健脾止泻；失眠多梦，心脾虚者，酌加远志、合欢皮、夜交藤，以养心安神；若伴畏寒肢冷，腰腹冷痛，可加肉桂、小茴香、艾叶散寒止痛。

5. 肝肾亏损证

主要证候：经期或经后，小腹绵绵作痛，喜按，伴腰骶酸痛，月经量少，色淡暗，质稀；

头晕耳鸣，面色晦暗，失眠健忘，或伴潮热；舌质淡红，苔薄白，脉沉细。

证候分析：肾气虚损，精血本已不足，经期或经后，血海更虚，胞宫、冲任失养，故小腹隐隐作痛，喜按，腰骶酸痛；肾虚冲任不足，血海满溢不多，故月经量少，色淡质稀；肾精亏虚，不能上荣头窍，故头晕耳鸣，面色晦暗，失眠健忘；肾水亏于下，肝木失养，则肝阳亢于上，故可伴潮热。舌淡红，脉薄白，脉沉细，均为肝肾亏损之象。

治法：补养肝肾，调经止痛。

方药：益肾调经汤（《中医妇科治疗学》）。

益肾调经汤：巴戟天　杜仲　续断　乌药　艾叶　当归　熟地黄　白芍　益母草

益肾调经汤主治"经来色淡量少，经后少腹疼痛，两胁作胀，腰部酸软"。方中巴戟天、杜仲、续断补肾壮腰，强筋止痛；乌药温肾散寒，艾叶温经暖宫；当归、熟地黄、白芍滋阴养血，益母草活血调经。诸药合用，肾气实、筋骨坚，阴血充沛，子宫、冲任得以濡煦，则疼痛自止。

【其他疗法】

1. 中成药治疗

（1）元胡止痛片每次 3 片，每日 3 次，口服。适用于气滞血瘀证。

（2）少腹逐瘀胶囊每次 3 粒，每日 3 次，口服。适用于寒凝血瘀证。

（3）八珍益母丸每次 6g，每日 2 次，口服。适用于气血虚弱兼有瘀滞证。

（4）散结镇痛胶囊每次 3 粒，每日 3 次，口服。适用于血瘀证。

2. 针灸治疗

（1）实证　毫针泻法，寒邪甚者可用艾灸。主穴：三阴交、中极。配穴：寒凝者加归来、地机；气滞者加太冲；腹胀者加天枢、气海穴；胁痛者加阳陵泉、光明；胸闷者加内关。

（2）虚证　毫针补法，可加用灸法。主穴：三阴交、足三里、气海。配穴：气血亏虚加脾俞、胃俞；肝肾不足加太溪、肝俞、肾俞；头晕耳鸣加悬钟。

【临证要点】

痛经表现为周期性小腹部疼痛，诊断时必须排除与妊娠和内、外、其他妇科疾病有关的腹痛疾患。一般而言，痛经实证居多，虚证较少，但发病因素较为复杂，而且相互交错或重复出现，临床上多有虚实夹杂。因此，临证之时应辨证求因，对证施治。

【预后与转归】

中医药治疗痛经疗效良好。功能性痛经，经及时、有效治疗，可以痊愈；属于器质性病变所引起者，虽病程缠绵，难获速效，但辨证施治亦可取得较好的消减疼痛的作用。

【案例】

盛某，女，28 岁，已婚。

经行少腹痛已 6 年，婚后 3 年未孕。妇检无异常。痛经起于经期淋雨之后，经行小腹痛剧，痛时欲滚，拒按，得热稍缓，经量少，色紫黑，有血块，血块下后痛减，舌暗淡，苔薄白，脉细涩。

中医辨证：此为寒凝胞宫，气滞血瘀，"不通则痛"。

治法：温经散寒，活血化瘀。

方药：《妇人大全良方》温经汤加减。

当归、赤芍、红花、牡丹皮、香附、延胡索、三棱、五灵脂、蒲黄各 10g，益母草 30g，肉桂 3g。

经前、经期服上药 7 剂，当月腹痛即减，经后改服艾附暖宫丸，下次经前及经期原方加减。治疗 2 个月后，腹痛已愈，5 个月后特来告之，已妊娠 2 个月。

此为寒凝胞宫、气滞血瘀型痛经，经前经期以温经散寒，活血化瘀为治则，驱邪为主；经后以温肾调气血，扶正为主。临床使用，屡见效捷。

（摘录《中国百年百名中医临床家丛书——夏桂成》）

【文献举要】

《诸病源候论·妇人杂病诸候》：妇人月水来腹痛者，由劳伤气血，以致体虚，受风冷之气，客于胞络，损冲任之脉……其经血虚，受风冷，故月水将来之际，血气动于风冷，风冷与血气相击，故令痛也。

《妇人大全良方·月水行或不行心腹刺痛方论》：若经道不通，绕脐寒疝痛彻，其脉沉紧，此由寒气客于血室，血凝不行，结积血为气所冲，新血与故血相搏，所以发痛。譬如天寒地冻，水凝成冰。宜温经汤及桂枝桃仁汤、万病丸。

《景岳全书·妇人规》：经行腹痛，证有虚实。实者或因寒滞，或因血滞，或因气滞，或因热滞；虚者有因血虚，有因气虚。然实痛者，多痛于未行之前，经通而痛自减；虚痛者，于既行之后，血去而痛未止，或血去而痛益甚。大都可按可揉者为虚，拒按拒揉者为实。

《傅青主女科·行经后少腹疼痛》：何以虚能作疼哉？盖肾水一虚，则水不能生木，而肝木必克脾土，木土相争，则气必逆，故尔作疼。治法必须以舒肝气为主，而益之以补肾之味，则水足而肝气益安，肝气安而逆气自顺，又何疼痛之有哉？

【思考题】

1. 简述痛经的定义及鉴别诊断。
2. 简述痛经的辨证分型及治疗方药。

第六节　月经前后诸证

凡于行经期前后或正值经期，周期性反复出现乳房胀痛、泄泻、肢体浮肿、头痛、身痛、吐衄、口舌糜烂、疹块瘙痒、情志异常或发热等一系列症状者，称为"月经前后诸证"。上述症状可单独出现，也可二三症同见，多在月经前 1~2 周出现，月经来潮后症状即减轻或消失。

西医学的经前期综合征可参照本病辨证治疗。

病因病机：本病的发生与经期的生理变化、患者情志因素和体质因素有密切关系。与肝、脾、肾三脏紧密相关。女子以血为用，肝藏血，肾藏精，精化血，脾生血、统血，肝、脾、肾功能失调，气血失和是月经前后诸证的主要病机：①肝气郁滞：素有抑郁，情志不畅，肝气不舒，复因恚怒伤肝，肝失调达冲和之性。经期阴血下注血海，肝血不足，肝气易郁，气机不利，而出现经行乳房胀痛。肝郁化火，上扰清窍，灼伤血络，遂致经行吐衄、头晕头痛、烦躁失眠。肝木犯脾，则出现经行泄泻、腹痛。②脾肾阳虚：肾阳不足，命门火衰，脾失健运。或

NOTE

素体脾虚，经期经血盈于冲任，脾气益虚，脾虚湿停，水湿下注大肠而为经行泄泻，水湿泛溢肌肤则致经行浮肿。③血虚肝旺：素体血虚，经期阴血下注血海，阴血更显不足，肝失所养，肝阳偏旺，则出现头痛、头晕。血不养心，则烦躁失眠、情志异常。血虚经脉失养，则出现经行身痛。阴虚火旺，虚火上炎，灼伤血络，则致经行吐衄。虚火上乘于心，心火上炎，致口舌糜烂。④血瘀痰浊：经行、产后感寒饮冷，寒凝血瘀，素体肥胖或脾虚生痰，痰浊瘀血阻滞清窍，则致经行头痛、头晕。经前气血下注冲任，血瘀、痰浊阻滞脉络，"不通则痛"，则经行身痛。

类证鉴别：①乳癖：乳癖可出现经前乳房胀痛，检查多见乳房有包块。经行乳房胀痛每随月经周期而发，经后消失，检查多无器质性改变。乳房超声检查或红外线扫描有助于鉴别诊断。②外感头痛：经期偶感风寒或风热以致头痛者，常伴表证，如恶寒发热、鼻塞、流涕、咽痒、脉浮等。无月经周期性发病特点。③脏躁：妇人无故自悲伤，不能控制，甚或哭笑无常，呵欠频作者，称为脏躁。虽与经行情志异常都有情志改变，但脏躁无月经周期性发作，而经行情志异常则伴随月经周期而发作。

辨证论治：①辨证要点：本病证情复杂，应根据主证的性质、部位、特点，参考月经的期、量、色、质，结合全身症状及舌脉，综合分析。②治疗原则：本病的治疗重在补肾、健脾、疏肝、调理气血。治疗分两步，经前、经期重在辨证基础上控制症状，平时辨证论治以治本。

一、经行乳房胀痛

每于行经前后，或正值经期，出现乳房作胀，或乳头胀痒疼痛，甚至不能触衣者，称为"经行乳房胀痛"。

西医学经前期综合征出现的乳房胀痛可参照本病辨证治疗。

【病因病机】

经行乳房胀痛的发生，与肝、肾、胃关系密切。因肝经循胁肋，过乳头，乳头乃足厥阴肝经支络所属，乳房为足阳明胃经经络循行之所，足少阴肾经入乳内，故有乳头属肝、乳房属胃亦属肾所主之说。肝藏血，主疏泄，本病发生多在经前或经期，而此时气血下注冲任血海，易使肝血不足，气偏有余。因此，本病主要由肝失条达或肝肾失养所致。七情内伤，肝气郁结，气血运行不畅，脉络欠通，"不通则痛"；或肝肾亏虚，乳络失于濡养而痛。

1. 肝气郁结　恚怒忧思，郁结伤肝，肝失条达，冲脉隶于阳明而附于肝，经前、经行时阴血下注冲任，冲气偏盛，循肝脉上逆，肝经气血壅滞，乳络不畅，遂致经行乳房胀痛。

2. 肝肾亏虚　素体阴虚，或久病失血伤阴，经行则阴血易虚，肝肾精血益感不足，乳络失于濡养，因而经行乳房胀痛。

【诊断】

1. 病史　有长期精神紧张或抑郁不舒，或有久病、不孕或脾虚胃弱病史。

2. 症状　经期或行经前后，出现乳房胀痛或乳头胀痒疼痛，甚则痛不可触衣，经净后逐渐消失。连续2个月经周期以上，伴随月经周期呈规律性发作。

3. 检查

（1）体格检查　经行前双侧乳房胀满，可有触痛，经后消失。乳房无肿块，皮色不改变。

（2）妇科检查　盆腔器官无异常。

（3）辅助检查　钼靶检查、乳腺超声检查或红外线扫描无明显器质性病变。实验室检查可能有催乳素水平增高或雌激素水平相对偏高，孕激素水平偏低。

【鉴别诊断】

1. 乳癖　以无痛性乳房肿块为主要症状，行经后不消失，多为单侧，很少伴有乳房疼痛及乳头溢液。钼靶检查、乳腺超声检查或红外线扫描有助于鉴别诊断。经行乳房胀痛则表现为经期或行经前后乳房胀痛，经净后逐渐消失。伴随月经周期呈规律性发作。双侧乳房胀满，扪诊时乳房敏感或触痛，多无明显结块。

2. 乳岩　乳房胀痛，但无周期性发作特点。晚期常伴有乳头凹陷、溢血，表皮呈橘皮样改变。乳房可扪及肿块，有压痛。钼靶检查或乳腺超声检查可鉴别。

【辨证论治】

（一）辨证要点

经行乳房胀痛，有虚实之殊，应根据乳房胀满发生时间、性质、程度，并结合伴随症状及舌脉进行辨证。一般实证多痛于经前，乳房按之胀满，触之即痛，经后胀痛明显消退。虚证多痛于行经之后，按之乳房柔软无块。

（二）治疗原则

治疗以疏肝、养肝，通络止痛为原则。实者宜疏肝理气，宜于经前开始治疗。虚者宜滋养肝肾，重在平时调治。

（三）分型论治

1. 肝气郁结证

主要证候：经前或经期乳房胀满疼痛，或乳头痒痛，疼痛拒按，甚则痛不可触衣；经行不畅，经色暗红，经前或经期小腹胀痛；胸胁胀满，精神抑郁，时叹息；舌红，苔薄白，脉弦。

证候分析：平素肝郁气滞，气血运行不畅，经前冲气偏盛，循肝脉上逆，肝经气血郁滞，乳络不畅，故乳房胀痛，或乳头痒痛；肝郁气滞，冲任阻滞，故经前或经期小腹胀痛，经行不畅，色暗红；肝气不舒，气机不畅，故胸胁胀满；肝失条达，则精神抑郁，时叹息。苔薄白，脉弦，均为肝气郁结之象。

治法：疏肝理气，通络止痛。

方药：柴胡疏肝散（《景岳全书》)加王不留行、川楝子。

柴胡疏肝散：柴胡　枳壳　香附　陈皮　白芍　川芎　炙甘草

柴胡疏肝散主治肝气郁滞证。方中柴胡疏肝解郁调经；枳壳、香附、陈皮理气行滞消胀，白芍、甘草缓急止痛，川芎行血中之气，配以王不留行、川楝子行气通络止痛。全方合用，能疏肝之郁，通乳之络，故乳房胀痛可消。

若乳房胀硬，结节成块者，加夏枯草、橘核、生牡蛎以通络散结；情绪抑郁，闷闷不乐者，加醋香附、合欢皮、郁金；少腹胀痛者，加延胡索、台乌药。若肝郁化热者，症见月经先期，量多，色红，质稠，有血块，心烦易怒，口苦口干，尿黄便结，舌苔薄黄，脉弦数；治以疏肝清热，方用丹栀逍遥散加减。

2. 肝肾亏虚证

主要证候：经行或经后两乳作胀作痛，乳房按之柔软无块；月经量少，色淡，两目干涩，咽干口燥，五心烦热；舌淡或舌红少苔，脉细数。

证候分析：素体肝肾不足，阴血亏虚，乳头属肝，肾经入乳内，经行时阴血下注冲任，肝肾愈虚，乳络失于滋养，故经行或经后两乳房作胀作痛，乳房按之柔软无块；阴血虚，冲任血少，故月经量少，色淡；肝开窍于目，肝血不足，不能上荣于目及咽喉，则两目干涩，咽干口燥。舌淡或舌红少苔，脉细数，为肝肾阴虚之象。

治法：滋肾养肝，通络止痛。

方药：一贯煎（《续名医类案》）加麦芽、鸡内金。

一贯煎：沙参　麦冬　当归　生地黄　川楝子　枸杞子

一贯煎主治胁痛吞酸，吐酸，疝瘕，一切肝病。方中当归、枸杞子滋养肝肾，沙参、麦冬、生地黄滋阴养血，川楝子疏肝理气，加麦芽、鸡内金和胃通乳络。诸药配伍，共奏滋肾养肝，通络止痛之功。

【其他疗法】

针灸治疗　取膻中、乳根、期门、肩井等穴，针灸并用，行泻法，以疏肝理气。气滞血瘀者，加百会、太冲、次髎调气活血；气血不足者，加血海、脾俞、足三里。

【临证要点】

本病属于西医经前期综合征范畴。是妇女常见病证，每可因之而不孕。其病机特点与肝、胃、肾经密切相关。经行乳房胀痛诊断要点为每值经前或经期乳房作胀，并呈周期性反复出现。应排除"乳癖"和"乳岩"。

应根据乳房胀满发生时间、性质、程度，并结合伴随症状及舌脉辨虚实。一般实证多痛于经前，乳房按之胀满，触之即痛，经后胀痛明显消退。虚证多痛于行经之后，按之乳房柔软无块。

治疗以疏肝、养肝，通络止痛为原则。实者宜疏肝理气，宜于经前开始治疗。虚者宜滋养肝肾，重在平时调治。

【预后与转归】

本病早期治疗，正气较强者，一般预后良好。若病情较重，正气虚弱，部分患者治愈后容易随月经反复发作。

【案例】

陈某，女，30岁，已婚，工人。1960年8月初诊。

婚后未孕，经前乳胀，有时且有结块，胸闷胁痛，纳谷不香，苔薄黄，脉细弦。一般于行经一二日后，以上诸症均消失，而于下次行经前三四日又告发作，月月如此，已成规律。

中医辨证：肝郁胃阻。

治法：疏肝和胃。

方药：焦白术6g，新会皮6g，茯苓皮9g，白芍6g，苏梗6g，制香附9g，广郁金6g，合欢皮9g，橘叶6g，橘核6g，路路通9g，炒枳壳4.5g。

上方嘱于经前始感乳胀时服用，直服至行经第1天止，服药后乳胀已好，半年后怀孕。

（摘录《朱小南妇科经验选》）

【文献举要】

《上海老中医经验选编·陈大年医案》：经前乳胀的病机，主要为肝郁，盖肝为将军之官，性喜条达，如受情志刺激，肝气郁滞，难于疏泄，横逆犯胃，于是肝郁胃阻，两经经络相应地受到影响。乳头属肝，乳房属胃，故症见乳头疼痛，乳房作胀。肝气郁结和乳胀有着密切关系。

【思考题】

简述经行乳胀的辨证治疗。

二、经行头痛

每遇经期或行经前后，出现以头痛为主要症状，经后辄止者，称为"经行头痛"。《张氏医通·妇人门》有"经行辄头疼"的记载。

经行头痛的病因，历代医家对此论述较少，仅张璐言其由于"痰湿为患"，并以二陈加当归、炮姜、肉桂治之。现代名家根据本病的特点，认为与肝有密切的关系。

西医学经前期综合征出现头痛者可参照本病辨证治疗。

【病因病机】

本病属于内伤性头痛范畴，其发作与月经密切相关。头为诸阳之会，五脏六腑之气皆上荣于头，足厥阴肝经会于颠，肝为藏血之脏，经行时气血下注冲任而为月经，阴血相对不足、故凡外感、内伤均可在此时引起脏腑气血失调而为患。常见的病因有情志内伤，肝郁化火，上扰清窍；或瘀血内阻，络脉不通；或素体血虚，经行时阴血益感不足，脑失所养，均可在经行前后引起头痛。

1. 肝火　情志内伤，肝气郁结，气郁化火。冲脉附于肝，经行时阴血下聚，冲气偏旺，冲气夹肝火上逆，气火上扰清窍而经行头痛。

2. 血瘀　情志不畅，肝失条达，气机不宣，血行不畅，瘀血内留，或正值经期遇寒饮冷，血为寒凝，或跌仆外伤，瘀血内阻。足厥阴肝经循颠络脑，经行时气血下注于胞宫，冲气夹肝经之瘀血上逆，阻滞脑络，脉络不通，"不通则痛"，因而经行头痛。

3. 血虚　素体虚弱，或大病久病，长期慢性失血，或脾虚气血化源不足，或失血伤精致精亏血虚，经行时精血下注冲任，阴血益感不足，血不上荣于脑，脑失所养，遂致头痛。

【诊断】

1. 病史　有慢性盆腔炎病史，或久病体弱，精神过度刺激史。

2. 症状　每逢经期或行经前后，即出现明显头痛，周期性反复发作，经后头痛消失。头痛部位可在前额、颠顶或头部一侧，疼痛性质可为掣痛、刺痛、胀痛、空痛、隐痛或绵绵作痛，严重者剧痛难忍。

3. 检查

（1）妇科检查　无异常。

（2）辅助检查　可行 CT 检查排除颅脑占位性病变。

【鉴别诊断】

1. 经行外感头痛　经行期间感受风寒或风热之邪所致头痛，虽可见头痛不适，但临床上必有表证可辨，如恶寒、发热、鼻塞、流涕、脉浮等，其发病与月经周期无关。

2. 脑瘤头痛　不随月经周期呈规律性发作，并有脑部受压所致肢体麻木、瘫痪，借助头部 CT 及神经系统检查可鉴别诊断。

3. 偏头风头痛　或左或右，反复发作，来去突然，疼痛剧烈，与月经周期无明显关系。

【辨证论治】

（一）辨证要点

本病以头痛伴随月经周期发作为特点，临床应以头痛时间、性质、部位辨其虚实。大抵实者多痛于经前或经期，且多为胀痛或刺痛；虚者多在经后或行经将净时作痛，多呈头晕隐痛。头痛部位，前额属阳明，后头属太阳或肾虚，两侧属少阳，颠顶属厥阴。

（二）治疗原则

以调理气血，通经活络为主。实证者，或清热平肝，或行气活血以止痛；虚证者，宜养血益气以止痛。使气顺血和，清窍得养，则头痛自止。

（三）分型论治

1. 肝火证

主要证候：经行头痛，甚或颠顶掣痛；头晕目眩，月经量稍多，色鲜红；烦躁易怒，口苦咽干；舌质红，苔薄黄，脉弦细数。

证候分析：素体肝阳偏亢，足厥阴肝经与督脉上会于颠，而冲脉附于肝，经行冲气偏旺，故肝火易随冲气上逆，风阳上扰清窍，而致经行颠顶掣痛；肝火内扰冲任，故月经量稍多，色鲜红；肝火内炽，则头晕目眩，烦躁易怒，口苦咽干。舌质红，苔薄黄，脉弦细数，为肝热炽盛之象。

治法：清热平肝，息风止痛。

方药：羚角钩藤汤（《重订通俗伤寒论》）。

羚角钩藤汤：羚羊角　钩藤　桑叶　菊花　贝母　竹茹　生地黄　白芍　茯神　甘草

羚角钩藤汤主治肝风上扰，头晕胀痛，耳鸣心悸，手足躁扰，甚则瘈疭，狂乱痉厥；及孕妇子痫，产后惊风。方中以羚羊角、钩藤平肝清热，息风镇痉；桑叶、菊花清肝明目；贝母、竹茹清热化痰；生地黄、白芍养阴清热；茯神宁心安神；甘草和中缓急。全方共奏平肝育阴息风之功效。

若肝火旺，头痛剧烈者，加龙胆草、石决明以清泄肝火。平时可服杞菊地黄丸滋养肝肾以治本。

2. 血瘀证

主要证候：每逢经前或经期头痛剧烈，痛如锥刺；经色紫暗有块，小腹疼痛拒按，胸闷不舒；舌紫暗，边尖有瘀点，脉细涩或弦涩。

证候分析：经行以气血通畅为顺，气顺血和，自无疼痛之疾。头为诸阳之会，因瘀血内停，络脉不通，阻塞清窍，则每逢经行瘀随血动，欲行不得，头痛剧烈，痛有定处。血行不畅，瘀阻于胞宫，则经色紫暗有块，小腹疼痛拒按；瘀血阻滞，气机不利，故胸闷不舒。舌暗，边尖有瘀点，脉细涩或弦涩，均为气血运行不畅之象。

治法：活血化瘀，通窍止痛。

方药：通窍活血汤（《医林改错》）。

通窍活血汤：赤芍　川芎　桃仁　红花　老葱　麝香　生姜　红枣

通窍活血汤主治妇女干血劳，头发脱落，眼疼白珠红等，此方又被称为"表里通经第一方"。方中赤芍、川芎、桃仁、红花直入血分，以行血中之滞，化瘀通络；取老葱、麝香香窜以通上下之气，气通则血活；姜、枣调和营卫。全方共奏调气活血，化瘀通络之功。

3. 血虚证

主要证候：经期或经后，头痛头晕，绵绵作痛；月经量少，色淡质稀，心悸少寐，神疲乏力，面色苍白；舌淡，苔薄，脉细弱。

证候分析：素体血虚，经期或经后血更虚，血不上荣，清窍失养，故令头痛头晕，绵绵作痛；血虚冲任不足，则经量少，色淡质稀；血虚心神失养，故心悸少寐，神疲乏力。面色苍白。舌淡，苔薄，脉细弱，乃为血虚之候。

治法：养血益气，活络止痛。

方药：八珍汤（《正体类要》）加蔓荆子、枸杞子、何首乌。

八珍汤：当归　川芎　白芍　熟地黄　人参　白术　茯苓　炙甘草

八珍汤主治血气俱虚、虚劳伤损等证，失血过多，或因克伐，气血耗损，恶寒发热，烦躁作渴。方中当归、川芎、白芍养血和血；熟地黄、枸杞子、何首乌养肝血，滋肾精；人参、白术、炙甘草益气健脾；茯苓健脾宁心安神；蔓荆子清利头目止痛。全方有养血益气之功，使气旺血足，自无经行头痛之疾。头痛日久，加鹿角片、炙龟甲以填精益髓。

【其他疗法】

针灸治疗　肝肾阴虚者以针刺为主，平补平泻或补泻兼施。取穴百会、关元、肾俞、太溪、三阴交。肝肾阴虚、肝阳上亢者，加风池、太冲、涌泉疏肝理气。

【临证要点】

本病是伴随月经周期出现以头痛为特征的病证，严重者剧痛难忍，月经后症状消失。其疼痛部位有侧头痛、前头痛、后头痛之分，一般以侧头痛为多见。多与妇人腹痛、经行腹痛等病兼见。可有慢性盆腔炎病史，或久病体弱，精神过度刺激史。者可行 CT 检查排除颅脑占位性病变。

临床应以疼痛时间、疼痛性质辨其虚实。根据疼痛部位辨其所属脏腑、经络。大抵实者多痛于经前或经期，且多为胀痛或刺痛；虚者多在经后或行经将净时作痛，多呈头晕隐痛。头痛部位，前额属阳明，后头属太阳或肾虚，两侧属少阳，颠顶属厥阴。

治疗以调理气血为主。实证者，或清热平肝，或行气活血以止痛；虚证者，宜养血益气以止痛。使气顺血和，清窍得养，则头痛自止。

临床用药时可适当加入引经药。如前额痛多属阳明，加葛根、白芷；两侧偏头痛，属少阳，加柴胡、蔓荆子；头顶痛属厥阴，加藁本、吴茱萸、川芎；后头痛属太阳，加羌活、独活、藁本。痛时昏重，呕恶痰涎，加半夏、天麻、苍术、制胆星；痛时畏风，头冷欲裹，加当归、吴茱萸、细辛、鹿角片、肉桂。头痛缓解后及平时，应养血柔肝以治本。另外，选方用药时须注意宜忌。头为诸阳之会，用药宜以轻清上行之品，不可过用重镇潜阳之剂，以免重伤阳气。亦可采用阶段性的治疗方法，即平时以疏肝、健脾、固肾为法，随症加减用药，实证经行头痛于经前期及行经初期以疏肝平肝或通窍活血为正治之法。经期因经事既行，头痛往往逐渐缓解，可活血调经，加三七粉、丹参以利经血畅行。虚证经行头痛，重在平时调补气血。

【预后与转归】

本病治疗得当，经行头痛可消失，预后良好。

NOTE

【案例】

李某，女，28岁，已婚。1972年8月6日初诊。

婚后3年未孕育。近2年来，每于经前数天开始头痛，逐日加重，至经期第1天往往痛如霹雳，苦不可耐，常须注射止痛剂，并口服镇痛、镇静药，以求缓解痛苦。经行第2天后辄痛势递减，经净渐止。发作时伴失眠，泛恶不食，烦躁易怒，目不欲睁，腰酸肢楚，口干咽燥，乳房作胀。平素月经周期或提前或错后，经量中等，色红间血块。末次月经7月5日。就诊是经期将届，正值头痛发作，舌边尖红，苔薄黄少津，脉细弦而数。

中医辨证：为肝肾阴虚，水不涵木，肝阳上亢。

治法：平肝潜阳，滋水涵木，疏风定痛。

方药：钩藤、菊花（后下）、白蒺藜各9g，生石决明24g，杭白芍、厚玄参、细生地黄各15g，女贞子9g，香白芷、北细辛各1.8g，生蔓荆子、香附米、紫苏梗、藁本、川芎各6g。2剂，水煎服。

二诊：8月8日。药后头痛、头晕均减，烦躁渐安，大便通畅，唯仍乳胀腰酸，小腹坠感，脉弦细略数，苔现薄润。此经汛欲潮之候，拟予平肝潜阳，佐以养血通经之法。处方：钩藤、白蒺藜、菊花各9g，生石决明24g，川芎片、藁本各6g，川萆薢6g，杭白芍15g，全当归12g，女贞子9g，紫丹参15g，怀牛膝9g，香附米、醋柴胡各9g。3剂，水煎服。

三诊：8月20日。上方服后，于8月11日月经来潮，量较既为多，带经6天而止，经潮第1天仅有轻微头痛。现腰酸乏力，睡眠不实，食纳欠佳，舌苔薄白，脉细弦。治以滋肾平肝，调理脾胃。处方：钩藤、白蒺藜各9g，香白芷6g，女贞子、山茱萸、杭白芍各9g，广寄生、川续断、秦当归各12g，炒白术、云茯苓、干佛手各9g，焦三仙各9g。3剂，水煎服。

嘱下次经前10天服二诊方，日服1剂。至经潮后停服。经后再服三诊方5~10剂。如此调理两个周期，头痛未发作，月经恢复正常，停药后观察半年，亦无反复。

（摘录《哈荔田妇科医案医话选》）

【文献举要】

《张氏医通·妇人门》：每遇经行辄头疼，气满，心下怔忡，饮食减少，肌肤不泽，此痰湿为患也，二陈汤加当归、炮姜、肉桂。

【思考题】

试述经行头痛的辨证要点。

三、经行眩晕

每值经期或经行前后，出现头晕目眩、视物昏花为主的病证，并随月经周期发作者，称为"经行眩晕"。

西医学经前期综合征出现眩晕者可参照本病辨证治疗。

【病因病机】

本病主要发病机制是精血衰少或痰浊上扰。精血衰少，经行之后精血更虚，头脑清窍失养；或痰浊之邪，上扰清窍。常见病因有气血虚弱、阴虚阳亢、痰浊上扰。

1. 气血虚弱 素体虚弱，或大病久病，气血亏耗，或脾虚化源不足，以致气血虚弱。经期气血下注冲任，气血更虚，脑络清窍失养，遂致眩晕发作。

2. 阴虚阳亢 素体肝肾亏损，精血不足，或产乳众多，或久病大病，精血耗伤，肾阴亏损。经期阴血下注冲任，精血益虚，肾阴更亏，肝阳上亢，上扰清窍，遂致眩晕发作。

3. 痰浊上扰 素体痰湿内盛，或脾虚运化失职，痰湿内生，滞于冲任。经行之际，气血下注冲任，冲气偏盛，冲气夹痰浊上扰清窍，遂发生眩晕。

【诊断】

1. 病史 可有素体虚弱或慢性疾病史。

2. 症状 经期或经行前后，出现头晕目眩，视物昏花，轻者瞬间即止，重者须闭目自持，如坐舟车，旋转不定，甚或不能站立，月经过后，眩晕停止。下次经期又再次发作，随月经周期反复出现。

3. 检查 应进行耳、颈椎及心脑血管等方面的检查，排除相应病变。

【鉴别诊断】

1. 内科眩晕 表现为有相关病史，多有血压增高或偏低，或有神经系统相关症状，发作无规律性，与月经周期无关。

2. 耳、颈椎疾病所致的眩晕 常与体位改变有关，与月经周期无关，X 线或头部 CT 及脊椎检查有异常表现。

【辨证论治】

（一）辨证要点

经行眩晕有虚实之分，因于虚者，多于经期或经后头目眩晕；因于实者，多于经前、经期出现，经后逐渐缓解。

（二）治疗原则

治疗以调理肝脾为原则，或健脾以养气血，或滋养肝肾以潜阳，或燥湿化痰以清利空窍。

（三）分型论治

1. 气血虚弱证

主要证候：经期或经后，头晕目眩；月经量少，色淡质稀，少腹绵绵作痛；神疲肢倦，怔忡心悸；舌质淡，苔薄白，脉细弱。

证候分析：素体虚弱，气血不足，经血泄后，气血更虚，脑髓失于充养，故头晕目眩；气虚血少，冲任不足，故月经量少，色淡质稀；血虚胞脉失养，故经行少腹绵绵作痛；气虚则神疲肢倦；血不养心，则怔忡心悸。舌淡，苔薄，脉细弱，为气血虚弱之征。

治法：益气养血，调经止晕。

方药：归脾汤（《校注妇人良方》）加熟地黄、制何首乌、枸杞子。

归脾汤：人参 炒白术 炒黄芪 龙眼肉 茯神 当归 远志 酸枣仁 木香 炙甘草 生姜 大枣

归脾汤主治心脾气血两虚证，症见心悸怔忡，健忘失眠，盗汗，体倦食少，面色萎黄，舌淡，苔薄白，脉细弱。方中人参、黄芪、白术、炙甘草益气健脾，当归养血，茯神、远志、酸枣仁、龙眼肉宁心安神，木香、生姜、大枣理气和胃，使脾气健运，气血化源充足，眩晕自愈。

2. 阴虚阳亢证

主要证候：经前或经期，头晕目眩；月经量少，色鲜红；心烦易怒，腰酸腿软，口燥咽干，颧赤唇红，大便干结；舌红，苔少，脉弦细数。

证候分析：肾阴虚于下，肝阳浮于上，经行气血下注，冲气偏旺，冲气夹风阳上逆，上扰清窍，故头晕目眩；阴亏血少，故经血量少；血被热灼，故经色鲜红；阳亢肝郁，气机不利，故心烦易怒；阴虚精损及肾，故腰酸腿软；阴虚内热，故口燥咽干；虚热上浮，故颧赤唇红；阴虚肠燥，故大便干结。舌红，苔少，脉弦细数，均为阴虚阳亢之征。

治法：滋阴潜阳，息风止晕。

方药：天麻钩藤饮（《杂病证治新义》）。

天麻钩藤饮：天麻　钩藤　栀子　黄芩　杜仲　生石决明　川牛膝　益母草　桑寄生　夜交藤　茯神

天麻钩藤饮主治高血压属肝阳上亢者，症见头痛，眩晕，失眠。方中天麻、钩藤、石决明平肝潜阳，杜仲、桑寄生补益肝肾，栀子、黄芩清肝泻火，益母草入血分以清风热，川牛膝引热下行，夜交藤、茯神宁心安神。

3. 痰浊上扰证

主要证候：经前或经期，头重眩晕；平日带下量多，色白质黏，月经量少，色淡；胸闷泛恶，纳呆腹胀，大便不爽；舌淡胖，苔厚腻，脉濡滑。

证候分析：痰浊内蕴，阻碍气机，经前冲气偏旺，冲气夹痰浊上逆，蒙蔽清窍，故头重眩晕；痰浊阻于冲任，气血运行不畅，故月经量少，色淡；痰浊下注，损伤带脉，带脉失约，故带下量多，色白质黏；痰滞中焦，脾阳受困，运化不良，故胸闷泛恶，纳呆腹胀，大便不爽。舌淡胖，苔厚腻，脉濡滑，也为痰浊之征。

治法：燥湿化痰，息风止晕。

方药：半夏白术天麻汤（《医学心悟》）加胆南星、白蒺藜。

半夏白术天麻汤：半夏　白术　天麻　陈皮　茯苓　炙甘草　蔓荆子　生姜　大枣

半夏白术天麻汤主治头晕眼花属湿痰壅遏者，症见头旋眼花，头痛，胸膈痞闷。方中二陈汤化湿除痰，白术健脾，天麻息风化痰，蔓荆子载药上行而止头痛，生姜、大枣调和营卫。

若痰郁化火，症见头目胀痛，心烦口苦，舌苔黄腻，脉弦滑者，可于方中加黄芩、竹茹以清热涤痰。

【其他疗法】

1. 中成药治疗

（1）八珍丸每次6g，每日2次，温水送服。适用气血虚弱证。

（2）杞菊地黄丸每次9g，每日2次，口服。适用于阴虚阳亢证。

（3）正天丸每次6g，每日2~3次，饭后服用。适用于血瘀证。

2. 针灸治疗

（1）体针　①气血虚弱证：治以益气养血。取穴风池、太阳、百会、脾俞、肝俞、血海。②阴虚阳亢证：治以育阴潜阳。取穴太冲、行间、风池、百会、合谷。③痰浊上扰证：治以化湿涤痰。取穴中脘、解溪、内关、足三里。

（2）耳针　取穴额、枕、太阳、皮质下、耳尖、神门。

（3）皮肤　针取穴后颈、腰、骶、头部、风池、内关、太阳、足三里、小腿内侧。

（4）头针　取穴感觉区上1/5，血管舒缩区上1/2。前头痛者加感觉区下2/5，后头痛、头顶痛者不加配穴。

【临证要点】

本病以经行头晕目眩，视物昏花，伴随月经周期而发作为临床特征。轻者瞬间即止，重者如坐舟车，旋转不定，不能自主，月经过后，眩晕停止。下次经行又再次发作，随月经周期反复出现。多与肾虚、血虚的月经后期、月经过少等病兼见。可有素体虚弱或慢性疾病等病史。必要时应进行耳、颈椎及心脑血管等方面的检查，排除相应病变。

经行眩晕的辨证要点有虚实之分，因于虚者，多于经期或经后头目眩晕；因于实者，多于经前、经期出现，经后逐渐缓解。治疗以调理肝脾为原则，或健脾以养气血，或滋养肝肾以潜阳，或燥湿化痰以清利空窍。

【预后与转归】

本病辨证治疗，一般预后良好。若病情较重，部分患者治愈后容易随月经反复发作。

【文献举要】

《陈素庵妇科补解·经行头重目暗方论》：足太阴脾生血、统血，经行血去则脾虚，脾虚则脏腑皆失养，头为诸阳之会，阳气下陷而不升故头重，五脏之精华皆注于目，白属肺，黑属肝，眼胞属脾，神水属肾，锐眦属心。脾虚则水谷不能运化，诸经无以秉藉，是以目暗而无光也。

《临证指南医案·眩晕》：经云诸风掉眩，皆属于肝。头为六阳之首，耳目口鼻，皆系清空之窍，所患眩晕者，非外来之邪，乃肝胆之风阳上冒耳，甚则有昏厥跌仆之虞。其症有夹痰、夹火、中虚、下虚、治胆、治胃、治肝之分……痰多者必理阳明，消痰如竹沥、姜汁、菖蒲、橘红、二陈汤之类。中虚则兼用人参，外台茯苓饮是也。下虚者，必从肝治，补肾滋肝，育阴潜阳，镇摄之治是也。至于天麻、钩藤、菊花之属，皆系息风之品，可随症加入。

【思考题】

经行眩晕的辨证要点和治疗方药是什么？

四、经行口糜

每值经前或经行之时，口舌糜烂，如期反复发作，经后渐愈者，称为"经行口糜"。

本病历代文献中少有记载，但临床常见此病，近年常有报道。《素问·气厥论》有"膈肠不便，上为口糜"之论，即言大便秘结，热气上蒸而发为口糜之病机特点。以"谨守病机，各司其属"的原则进行辨证论治，收效颇佳。

西医学口腔溃疡可参照本病辨证治疗。

【病因病机】

本病历代医家虽无论述，但根据其病变部位，主要表现在口、舌。而舌为心之苗，口为胃之户，故其病机多由心、胃之火上炎所致。其热有阴虚火旺，热乘于心者；有胃热炽盛而致者，每遇经行阴血下注，其热益盛，随冲气上逆而发。

1. 阴虚火旺　素体阴虚，或欲念志火内动，或热病后耗津伤阴，值经行则营阴愈虚，虚

NOTE

火内炽，热乘于心，心火上炎，遂致口糜。正如《素问·至真要大论》云："诸痛痒疮，皆属于心。"

2. 胃热熏蒸　嗜食辛辣香燥或膏粱厚味，肠胃蕴热，阳明胃经与冲脉相通，经行冲气偏盛，夹胃热上冲，熏蒸而致口糜。

【诊断】

1. 病史　有过劳或热性病史。

2. 症状　经前或经行时有口舌红肿、糜烂生疮，伴随月经周期而发作，经后渐愈。

3. 检查

（1）妇科检查　无异常。

（2）辅助检查　实验室检查多无明显异常改变，但对口糜较重者，应查血常规，必要时行病变局部渗出物培养及皮肤过敏实验等，以除外其他疾病。

【鉴别诊断】

1. 口糜　表现为口腔糜烂，无月经周期发作特点。

2. 口疮　表现为口舌溃烂灼痛，无月经周期发作特点。

3. 狐䘌病　狐䘌病与西医学的贝赫切特综合征相似，是以虹膜睫状体炎、滤泡性口腔溃疡、急性女阴溃疡为主要特征，非特异性皮肤过敏反应阳性有助于诊断。本病口咽糜烂与阴部蚀烂并见，且不具备随月经周期呈规律性发作的特点。发作时实验室检查可有白细胞中度增加、红细胞沉降率加快等血液生化指标改变。

【辨证论治】

（一）辨证要点

本病以热证为主，或因虚热，或因实热。必须详辨虚实，大凡以脉数实而大，口干喜饮，尿黄便结者，属实；脉数无力，口干不欲饮，属虚。阴虚火旺者，五心烦热，口燥咽干。胃热熏蒸者，多有口臭，舌苔黄腻。

（二）治疗原则

以清热为主，虚者养阴清热；实者清热泻火。药宜用甘寒之品，使热除而无伤阴之弊。

（三）分型论治

1. 阴虚火旺证

主要证候：经期口舌糜烂，口燥咽干，月经量少，色红；五心烦热，尿少色黄；舌红苔少，脉细数。

证候分析：阴虚火旺，火热乘心，经期阴血下注，则虚火益盛，故经期口舌糜烂；阴血不足，则月经量少，色红；阴津虚少，不能上乘，则口燥咽干；阴虚不能敛阳，则五心烦热；内热灼津伤液，则尿少色黄。舌红苔少，脉细数，均为阴虚内热之征。

治法：滋阴降火。

方药：知柏地黄汤（《医宗金鉴》）酌加麦冬、五味子。

知柏地黄汤：知母　黄柏　熟地黄　山茱萸　山药　茯苓　泽泻　牡丹皮

知柏地黄汤主治阴虚火旺，潮热盗汗，口干咽痛，耳鸣遗精，小便短赤。方中以熟地黄、山茱萸、山药补肝肾之阴，知母、黄柏、牡丹皮清肾中之伏火，佐茯苓、泽泻，导热由小便外解。全方共奏滋养肝肾，清泻虚火之功。

若胃火伤阴者，症见经行口糜，牙龈肿痛，或牙龈出血，烦热口渴，大便燥结，舌红苔干，脉细滑而数。治宜滋阴清胃火，方用玉女煎（《景岳全书》：石膏熟地黄麦冬知母牛膝）。

2. 胃热熏蒸证

主要证候：经行口舌生疮，口臭，月经量多，色深红；口干喜饮，尿黄便结；舌苔黄厚，脉滑数。

证候分析：口为胃之门户，胃热炽盛，经行冲气夹胃热逆上，熏蒸于上，则口舌生疮，口臭，热盛迫血妄行，故月经量多，色深红；热盛灼伤津液，则口干喜饮，尿黄便结。舌苔黄厚，脉滑数，均为胃热炽盛之象。

治法：清胃泄热。

方药：凉膈散（《太平惠民和剂局方》）。

凉膈散：大黄　朴硝　甘草　栀子　薄荷叶　黄芩　连翘　淡竹叶

凉膈散主治大人小儿脏腑积热，唇焦咽燥，舌肿喉闭，颔颊结硬，口舌生疮等证。方中朴硝、大黄清热泻下，连翘、竹叶、栀子、黄芩清热解毒，甘草缓急和中，薄荷叶清疏。全方咸寒苦甘，清热泻下，则胃热自清，口糜自愈。

若烦渴引饮者，加石斛、麦冬、天花粉以生津止渴。若脾虚湿热内盛者，症见口舌糜烂或口唇疱疹，脘腹胀满，大便溏臭。治宜芳香化浊，清热利湿，方用甘露消毒丹（《温热经纬》：滑石　茵陈　黄芩　射干　石菖蒲　川贝母　木通　藿香　连翘　薄荷　豆蔻）。

【其他疗法】

1. 中药局部外用　双料喉风散（含人工牛黄、珍珠、冰片、黄连、青黛、甘草、山豆根等）喷于患部，每次适量，每日4~5次。

2. 针灸治疗　治以清热泻火。体穴选太冲、公孙、内庭、内关、人迎。耳穴选口、肾、脾、胃、心、三焦、内分泌。

【临证要点】

经行口糜以经前或经期在舌体、齿龈、颊部或口唇等部位发生溃疡为主，严重时可因溃疡疼痛而影响进食；月经过后，溃疡自然愈合，下次月经又再复发。患者常有劳累过度、睡眠不足，或热性病史。实验室检查多无明显异常改变，但对口糜较重者，应查血常规，必要时行病变局部渗出物的培养及皮肤过敏实验等以除外其他疾病。临证需与口糜、口疮、狐䘌病进行鉴别。

经行口糜的辨证以热证为主，或因虚热，或因实热。阴虚火旺者，五心烦热，口燥咽干。属胃热熏蒸者，多有口臭，舌苔黄腻。

治疗以清热为原则，具体治疗或滋阴清热，或清热泻火。平时宜滋养肝肾，调理治本。经行口糜发作之时以清热之剂，适加活血化瘀之品，水煎置凉后，频频含服，其效尤佳。也可局部用双料喉风散喷涂于患处。

【预后与转归】

本病若及时治疗，一般预后良好。若正虚体弱，病情较重者，也有部分患者治愈后容易反复发作。

【案例】

杜某，女，39岁，已婚，医院职工。1973年6月29日初诊。

患者曾足月顺产两胎。近年经前后头顶痛，口舌生疮，经后面目虚浮，胃纳差，平素血压偏低，曾患梅尼埃病。月经周期常提前四五天，量中等。末次月经6月24日。现经水适净，面色较黄，舌质淡红，苔薄白，脉细弱。

中医辨证：血虚肝旺，虚火上炎，兼有脾虚之征。

治法：滋肾养肝为主，佐以健脾益气。

方药：熟地黄15g，生地黄15g，女贞子15g，怀山药25g，党参15g，太子参15g，甘草6g，生龙骨30g。3剂，每日1剂。

另：冰硼散1瓶，蜜调外涂口舌溃烂处。

二诊：7月27日。本次月经刚净2天，口舌生疮较前减轻，但头痛仍剧，至今未止，舌心红，脉弦细。治以滋肾益阴，佐以平肝潜阳。处方：熟地黄15g，生地黄15g，黄精30g，枸杞子15g，白芍12g，怀山药25g，杭菊花10g，钩藤15g。4剂，每日1剂。

三诊：8月10日。月经将潮，烦躁，口微苦，唇舌各有一溃疡面，颠顶痛稍减，舌苔微黄，脉弦细。治以滋阴柔肝养血。处方：熟地黄25g，黄精30g，桑椹15g，怀山药20g，白芍15g，郁金12g，桑寄生20g，制何首乌15g。4剂，每日1剂。

四诊：10月5日。近2个月来，经前服上方加减五六剂，经前后头顶痛显著减轻，口舌生疮已除，仍守前法。处方：熟地黄20g，黄精30g，女贞子15g，白芍12g，制何首乌25g，天麻9g，白芷9g，怀山药20g，陈皮5g，生龙骨30g。4剂，每日1剂。追踪五年无复发。

（摘录《罗元恺医著选》）

【思考题】

试述经行口糜的诊断与鉴别诊断。

五、经行吐衄

每逢经行前后，或正值经期，出现周期性的吐血或衄血者，称为"经行吐衄"，又称"倒经""逆经"。

"经行吐衄"一词，最初《医宗金鉴·妇科心法要诀》，《傅青主女科》谓之"经逆"，《叶氏女科证治》称之为"逆经""倒经"。早在宋代《女科百问》中就阐明了"吐血、衄血、舌上出血、汗血"为本病的发生机理。李时珍《本草纲目·妇人月水篇》提出："有行期只吐血、衄血者，或眼耳出血者，是谓逆行。"傅青主则认为"肝气之逆"，在治疗上主张"泻阳明实火以泻胃气"及"主以重镇以折其上行之气"。

西医学的代偿性月经等可参照本病辨证治疗。

【病因病机】

本病主要病机为血热而冲气上逆，迫血妄行所致。出于口者为吐，出于鼻者为衄。临床以鼻衄为多。常由肝经郁火和肺肾阴虚所致。

1. 肝经郁火 素性抑郁，或暴怒伤肝，肝郁化火，冲脉附于肝，肝移热于冲脉，当经期血海充盈，冲气旺盛，血海之血随冲气逆上而为吐血、衄血。

2. 肺肾阴虚 素体阴虚，经行之际，阴血下溢，阴血亏虚，虚火上炎，灼肺伤络，络损血溢，以致吐衄。

【诊断】

1. 病史 有精神刺激或鼻咽部炎症病史。

2. 症状 每逢经前 1~2 日，或正值经期，也有少数在经将净时，出现吐血或衄血，血量多少不一，多伴月经量减少，甚则无月经，连续 2 个月经周期以上。

3. 检查

（1）体格检查 详细检查鼻、咽部，气管、支气管、肺、胃等黏膜及口腔、牙龈有无病变，必要时可行活组织检查，以排除恶性肿瘤及炎症所致出血。

（2）妇科检查 无异常。

（3）辅助检查 胸部 X 线、纤维内窥镜检查以排除鼻、咽部及气管、支气管、肺、胃等器质性病变。

【鉴别诊断】

本病应与内科吐血、衄血相鉴别。内科吐血、衄血常有消化道溃疡、肝硬化病史，或有血小板减少性紫癜病史等。其吐血、衄血与原发病的发作和加重有关，出血与月经周期无直接联系。血常规检查结果显示血小板减少，皮下常有瘀点、瘀斑。经行吐衄生在经前或经期，血量多少不一，发作时可有月经量明显减少或无月经。吐衄随月经干净而停止，呈周期性出现。实验室检查多无明显异常。

【辨证论治】

（一）辨证要点

本病有虚证与实证之不同。实证为经前或经期吐血、衄血，量多，色鲜红。虚证为经期或经净时吐血、咯血或衄血，量少，色暗红。

（二）治疗原则

本病因血热气逆而发，与经前经期冲气偏盛有关，治疗应本着"热者清之""逆者平之"的原则，以清热降逆、引血下行为主，或清肝泻火，或滋阴降火。不可过用苦寒克伐之剂，以免耗伤气血。

（三）分型论治

1. 肝经郁火证

主要证候：经前或经期吐血、衄血，量多，色鲜红；月经提前，量少甚或不行；心烦易怒，两胁胀痛，口苦咽干，头昏耳鸣，尿黄便结；舌红苔黄，脉弦数。

证候分析：素性抑郁，或恚怒伤肝，肝火炽盛；肝司血海，冲脉隶于肝，经行血海气盛，血海之血随冲气夹肝火上逆而致经行吐衄；火盛则血色鲜红；肝郁化火，则心烦易怒，口苦咽干；肝气郁结，则两胁胀痛；肝火上扰清窍，则头晕耳鸣；热盛伤津，则尿黄便结。舌红苔黄，脉弦数，皆为肝热内盛之象。

治法：清肝泻火，调经止衄。

方药：清肝引经汤（《中医妇科学》四版教材）。

清肝引经汤：当归 白芍 生地黄 牡丹皮 栀子 黄芩 川楝子 茜草 牛膝 白茅根 甘草

清肝引经汤主治肝经郁火之倒经、月经先期。症见经前或经期吐血、衄血，两胁疼痛，心烦易怒，口苦咽干，尿黄便结，舌红苔黄，脉弦数。方中当归、白芍养血柔肝，生地黄、牡丹皮凉血清热，栀子、黄芩清热降火，川楝子疏肝理气，茜草、白茅根佐生地黄以增清热凉血之功，牛膝引血下行，甘草调和诸药。

若兼小腹疼痛拒按，经血不畅有块者，为瘀阻胞中，于上方加桃仁、红花以活血祛瘀止痛。

2. 肺肾阴虚证

主要证候：经前或经期吐血、衄血，量少，色鲜红；月经每先期，量少；平素可有头晕耳鸣，手足心热，两颧潮红，潮热咳嗽，咽干口渴；舌红或绛，苔花剥或无苔，脉细数。

证候分析：素体肺肾阴虚，虚火上炎，经行后阴虚更甚，虚火内炽，损伤肺络，故血上溢而为吐衄；阴血虚则血量少，色鲜红；虚火内盛，热伤胞络，故月经先期，量少；阴虚内热，故头晕耳鸣，手足心热，潮热，两颧潮红；灼肺伤津，则咽干口渴，咳嗽。舌红或绛，苔花剥或无苔，脉细数，为阴虚内热之象。

治法：滋阴养肺。

方药：顺经汤（《傅青主女科》）加牛膝。

顺经汤：当归　熟地黄　沙参　白芍　茯苓　黑荆芥　牡丹皮

顺经汤主治室女月水停久，倒行逆上冲眼，红赤生翳。方中当归、白芍养血调经，沙参润肺，熟地黄滋肾养肝，牡丹皮清热凉血，茯苓健脾宁心，黑荆芥引血归经，加牛膝引血下行。

若咯血甚者，可加白茅根，浙贝母、桔梗以滋肺镇咳以止血。出血量多时应及时止血，吐血可口服大黄粉，或三七粉，或云南白药。衄血可用纱条压迫鼻腔止血，加用 1% 麻黄素滴鼻。

【其他疗法】

1. 鲜芦根 30g，鲜茅根 15g，水煎服。用于阴虚伤津吐衄者。

2. 鼻衄量多时令患者仰卧，头低位，额部用冷毛巾敷，同时用拇指按压迎香穴。

3. 鼻衄量多时也可用药棉浸京墨塞于鼻孔，同时令患者仰头坐位，冷敷额部。

【临证要点】

本病的特点是以在经行之前或行经过程中出现吐血、衄血为主症，衄血包括鼻衄、齿衄和肌衄，而以鼻衄为多见。部分患者可因周期性吐衄而致月经量少。

经血以下行为顺，上行为逆。经行吐衄缘于血热气逆。辨证时应从出血的时间、出血的量、色、质及兼证辨虚实。论治时可选用"通因通用"之法。因本病发作于经期，故清热不可过于苦寒，以免寒凝血滞而留瘀；也不可过用下，以免重伤阴血；忌用升麻、柴胡等升提之品，以免升阳助火。

【预后与转归】

本病治疗及时，一般预后良好。若病情较重，下行胞宫，使阴血不足，可能影响受孕，导致不孕症。

【案例】

钟某，女，20 岁。

经期鼻衄已 6 年。于 12 岁月经初潮，月经周期提前 10 天，量少色黑，行经 2 天，经期鼻衄，每遇情志影响则衄血量较多，有血块。经期烦躁易怒，头晕。平素白带量多，腰痛，腹痛。末次月经 9 月 8 日，行经 1 天。舌边尖红，脉弦滑。

诊断：肝旺血热，逆经倒行。

治法：平肝清热。

方药：白茅根、藕节各30g，牡丹皮6g，龙胆草9g，牛膝12g，黄芩9g，枳壳6g，麦冬、栀子各9g。

服上方后10月15日经潮，未见倒经，月经正常，未见腹痛。随访半年余，未再发生倒经现象。

（摘录《刘奉五妇科经验》）

【文献举要】

《女科百问·目上》：诸吐血、衄血，系阳气胜，阴之气被伤，血失常道，或从口出，或经鼻出，皆谓之妄行。

《万病回春·调经》：错经妄行于口鼻者，是火载血上，气之乱也。

《女科指要·经候门》：冲任附于阳明，为经血之海……阳旺迫血，皆能令血出鼻而谓之衄。

《傅青主女科·调经》：妇人有经未行之前一二日，忽然腹痛而吐血，人以为火热之极也，谁知是肝气之逆乎！夫肝之性最急，宜顺而不宜逆，顺则气安，逆者气动。血随气为行止，气安则血安，气动则血动，亦勿怪其然也……治法似宜平肝以顺气，而不必益精以补肾矣。

【思考题】

试述经行吐衄实证和虚证的治疗用药。

六、经行浮肿

每逢月经前后，或正值经期，头面、四肢浮肿者，称为经行浮肿。《叶氏女科证治》称"经来遍身浮肿"，《竹林女科》谓"经来浮肿"。

西医学经前期综合征出现浮肿者，可参照本病辨证治疗。

【病因病机】

本病多因素体脾肾阳虚，正值经期，气血下注胞宫，脾肾益虚，水湿不运；或肝郁气滞，血行不畅，滞而作胀。

1. 脾肾阳虚　平素思虑劳倦过度，伤及脾肾，经前气血下注胞宫，脾肾益虚，阳气不运，水湿不化，溢于肌肤，遂发浮肿。

2. 气滞血瘀　情志内伤，肝失条达，疏泄无权，气滞而血瘀，经时冲任气血壅滞，气滞益甚而血行不畅，气机升降失常，水湿运化不利，泛溢肌肤，滞而为肿。

【诊断】

1. 病史　过度劳累或七情内伤史。

2. 症状　头面、四肢浮肿伴随月经周期而发作，经净则逐渐消失。

3. 检查

（1）全身检查　浮肿程度一般较轻，多出现在头面四肢。

（2）妇科检查　无器质性病变。

（3）辅助检查　①血清E_2、催乳素（PRL）水平可见增高，或E_2与P比值失调。②肝肾功能、血浆蛋白检查均正常。③尿常规检查正常。

【鉴别诊断】

1. 肝源性浮肿 多有肝病史，常伴腹水，辅助检查示肝功能异常。发病与月经周期无关。

2. 肾源性浮肿 有肾功能不全病史，水肿程度较重，辅助检查示肾功能异常。发病与月经周期无关。

3. 甲状腺功能减退 有甲状腺功能不全病史，辅助检查示甲状腺功能异常。发病与月经周期无关。

4. 营养不良性浮肿 有营养不良病史，发作具有全身性，辅助检查示血浆蛋白含量低。发病与月经周期无关。

【辨证论治】

（一）辨证要点

本病重在辨虚实。若经行面浮肢肿，按之没指，为脾肾阳虚之证；若经行肢体浮肿，按之随手而起，则为气滞血瘀之证。

（二）治疗原则

脾肾阳虚证者，治以温肾健脾，利水消肿。气滞血瘀证者，治以活血化瘀，利水消肿。

（三）分型论治

1. 脾肾阳虚证

主要证候：经行面浮肢肿，按之没指；经行量多，色淡质薄；腹胀纳减，腰膝酸软，大便溏薄；舌淡，苔白腻，脉沉缓或濡细。

证候分析：脾肾阳虚，水湿泛溢，则见面浮肢肿，按之没指；脾虚失运，则腹胀纳减，大便溏薄；脾肾虚损，经血失固，则经行量多，色淡质薄。舌淡，苔白腻，脉沉缓或濡细，为阳虚不足之候。

治法：温肾化气，健脾利水。

方药：肾气丸（《金匮要略》）合苓桂术甘汤（《伤寒论》）。

肾气丸：桂枝　附子　熟地黄　山茱萸　山药　茯苓　牡丹皮　泽泻

苓桂术甘汤：茯苓　白术　桂枝　甘草

肾气丸主治肾阳不足证。苓桂术甘汤主治中阳不足之痰饮。肾气丸温肾化气行水，苓桂术甘汤健脾利水。两方合用，共奏温肾健脾，化气利水之功。临证时适当加活血调经之品，如当归、丹参、益母草，以达气、血、水同治，使经调肿消。

2. 气滞血瘀证

主要证候：经行肢体浮肿，按之随手而起；经血运行不畅，色暗有块；脘闷胁胀，善叹息；舌暗，苔薄白，脉弦细。

证候分析：平素气滞不行，经前、经期气血下注，冲任气血壅滞，气滞益甚，水湿运化不利，泛溢肌肤，则肢体浮肿；气滞血瘀，则经血运行不畅，色暗有块；肝郁气滞，故脘闷胁胀，善叹息。舌暗，苔薄白，脉弦细，均为气滞血瘀之征。

治法：理气行滞，养血调经。

方药：八物汤（《济阴纲目》）加泽泻、益母草。

八物汤：当归　川芎　白芍　熟地黄　延胡索　川楝子　木香　槟榔

八物汤主治血虚不足证。方中四物汤养血活血，延胡索行血中之滞；川楝子、木香、槟榔疏肝理气，使气行血畅。共收理气活血，行水消肿之效。

【临证要点】

经行浮肿莫不与脾、肾两脏相干，气、血、水同病，临证重在辨其虚实，注意其与月经的关系，经调则水行。

【案例】

杨某，女，32岁，已婚。1977年11月1日初诊。

缘月事不调，期将年余。经期错后，经量过少，色红有块，带经日短，行经腹痛，腰胀无力，体困神乏，肢面浮肿，手指木胀，难以握固，经后肿势始轻缓。大便不实，小溲短少，曾做尿常规及尿培养，均无异常发现。现值经期，舌质淡红，边有瘀紫，苔白而滑，脉来弦细。

中医辨证：此属血滞经脉，气不行水，脾肾两虚，运化失健。

治法：病在血分，不可单作水治，拟予养血调经，崇土制水。

方药：秦当归、紫丹参各12g，刘寄奴9g，怀牛膝、女贞子各9g，生黄芪、旱莲草各12g，云茯苓15g，冬瓜皮12g，福泽泻、冬葵子、炒白术各9g，广陈皮4.5g。水煎服，3剂。

二诊：11月8日。前方续服3剂，经量增多，行经4天而止，腰酸腹痛已除，肿势渐消，唯小溲略短，舌边瘀紫已不明显，脉弦略数，再步原法出入。处方：秦当归、紫丹参、赤芍各9g，鸡血藤、云茯苓各15g，福泽泻、炒白术、冬瓜皮、生黄芪各12g，宣木瓜、冬葵子、车前草、旱莲草各9g。水煎服，4剂。

三诊：11月13日。肿势尽退，大便得实，小便畅利，纳谷亦增，舌淡，苔薄白，脉弦滑。嘱每日上午服参苓白术丸1剂，下午服温经丸1剂，连服7天。次月经潮，色量均可，浮肿未发。

（摘录《哈荔田医案医话选》）

【思考题】

经行浮肿临证如何辨证论治？

七、经行泄泻

每值经行前后或经期，大便溏薄，甚或水泻，日解数次，经净自止者，称为"经行泄泻"。《汪石山医案·调经》称之为"经行而泻"。《叶氏女科证治·调经门》称为"经来泄泻"。

西医学经前期综合征出现泄泻者，可参照本病辨证治疗。

【病因病机】

本病的发生主要责之于脾肾虚弱。脾主运化，肾主温煦，为胃之关，主司二便。经行时脾肾更虚，遂致泄泻。

1. 脾虚　素体脾虚，经行时气血下注血海，脾气益虚，脾虚失运，化湿无权，湿浊下渗于大肠而为泄泻；或肝木乘脾，而致腹痛即泄。

2. 肾虚　素体肾虚，命门火衰，经行时经水下泄，肾气益虚，不能上温脾阳，脾失温煦，运化失司，而致经行泄泻。

【诊断】

1. 病史 有过度劳累、房劳多产或慢性胃肠疾病史。

2. 症状 经前2～3天或正值经行发生泄泻，经净渐止，并伴随月经周期反复发作。

3. 检查

（1）妇科检查 盆腔器官无异常。

（2）辅助检查 大便常规未见异常。

【鉴别诊断】

1. 内科泄泻 内科泄泻多因脏腑功能失调、饮食内伤或外感史而致，伴有发热，恶心呕吐等，与月经周期无关。

2. 经期伤食 有暴饮暴食或不洁饮食史，常伴有腹痛肠鸣，脘腹痞满，嗳腐酸臭，与月经周期无关。

3. 经期感寒泄泻 有感受寒湿及风寒史，泄泻清稀，甚如水样，腹痛肠鸣，伴表证，与月经周期无关。

【辨证论治】

（一）辨证要点

经行泄泻，有脾虚、肾虚之分，辨证时应着重观察大便的性状及泄泻时间，并参见月经的量、色、质。若大便溏薄，脘腹胀满，多为脾虚之候；若大便清稀如水，每在天亮前而泻，畏寒肢冷者，多为肾气虚寒。

（二）治疗原则

本病的治疗以健脾、温肾为主，调经为辅。脾健湿除，肾气得固，则泄泻自止。

（三）分型论治

1. 脾虚证

主要证候：月经前后或正值经期，大便溏泄，脘腹胀满，神疲肢软；或面浮肢肿，经行量多，色淡质薄；舌淡红，苔白，脉濡缓。

证候分析：脾虚失运，不能运化水湿，湿渗大肠，则大便溏泄，脘腹胀满；水湿泛溢肌肤，则面浮肢肿；气虚不能摄血，则经行量多；脾阳虚气血化源不足，则月经色淡质薄。舌淡红，苔白，脉濡缓，均系脾虚之候。

治法：健脾渗湿，理气调经。

方药：参苓白术散（方见闭经）。

若肝郁脾虚，症见经行腹痛即泻，泻后痛止，嗳气不舒。治宜柔肝扶脾，理气止泻，方用痛泻要方（《丹溪心法》）。

2. 肾虚证

主要证候：经行或经后，大便泄泻，或五更泄泻；腰膝酸软，头晕耳鸣，畏寒肢冷；经色淡，质清稀；舌淡，苔白，脉沉迟。

证候分析：肾阳虚衰，命火不足，不能上温脾阳，水湿下注，是以泄泻；五更之时，阴寒较盛，故天亮前作泻；肾阳虚衰，不能温养脏腑，则畏寒肢冷；腰为肾之府，肾主骨、生髓，脑为髓海，肾虚则头晕耳鸣，腰膝酸软；肾阳虚衰，不能温养脏腑，影响血的生化，故经色淡，质清稀。舌淡，苔白，脉沉迟，均为肾虚之候。

治法：温肾扶阳，暖土固肠。

方药：健固汤（《傅青主女科》）合四神丸（《证治准绳》）。

健固汤：人参　白术　茯苓　薏苡仁　巴戟天

四神丸：补骨脂　吴茱萸　肉豆蔻　五味子　生姜　大枣

健固汤主治"脾虚不能摄血，土不实而湿更甚"的妇人"先泄水而后行经"之病。四神丸主治命门火衰，脾肾虚寒，纳差便溏，五更泄泻或产后泄泻，肚腹作痛。方中以人参、白术、茯苓、薏苡仁健脾渗湿；巴戟天、补骨脂温肾扶阳；吴茱萸温中和胃；肉豆蔻、五味子固涩止泻。全方共奏温肾扶阳，暖土固肠之功。

【临证要点】

经行泄泻虽以脾虚、肾虚为主，但临床并非如此单一，往往两脏合病者多。如脾虚肝旺或脾肾两虚等，其中以脾肾两虚者多见。临证时需熟悉脏与脏之间的传变、生克关系，通过四诊对本病进行客观、全面的分析，确定证型，遣方用药。另外，本病虽为虚证，但因其仅经期乃发，治疗上不宜峻补收涩，只可健脾化湿或温肾扶阳，缓而治之，平时当补脾固肾以固本。

【案例】

贾某，女，36 岁，已婚。1979 年 9 月 9 日初诊。

患者经行泄泻 2 年。经前数日必作，稀薄清冷，黎明尤甚，便意频频，腹痛不舒，急于登厕，解后方舒。伴神疲乏力，腰痛畏寒，少腹凉痛，带下如水，月经量少，舌淡苔薄白，津润，脉沉迟无力。询问病史，3 年前夏第 4 个孩子临产时，因担心临产努则用力，婆母劝食过量而伤及脾胃，次日出现腹胀，大便次数增多且多稀溏。其后数月便亦如斯，一日二三至，除乏力，乳汁稀少外，尚无大碍。次春因郁怒而加重，自觉腹痛急于如厕，且便次增多，延医以参苓白术散和逍遥丸治疗显效。曾一段时间大便已成形。当产后第 1 次行经时，忽觉随着经行而大便稍稀至经尽数日可自然成形，因平时未发作，只有经期作泄，遂未就医。近年来有加重之势，不仅经期泻甚，平时亦作泻于五更。故求诊于予。

中医辨证：脉证合参，本例证属脾肾阳虚，火不燠土，肝脾不调，湿注大肠。

治法：益肾健脾，扶土抑木，涩肠止泻。

方药：四神丸加味。

橘红 6g，罂粟壳 6g，诃子 6g，肉豆蔻 4.5g，吴茱萸 6g，补骨脂 6g，五味子 4.5g，木香 4.5g。2 剂，水煎服。

二诊：9 月 11 日。上药服后腰背觉温，腹部亦感舒服，但泄如故。"肾司二便，亦主开阖"，泄不减，说明命火尚嫌不足，拟改补骨脂为 30g。处方：橘红 6g，诃子 6g，罂粟壳 6g，炮姜 4.5g，补骨脂 30g，五味子 4.5g，肉豆蔻 4.5g，吴茱萸 4.5g，木香 2.1g，白芍 9g，赤石脂 15g（先煎）。3 剂，水煎服。

三诊：9 月 14 日。泄大差，已能安睡到天明。拟上方继服 5 剂，2 天 1 剂，服如前法。

四诊：9 月 26 日。药后泄止，白带正常，腰痛未作，周身温和，精力充沛。嘱以二诊方每月经行 3 剂，平时以金匮肾气丸、参苓白术散、逍遥丸按早午晚分服而愈。

（摘录《陈伯祥中医妇科经验集要》）

NOTE

【思考题】

经行泄泻主要责之于哪些脏腑？临证如何辨证论治？

八、经行风疹块

每值临经时或行经期间，周身皮肤突起红疹，或起风团，瘙痒异常，经净渐退者，称为"经行风疹块"，或称"经行瘾疹"。

【病因病机】

本病多因风邪为患，又有内风、外风之别。内风者，源于素体本虚，适值经行，气血益虚，血虚生风所致；外风者，由风邪乘经期、产后、体虚之时，袭于肌腠所致。

1. 血虚　因素体血虚，或因多产、久病失养，营阴暗损，经行时阴血益虚，血虚生风，风盛则痒。

2. 风热　素体阳盛，或过食辛辣之品，血分蕴热，经行时气血变化急骤，风热之邪乘虚而入，搏于肌肤腠理，热盛生风，遂发风疹。

【诊断】

1. 病史　有过敏病史。

2. 症状　本病与月经周期密切相关，每随经行而出现周身皮肤突起红疹，或起风团，瘙痒异常，经净渐消。

3. 检查　妇科检查无异常。

【鉴别诊断】

风疹或荨麻疹亦可见皮肤红疹、风团、瘙痒，但多由药物、饮食等致敏因素所诱发，其发病不随月经周期反复发作，可相鉴别。

【辨证论治】

（一）辨证要点

经行风疹块有虚证与实证之分，主要根据证候特点，结合月经情况进行辨证。如血虚生风化燥者，皮肤干燥，瘙痒难忍，入夜更甚，月经多推迟，量少色淡；风热者，皮肤红热，瘙痒难忍，月经多提前，量多色红。

（二）治疗原则

本病的治疗，应根据"治风先治血，血行风自灭"的原则，以养血祛风为主，虚证宜养血祛风，实证宜疏风清热。

（三）分型论治

1. 血虚证

主要证候：经行肌肤风疹频发，瘙痒难忍，入夜尤甚；月经多延后，量少色淡；面色不华，肌肤枯燥；舌淡红，苔薄，脉虚数。

证候分析：营阴不足，血虚生风，经行时阴血愈虚，风胜则痒，故风疹频发；因血属阴，故入夜痒甚；阴血不足，冲任血海不能按时满盈，故月经延后，量少色淡；血虚不能上荣于面，则面色不华；血虚肌肤失荣，则肌肤枯燥。舌淡红，苔薄，脉虚数，均为血虚生风之象。

治法：养血祛风。

方药：当归饮子（《外科正宗》）。

当归饮子：当归 川芎 白芍 生地黄 防风 荆芥 黄芪 甘草 白蒺藜 何首乌

当归饮子主治疮疥风疹，湿毒瘙痒。方用四物汤加何首乌、荆芥、防风养血祛风；白蒺藜疏肝泄风；黄芪、甘草益气固表，扶正达邪。全方共奏养血祛风止痒之功。

若风疹团块痒甚难眠者，酌加蝉蜕、生龙齿。

2. 风热证

主要证候：经行身发红色风团、疹块，瘙痒不堪，感风遇热尤甚；月经多提前，量多色红；口干喜饮，尿黄便结；舌红，苔黄，脉浮数。

证候分析：风热相搏，邪郁肌腠，则身起红色风团，瘙痒异常；热甚伤津，则口干喜饮，尿黄便结。舌红，苔黄，脉浮数，均为风热内盛之象。

治法：疏风清热。

方药：消风散（《外科正宗》）。

消风散：荆芥 防风 当归 生地黄 苦参 炒苍术 蝉蜕 木通 胡麻仁 生知母 煅石膏 生甘草 牛蒡子

消风散主治风疹、湿疹。方中当归、生地黄、牛蒡子养血清热疏风；荆芥、防风、蝉蜕疏风止痒；苦参、苍术燥湿清热解毒；胡麻仁养血润燥；知母、石膏清热泻火；木通、甘草清火利尿，导热由小便下行。全方共奏疏散风热，消疹止痒之功。

【临证要点】

经行风疹块病因是风邪为患，临证有虚实之分，遵照"治风先治血，血行风自灭"之理，治以养血祛风为主。用药不宜过用辛香温燥之品，以免劫伤阴血，使虚者愈虚，病缠难愈。

【案例】

于某，女，19岁，未婚，工人。1975年7月12日初诊。

两年多来，患者每因汗出被风而发作荨麻疹，且经期发作尤甚。发作时周身泛发风疹块，瘙痒无度，烦闷难忍，常持续数天至数十天，经服用抗过敏药可减轻，下次经潮又复如是。就诊时正值经期，荨麻疹已发作3天，四肢、躯干及头面部出现大小不等、形状不一之粉红色风团块，扁平，稍有隆起，周围红晕，间有皮疹突出皮表，四肢见有抓痕及血痂，眼睑、环唇明显肿胀，瘙痒难耐，伴有头晕、恶心、胸闷、纳差、便秘、溲黄等症状。月经先期，量较少，色红，脉弦细数，苔白薄腻，舌边尖红。

诊断：西医诊为慢性荨麻疹急性发作。

中医辨证：此因湿热内蕴血分，郁于皮肤，风邪外束所致。

治法：以清热利湿，凉血解毒，疏风止痒为法。

方药：荆芥穗、防风各6g，苦参9g，金银花15g，细生地黄15g，鲜茅根30g，徐长卿、紫浮萍、紫荆皮、地肤子各9g，苍耳子6g，赤芍、牡丹皮各9g，川军6g（后下），甘草3g。2剂，水煎服。

二诊：7月14日。药后大便畅行，疹块消退大半，仍头晕、恶心、肤微痒，苔白，脉沉弦。予消风止痒，平肝和胃之法。处方：荆芥穗、防风、钩藤、菊花各9g，白鲜皮12g，苦参6g，徐长卿9g，紫荆皮、陈皮各6g，赤芍、牡丹皮、淡竹茹各9g，甘草3g。3剂，水煎服。

三诊：7月17日。药后诸症悉除，月经于15日已净。现觉乏力，纳差，带下绵绵，脉象沉缓，苔薄白。拟予理脾胃，益气血，和营卫之法。处方：野党参、炒白术、云茯苓各9g，广陈皮、荆芥穗各6g，焦稻芽15g，全当归12g，赤白芍各9g，鸡血藤12g，粉牡丹皮6g，炒枳壳9g，粉甘草3g。3剂，水煎服。

另用蛇床子9g，吴茱萸3g，黄柏6g，布包，泡水、坐浴熏洗，日2次。

嘱下月经潮前3天服一诊方3剂。兹后观察半年，不仅经期未再发作荨麻疹，且平时也未发作。

（摘录《哈荔田医案医话选》）

【思考题】

经行风疹块的主要病因是什么？如何辨治？

九、经行情志异常

每值行经前后，或正值经期，出现烦躁易怒，悲伤啼哭，或情志抑郁，喃喃自语，或彻夜不眠，甚或狂躁不安，经后又复如常人者，称为"经行情志异常"。

西医学的经前期综合征可参照本病辨证治疗。

【病因病机】

本病多由于情志内伤，肝气郁结，痰火内扰，遇经行气血骤变，扰动心神而致。

1. 肝气郁结　情怀不畅，肝气不舒，郁而化火，肝胆火炽，冲脉隶于阳明附于肝，经前冲气旺盛，肝火夹冲气上逆，扰乱心神，遂致情志异常。

2. 痰火上扰　素体痰盛，或肝郁犯脾，脾失健运而痰湿内生，肝郁化火，火性炎上，炼液成痰，痰火壅积于胸，经期冲气旺盛，冲气夹痰火上扰心窍，神明逆乱，遂致情志异常。

【诊断】

1. 病史　平素有情志不舒史。

2. 症状　经行期间或经行前后，出现情志变化，表现为烦躁易怒，悲伤啼哭，或情志抑郁，喃喃自语，甚或狂躁不安，经净后情志恢复正常，伴随月经周期而反复发作。

3. 检查

（1）妇科检查　无异常改变。

（2）辅助检查　可见血清泌乳素升高，雌激素/孕激素比值升高。

【鉴别诊断】

1. 热入血室　热入血室是指经水适来适断，昼夜明了，入夜谵语，如见鬼状，往来寒热，寒热如疟，正值经期而发，但不是伴随每个月经周期发作。

2. 脏躁　脏躁是指无故自悲，不能控制，或苦笑无常，哈欠频作，发作与月经周期无关。

【辨证论治】

（一）辨证要点

本病多由于情志内伤，肝气郁结，痰火内扰，遇经行气血骤变，扰动心神而致。以经前或经期有规律出现情志异常为辨证要点。辨证以肝气郁结和痰火上扰多见。

（二）治疗原则

治疗需结合本病证型，因于肝郁者，治当养血疏肝；因于痰火者，治当清热涤痰。

（三）分型论治

1. 肝气郁结证

主要证候：经前、经期精神抑郁不乐，情绪不宁，烦躁易怒，甚至怒而发狂，经后逐渐减轻或复如常人；胸闷胁胀，不思饮食；苔薄腻，脉弦细。

证候分析：情志抑郁，肝失条达，经前冲气偏盛，肝气夹冲气上逆，扰乱心神，致情志异常，而见精神抑郁，情绪不宁，烦躁易怒，甚至怒而发狂，经后冲气渐平，逆火随血去而减，故经净复如常人。肝郁气滞，故胸闷胁胀；肝气犯脾，故不思饮食。苔薄腻，脉弦细，为肝郁之征。

治法：疏肝解郁，养血调经。

方药：逍遥散（《太平惠民和剂局方》）。

逍遥散：柴胡　白术　当归　白芍　茯苓　甘草　薄荷　煨姜

逍遥散主治肝郁血虚脾弱证。方中柴胡疏肝解郁；薄荷助柴胡疏达之力；当归、白芍养血调经；白术、茯苓、甘草和中健脾；煨姜温胃行气。全方疏肝理气解郁。

若肝郁化火，见心烦易怒，狂躁不安，月经量多，色红，经期提前者，加牡丹皮、栀子，或用龙胆泻肝汤（《医宗金鉴》）以清肝泄热。

2. 痰火上扰证

主要证候：经行狂躁不安，头痛失眠，面红目赤，心胸烦闷，经后复如常人；舌红或绛，苔黄厚或腻，脉弦滑而数。

证候分析：痰火内盛，经前、经期冲气偏盛，冲气夹痰火上逆，蒙闭清窍，故狂躁不安，头痛失眠；经后气火渐平和，则症状逐渐消失，复如常人；肝热痰火上扰头面，故面红目赤；痰火结于胸中，则心胸烦闷。苔黄厚或腻，脉弦滑而数，均属痰火内盛，阳气独亢之象。

治法：清热化痰，宁心安神。

方药：生铁落饮（《医学心悟》）加郁金、黄连。

生铁落饮：天冬　麦冬　贝母　胆星　橘红　远志　连翘　茯苓　茯神　玄参　钩藤　丹参　辰砂　石菖蒲　生铁落

生铁落饮主治阳厥怒狂。方中生铁落重镇降逆；胆星、贝母、橘红、茯苓、茯神清热涤痰；石菖蒲、远志、辰砂宣窍安神；丹参、二冬、玄参、连翘、钩藤、川黄连养阴清热；郁金疏肝理气。使热去痰除，则神清志定而病自除。

大便秘结者，加生大黄、礞石；痰多者，加天竺黄。

【临证要点】

经行情志异常的发病主要与情志所伤有关。女子具有"血不足，气有余"的生理特点，经前血聚胞宫，冲任脉盛，冲气上逆，扰动心神，即可发病。临证或疏肝解郁，或清热化痰。因与月经周期有关，气病及血，故多兼血瘀，应酌加活血化瘀之品。

【案例】

韩某，女，23岁，未婚。1974年2月13日初诊。

素性抑郁寡欢，每因小事而执拗不解。于两年前逐渐发现神情呆滞，语多怪诞，或怒目瞪视，或自怒自责，或多言兴奋，或向隅独泣。诸般表现多在经前数天开始发作，经后始渐趋平静，一如常时。曾在某医院住院治疗，诊为周期性精神病，经用中西药物治疗，效果不彰而自行出院。询之素日抑郁寡欢，痰多口黏，不食不寐，惕然易惊，胸闷呕恶。月经周期尚准，经量或多或少，色鲜无块，每次行经 4~5 天。视苔白腻，舌边尖红，切脉沉弦略滑。

中医辨证：此系肝郁失志，心营暗耗，痰气互结，蒙蔽心窍所致。

治法：导痰开窍，养心安神为法。

方药：清半夏、云茯苓、炒枳壳各 9g，淡竹茹、广陈皮各 6g，节菖蒲、广郁金各 9g，浮小麦 30g，炙甘草 9g，生龙骨、生牡蛎各 15g，元肉 9g，夜交藤 15g，朱砂粉、琥珀粉各 1.5g（冲）。3~6 剂，水煎服。

二诊：2 月 20 日。服药期间已停用镇静药，夜寐可得 3~4 小时，泛恶口黏有减，惊悸渐平。纳食呆少，腑行不畅。上方减元肉、生龙骨、生牡蛎，加焦三仙各 9g，大枣 5 枚，酒川军 6g（后下），以健脾和胃。予 3~6 剂，水煎服。

调治两月后，月事正常，症无反复，遂停药观察。

（摘录《哈荔田医案医话选》）

【思考题】

试述经行情志异常的病因病机。临证如何辨证论治？

第七节　绝经前后诸证

绝经前后诸证是指妇女在绝经期前后，出现烘热汗出，烦躁易怒，潮热面红，失眠健忘，精神倦怠，头晕目眩，耳鸣心悸，腰背酸痛，手足心热，或伴月经紊乱等与绝经有关的症状。

古代医籍对本病无专篇记载，对其症状的描述可散见于"脏躁""百合病""老年血崩"等病证中，如《金匮要略·妇人杂病脉证并治》指出："妇人脏躁，喜悲伤欲哭，象如神灵所作，数欠伸。"

西医学围绝经期综合征、双侧卵巢切除或放射治疗后卵巢功能衰竭出现围绝经期综合征表现者，可参照本病辨证治疗。

【病因病机】

本病的发生与妇女绝经前后的生理特点密切相关。七七之年，肾气渐衰，天癸渐竭，冲任二脉逐渐亏虚，月经将断而至绝经，在此生理转折时期，受身体内外环境的影响，如素体阴阳有所偏衰，素性抑郁，宿有痼疾，或家庭、社会等环境变化，易导致肾阴阳平衡失调而发病。

"肾为先天之本"，又"五脏相移，穷必及肾"，故肾之阴阳失调，每易波及其他脏腑。而其他脏腑病变，久则必然累及于肾，故本病之本在肾，常累及心、肝、脾等脏，致使本病证候复杂。

1. 肾阴虚　肾阴素虚，精亏血少，绝经前后，天癸渐竭，精血衰少；或忧思不解，积念在心，营阴暗耗；或房事多产，精血耗伤，肾阴更虚；真阴亏损，冲任衰少，脏腑失养，遂致绝经前后诸证。

2. 肾阳虚　素体肾阳虚衰，绝经前后，肾气更虚；或房事不节，损伤肾气；命门火衰，冲任失调，脏腑失于温煦，遂致绝经前后诸证。

3. 肾阴阳两虚 肾藏元阴而寓元阳，若阴损及阳，或阳损及阴，真阴真阳不足，不能濡养、温煦脏腑，冲任失调，遂致绝经前后诸证。

4. 心肾不交 绝经前后，肾水不足，不能上济于心，心火独亢，热扰心神，出现心肾不交，遂致绝经前后诸证。

【诊断】

1. 病史 发病年龄多在 45～55 岁，若在 40 岁以前发病者，应考虑为"卵巢早衰"。发病前有无工作、生活的特殊改变。有无精神创伤史及双侧卵巢切除手术或放射治疗史。

2. 症状 月经紊乱或停闭，随之出现烘热汗出，潮热面红，烦躁易怒，头晕耳鸣，心悸失眠，腰背酸楚，面浮肢肿，皮肤蚁行样感，情志不宁等症状。

3. 检查

（1）妇科检查　子宫大小正常或偏小，可见阴道分泌物减少。

（2）辅助检查　血清 FSH 和 E_2 值测定以了解卵巢功能。或行血清 AMH 检查了解卵巢功能。

【鉴别诊断】

1. 眩晕、心悸、水肿 绝经前后诸证的临床表现可与某些内科病，如眩晕、心悸、水肿等相类似，临证时应注意鉴别。

2. 癥瘕 绝经前后的年龄为癥瘕好发期，如出现月经过多或经断复来，或有下腹疼痛，浮肿，或带下五色，气味臭秽，或身体骤然明显消瘦等症状者，应详加诊察，必要时结合西医学辅助检查，明确诊断，以免贻误病情。

【辨证论治】

（一）辨证要点

本病发生以肾虚为本，临证应主要根据临床表现、月经紊乱的情况及舌脉辨其属阴、属阳，或阴阳两虚，或心肾不交。

（二）治疗要点

本病治疗应注重固护肾气，清热不宜过于苦寒，祛寒不宜过于温燥，更不可妄用克伐，以免犯虚虚之戒。若涉及他脏者，则兼而治之。

（三）分型论治

1. 肾阴虚证

主要证候：绝经前后，头晕耳鸣，腰酸腿软，烘热汗出，五心烦热，失眠多梦，口燥咽干，或皮肤瘙痒，月经周期紊乱，量少或多，经色鲜红；舌红，苔少，脉细数。

证候分析：绝经前后，天癸渐竭，肾阴不足，精血衰少，髓海失养，故头晕耳鸣；腰为肾府，肾主骨，肾之精亏血少，故腰酸腿软；肾阴不足，阴不维阳，虚阳上越，故烘热汗出；水亏不能上制心火，心神不宁，故失眠多梦；肾阴不足，阴虚内热，津液不足，故五心烦热，口燥咽干；精亏血少，肌肤失养，血燥生风，故皮肤瘙痒；肾虚天癸渐竭，冲任失调，血海蓄溢失常，故月经周期紊乱，经量少或多，色鲜红。舌红，苔少，脉细数，为肾阴虚之征。

治法：滋肾益阴，育阴潜阳。

方药：六味地黄丸（《小儿药证直诀》）加生龟甲、生牡蛎、石决明。

六味地黄丸：熟地黄　山药　山茱萸　茯苓　牡丹皮　泽泻

六味地黄丸主治小儿先天不足，发育迟缓。方中熟地黄、山茱萸、龟甲滋阴补肾；山药、茯苓健脾和中；生牡蛎、石决明平肝潜阳；牡丹皮、泽泻清泄虚热。全方共奏滋阴补肾，育阴潜阳之功效。

若出现双目干涩等肝肾阴虚证时，宜滋肾养肝，平肝潜阳，以杞菊地黄丸（《医级》）加减；若头痛、眩晕较甚者，加天麻、钩藤、珍珠母以增平肝息风潜镇之效；若肾阴亏，伴情志不遂，以致肝郁化热者，症见头晕目眩，口苦咽干，心胸烦闷，口渴饮冷，便秘溲赤，治宜滋阴疏肝，方用一贯煎（方见经行乳房胀痛）；若头晕目眩、耳鸣严重，加何首乌、黄精、肉苁蓉滋肾填精益髓。

2. 肾阳虚证

主要证候：绝经前后，头晕耳鸣，腰痛如折，腹冷阴坠，形寒肢冷，小便频数或失禁；带下量多，月经不调，量多或少，色淡质稀，精神萎靡，面色晦暗；舌淡，苔白滑，脉沉细而迟。

证候分析：绝经前后，肾气渐衰，肾主骨生髓，腰为肾府，肾虚则髓海、外府失养，故头晕耳鸣，腰痛如折；肾阳虚下焦失于温煦，故腹冷阴坠；膀胱气化失常，关门不固，故使小便频数或失禁；气化失常，水湿内停，下注冲任，损伤带脉，约固无力，故带下量多；肾阳虚冲任失司，故月经不调，量多或少；血失阳气温化，故色淡质稀；肾阳虚惫，命门火衰，阳气不能外达，经脉失于温煦，故形寒肢冷，精神萎靡，面色晦暗。舌淡，苔白滑，脉沉细而迟，为肾阳虚衰之征。

治法：温肾壮阳，填精养血。

方药：右归丸（方见崩漏）。

若肾阳虚不能温运脾土，致脾肾阳虚者，症见腰膝酸软，食少腹胀，四肢倦怠，或四肢浮肿，大便溏薄，舌淡胖，苔薄白，脉沉细缓，治宜温肾健脾，方用健固汤（方见经行泄泻）加补骨脂、淫羊藿、山药。

3. 肾阴阳俱虚证

主要证候：绝经前后，乍寒乍热，烘热汗出，月经紊乱，量少或多，头晕耳鸣，健忘，腰背冷痛；舌淡，苔薄，脉沉弱。

证候分析：绝经前后，肾气渐衰，阴阳失调，营卫不和，则乍寒乍热，烘热汗出；冲任失调，则月经紊乱，量少或多；肾虚精亏，脑髓失养，则头晕耳鸣，健忘；肾阳不足，失于温煦，则腰痛。舌淡，苔薄，脉沉弱，均为肾阴阳俱虚之征。

治法：阴阳双补。

方药：二仙汤（《中医方剂临床手册》）合二至丸（方见经期延长）加何首乌、龙骨、牡蛎。

二仙汤：仙茅　淫羊藿　当归　巴戟天　黄柏　知母

二仙汤主治绝经前后诸证、闭经等肾阴阳两虚者。方中仙茅、淫羊藿、巴戟天温补肾阳；知母、黄柏滋肾坚阴；当归养血和血；旱莲草、女贞子滋肝肾之阴；加何首乌补肾育阴，生龙牡滋阴潜阳敛汗。全方共奏温阳补肾，滋阴降火，潜阳敛汗之功。

如便溏者，去当归，加茯苓、炒白术以健脾止泻。

4. 心肾不交证

主要证候：绝经前后，心烦失眠，心悸易惊，甚至情志失常，月经周期紊乱，量少或多，经色鲜红，头晕健忘，腰酸乏力；舌红，苔少，脉细数。

证候分析：绝经前后，肾水不足，不能上制心火，心火过旺，故心烦失眠，心悸易惊，情志失常；肾虚天癸渐竭，冲任失调，血海蓄溢失常，故月经周期紊乱，经量少或多，色鲜红；天癸渐竭，肾阴不足，精血衰少，髓海失养，故头晕健忘；腰为肾府，肾主骨，肾之精亏血少，故腰酸乏力。舌红，苔少，脉细数，为心肾不交之征。

治法：滋阴补血，养心安神。

方药：天王补心丹（《摄生秘剖》）。

天王补心丹：人参　玄参　当归　天冬　麦冬　丹参　茯苓　五味子　远志　桔梗　酸枣仁　生地黄　朱砂　柏子仁

天王补心丹主治阴虚血少，神志不安。方中生地黄、玄参、天冬、麦冬滋肾养阴液；人参、茯苓益心气；丹参、当归养心血；远志、柏子仁、酸枣仁、五味子养心安神，除烦安眠；桔梗载药上行；朱砂为衣，安心神。全方共奏滋阴降火，养心安神之功。

【其他疗法】

1. 中成药治疗

（1）六味地黄丸每次 6g，每日 2 次，口服。适用于肾阴虚证。

（2）知柏地黄丸每次 6g，每日 2 次，口服。适用于用于肾阴虚证。

（3）杞菊地黄丸每次 6g，每日 2 次，口服。适用于肾阴虚证。

（4）坤泰胶囊每次 2g，每日 3 次，口服。适用于心肾不交证。

2. 针灸治疗

（1）体针　肾阴虚者取肾俞、心俞、太溪、三阴交、太冲，毫针刺，用补法。肾阳虚者取关元、肾俞、脾俞、章门、足三里，毫针刺，用补法可灸。

（2）耳针　取内分泌、卵巢、神门、交感、皮质下、心、肝、脾等穴，可用耳穴埋针、埋豆，每次选用 4～5 穴，每周 2～3 次。

【临证要点】

本病以肾虚为本，肾的阴阳平衡失调，影响心、肝、脾脏，从而发生一系列的病理变化，出现诸多证候。临床以肾阴虚居多，由于体质或阴阳转化等因素，亦可表现为偏肾阳虚，或阴阳两虚或心肾不交，并由于诸种因素，绝经前后常可兼夹气郁、血瘀、痰湿等复杂病机。

本病证候复杂，常寒热错杂，虚实并存，涉及多个脏腑，故在治疗时要注意同时兼顾。

【预后与转归】

本病持续时间长短不一，短则数月，长者数年，严重者甚至可持续 5～10 年，如未及时施治或因误治易发生情志异常、心悸、心痛、贫血、骨质疏松症等疾患。

【文献举要】

《金匮要略·妇人杂病脉证并治》：妇人年五十所，病下利数十日不止，暮即发热，少腹里急，腹满，手掌烦热，唇口干燥……当以温经汤主之。

《景岳全书·妇人规》：妇人于四旬外，经期将断之年，多有渐见阻隔，经期不至者。当此之际，最宜防察。若果气血和平，素无他疾，此固渐止而然，无足虑也。若素多忧郁不调之患，而见此过期阻隔，便有崩决之兆。若隔之浅者，其崩尚轻；隔之久者，其崩必甚，此因隔而崩者也。

【思考题】

1. 绝经前后诸证临床分型有哪些？其治则和选方是什么？

2. 对绝经前后诸证临床诊断时应注意的要点是什么？

第七章 带下病

带下病是指带下量明显增多或减少，色、质、气味发生异常，或伴全身或局部症状者。带下明显增多者称为带下过多；带下明显减少者称为带下过少。在某些生理情况下也可出现带下增多或带下减少，如月经期前后、排卵期、妊娠期带下增多而无其他不适者，为生理性带下；绝经前后白带量减少，而无不适者，亦为生理现象，不作病论。

带下一词，有广义、狭义之分。广义带下是泛指女性经、带、胎、产、杂病而言。由于这些疾病都发生在带脉之下，故称为"带下病"。狭义带下又分为生理性带下及病理性带下。生理性带下属于妇女体内的一种阴液，是由胞宫渗润于阴道的色白或透明、无特殊气味的黏液，氤氲之时增多。病理性带下即带下病，有带下量多，色、质、气味异常；有带下量少，阴道干涩；或伴全身、局部症状。

第一节 带下过多

带下量过多，色、质、气味异常，或伴全身、局部症状者，称为"带下过多"，又称"下白物""流秽物"等。

本病始见于《素问·骨空论》："任脉为病……女子带下瘕聚。"《诸病源候论》明确提出了"带下病"之名，并分"带五色俱下候"。《傅青主女科》认为"带下俱是湿证"，并以五色带下论述其病机及治法。

西医妇科疾病如阴道炎、宫颈炎、盆腔炎性疾病等引起的阴道分泌物异常与带下过多临床表现类似者，可参照本病辨证治疗。

【病因病机】

带下过多系湿邪为患，而脾肾功能失常是发生的内在条件，感受湿热、湿毒之邪是重要的外在病因。任脉不固，带脉失约是带下过多的核心病机。

1. 脾虚 饮食不节，劳倦过度，或忧思气结，损伤脾气，脾阳不振，运化失职，湿浊停聚，流注下焦，伤及任带，任脉不固，带脉失约，而致带下过多。

2. 肾阳虚 素禀肾虚，或房劳多产，或年老体虚，久病伤肾，肾阳虚损，气化失常，水湿下注，任带失约；或肾气不固，封藏失职，阴液滑脱，而致带下过多。

3. 阴虚夹湿热 素禀阴虚，或年老久病，真阴渐亏，或房事不节，阴虚失守，下焦复感湿热之邪，伤及任带而致带下过多。

4. 湿热下注 素体脾虚，湿浊内生，郁久化热；或情志不畅，肝气犯脾，脾虚湿盛，湿郁化热，或感受湿热之邪，以致湿热流注或侵及下焦，损及任带，而致带下过多。

NOTE

5. 湿毒蕴结　经期产后，胞脉空虚，或摄生不慎，或房事不禁，或手术损伤，感染湿毒之邪，湿毒蕴结，损伤任带，而致带下过多。

【诊断】

1. 病史　妇产科术后感染史，盆腔炎性疾病史，急、慢性宫颈炎病史，各类阴道炎病史，房事不节（洁）史。

2. 症状　带下量多，色白或黄，或赤白相兼，或黄绿如脓，或混浊如米泔；质或清稀如水，或稠黏如脓，或如豆渣凝乳，或如泡沫状；气味无臭，或有臭气，或臭秽难闻；可伴有外阴、阴道灼热瘙痒，坠胀或疼痛，或伴尿频、尿痛等症状。

3. 检查

（1）妇科检查　可见各类阴道炎、宫颈炎、盆腔炎性疾病的体征，也可发现肿瘤。

（2）辅助检查　①实验室检查：阴道炎患者阴道分泌物检查清洁度Ⅲ度或以上，或可查到滴虫、假丝酵母菌及其他病原体。急性或亚急性盆腔炎，血常规检查白细胞计数增高。必要时可行宫颈分泌物病原体培养、病变局部组织活检等。②B超检查：对盆腔炎性疾病及盆腔肿瘤有意义。

【鉴别诊断】

1. 经间期出血、漏下　带下赤色时应与经间期出血、漏下相鉴别。经间期出血是指月经周期正常，在两次月经周期中间出现的周期性出血，一般持续3~5天，能自行停止。漏下是指经血非时而下，淋沥不尽，无正常月经周期。

2. 生殖道癥积和癌病　带下量多是一种症状，以妇科生殖道炎症最为常见，生殖道癥积及癌病亦可出现。若生殖道癥积突入阴道时，可见带下量多，赤白或色黄淋沥，或伴臭味，通过妇科检查可鉴别；若见大量浆液性或脓性或脓血性恶臭白带时，要警惕输卵管癌、子宫颈癌、子宫内膜癌等生殖道癌病的发生，可通过妇科检查、B超检查、诊断性刮宫、阴道镜、宫腔镜和腹腔镜检查等进行鉴别。

3. 白浊　带下色白量多时需与白浊鉴别。白浊是泌尿生殖系统的化脓性感染，临床特征为尿窍流出混浊如脓之物，多随小便流出，可伴有小便淋沥涩痛。尿道口分泌物做淋球菌培养呈阳性，可资鉴别。

【辨证论治】

（一）辨证要点

带下过多辨证要点主要根据带下的量、色、质、气味的异常及伴随症状、舌脉辨其寒热、虚实。临证时尚需结合全身症状及病史等进行全面综合分析，方能做出正确的诊断。同时需进行必要的妇科检查及防癌排查，以免贻误病情。

（二）治疗原则

带下俱是湿证，故治疗以祛湿止带为基本原则。临证治法有清热解毒或清热利湿止带；健脾除湿止带；温肾固涩止带；滋肾益阴，除湿止带。因此，必须在辨证论治的基础上灵活应用。另外，还需配合中成药口服、中药制剂外洗、栓剂阴道纳药、中医特色疗法等，同时还可选用食疗进行预防调护，以增强疗效，预防复发。

（三）分型论治

1. 脾虚证

主要证候：带下量多，色白，质地稀薄，如涕如唾，无臭味；伴面色萎黄或㿠白，神疲乏力，少气懒言，倦怠嗜睡，纳少便溏；舌体胖质淡，边有齿痕，苔薄白或白腻，脉细缓。

证候分析：脾气虚弱，运化失司，湿邪下注，损伤任带，使任脉不固，带脉失约，而为带下量多；脾虚中阳不振，则面色萎黄或㿠白，神疲乏力，少气懒言，倦怠嗜睡；脾虚失运，则纳少便溏。舌淡胖，苔白或白腻，脉细缓，均为脾虚湿阻之征。

治法：健脾益气，升阳除湿。

方药：完带汤（《傅青主女科》）。

完带汤：人参　白术　白芍　山药　苍术　陈皮　柴胡　荆芥穗　车前子　甘草

完带汤主治终年累月下流白物，如涕如唾，不能禁止，甚则臭秽者，所谓白带也。方中人参、白术、山药、甘草益气健脾；苍术、陈皮燥湿健脾，行气和胃；白芍柔肝，柴胡、荆芥穗疏肝解郁，祛风胜湿；车前子利水渗湿。全方脾胃肝经同治，共奏健脾益气，升阳除湿止带之效。

若脾虚及肾，兼腰痛者，酌加续断、杜仲、菟丝子温补肾阳，固任止带；若寒湿凝滞腹痛者，酌加香附、艾叶温经理气止痛；若带下日久，滑脱不止者，酌加芡实、龙骨、牡蛎、乌贼骨、金樱子等固涩止带；若脾虚湿蕴化热，带下色黄黏稠，有臭味者，宜健脾除湿，清热止带，方选易黄汤（《傅青主女科》）。

2. 肾阳虚证

主要证候：带下量多，色淡，质清稀如水，绵绵不断；面色晦暗，畏寒肢冷，腰背冷痛，小腹冷感，夜尿频，小便清长，大便溏薄；舌质淡，苔白润，脉沉迟。

证候分析：肾阳不足，命门火衰，封藏失职，阴液滑脱而下，故带下量多，色淡质清，绵绵不断；阳气不能外达，故畏寒肢冷；肾阳虚外府失荣，故腰背冷痛；肾阳虚胞宫失于温煦，故小腹冷感；肾阳虚上不温脾阳，下不暖膀胱，故大便溏薄，小便清长。舌淡，苔白润，脉沉迟，为肾阳虚之征。

治法：温肾助阳，涩精止带。

方药：内补丸（《女科切要》）。

内补丸：鹿茸　肉苁蓉　菟丝子　潼蒺藜　肉桂　制附子　黄芪　桑螵蛸　白蒺藜　紫菀茸

原方主治命门火衰，肾气虚弱，失于温煦，不能封藏，任带失调，精液滑脱之重证。方中鹿茸、肉苁蓉补肾阳，益精血；菟丝子补肝肾，固冲任；潼蒺藜温肾止腰痛；肉桂、制附子补火助阳，温养命门；黄芪补气助阳；桑螵蛸收涩固精；白蒺藜祛风胜湿；紫菀茸温肺益肾。全方共奏温肾培元，固涩止带之功。

若腹泻便溏者，去肉苁蓉，酌加补骨脂、肉豆蔻；若精关不固，精液下滑，带下如崩，谓之"白崩"，治宜补脾肾，固奇经，佐以涩精止带之品，方选固精丸（《仁斋直指方》）。

3. 阴虚夹湿热证

主要证候：带下量较多，质稍稠，色黄或赤白相兼，有臭味，阴部灼热或瘙痒；伴五心烦热，失眠多梦，咽干口燥，头晕耳鸣，腰酸腿软；舌质红，苔薄黄或黄腻，脉细数。

证候分析：肾阴不足，相火偏旺，损伤血络，复感湿热之邪，伤及任带二脉，故带下量多，色黄或赤白相兼，质稠，有臭气，阴部灼热感；阴虚内热，热扰心神，则五心烦热，失眠多梦；腰为肾之府，肾阴虚则腰酸腿软。舌红，苔薄黄或黄腻，脉细数，均为阴虚夹湿热之征。

治法：滋阴益肾，清热祛湿。

方药：知柏地黄丸（方见经间期出血）加芡实、金樱子。

若失眠多梦明显者，加柏子仁、酸枣仁以养心安神；咽干口燥甚者，加沙参、麦冬养阴生津；五心烦热甚者，加地骨皮、银柴胡以清热除烦。

4. 湿热下注证

主要证候：带下量多，色黄或呈脓性，气味臭秽，外阴瘙痒或阴中灼热；伴全身困重乏力，胸闷纳呆，小腹作痛，口苦口腻；小便黄少，大便黏滞难解；舌质红，舌苔黄腻，脉滑数。

证候分析：湿热蕴结于下，损伤任带二脉，故带下量多，色黄或呈脓性，气味臭秽；湿热熏蒸，则胸闷，口苦口腻；湿热内阻中焦，脾失运化，清阳不升，则纳呆，身体困重乏力；湿热蕴结，瘀阻胞脉，则小腹作痛；湿热下注膀胱，可见小便黄少；湿邪黏滞，阻滞肠腑，可见大便黏滞难解。舌红，苔黄腻，脉滑数，为湿热之征。

治法：清热利湿止带。

方药：止带方（《世补斋医书》）。

止带方：猪苓　茯苓　车前子　泽泻　茵陈　赤芍　牡丹皮　黄柏　栀子　川牛膝

止带方专用于止带。方中猪苓、茯苓、车前子、泽泻利水渗湿止带；赤芍、牡丹皮清热，凉血活血；黄柏、栀子、茵陈泻火解毒，燥湿止带；川牛膝利水通淋，引诸药下行，使热清湿除带自止。

若湿浊偏甚者，症见带下量多，色白，如豆渣状或凝乳状，阴部瘙痒，脘闷纳差，舌红，苔黄腻，脉滑数，治宜清热利湿，化浊止带，方用萆薢渗湿汤（《疡科心得集》）酌加苍术、藿香。

5. 湿毒蕴结证

主要证候：带下量多，色黄绿如脓，或五色杂下，质黏稠，臭秽难闻；伴小腹或腰骶胀痛，烦热头昏，口苦咽干，小便短赤或色黄，大便干结；舌质红，苔黄腻，脉滑数。

证候分析：湿毒内侵，损伤任带二脉，故带下量多，色黄绿如脓，甚或五色杂下，秽臭难闻；湿毒蕴结，瘀阻胞脉，故小腹或腰骶胀痛；湿浊热毒上蒸，故口苦咽干；湿热伤津，则小便短赤，大便干结。舌红，苔黄腻，脉滑数，为湿毒蕴结之征。

治法：清热解毒，利湿止带。

方药：五味消毒饮（《医宗金鉴》）加土茯苓、薏苡仁、黄柏、茵陈。

五味消毒饮：蒲公英　金银花　野菊花　紫花地丁　天葵子

五味消毒饮主治诸疔。方中蒲公英、金银花、野菊花、紫花地丁、天葵子清热解毒；加土茯苓、薏苡仁、黄柏、茵陈清热利湿止带。全方合用，共奏清热解毒，除湿止带之功。

若腰骶酸痛，带下臭秽难闻者，酌加贯众、马齿苋、鱼腥草等清热解毒除秽；若小便淋痛，兼有白浊者，酌加萆薢、萹蓄、虎杖、甘草梢以清热解毒，除湿通淋。

【其他疗法】

1. 中成药治疗

（1）定坤丹每次 3.5～7g，每日 2 次，口服。适用于气血两虚证。

（2）康妇炎胶囊每次 3 粒，每日 2 次，口服。适用于湿热下注证、湿毒蕴结证。

（3）参苓白术散每次 6～9g，每日 2～3 次，口服。适用于脾虚证。

（4）知柏地黄丸每次 8 丸，每日 3 次，口服。适用于阴虚夹湿热证。

（5）金匮肾气丸水蜜丸每次 4～5g（20～25 粒），大蜜丸每次 1 丸，每日 2 次，口服。适用于肾阳虚证。

2. 艾灸治疗　主穴选阴陵泉、丰隆、带脉等。湿热下注证加行间、丘墟；肾阳虚证加肾俞、关元、命门、太溪；脾虚证加脾俞、足三里、隐白、太白。

【临证要点】

带下过多是妇科临床常见病、多发病，是多种疾病的共同症状。其病因复杂，但总以湿邪为患；临证时首先应明确引起带下过多的原因，对于赤带、赤白带、五色杂下，气味秽臭者，需先排除恶性病变，若为生殖道肿瘤引起的当以手术治疗为主。带下过多的辨证主要是依据带下的量、色、质、气味特点，结合局部及全身症状、舌脉象等，同时注意辨证与辨病相结合。

带下俱是湿证，治疗以利湿为主。除内服中药外，配合中成药、食疗、外治法，方能提高临床疗效。对于反复发作的带下过多，应明辨原因，综合治疗。

【预后与转归】

带下过多经过及时治疗多可痊愈，预后良好。若治不及时或治不彻底，或病程迁延日久，反复发作，可致月经异常、盆腔疼痛、癥瘕和不孕症等。若由于癥瘕恶疾复感邪毒所致之带下过多，五色杂下，臭秽难闻，形体消瘦者，预后不良。

【案例】

顾某，女，26 岁。1982 年 10 月 7 日初诊。

患者自去年 5 月份行人流术后，带下量增多，色黄白相兼，质稠有气味，甚至每天都要换内裤，每于月经前后更多，无阴痒，纳差乏力，腰部有下坠感。素口干喜冷饮，小便黄，大便尚可。舌红，苔薄，脉细。

月经后期，量中等，每次经前乳房微胀痛，腹隐痛，末次月经 9 月 13 日。妇检：宫颈中度糜烂。白带常规检查：未见滴虫、真菌。

诊断：带下病（脾虚夹湿热证）。

中医辨证：患者素体脾虚，人流术后感受湿邪，水湿内停，湿邪下注，损伤任带二脉，约固无力，发为带下病。

治法：健脾益气，除湿止带。

方药：完带汤合易黄汤加减。党参 12g，白术 10g，山药 15g，芡实 15g，甘草 6g，黄柏 12g，荆芥炭 4.5g，车前子 9g，白芍 15g。

1982 年 10 月 25 日复诊。告知服药后白带量明显减少，色白，质稀，近几天如蛋清样，无气味，舌质正常，脉细。继服上药。

3 个月以后复诊，告知带下自服中药后一直正常，饮食亦增加，精神较前明显好转，妇检宫颈轻度糜烂。

（摘录《黄绳武妇科经验集》）

【文献举要】

《诸病源候论·妇人杂病诸候》：带下者，由劳伤过度，损动经血，致令体虚受风冷，风冷入于胞络，搏其血之所成也。冲脉、任脉为经络之海。任之为病，女子则带下。

《万氏妇人科·赤白带下》：带下之病，妇女多有之。赤者属热，兼虚兼火治之；白者属湿，兼虚兼痰治之；年久不止者，以和脾胃为主，兼升提。大抵瘦人多火，肥人多痰，要知此候。

《医学心悟·带下》：带下之症，方书有青、黄、赤、白、黑，分属五脏，各立其方。其实不必拘泥，大抵此证不外脾湿有湿……夫带证似属寻常，若崩而不止，多致髓竭骨枯而成损。此治者，岂可忽诸！

第二节　带下过少

带下量少，甚或全无，阴道干涩，伴有全身、局部症状者，称为带下过少。

带下过少的相关记载首见于《女科证治准绳·赤白带下门》："带下久而枯涸者濡之。凡大补气血，皆所以濡之。"本病古代记载甚少，今时较为多见，故列为专病论述。

本病的特点为阴道分泌物极少，甚或全无，阴道干涩，影响性生活，严重者外阴、阴道萎缩。

西医学的卵巢早衰、双侧卵巢切除术后、盆腔放射治疗后、绝经综合征、席汉综合征、长期服用某些药物抑制卵巢功能等引起的阴道分泌物过少可参照本病辨证治疗。

【病因病机】

本病主要病机是阴精不足，不能润泽阴户。其因有二：一是肝肾亏损，阴精津液亏少，不能润泽阴户；二是瘀血阻滞冲任，阴液不能运达阴窍，均可导致带下过少。

1. 肝肾亏损　素禀肝肾不足，或年老体弱，肝肾亏损；或大病久病，房劳多产，精血耗伤，以致冲任精血不足，任脉之阴精津液亏少，不能润泽阴窍，而致带下过少。

2. 血瘀津亏　素性抑郁，情志不遂，以致气滞血瘀；或经产后感寒，余血内留，新血不生，均可致精亏血枯，瘀血内停，阴津不能润泽阴窍，而致带下过少。

【诊断】

1. 病史　有卵巢早衰、双侧卵巢切除术后、盆腔放射治疗后、盆腔炎性疾病、反复人工流产术后、产后大出血，或长期使用抑制卵巢功能的药物等病史。

2. 症状　阴道分泌物过少，阴道干涩，甚至阴部萎缩；或伴性欲低下，性交疼痛；烘热汗出，心烦失眠；月经错后，经量过少，甚至闭经。

3. 检查

（1）妇科检查　阴道黏膜皱褶减少，阴道壁菲薄充血，分泌物极少，宫颈、宫体或有萎缩。

（2）辅助检查　①实验室检查：性激素测定，可见雌二醇（E_2）明显降低，促卵泡生成素、促黄体生成素升高。②B 超检查：可见双侧卵巢缺如或卵巢体积变小，或子宫萎缩，子宫内膜菲薄。

【鉴别诊断】

育龄期女性带下过少，往往是卵巢功能低下的征兆，常见于卵巢早衰、绝经后、手术切除卵巢或盆腔放疗后、席汉综合征等，应进一步完善相关检查以明确诊断，并进行疾病和病因的鉴别。

1. 卵巢早衰 是指妇女在 40 岁前绝经，常伴有绝经期症状，E_2 下降，FSH、LH 升高。

2. 绝经后 正常妇女一般在 45～54 岁绝经。妇女自然绝经后，因卵巢功能下降而出现带下过少，少数可出现阴道干涩不适等症状。

3. 席汉综合征 是由于产后大出血、休克造成垂体前叶急性坏死，丧失正常分泌功能而致。临床表现为产后体质虚弱，面色苍白，无乳汁分泌，闭经，阴部萎缩，性欲减退，并有畏寒、头昏、贫血、毛发脱落等症状。FSH、LH 明显降低，甲状腺功能（TSH、T_3、T_4）降低，尿 17－羟皮质类固醇、尿 17－酮皮质类固醇低于正常。

【辨证论治】

（一）辨证要点

本病辨证不外乎虚实二端，虚者肝肾亏损，常兼有头晕耳鸣，腰腿酸软，手足心热，烘热汗出，心烦少寐；实者血瘀津亏，常有小腹或少腹疼痛拒按，心烦易怒，胸胁、乳房胀痛。

（二）治疗原则

本病治疗重在补益肝肾，佐以养血化瘀等。用药不可肆意攻伐，过用辛燥苦寒之品，以免耗津伤阴，犯虚虚之戒。

（三）分型论治

1. 肝肾亏损证

主要证候：带下量少，甚至全无，无臭味，阴部干涩或瘙痒，甚则阴部萎缩，性交涩痛；头晕耳鸣，腰膝酸软，烘热汗出，夜寐不安，小便黄，大便干结；舌红少津，少苔，脉沉细。

证候分析：肝肾亏损，阴液不充，任带失养，不能润泽阴道，发为带下过少；阴虚内热，灼津耗液，则带下更少，阴部萎缩、干涩灼痛或瘙痒；清窍失养，则头晕耳鸣；肾虚外府失养，则腰膝酸软；肝肾阴虚，虚热内生，则烘热汗出，夜寐不安，小便黄，大便干结。舌红，少苔，脉沉细，均为肝肾亏损之证。

治法：滋补肝肾，益精养血。

方药：左归丸（《景岳全书》）。

左归丸：熟地黄 山药 枸杞子 山茱萸 川牛膝 菟丝子 鹿角胶 龟甲胶

左归丸主治真阴肾水不足，宜速壮水之主以培左肾之元阴而精血自充矣。方中熟地黄、山茱萸、山药、枸杞子益肝肾，补精血；菟丝子补肾气；鹿角胶、龟甲胶滋补精血，补益冲任；川牛膝活血化瘀，补益肝肾，引血下行。全方共奏滋补肝肾，养精益津之功。

若阴虚阳亢，头痛甚者，加天麻、钩藤、石决明平肝息风止痛；心火偏盛者，加黄连、炒酸枣仁、龙骨清泻心火；皮肤瘙痒者，加蝉蜕、防风、白蒺藜祛风止痒；大便干结者，加生地黄、玄参、何首乌润肠通便。

NOTE

2. 血瘀津亏证

主要证候：带下量少，阴道干涩，性交疼痛；精神抑郁，烦躁易怒，小腹或少腹疼痛拒按，胸胁、乳房胀痛，经量少或闭经；舌质紫暗，或舌边瘀斑，脉弦涩。

证候分析：瘀血阻滞冲任，阴精不能运达阴窍，以致带下过少；无津液润泽，故阴道干涩，性交疼痛；气机不畅，情志不遂，故精神抑郁，烦躁易怒；肝经郁滞，则胸胁、乳房胀痛；瘀阻冲任、胞脉，故小腹或少腹疼痛拒按，甚则经量过少或闭经。舌质紫暗，或舌边瘀斑，脉弦涩，均为血瘀津亏之征。

治法：补血益精，活血化瘀。

方药：小营煎（《景岳全书》）加丹参、桃仁、川牛膝。

小营煎：当归　白芍　熟地黄　山药　枸杞子　炙甘草

小营煎主治血少阴虚证。方中当归、白芍养血润燥；熟地黄、枸杞子滋阴养血填精；山药健脾滋肾；炙甘草益气健脾；加丹参、桃仁活血化瘀；川牛膝补益肝肾，引血下行。全方共奏活血化瘀，养阴生津之功。

若大便干结者，加火麻仁、冬瓜仁润肠通便；下腹有包块者，加三棱、莪术以消癥散结。

【临证要点】

带下过少，往往伴见于月经过少、闭经，通常是多种疾病引起卵巢功能减退的征兆，应进行生殖内分泌激素检查，以明确原因。中医治疗以滋阴养血活血为主，待阴血渐充，自能濡润。同时应针对引起带下过少的病因和疾病治疗，若属卵巢早衰，闭经日久，阴道干涩，性交疼痛者，可配合西药人工周期治疗。及早诊断和防治可能导致卵巢功能减退的原发疾病，预防和及时治疗产后大出血，对卵巢良性病变的手术应尽量避免对卵巢组织的损伤，对接受放疗的患者应注意对盆腔卵巢部位的保护。

【预后与转归】

带下过少多由卵巢功能低下引起的各种疾病所致，原发疾病的病情程度和治疗效果直接影响带下过少的治疗效果。若为内分泌失调引起的病变，经适当治疗，一般可好转，预后良好。若因手术切除，或放射、化疗，或药物损伤引起的卵巢功能衰退，伴见月经稀少或闭经者，则疗效差。

【案例】

宋某，女，35岁，南京人。2014年6月初诊。

患者经行停闭间作3年，伴烘热汗出半年，曾行雌、孕激素周期治疗后月经可来潮数月，但病情反复。后因行2次人流术，术后月经又停闭不行，用激素方能来潮。近半年时有烘热汗出，心烦，腰酸，无带下，失眠多梦，二便调。舌红，苔薄，脉细弦。

患者初潮15岁，5/30天，量中等，无血块，轻度痛经，末次月经4月30日（补佳乐＋黄体酮撤退）。28岁结婚，生育史1－0－2－1。既往身体健康，无特殊病史。2012年12月曾在外院查血FSH 167.19IU/mL。

诊断：闭经、带下过少。

中医辨证：证属肾阴偏虚，癸水不足。按"调周法"，属于经后期。

治法：从养血滋阴，宁心安神论治。

方药：归芍地黄汤合钩藤汤加减。丹参10g，赤芍10g，白芍10g，山茱萸9g，钩藤10g

（后下），莲子心 5g，合欢皮 10g，茯苓 10g，川续断 10g，菟丝子 10g，怀牛膝 10g，荆芥 6g，青龙齿 10g（先煎），紫贝齿 10g，炙龟甲 10g，广木香 9g，太子参 15g。

服药 2 周后诉烘热出汗已消，但阴道干涩，房事困难，舌偏红，苔腻，脉弦细。重用清心火、安心神之药，故以前方去丹参、赤芍、荆芥、广木香，加黄连 3g，山药 10g，茯神 10g。服用 2 个月后，诸症明显改善，可见锦丝样带下。

（摘录《夏桂成教授从心论治闭经的学术思想探讨》）

【文献举要】

《女科证治准绳·调经门》：带下久而枯涸者濡之。凡大补气血，皆所以濡之；如以四物汤为末，炼蜜丸梧子大，空心米饮下三四十丸，以疗年高妇人白带良验，皆润剂也。

夏桂成《中医临床妇科学》：带下过少病证，虽有肝肾阴虚、脾胃虚弱、血瘀内阻等，但主要是肝肾阴虚，由于精血亏少，津液不充，故致润泽阴道的液体减少。因此，主要是纠正阴虚，提高阴精在经后期逐步滋长的水平，可参照"调理月经周期，经后初、中、末三期的施治"。

【思考题】

1. 怎样理解"带下俱是湿证"？

2. 带下过多的辨证要点和治疗原则是什么？

3. 现代医学哪些疾病可以参照带下过多论治？哪些疾病可以参照带下过少论治？

NOTE

第八章　妊娠病

妊娠期间，发生与妊娠有关的疾病，称为妊娠病，又称"胎前病"。妊娠病不但影响孕妇的身体健康，妨碍妊娠的继续和胎儿的正常发育，甚则威胁生命。因此，必须重视妊娠病的预防和发病后的治疗。

常见的妊娠病有：妊娠恶阻、异位妊娠、胎漏、胎动不安、堕胎、小产、滑胎、胎萎不长、胎死不下、胎水肿满、胎气上逆、葡萄胎、子肿、子晕、子痫、妊娠咳嗽、妊娠小便淋痛、妊娠小便不通、难产等。

妊娠病的病因病机：妊娠病的病因病机应结合致病因素和妊娠期母体内环境的特殊改变来认识。常见的发病机理有四：一是阴血虚。阴血素虚，孕后血聚宫养胎，阴血益虚，可致阴虚阳亢而发病。二是脾肾虚。脾虚则气血生化乏源，胎失所养；若脾虚湿聚，则泛溢肌肤或水停胞中为病。肾虚则肾精匮乏，胎失所养，或肾气虚弱，胎失所系，胎元不固。三是冲气上逆。孕后经血不泻，聚于冲任、子宫以养胎，冲脉气盛，上逆犯胃，胃失和降则呕恶。四是气滞。素多忧郁，气机不畅，腹中胎体渐大，易致气机升降失常，气滞则血瘀水停而致病。

妊娠病的诊断：首先要明确妊娠诊断。根据临床表现，结合辅助检查，如妊娠试验、基础体温、B 超等，判断是否妊娠。如需保胎可暂不予妇科检查。如病情需要亦择时妇科检查以明确诊断。并注意与激经、闭经、癥瘕等鉴别。妊娠病的诊断，自始至终要注意胎元未殒与已殒的鉴别，注意胎儿的发育情况及母体的健康状况，必要时要注意排除畸胎等。

妊娠病的治疗原则：以胎元的正常与否为前提。胎元正常者，宜治病与安胎并举，如因母病而致胎不安者，重在治病，病去则胎自安；若因胎不安而致母病者，重在安胎，胎安则病自愈。安胎之法，以补肾健脾，调理气血为主。补肾为固胎之本，健脾为益血之源，理气以通调气机，理血以养血为主或佐以清热，使脾肾健旺，气血和调，本固血充，则胎可安。若胎元不正，胎堕难留，或胎死不下，或孕妇有病不宜继续妊娠者，则宜从速下胎以益母。

妊娠期用药原则：凡峻下、滑利、祛瘀、破血、耗气、散气及一切有毒药品，都应慎用或禁用。如果病情确实需要，亦可适当选用。如妊娠恶阻也可适当选用法半夏等药物；确有瘀阻胎元时，还须在补肾安胎的基础上适当选配活血化瘀药，使瘀祛而胎安。即所谓："有故无殒，亦无殒也。"但须严格掌握剂量和用药时间，"衰其大半而止"，以免动胎、伤胎。

第一节　妊娠恶阻

妊娠早期，出现严重的恶心呕吐，头晕厌食，甚则食入即吐者，称为"妊娠恶阻"，又称"妊娠呕吐""子病""病儿""阻病"等。本病是妊娠早期常见的病证之一，以恶心呕吐，头重眩晕，厌食为特点。治疗及时，护理得法，多数患者可迅速康复，预后大多良好。若仅见恶心择食，偶有吐涎等，不作病论。

本病最早见于《金匮要略·妇人妊娠病脉证并治》："妇人得平脉，阴脉小弱，其人渴，不能食，无寒热，名妊娠，桂枝汤主之。"《诸病源候论·妊娠恶阻候》首次提出恶阻病名。

西医学妊娠剧吐可参照本病辨证治疗。

【病因病机】

本病的主要发病机制是冲气上逆，胃失和降。

1. 胃虚 胃气素虚，孕后经血停闭，血聚冲任养胎，冲脉气盛，夹胃气上逆，胃失和降，而致恶心呕吐。

2. 肝热 平素性躁多怒，郁怒伤肝，肝郁化热，孕后血聚冲任养胎，肝血益虚，肝火愈旺，加之冲脉气盛，冲气、肝火上逆犯胃，胃失和降，遂致恶心呕吐。《女科经纶·恶阻》认为"妊娠呕吐属肝夹冲脉之火冲上"。

3. 痰滞 脾阳素虚，水湿不化，痰饮内停，孕后血聚冲任养胎，冲脉气盛，冲气夹痰饮上逆，以致恶心呕吐。

【诊断】

1. 病史 有停经史、早期妊娠反应，多发生在孕3个月内。

2. 症状 频繁呕吐，厌食，甚至全身乏力，精神萎靡，全身皮肤和黏膜干燥，眼球凹陷，体重下降，严重者可出现血压下降，体温升高，黄疸，嗜睡和昏迷。

3. 检查

（1）妇科检查 妊娠子宫。

（2）辅助检查 尿妊娠试验阳性，尿酮体阳性。为识别病情轻重，可进一步测定外周血红细胞计数、血细胞比容、血红蛋白、血酮体和血钾、钠、氯等电解质，必要时做血尿素氮、肌酐及胆红素测定，记录24小时尿量等。

【鉴别诊断】

1. 葡萄胎 本病恶心呕吐较剧，阴道不规则流血，偶有水泡状胎块排出，子宫大多较停经月份大，质软，血HCG水平显著升高，B超显示宫腔内呈落雪状图像，而无妊娠囊及胎心搏动。

2. 妊娠合并急性胃肠炎 本病多有饮食不洁史，除恶心呕吐外，常伴有腹痛、腹泻等胃肠道症状，大便检查可见白细胞及脓细胞。

3. 孕痈 即妊娠期急性阑尾炎，表现为脐周或中上腹部疼痛，伴有恶心呕吐，24小时内腹痛转移到右下腹；查体右下腹部有压痛、反跳痛，伴肌紧张、体温升高和白细胞增多。

【辨证论治】

（一）辨证要点

本病辨证着重从呕吐物的性状及患者的口感，结合舌脉综合分析，辨其寒热、虚实。呕吐清水清涎，口淡者，多属虚证；呕吐酸水或苦水，口苦者，多属实证、热证；呕吐痰涎，口淡黏腻者，为痰湿阻滞；吐出物呈咖啡色黏涎或带血样物，则属气阴两亏之重证。

（二）治疗原则

本病的治疗原则，以调气和中，降逆止呕为主。并应注意饮食和情志的调节，忌用升散之品。

（三）分型论治

1. 胃虚证

主要证候：妊娠早期，恶心呕吐，甚则食入即吐；脘腹胀闷，不思饮食，头晕体倦，怠惰思睡；舌淡，苔白，脉缓滑无力。

证候分析：孕后血聚于下以养胎元，冲气偏盛，胃气素虚，失于和降，冲气夹胃气上逆，则呕吐，或食入即吐；脾胃虚弱，运化失职，则脘腹胀闷，不思饮食；中阳不振，清阳不升，则头晕体倦，怠惰思睡。舌淡，苔白，脉缓无力，为脾胃虚弱之征。滑脉，有妊之象也。

治法：健胃和中，降逆止呕。

方药：香砂六君子汤（《名医方论》）。

香砂六君子汤：人参　白术　茯苓　甘草　半夏　陈皮　木香　砂仁　生姜　大枣

香砂六君子汤主治气虚肿胀，痰饮结聚，脾胃不和，变生诸症者。方中人参、白术、茯苓、甘草、大枣健脾养胃，益气和中；生姜、半夏降逆止呕；砂仁、木香、陈皮理气和中。全方补脾胃，降逆气，止呕吐。

若脾胃虚寒者，酌加丁香、豆蔻以增强温中降逆之力；若吐甚伤阴，症见口干便秘者，宜去木香、砂仁、茯苓等温燥或淡渗之品，酌加玉竹、麦冬、石斛、胡麻仁等养阴和胃；若孕妇唾液异常增多，时时流涎者，古称"脾冷流涎"，原方可加益智仁、豆蔻温脾化饮，摄涎止唾。

2. 肝热证

主要证候：妊娠早期，呕吐酸水或苦水；胸胁满闷，嗳气叹息，头晕目眩，口苦咽干，渴喜冷饮，便秘溲赤；舌红，苔黄燥，脉弦滑数。

证候分析：肝胆相表里，孕后冲气夹肝火上逆犯胃，胆热随之溢泄，故呕吐酸水或苦水，肝郁气滞，气机不利，故胸胁满闷，嗳气叹息；肝火上逆，故头晕目眩，口苦咽干；热盛伤津，故渴喜冷饮，便秘溲赤。舌红，苔黄燥，脉弦数，为肝热内盛之征，脉滑，为有妊之象。

治法：清肝和胃，降逆止呕。

方药：加味温胆汤（《医宗金鉴》）。

加味温胆汤：陈皮　半夏　茯苓　甘草　枳实　竹茹　黄芩　黄连　麦冬　芦根　生姜

加味温胆汤主治妊娠恶阻，胃中有热，呕吐，心中烦热愦闷，喜饮凉浆者。方中黄芩、黄连、竹茹清肝热，除烦止呕；枳实、陈皮宽胸和胃，调气降逆；半夏、茯苓、生姜除湿化痰，降逆止呕；麦冬、芦根养阴清热，除烦止呕；甘草调和诸药。全方共奏清肝和胃，降逆止呕之效。

若呕甚伤津，五心烦热，舌红口干者，酌加石斛、玉竹以养阴清热；便秘者，酌加胡麻仁润肠通便。

3. 痰滞证

主要证候：妊娠早期，呕吐痰涎；胸膈满闷，不思饮食，口中淡腻，头晕目眩，心悸气短；舌淡胖，苔白腻，脉滑。

证候分析：痰湿之体，或脾虚停饮，孕后血壅气盛，冲气上逆，夹痰饮上泛，故呕吐痰涎；膈间有痰饮，中阳不运，故胸膈满闷，不思饮食，口中淡腻；痰饮中阻，清阳不升，故有头晕目眩；饮邪上凌心肺，则心悸气短。舌淡胖，苔白腻，脉滑，为痰饮内停之征。

治法：化痰除湿，降逆止呕。

方药：青竹茹汤（《济阴纲目》）。

青竹茹汤：竹茹 陈皮 茯苓 半夏 生姜

青竹茹汤主治妊娠恶阻，呕吐不食。方中半夏、陈皮燥湿化痰，降逆止呕；竹茹除烦止呕；茯苓、生姜健脾温胃，渗湿止呕。全方共奏除湿化痰，降逆止呕之效。

若脾胃虚弱，痰湿内盛者，酌加苍术、白术健脾燥湿；兼寒者，症见呕吐清水，形寒肢冷，面色苍白，宜加丁香、豆蔻以温中化痰，降逆止呕；若夹热者，症见呕吐黄水，头晕心烦，喜食酸冷，酌加黄芩、知母、前胡。

上述三型均可因呕吐不止，不能进食，而导致阴液亏损，精气耗散，出现精神萎靡，形体消瘦，眼眶下陷，双目无神，四肢无力；严重者，出现呕吐带血样物，发热口渴，尿少便秘，唇舌干燥，舌红，苔薄黄或光剥，脉细滑数无力等气阴两亏的严重证候（查尿酮体常呈强阳性反应）。治宜益气养阴，和胃止呕。方用生脉散（《内外伤辨惑论》：人参、麦冬、五味子）合增液汤（《湿病条辨》：玄参、麦冬、生地黄）加乌梅、竹茹、芦根。呕吐带血样物者，加藕节、乌贼骨、乌梅炭养阴清热，凉血止血。必要时，采用中西医结合治疗，给予输液、纠正酸中毒及电解质紊乱。若经治疗无好转，或体温超过38℃以上，心率超过120次/分，或出现黄疸时，应考虑终止妊娠。

【其他疗法】

1. 中成药治疗

（1）香砂养胃丸每次9g，每日2次，适用于胃虚证。

（2）左金丸每次1.5g，每日3次，适用于肝热证。

（3）生脉饮口服液每次10mL，每日3次，适用于气阴两亏证。

2. 针灸治疗

（1）穴位封闭 用维生素B_6 100mg于足三里穴位行封闭治疗。

（2）耳穴封闭 用维生素B_1 0.1mL于肾穴、内分泌、交感穴封闭治疗。

3. 拔火罐 取中脘穴拔火罐，适用于胃虚证。

4. 敷脐 丁香、半夏加生姜汁熬成膏敷脐，适用于各证。

【临证要点】

妊娠恶阻疾病有轻重之别，病情轻者，以中医辨证施治为主，注意治病与安胎并举；病情重者，则需中西医结合诊治；若病情严重危及孕妇生命，则须下胎益母。

本病发生与精神因素密切相关，患者应保持乐观的情绪，避免精神刺激。饮食宜清淡、易消化，少量多餐，忌肥甘厚味及辛辣之品，餐前可进食少量生姜汁。

【预后与转归】

本病经及时治疗，大多可治愈。若体温升高达38℃以上，心率超过120次/分，出现持续黄疸或持续蛋白尿，精神萎靡不振，应及时考虑终止妊娠。

【案例】

张某，女，25岁，已婚。

怀妊三月，恶闻食气，胸闷不舒，食入即吐，所吐皆为食物痰涎，倦怠乏力，卧床不欲动，动辄眩晕呕吐，口黏且苦，小便黄短，苔黄而腻，脉来弦滑。

中医辨证：此系胎热上升，痰浊逆胃。

治法：拟予清热化痰，降逆止呕之法。

方药：清半夏、云茯苓各9g，淡竹茹12g，枇杷叶15g，炒枳壳、条黄芩各9g，陈皮、苏梗各6g。2剂，水煎两次，取200mL分3次温服。

二诊：前方服后，胸中豁然，起坐行动已不晕吐，略能进食。原方再进两剂，即啖饮如常矣。

（摘录《哈荔田妇科医案医话选》）

【文献举要】

《诸病源候论·恶阻候》：此由妇人原本虚羸，血气不足，肾气又弱，兼当风饮冷太过，心下有痰水夹之，而有妊也。

《万氏妇人科·胎前章》：恶阻者，谓有胎气恶心，阻其饮食也。其症：颜色如故，脉息平和，但觉肢体沉重，头目昏眩，择食，恶闻食气，好食酸咸，甚者或作寒热，心中愦闷，呕吐痰水，胸膈烦满，恍惚不能支持。轻者不服药无妨，乃常病也。重者须药调之，恐伤胎气，专主行痰，以二陈汤为主。但半夏有动胎之性，不可轻用。

《景岳全书·妇人规》：凡恶阻多由胃虚气滞，然亦有素本不虚，而忽受胎妊，则冲任上壅，气不下行，故为呕逆等证。及三月余而呕吐渐止者，何也？盖胎元渐大，则脏气仅供胎气，故无暇上逆矣。凡治此者，宜以半夏茯苓汤、人参陈皮汤之类，随宜调理，使之渐安，必俟及期，方得帖然也。

【思考题】

妊娠恶阻出现气阴两虚的证治如何？

第二节　异位妊娠

异位妊娠是指受精卵在子宫体腔以外着床发育，俗称"宫外孕"。但两者含义有所不同。宫外孕是指子宫以外的妊娠，如输卵管妊娠、卵巢妊娠、腹腔妊娠、阔韧带妊娠等；异位妊娠是指受精卵在子宫正常体腔以外的妊娠，除上述妊娠部位外，还包括宫颈妊娠、子宫残角妊娠、子宫瘢痕妊娠等，较"宫外孕"的含义更广。

近30年来，异位妊娠发生率明显增高，其中又以输卵管妊娠最为常见，约占异位妊娠的95%以上，故本节以输卵管妊娠为例叙述。

输卵管妊娠破裂或流产是妇科临床上最常见的急腹症之一，可造成急性腹腔内出血，发病急，病情重，处理不当可危及生命。随着诊断技术的进步，对部分输卵管妊娠患者能在妊娠早期做出诊断，为药物治疗提供了平台。

中医古籍中没有"异位妊娠"的病名，但在"妊娠腹痛""停经腹痛""少腹瘀血""经漏""妊娠下血"及"癥瘕"等病证中有类似症状的描述。

【病因病机】

输卵管妊娠的主要病机是冲任不畅，少腹血瘀。少腹宿有瘀滞，冲任不畅，运送孕卵受阻，不能到达子宫体腔；或先天肾气不足，后天脾气虚弱，运送孕卵无力，不能按时到达子宫体腔，在输卵管内着床生长而致本病发生。输卵管妊娠在疾病的不同阶段，其主要证候表现不同，在未破损期（输卵管妊娠未发生破裂或流产）有胎元阻络和胎瘀阻滞；在已破损期（输卵管妊娠已发生破裂或流产）为气血亏脱、正虚血瘀和瘀结成癥。

1. 胎元阻络　素性抑郁，或忿怒过度，肝气不疏，血行不畅；或经期产后，余血未尽，房事不节；或感染邪毒，邪与余血相搏结，致瘀血阻滞冲任；或先天肾气不足或气虚运送无力，致孕卵不能运达子宫。此证发生于输卵管妊娠未破损期的早期。

2. 胎瘀阻滞　胎元停于子宫外，继而自殒，与余血互结而成瘀，但未破损。此证发生于输卵管妊娠未破损期的晚期。

3. 气血亏脱　胎元停于子宫外后渐长，致脉络破损，血液离经妄行，血亏气脱而致厥脱。此证发生于输卵管妊娠已破损期。

4. 正虚血瘀　胎元停于子宫外，继而自殒，阴血外溢但量较少，气随血泄，离经之血积聚少腹。此证发生于输卵管妊娠已破损期。

5. 瘀结成癥　胎元停于子宫外，自殒日久，离经之血与胎物互结成瘀，久积少腹成癥。此证发生于输卵管妊娠已破损期的晚期。

【诊断】

1. 病史

（1）既往可有盆腔炎性疾病、不孕症、异位妊娠等病史。

（2）多有停经史。

2. 症状

（1）下腹痛　早期可有一侧下腹隐痛；输卵管妊娠流产或破裂时，突感一侧下腹疼痛或撕裂样剧痛，持续或反复发作，常伴有恶心呕吐、肛门坠胀和排便感。

（2）阴道流血　阴道有不规则流血，量少，亦有阴道流血量较多者，可同时排出蜕膜样组织。

（3）晕厥与休克　由腹腔内急性出血和剧烈腹痛引起，初始或轻者出现晕厥，严重者出现低血容量性休克，休克程度与腹腔内出血的速度及血量成正比，但与阴道流血量无明显关系。

（4）腹部包块　输卵管妊娠流产或破裂时所形成的血肿时间较久者，由于血液凝固并与周围组织或器官发生粘连，形成包块。

3. 检查

（1）全身检查　输卵管妊娠破裂或流产，腹腔内出血较多时，出现面色苍白，脉数而细弱，血压下降等；下腹部有明显压痛及反跳痛，以患侧为甚，但腹肌紧张不明显；叩诊移动性浊音阳性。

（2）妇科检查　输卵管妊娠未破损期有宫颈举摆痛；子宫略增大，小于孕月，质稍软；一侧附件区可有轻度压痛，或可扪及质软有压痛的包块。若输卵管妊娠破损内出血较多时，阴道后穹窿饱满，宫颈举摆痛明显，子宫有漂浮感；一侧附件区或子宫后方可触及质软肿块，边界不清，触痛明显。陈旧性输卵管妊娠时，可在子宫直肠窝处触到半实质性压痛包块，边界不清楚。

（3）辅助检查　①血 HCG 测定：常低于同期的正常宫内妊娠水平，动态监测其上升幅度也常小于同期的正常宫内妊娠的升幅。②B 超检查：宫内未见妊娠囊，一侧附件区出现低回声或混合性回声包块，包块内或可见原始心管搏动。输卵管妊娠破裂或流产时可见盆腔、腹腔积液。③诊断性刮宫：刮出的宫内组织物病理检查未见绒毛等妊娠组织物。④阴道后穹窿穿刺或腹腔穿刺：腹腔内出血较多时，可经阴道后穹窿或腹腔穿刺抽出暗红色不凝血。⑤腹腔镜检查或剖腹探查：可见患侧输卵管局部肿胀增粗，表面紫蓝色；或患侧输卵管管壁见破裂口，破口处活动性出血；或患侧输卵管伞端血块附着，或活动性出血，腹腔内或可找到妊娠组织物。

输卵管妊娠的诊断需根据上述病史、症状和检查综合考虑。

【鉴别诊断】

1. 未破损期输卵管妊娠与胎动不安鉴别　两者均可有停经史，出现阴道不规则流血及下腹痛，血 HCG 阳性。常需根据动态测定血 HCG、B 超检查等进行鉴别。

2. 已破损期输卵管妊娠的鉴别诊断　已破损期输卵管妊娠需与流产、急性输卵管炎、急性阑尾炎、卵巢囊肿蒂扭转、黄体破裂相鉴别（表 8-1）。

表 8-1　已破损期输卵管妊娠的鉴别诊断

	输卵管妊娠	流产	急性输卵管炎	急性阑尾炎	卵巢囊肿蒂扭转	黄体破裂
停经	多有	有	无	无	无	多无
下腹痛	突然撕裂样剧痛，自下腹一侧开始向全腹扩散	下腹中央阵发性疼痛	下腹持续性疼痛	持续性疼痛，从上腹部转移至右下腹	下腹一侧突发性疼痛	下腹一侧突发性疼痛
阴道流血	量少色暗，可有蜕膜样组织或管型排出	先量少后增多，有小血块或绒毛排出	多无	无	无	或无，或有，如月经量
休克	多有	无	无	无	无	无或有轻度休克
体温	正常或稍高	正常	升高	升高	稍高	稍高
盆腔检查	宫颈举摆痛明显，患侧可触及不规则包块	宫口稍开，子宫增大变软	宫颈举摆痛明显，或可触及肿块	无肿块触及，直肠指检右侧高位压痛	宫颈举痛，卵巢肿块边缘清晰，蒂部触痛明显	无肿块触及，一侧附件压痛
白细胞	正常或稍高	正常	增高	增高	稍高	正常或稍高
血红蛋白	下降	正常	正常	正常	正常	下降
后穹窿穿刺	可抽出不凝血液	阴性	可抽出渗出液或脓液	阴性	阴性	可抽出不凝血液
妊娠试验	多为阳性	阳性	阴性	阴性	阴性	阴性
超声显像	一侧附件低回声区，宫内无妊娠囊	宫内多有妊娠囊	两侧附件低回声区	子宫附件区无异常回声	一侧附件低回声区，边缘清晰，有条索状蒂	一侧附件低回声区

【辨证论治】

(一)辨证要点

辨证时首先辨其亡血与虚实的程度，明确其严重性。可根据腹痛程度、有无晕厥、休克等临床症状、血压表现、B超检查等辨别输卵管妊娠有无破损，分为未破损期和已破损期。参考血HCG的升降判断异位胎元之存殒，并根据全身症状、舌脉进一步分辨气血虚实。先分期再辨证，未破损期可辨为胎元阻络证、胎瘀阻滞证，已破损期可辨为气血亏脱证、正虚血瘀证、瘀结成癥证。

(二)治疗原则

输卵管妊娠破裂或流产致腹腔内急性出血，属危急重症，其典型症状表现为突发下腹剧痛，伴肛门坠胀感，面色苍白，四肢厥冷或冷汗淋漓，血压下降或不稳定，有时烦躁不安，甚或晕厥，脉微欲绝或细数无力，并有相应的腹部及妇科检查体征。须立即进行抢救。

1. 一般处理 患者平卧，观察患者血压、脉搏、呼吸、体温、神志，急查血常规、血型、交叉配血等，做好自体血回输准备。

2. 开放静脉补液通路 立即给予吸氧、输液。若出现失血性休克应开放两条静脉通路，迅速补充血容量。

3. 益气固脱 可用50%的葡萄糖注射液40mL加参附注射液10mL静脉注射，或用5%葡萄糖注射液500mL加参附注射液20mL静脉滴注。

4. 手术治疗 如血压下降、腹腔内出血较多者，应立即手术治疗。

(三)分型论治

输卵管妊娠的主要证候是"少腹血瘀"之实证或虚实夹杂，治疗始终以化瘀为主。本病的治疗应随着病程发展动态观察，根据病情变化，及时采取恰当的中医或中西医结合或手术治疗等措施。

中医治疗只适用于输卵管妊娠的某些阶段，有其明确的适应证。并要在有输液、输血及手术准备的条件下进行。

1. 未破损期

(1)胎元阻络证

主要证候：停经，或有不规则阴道流血，或伴下腹隐痛；B超检查一侧附件区或有包块，血HCG阳性，但未发生破裂或流产；舌质暗，苔薄，脉弦滑。

证候分析：孕后故停经，血HCG阳性；在未破损的早期，胎元不能运达子宫而停于宫外，瘀阻冲任，阻滞气机，故少腹隐痛，有附件区包块；血不循经，则有不规则阴道流血。舌质暗，苔薄，脉弦滑，为妊娠瘀阻之征。

治法：化瘀消癥杀胚。

方药：宫外孕Ⅰ号方（山西中医学院第一附属医院经验方）。

宫外孕Ⅰ号方：丹参 赤芍 桃仁

方中丹参、赤芍化瘀；桃仁消癥。可酌加蜈蚣（去头足）、紫草、天花粉、三七加强化瘀消癥杀胚之功。

(2)胎瘀阻滞证

主要证候：停经，可有小腹坠胀不适；B超检查或有一侧附件区局限性包块，血HCG曾经阳性现转为阴性；舌质暗，苔薄，脉弦细涩。

证候分析：孕后故停经；在未破损的晚期，胎元自殒，则血 HCG 阴性；自殒的胎元与血互结成瘀，故有局限性包块；瘀阻冲任，气机不畅，故小腹坠胀不适。舌质暗，苔薄，脉弦细涩，为胎瘀阻滞之征。

治法：化瘀消癥。

方药：宫外孕Ⅱ号方（山西中医学院第一附属医院经验方）。

宫外孕Ⅱ号方：丹参　赤芍　桃仁　三棱　莪术

丹参、赤芍、桃仁化瘀消癥；三棱、莪术消癥散结。可酌加三七、水蛭加强化瘀消癥。

若兼神疲乏力，心悸气短者，加黄芪、党参以益气；兼见腹胀者，加枳壳、川楝子以理气行滞。

2. 已破损期

（1）气血亏脱证

主要证候：停经，不规则阴道流血，突发下腹剧痛；血 HCG 阳性，B 超提示有盆腔、腹腔积液，后穹窿穿刺或腹腔穿刺抽出不凝血；面色苍白，冷汗淋漓，四肢厥冷，烦躁不安，甚或昏厥，血压明显下降；舌淡，苔白，脉细微。

证候分析：胎元停于宫外并致破损，故突发下腹剧痛；络伤血崩，阴血暴亡，气随血脱，则面色苍白，四肢厥逆，冷汗淋漓；亡血则心神失养，故烦躁不安。舌淡，苔白，脉细微，为气血亏脱之征。

治法：益气止血固脱。

此证为腹腔内出血所致，首应及时手术止血治疗。术后再辅以益气养血，活血化瘀治疗。

方药：四物汤（《太平惠民和剂局方》）加黄芪。

四物汤：当归　熟地黄　白芍　川芎

四物汤主治营血虚滞之证。方中当归养血和血，熟地黄滋阴养血，白芍敛阴养血，川芎活血行气，加黄芪补气生血，使全方补而不滞。

（2）正虚血瘀证

主要证候：输卵管妊娠发生破损不久，腹痛拒按，不规则阴道流血；血 HCG 阳性，B 超检查盆腔一侧有混合性包块；头晕神疲，但生命体征平稳；舌质暗，苔薄，脉细弦。

证候分析：输卵管妊娠破损后，血溢脉外成瘀，胎元与瘀互结，故有包块；瘀阻冲任，"不通则痛"，则腹疼痛拒按。头晕神疲，舌质暗，苔薄，脉细弦，为正虚血瘀之征。

治法：益气养血，化瘀杀胚。

方药：宫外孕Ⅰ号方加党参、黄芪、何首乌、熟地黄、蜈蚣（去头足）、紫草、天花粉。

宫外孕Ⅰ号方化瘀消癥，方中再加党参、黄芪、制何首乌、熟地黄益气养血；蜈蚣（去头足）、紫草、天花粉加强化瘀消癥杀胚之效。诸药合用，共奏攻补兼收之效。

（3）瘀结成癥证

主要证候：输卵管妊娠发生破损已久，腹痛减轻或消失，小腹坠胀不适，血 HCG 曾经阳性现转为阴性，检查盆腔一侧有局限的混合性包块；舌质暗，苔薄，脉弦细涩。

证候分析：络伤血溢于外而成瘀，瘀积日久则成癥，故见盆腔包块；瘀阻冲任，阻滞气机，故小腹坠胀不适。舌质暗，苔薄，脉弦细涩，为瘀血内阻之征。

治法：活血化瘀消癥。

方药：宫外孕Ⅱ号方加乳香、没药。

宫外孕Ⅱ号方化瘀消癥散结，方中再加乳香、没药加强行气活血之效。

若气短乏力，神疲纳呆，加黄芪、党参、神曲以益气扶正，健脾助运；若腹胀甚者，加枳壳、川楝子以理气行滞。

【其他疗法】

1. 中成药治疗

（1）血府逐瘀颗粒每次1包，每日3次，温开水送服。适用于胎瘀阻滞证。

（2）散结镇痛胶囊每次4粒，每日3次，温开水送服。适用于胎瘀阻滞证。

（3）丹参注射液20mL加入5%葡萄糖注射液500mL静脉滴注，每日1次。适用于血瘀证。

2. 中药外敷 以侧柏叶、大黄、黄柏、薄荷、泽兰等研末，加适量蜂蜜调敷患侧下腹部，可活血化瘀消癥，促进包块吸收。每天1次。

3. 中药保留灌肠 以毛冬青、败酱草、忍冬藤、大黄等煎液保留灌肠，可促进包块吸收。每日1次，每次100mL。适用于胎瘀阻滞证和瘀结成癥证。

【临证要点】

输卵管妊娠是妇科急腹症之一，临床以停经、下腹痛、阴道不规则流血为主要症状。输卵管妊娠在未破损期的早期可无明显症状，需注意与胎动不安、流产相鉴别，可通过动态监测患者血HCG、盆腔B超等变化协助诊断。

输卵管妊娠基本病机为冲任不畅，少腹血瘀。中医治疗只适用于输卵管妊娠的某些阶段，有其明确的适应证。治疗以化瘀杀胚为主要方法。治疗过程中仍需动态观察血HCG、盆腔B超的变化，结合患者停经时间、腹痛症状等情况，予以动态评估，适时调整中医药治疗，或中西医结合药物治疗，或手术治疗的方案。

输卵管妊娠破损致腹腔内急性大出血时，为已破损期气血亏脱证，属妇科危急重症，一旦确诊需立即手术治疗。输卵管妊娠若盆腔B超提示附件区包块内可见原始心管搏动，虽暂无腹腔内出血，也应手术治疗。

【预后与转归】

输卵管妊娠根据其能否早期诊断，处理是否正确、及时之不同，预后吉凶不一。输卵管妊娠的早期，多可以药物治疗，免去手术，更大机会保存生育能力。如果输卵管妊娠发生破损，严重者可危及生命。

输卵管妊娠以后，10%患者可再次发生输卵管妊娠，50%～60%患者继发不孕症。

【案例】

陈某，女，27岁。2012年6月23日入院。

患者因"停经41天，阴道不规则流血11天，伴下腹痛2天"入院。患者既往月经规则，周期30天，经期5天。末次月经5月17日，量、色、质如常。患者6月12日出现阴道流血，量中，夹小血块，持续10天仍未净，6月21日开始出现下腹隐痛，遂于6月22日至外院就诊，查尿妊娠试验（＋）；盆腔B超示：子宫内膜厚8mm，左附件区可见约18mm×12mm混合回声区，边界尚清，形态不规则，内部回声欠均匀。妇科检查：宫体稍大，前位，轻压痛。左附件轻压痛，右附件区无异常。舌质淡暗，苔薄白，脉滑。入院后查血HCG定量483.8U/L，孕酮 13.06ng/mL。

诊断：输卵管妊娠。

中医辨证：患者孕后胎元未能运达子宫而停于宫外，瘀阻冲任，阻滞气机，故下腹隐痛；血不循经，则有不规则阴道流血；舌质淡暗，苔薄白，脉滑为妊娠瘀阻之征。辨为输卵管妊娠未破损期胎元阻络证。

治法：化瘀消癥杀胚。

方药：宫外孕 I 号方加味。丹参 15g，赤芍 15g，桃仁 15g，天花粉 15g，紫草 15g，枳壳 15g，益母草 30g，鸡血藤 30g。同时予以丹参注射液 20mL 加入 5% 葡萄糖注射液静脉滴注，每日 1 次；口服散结镇痛胶囊 4 粒，每日 3 次；口服血府逐瘀颗粒 1 包，每日 3 次；下腹患侧外敷双柏散 150g，每日 1 次。

守上方加减治疗至 7 月 1 日，复查血 HCG 14.51U/L，复查 B 超示：左附件区见一低回声团约 17mm×15mm，子宫大小正常，内膜厚 5mm。患者于 2012 年 7 月 2 日出院。

随访、追踪患者于 2013 年 6 月 24 日在本院剖宫产一女婴。

【文献举要】

《圣济总录·妇人血积气痛》：妇人血气血积，坚癖血瘕，发竭攻刺疼痛，呕逆噎塞，迷闷及血蛊胀满，经水不行。

《普济方·妇人诸疾门》：月水不行，腹为癥块……气郁乘血，经候顿然不行，脐腹酸痛，上攻心肋欲死。

【思考题】

1. 试述输卵管妊娠的病因病机。
2. 输卵管妊娠如何诊断与鉴别诊断？
3. 输卵管妊娠应如何进行辨证论治？
4. 输卵管妊娠临证时应注意什么？

第三节　胎漏、胎动不安

妊娠期阴道少量流血，时出时止，或淋沥不断，而无腰酸、腹痛、小腹坠胀者，称为胎漏，亦称"胞漏"或"漏胎"。

妊娠期间出现腰酸、腹痛、小腹下坠，或伴有阴道少量流血者，称为"胎动不安"，又称"胎气不安"。对于因癥病而致妊娠出血的病证，早在《金匮要略方论·妇人妊娠病脉证并治》已有记载。但"胞漏"之名首载于晋代《脉经·平妊娠胎动血分水分吐下腹痛证》，其指出"妇人有漏下者……有妊娠下血者，假令妊娠腹中痛，为胞漏……"胎动不安之名最早见于《诸病源候论》，虽将"妊娠漏胞候"与"妊娠胎动候"分列，但未指出"漏胞"与"胎动不安"的症状区别。到明代《济阴纲目》才明确了胎漏与胎动不安的症状异同，即"胎动、胎漏皆下血，而胎动有腹痛，胎漏无腹痛为异尔"。对其病因及治疗，《金匮要略·妇人妊娠病脉证并治》记载了治疗癥瘕所致胎漏"下其癥"的治则治法。《诸病源候论·妇人妊娠病诸候》指出：“漏胞者……冲任气虚，则胞内泄露。”并指出：“胎动不安者，多因劳役力力或触冒冷热，或饮食不适，或居处失宜。”《济阴纲目·胎前门》补充了其发病原因并提出了胎漏主要治则，即“故胎动宜行气，胎漏宜清热”。《景岳全书·妇人规》首先提出了动态观察“腹痛、下血、腰酸、下坠”胎动不安四大症状的轻重变化，以预测胚胎存活与否，决定安胎抑或下胎，完善了妊娠病“治病与安胎并举”和“下胎”两大治则，又提出：“妊娠胎气不安者，证本非一，治亦不同。”其实早在《普济本事方·妇人诸疾》就载有“补虚益血”“补血安胎”“抑阳助阴”的不同治法。随后《叶氏女科证治》据虚实寒热提出“胎寒不安”“胎热不安”“胎虚不安”的病因及治则。《医林改错·少腹逐瘀汤说》则提出血瘀病致胎漏的治法。《女科经纶·胎前证》则有不同认识，如“妊娠忽然下黄汁如胶，或如豆汁，胎动腹痛。薛立斋按：前证肝脾湿热”，提出清热利湿安胎法。晚清张锡纯创制的寿胎丸更是“从肾论治”胎漏、胎动不安的典范。

有关胎漏、胎动不安的范围，前人多认为其归属于妊娠病的范畴，但均未提及属于宫内孕或宫外孕或葡萄胎。据其保胎的治则，宫外孕及葡萄胎引起的腰酸、腹痛、小腹下坠或及阴道不规则流血不在本病的讨论范畴，但在治疗前应予以鉴别。

胎漏、胎动不安病名虽不同，但临床难以截然分开。更由于两者病因、治则、转归、预后等基本相同，故一并论述。

西医学妊娠早期的先兆流产和妊娠中晚期的前置胎盘出血，可参照本病辨证治疗。

【病因病机】

胎漏、胎动不安主要发病机理是冲任气血失调，胎元不固。而胎漏以气虚、血虚兼见血热、肾虚、血瘀更多见。

1. 肾虚 素禀肾气不足，或房劳多产，或久病及肾，或孕后房事不节，损伤肾气，肾虚冲任不固，胎失所系，以致胎动不安，气不固摄，发为胎漏

2. 气虚 平素体弱，或饮食劳倦等伤脾；或大病久病损伤正气，气虚不摄，冲任不固；孕后气血下以养胎，导致冲任更伤，而成胎漏，胎失所载，以致胎动不安。

3. 血虚 素体阴血不足；或大病久病耗血伤阴；或孕后脾胃虚弱，恶阻较重，化源不足，血虚则冲任血少，筋脉失养，以致胎动不安。

4. 血热 素体阳盛，或七情郁结化热，或孕后过食辛热，或外感邪热，或阴虚生热，热扰冲任；孕后气血下以养胎，使阴血更虚，热更重，迫血妄行，以致胎漏，损伤胎气，以致胎动不安。

5. 血瘀 素有癥瘕占据子宫或孕期手术创伤，或孕后不慎跌仆闪挫，均可致瘀阻胞脉，孕后新血不得下达冲任以养胎，反离经而走，发为胎漏，瘀阻冲任胞宫，以致胎动不安。

6. 湿热 素体喜嗜膏粱厚味，湿热内蕴，或孕期不慎感受湿热之邪，湿热与血相搏，流注冲任，蕴结胞中，气血瘀阻，不得下达冲任以养胎，发为胎动不安，热迫血妄行，则导致胎漏。

胎漏、胎动不安既有单一的病机，又常有脏腑、气血、经络同病，虚实错杂的复合病机，如气血虚弱或脾肾阳虚或肾虚血瘀或肾虚湿热，临证中必须动态观察病机的兼夹及其变化。

【诊断】

1. 病史 有停经史，或有早孕反应，常有人工流产、自然流产史，精神创伤史或素有癥

瘕史，孕后不节房事史，过度劳累史，跌仆闪挫史等。

2. 症状　胎漏主要为妊娠期间出现阴道少量流血，时出时止，或淋沥不断，而无腰酸、腹痛、小腹坠胀。胎动不安主要为腰酸、腹痛、小腹下坠，或伴有阴道少量出血或不伴有阴道少量流血。

3. 检查

（1）妇科检查　子宫颈口未开，子宫大小与停经月份相符。

（2）辅助检查　①尿妊娠试验阳性。②血HCG定量测定。③B超检查提示宫内妊娠，可见完整妊娠囊，或有原始心管搏动，或有胎心音或胎动存在，或伴有绒毛膜下出血。

【鉴别诊断】

胎漏、胎动不安除两者之间鉴别外，尚应与堕胎、小产、胎死不下、激经、胎动不安、异位妊娠、葡萄胎（鬼胎）、崩漏等鉴别（表8-2）。

表8-2　胎漏、胎动不安的鉴别诊断

疾病	症状及病史	检查
胎漏	有停经史或早孕反应；阴道出血量少	子宫增大符合孕月，HCG阳性，B超示宫内妊娠，可见完整妊娠囊，或有原始心管搏动，或有胎心音，或有胎动存在
胎动不安	有停经史或早孕反应；仅有腰酸胀痛、小腹坠胀，或伴少量阴道流血	
堕胎、小产	有早期妊娠史；或可见少量阴道出血，子宫颈口已开大，有时尚可见胚胎组织堵塞于宫口	宫颈已扩张，或已破膜；子宫基本与孕月相符或略小；HCG阳性或阴性；B超可见宫腔内妊娠囊下脱，或未见妊娠囊，或蜕膜残留
异位妊娠	有停经史；阴道不规则出血，或有急腹痛史，甚至晕厥或休克	子宫略小于孕月；宫旁可扪及痛性包块；宫颈摇举痛；后穹隆饱满；HCG阳性或弱阳性；B超提示宫内未见妊娠囊；后穹隆穿刺可见暗红色不凝血
葡萄胎（鬼胎）	有停经史；早孕反应较重，阴道出血色暗红伴水泡样物，或伴阵发性腰痛	子宫大于孕月；HCG阳性，B超提示宫内未见妊娠囊或胎心，见"落雪状"或"蜂窝状"回声
崩漏	多有月经不调或不孕史，多发生在青春期和绝经前后；子宫不规则出血	无阳性体征；HCG阴性；B超示子宫附件未见异常

此外，本病之阴道流血还要与各种原因所致的宫颈出血相鉴别，若经保胎治疗仍流血难止者，应在严格消毒下做妇科检查，查看宫颈有无宫颈息肉或宫颈柱状上皮异位引起的出血。

【辨证论治】

（一）辨证要点

B超提示胚胎存活者，根据腰酸、腹痛的性质及阴道流血的量、色、质及舌质、脉症，以分虚实、寒热、气血，积极对因安胎治疗。一般阴道流血，量少，色淡红，质稀薄，伴下腹隐痛，多属血虚；伴气短无力或少腹下坠者，多属气虚；伴腰膝酸软者，多属肾虚；下腹灼痛，阴道流血，量少，色深红，质稠，多属实热，或色鲜红，质薄，多属虚热；下腹灼痛，阴道流血，量少，或淋沥不尽，色暗红或赤白相兼，质黏稠，多属湿热；下腹刺痛，或胀痛，阴道少量流血，色暗红，舌暗红或青紫或有瘀斑，脉沉弦或沉涩，多属血瘀。

（二）治疗原则

本病以补肾固冲为治疗大法。并依据不同证型采用固肾、益气、养血、清热、利湿、化瘀等法。若经治疗阴道出血迅速控制，腰酸腹痛症状好转，多能继续妊娠。若发展为胎殒难留应下胎益母。但治疗过程中若有他病，应遵循治病与安胎并举的原则。

（三）分型论治

1. 肾虚证

主要证候：妊娠期腰膝酸软，腹痛下坠，或伴有阴道少量流血，色淡暗，或曾屡孕屡堕；或伴头晕耳鸣，小便频数，夜尿多；舌淡，苔白，脉沉滑尺弱。

证候分析：胞络系于肾，肾虚则骨髓不充，故腰膝酸软；筋脉失于温蕴，则腹痛下坠；气不摄血，则有阴道少量流血；血失阳化，故血色淡暗；肾虚，髓海不足，脑失所养，故头晕耳鸣；肾与膀胱相表里，肾虚则膀胱失约，故小便频数。舌淡，苔白，脉沉弱，均为肾虚之候。

治法：固肾安胎，佐以益气。

方药：寿胎丸（《医学衷中参西录》）加党参 白术。

寿胎丸：菟丝子 桑寄生 续断 阿胶

寿胎丸主治滑胎及防治流产。方中菟丝子补肾益精，固摄冲任，肾旺自能荫胎，故重用菟丝子为君；桑寄生、续断补益肝肾，养血安胎为臣；阿胶补血为佐使。四药合用，共奏补肾养血，固摄安胎之效。加党参、白术健脾益气，是以后天养先天，生化气血以化精，先后天同补，加强安胎之功。

若小腹下坠明显，加黄芪、升麻益气升提安胎；若大便秘结，加肉苁蓉、熟地黄、桑椹滋肾增液润肠。临证时结合肾之阴阳的偏虚，选加温肾（如补骨脂、狗脊）或滋阴（如女贞子、旱莲草）安胎之品。

2. 气血虚弱证

主要证候：妊娠期，阴道少量下血，腰酸，小腹空坠而痛，或伴有阴道少量流血，色淡红，质稀薄；或神疲肢倦，面色㿠白，心悸气短；舌质淡，苔薄白，脉滑无力。

证候分析：气虚冲任不固，提摄无力，故腰酸，小腹空坠而痛，阴道少量流血；气虚不化，则血色淡，质稀薄；气虚中阳不振，故神疲肢倦，气短懒言。舌淡，苔薄白，脉滑，均为气虚之象。

治法：益气养血，固冲安胎。

方药：胎元饮（《景岳全书》）。

胎元饮：人参 白术 当归 白芍 熟地黄 杜仲 陈皮 炙甘草

胎元饮主治妇人冲任失守，胎元不安不固者。方中人参、白术、炙甘草甘温益气，健脾调中，以助生化之源，使气旺以载胎；当归、熟地黄、白芍补血养血安胎；杜仲补肾安胎；陈皮行气健胃。全方共奏益气养血，固冲安胎之功。

若阴道流血量多者，加乌贼骨以固冲止血；若气虚明显，小腹下坠，加黄芪、升麻益气升提，固摄胎元。

3. 血热证

（1）实热证

主要证候：妊娠期腰酸、小腹灼痛，或伴有阴道少量流血，色鲜红或深红，质稠；渴喜冷饮，小便短黄，大便秘结；舌红，苔黄而干，脉滑数或弦数。

证候分析：热伏冲任，迫血妄行，故阴道流血；损伤胎气，故腰酸腹痛；血为热灼，伤及津液，故渴喜冷饮，小便短黄，大便秘结。舌红，苔黄而干，脉滑数或弦数，均为血热之象。

治法：清热凉血，固冲止血。

方药：阿胶汤（《医宗金鉴》）去当归 川芎。

阿胶汤：黑栀子 侧柏叶 黄芩 白芍 熟地黄 阿胶 当归 川芎

阿胶汤主治胎漏下血，属血热者。方中黑栀子、侧柏叶、黄芩清热止血安胎；白芍养血凉血安胎；熟地黄、阿胶养血止血安胎。全方有清热凉血，止血安胎之效。

（2）虚热证

主要证候：妊娠期腰酸、小腹灼痛，或伴有阴道少量流血，色鲜红，质稀；或伴心烦不安，五心烦热，咽干少津，便结溺黄；舌红少苔，脉细数。

证候分析：阴虚内热，热扰冲任，损伤胎气，故腰酸腹痛；热伏冲任，迫血妄行，故阴道少量流血；热扰心神，故心烦不安。五心烦热，咽干少津，舌红少苔，脉细数，均为阴虚内热之象。

治法：滋阴清热，养血安胎。

方药：保阴煎（方见月经过多）。

4. 血瘀证

主要证候：宿有癥积，孕后常有腰酸，下腹刺痛，阴道不时流血，色暗红，或妊娠期不慎跌仆闪挫，或劳力过度，或妊娠期手术创伤，继之腰酸腹痛，胎动下坠或阴道少量流血；大小便正常；舌暗红，或有瘀斑，苔薄，脉弦滑或沉弦。

证候分析：癥积占据胞宫，或妊娠期跌仆闪挫，或妊娠期手术创伤致血离经，瘀血阻滞冲任胞脉，气血壅滞不通，故腰酸腹痛；血不归经，故阴道不时下血，色暗红；因无寒热，大小便正常。舌暗红，或有瘀斑，苔薄，脉沉滑或沉弦，为瘀血之征。

治法：活血化瘀，补肾安胎。

方药：桂枝茯苓丸（《金匮要略》）合寿胎丸减桃仁。

桂枝茯苓丸：桂枝 芍药 桃仁 牡丹皮 茯苓

桂枝茯苓丸主治宿有癥病，孕后癥瘤害胎，漏下不止。方中桂枝温经通阳，以促血脉运行而散瘀为君；白芍养肝和营，缓急止痛，或用赤芍活血化瘀消癥为臣；牡丹皮活血化瘀为佐；茯苓健脾益气，宁心安神，与桂枝同用，通阳开结，伐邪安胎为使。诸药合用，共奏活血化瘀，消癥散结之效。合寿胎丸补肾安胎，攻补兼施，邪去胎安。

5. 湿热证

主要证候：妊娠期腰酸腹痛，阴道少量流血，或淋沥不尽，色暗红；或伴有低热起伏，小便黄赤，大便黏；舌质红，苔黄腻，脉滑数或弦数。

证候分析：素体湿热内蕴，或孕期不慎感受湿热之邪，湿热与血相搏，流注冲任，蕴结胞中，气血不得下达冲任以养胎，故腰酸腹痛；湿热扰血，故阴道少量流血，淋沥不尽；湿热绵延，故低热起伏；湿热下注，故小便黄赤，大便黏。舌质红，苔黄腻，脉滑数或弦数，均为湿热之征。

治法：清热利湿，补肾安胎。

方药：当归散（《金匮要略》）合寿胎丸去川芎、阿胶加茵陈。

当归散：当归 白芍 黄芩 白术 川芎

当归散主治妇人妊娠，宜常服当归散主之。方中当归、白芍补血养肝为君；黄芩、白术坚阴清热，健脾除湿为臣；川芎能舒气血之滞为佐使。全方养血健脾，清化湿热以安胎。

【其他疗法】

中成药治疗

（1）滋肾育胎丸每次 5g，每日 3 次，淡盐水或蜂蜜水送服。适用于阴虚内热证。

（2）孕康口服液每次 20mL，每日 3 次，口服。适用于肾气虚证及气血虚弱证。

【临证要点】

胎漏、胎动不安主要表现为妊娠期腰酸，腹痛下坠，阴道出血，诊断时必须排除异位妊娠及葡萄胎，以及全身性和器质性病患引起的阴道出血。

胎漏、胎动不安是妊娠病，临床应首辨胚胎、胎儿是否存活。在整个治疗过程中应根据症状及体征，结合血 HCG 测定及 B 超辅助检查以观察病情变化。阴道流血量逐渐增多，腰酸腹痛加重，早孕反应消失，尿妊娠试验转阴，胎殒难留分别按胎死不下、堕胎、小产处理。

【预后与转归】

胎漏经积极治疗后，大多可继续正常妊娠，分娩健康胎儿。若安胎失败，均应尽快祛胎益母，随后积极查找原因。若为父母遗传基因缺陷或胚胎基因缺陷等，非药物或手术所能奏效。若为其他病因，应经过药物或手术纠正后，方可再次怀孕，以免滑胎的发生。

【案例】

利某，女，36 岁，商业工作者。

患者结婚 10 年未孕，体外受精胚胎移植术后第 8 天，腹痛漏红 2 天，来我院求诊。初潮 14 岁，（6～7）／（30～50）天，量偏少，色暗红，有血块，腹隐痛。26 岁结婚，夫妇同居，未避孕。妇科检查未见异常。B 超示两侧卵巢较大，在当地医院诊断为"多囊卵巢综合征"。曾于 1 年前在广州某医院行体外受精胚胎移植术，未获成功。

就诊时为第 2 次体外受精胚胎移植术后第 8 天。近 2 天来阴道漏红，色淡红，有时较鲜，无臭气，腰酸，两少腹隐痛，形体肥胖，皮肤干燥，纳食尚可，夜寐时好时差，大小便正常，BBT 呈高温相，舌质淡红，苔腻，脉细滑。

中医辨证：鉴于胎漏见红，且少腹作痛，腰酸，舌苔腻厚。

治法：养血补肾，化瘀固冲。

方药：寿胎丸合当归芍药散加减。黑当归、白芍、怀山药、炒川续断、桑寄生、杜仲、菟丝子各 10g，苎麻根、地榆炭各 15g，山茱萸 6g，炒子芩 9g，茯苓 10g，广陈皮 6g。

药服 7 剂后阴道漏红即止，心烦失眠，故原方去山茱萸、黄芩、地榆炭，加钩藤 15g（后下），炒酸枣仁 10g。继则阴道又有漏红，且胃脘作痛，口腻多痰，大便不实，口苦烦热，失眠，再以健脾补肾、清热化湿固冲等法治之，用健脾补肾汤加减。处方：党参 10g，炒白术 12g，炒川断、桑寄生各 10g，陈皮 6g，佩兰 10g，广藿香 10g，炒谷芽 15g，黄连 3g，茯苓 12g，地榆炭 10g，白芍 10g，佛手片 5g。

前后服用 20 剂，又出现恶心泛吐，乳房作胀，原方去佩兰、地榆炭，加竹茹 10g，广木香 6g，苏梗 5g。服药至孕 90 天，始终苔腻，胃脘不舒，小腹隐痛，仍予香砂六君子汤加炒川续断、桑寄生、省头草、白芍各 10g，苏梗 6g。有时心肝火旺，加钩藤 15g（后下），黄连 5g。服药到妊娠近 7 个月，停药返广州，足月分娩一女婴，体重 3.9kg。

（摘录《夏桂成实用中医妇科学》）

【文献举要】

《陈素庵妇科补解·胎前杂症门》：妊娠经血不时而下，名曰漏胎。盖冲任二经气虚，则胞内泄不能制约其经血，故血不时而下。

《妇科经纶·胎前证》：胎漏多因于血热，然有气虚血少者。故《良方》论有下血服凉血药，而下血益甚，食少体倦，此脾气虚不能摄血也。

《医宗金鉴·妇科心法要诀》：孕妇气血充足，形体壮实，则胎气安固。若冲任二经虚损，则胎不成实，或因暴怒伤肝，房劳伤肾，则胎气不固。

【思考题】

1. 简述胎漏、胎动不安的病因病机。
2. 试述胎漏、胎动不安的鉴别诊断。
3. 简述胎漏、胎动不安的辨证要点及辨证论治。

第四节　堕胎、小产

凡妊娠 12 周内，胚胎自然殒堕者，为"堕胎"；妊娠 12 ~ 28 周内，胎儿已成形而自然殒堕者，为"小产"，亦称"半产"。也有怀孕一月不知其已受孕而殒堕者，称为"暗产"。

早在《金匮要略·妇人妊娠病脉证并治》中有"半产"的记载："有半产后，因续下血都不绝者。"明代虞抟《医学正传》有"小产"的病名，至《医学心悟·半产》指出二者同病异名："半产者，小产也。或至三五月而胎堕；或未足月而欲生，均谓之小产"。堕胎之名则首载于《脉经·平妊娠胎动血分水分吐下腹痛证》："怀孕者，不可灸刺其经，必堕胎"。《医宗金鉴·妇科心法要诀》则提出了堕胎与小产的异同："五月成形名小产，未成形象堕胎言"。至《诸病源候论》有"妊娠堕胎后血出不止候"等专论，已认识到堕胎后流血不止的危重性。

究其病因，唐代《经效产宝》中提出或因母病所致或因胎病所致，并根据母病在前或胎病在先予以分辨治疗，初步确立了流产的治疗原则。《景岳全书·妇人规》则认为"胎动欲堕"可发展为堕胎、小产，并指出若"腹痛，血多，腰酸下坠，势有难留者……助其血而落之，最为妥当"的治疗原则。

堕胎、小产多由胎漏、胎动不安发展而来，也可直接发生堕胎、小产者，均以自然殒堕、势有难留为特点，更由于两者病因、治则、转归、预后等基本相同，故一并论述。

西医学的早期流产、晚期流产，可参照本病辨证治疗。堕胎、小产为自发性流产，人工流产则不在本节讨论范围。

【病因病机】

本病发病机理主要是冲任损伤，胎元受损或胎结不实，而致胚胎、胎儿自然殒堕，离宫而下。堕胎、小产与他病可因果转化，堕胎、小产既可为一个独立的疾病，又可为他病（胎漏、胎动不安）发展的结局，还可成为他病（滑胎）的原因。其病因与胎漏、胎动不安基本相同。

1. 肾气虚弱 先天禀赋虚弱，肾气不盛，成胎不实，或孕后房事不节，耗伤肾气，肾虚胎元不固，以致堕胎、小产。如《傅青主女科·小产》云："人之所以坐胎者，受父母先天之真火也。先天之真火，因先天之真气以成之。"

2. 气血不足 素体虚弱，或久病大病损伤气血，或饮食劳倦伤脾胃，气血乏源，以致气血两虚，冲任不固，无以载胎养胎，而发堕胎、小产。如《格致余论·胎自堕论》云："血气虚损，不足荣养，其胎自堕。"

3. 热病伤胎 摄生不慎，感受时疫邪毒或热病温疟，热扰冲任血海，损伤胎元，以致堕胎、小产。

4. 跌仆伤胎 孕后不慎，跌仆闪挫，致使气血紊乱，胞宫不稳，或瘀滞胞宫，直接逼迫胎元而出，发生堕胎、小产。如《普济方·妊娠诸疾门》云："夫妊娠日月未足，胎气未全而产者，谓之半产……或颠仆闪挫，致气血损动……皆致半产。"

【诊断】

1. 病史 有早期妊娠史；或曾有胎漏、胎动不安病史；或有妊娠期热病史、外伤史等。

2. 症状 妊娠 28 周内，或先出现阴道流血，继而小腹疼痛，或先小腹疼痛，继而阴道流血，且出血量及腹痛逐渐加重；或有羊水溢出，胎儿自然陨堕者。发生在妊娠 12 周内，诊为堕胎；发生在妊娠 12～28 周内，诊为小产。

3. 检查

（1）**妇科检查** 阴道流血量多，宫口已开大，或见胚胎组织堵塞于宫口，此外尚可见羊水流出，或胎膜囊膨出于宫口。堕胎、小产病情不同，其妇检结果各异。

（2）**辅助检查** ①尿妊娠试验呈阳性或阴性。②大量失血后，血常规检查可见血红蛋白及红细胞减少。③B 超可见宫内妊娠囊下脱，或未见妊娠囊，或蜕膜残留，可明确诊断。

【鉴别诊断】

堕胎、小产应与胎动不安、胎漏、异位妊娠等相鉴别。除此之外，本病还应与内、外科疾病所致的出血、腹痛相鉴别。

【辨证论治】

（一）辨证要点

堕胎、小产者主要根据阴道流血、腹痛、全身症状及舌脉辨气血虚实，并结合妇科检查、B 超等辨证施治。若胚胎或胎儿尚未排出者，小腹坠胀疼痛，舌质正常或紫暗，舌边尖有瘀点，脉滑或涩，多为血瘀证；若胚胎或胎儿已基本排出，尚有部分组织残留于子宫，腹痛阵阵，阴道流血不止，甚至血崩，伴面色苍白，心悸气短，头晕目眩，舌淡紫苔白，脉沉细无力，多为气虚血瘀证。

（二）治疗原则

堕胎、小产的治疗原则以下胎益母为主。临证中一经确诊，应尽快终止妊娠，速去其胎。或行吸宫术或钳刮术；或于严密观察中辨证用药下胎；或中西医结合治疗。

（三）分型论治

1. 胎堕难留证

主要证候：多由胎漏、胎动不安发展而来。阴道流血增多，色红有块，小腹坠胀疼痛加剧，会阴坠胀，或有羊水溢出；舌质正常或紫暗，舌边尖有瘀点，苔薄，脉滑或涩。

NOTE

证候分析：孕后因故伤胎，殒胎阻滞，则小腹疼痛；新血不循其经，故阴道流血增多，伴有血块；胎堕而欲下，则会阴坠胀；胎气下迫愈甚，胎膜破损，则羊水外溢；舌紫暗，苔薄，脉滑或涩，乃为胎堕难留、瘀血内阻之象。

治法：祛瘀下胎。

方药：脱花煎（《景岳全书》）加益母草。

脱花煎：当归　川芎　红花　肉桂　川牛膝　车前子

脱花煎主治产难经日或死胎不下，并有催生之功。方中当归、川芎、红花活血祛瘀，催生下胎；肉桂温通血脉，增强行血之功；川牛膝活血行血，引血下行；车前子滑利降泄。全方配伍，具有活血化瘀，祛瘀下胎之效。

2. 胎堕不全证

主要证候：胎殒之后，尚有部分组织残留于子宫，阴道流血不止，腹痛阵阵，甚至出血如崩；伴心悸气短，面色苍白，头晕目眩；舌淡紫，苔白，脉沉细无力。

证候分析：胎殒已堕，堕而未尽，瘀阻子宫，新血不得归经，故阴道流血不止，甚则血崩；胎堕不全，子宫留瘀，胞脉受阻，"不通则痛"，故腹痛阵阵；血液亡失，心脏、清窍失养，则心悸气短，头晕；血脉空虚，不得荣润，则面色苍白；舌淡紫，苔白，脉沉细无力，乃为气虚血瘀之象。

治法：益气祛瘀。

方药：脱花煎加人参、益母草、炒蒲黄。

若胎堕不全，出血过多，或暴下不止，面色苍白，头晕眼花，甚则晕厥，不省人事，手足厥冷，唇舌淡白，脉芤或微细无力，为气随血脱之危候，应及时补液、输血、抗休克，并采用清宫术、钳刮术清除宫腔残留组织。可配合用独参汤（《增订十药神书》）或用加味参附汤（《校注妇人良方》）益气固脱，回阳救逆。

【其他疗法】

1. 中成药治疗　益母草冲剂每次6g，每日3次，冲服。适用于流产不全者。

2. 针灸治疗　取穴合谷、中极、关元、三阴交等。适用于瘀血阻滞堕胎或小产者。

【临证要点】

堕胎与小产的临床主症是出血与腹痛，因二者均为胎殒难留，治疗以下胎益母为主。临证中须严密观察病程进展，及时进行实验室及B超检查，对胎堕不全者应尽快手术清除宫内残存物，以防大出血不止，阴血暴亡，阳无所附，出现"阴阳离决"之危象。必要时补液、输血治疗。

若在病程中出现发热，下腹疼痛拒按，阴道流血伴秽臭，多是反复感染邪毒所致，即西医学所称"流产后感染"，亦属严重，临证时当审慎，需全身抗感染治疗。

【预后与转归】

本病多由胎漏、胎动不安失治、误治发展而来。若胚胎或胎儿完全排出，出血量少，适当调养即可恢复。若胚胎或胎儿排出不全，出血量多，或发生晕厥，甚或阴血暴亡，出现阴阳离决之候，需紧急处理，多采用手术控制出血，同时输液、输血纠正休克，病可转安；若处理不当，可危及生命。

【案例】

管某，女，39 岁，农民，已婚。

患者怀孕 2 月余时，胎漏见红，连绵已有 9 日，故来就诊。

初诊：1957 年 7 月 21 日（胞漏下血阶段）。患者来述，近日腰酸腹痛，阴道流血，血块颇多，小腹垂胀，按脉浮滑无力，舌质淡红，苔薄白。

中医辨证：流血日数太多，胞胎已伤，恐难以保全，现防其大量出血。

治法：健脾益血，补气固脱法。

方药：归身炭 9g，黄芪 9g，白芍 9g，白术 9g，陈棕炭 9g，蒲黄炭 9g，仙鹤草 12g，熟地黄 12g，炒莲房 9g，蛤阿胶 9g，陈皮 6g。

二诊：7 月 24 日（胎坠流血不止阶段）。头扎土布，精神疲乏，声称昨晚已有肉状血胞落下，现流血未停，头晕目眩，腰酸不舒，腹部尚有少许隐痛，按脉细软而稍带弦，舌质红，苔薄。拟用补气血，祛残瘀法。处方：当归 6g，川芎 4.5g，大熟地黄 9g，焦白术 6g，白芍 6g，枸杞子 6g，杜仲 9g，续断 9g，茯苓 9g，淡远志 6g，仙鹤草 12g，陈皮 6g。

三诊：7 月 27 日（调养阶段）。面色㿠白，精神倦怠，说话时语声低微，谓服药后流血已止，头眩腰酸叫瘥，小腹部不再隐痛，不过四肢无力，渴欲睡眠，切脉细软，舌质红，少苔。流血虽止，气血已亏，调养更宜注意。治用健脾胃，补气血法。药用：潞党参 9g，黄芪 6g，当归 6g，生地黄、熟地黄各 9g，五味子 4.5g，白芍 6g，蒲黄炒阿胶 9g，杜仲 9g，续断 9g，茯苓 9g，白术 6g，陈皮 6g。

（摘录《朱小南妇科经验选》）

【思考题】

1. 试述堕胎、小产的病因病机。
2. 试述堕胎、小产的诊断与鉴别诊断。
3. 试述堕胎、小产的辨证论治。

第五节　胎死不下

胎死胞中，历时过久，不能自行产出者，称为"胎死不下"，亦称"子死腹中"。

关于死胎的记载，最早见于《后汉书·华佗传》，记述了华佗凭脉诊断死胎且以针药并用下死胎的医案。巢元方在《诸病源候论·妊娠胎死腹中候》中已有胎死的病因及证候的记载："此或因惊动倒仆，或染瘟疫伤寒，邪毒入于胞脏，致令胎死。其候，当胎处冷，为胎已死也"。《圣济总录·产难门》云："子死腹中，危于胞之未下。"已认识到胎死不下有危急之预后。张景岳在《景岳全书·妇人规》中认识到"胎动欲堕"，可因"胎气薄弱，不成而殒"。并明确提出"若胎已死，当速去其胎，以救其母"的治则。王肯堂《女科证治准绳·胎前门》则补充了辨证施治的原则："寒者热以行之，热者凉以行之，燥者滑以润之，危急者，毒药下之。"

西医学死胎及稽留流产可参照本病辨证治疗。

【病因病机】

本病病机不外虚实两端，虚者气血虚弱，无力运胎外出；实者瘀血、湿浊阻滞，碍胎排出。

1. 气血虚弱　素体虚弱，或饮食劳倦伤脾，化源不足，气血虚弱，冲任空虚，胎失气载血养，遂致胎死胞中；又因气虚推动无力，血虚产道不润，故死胎难以产出，遂为胎死不下。

2. 瘀血阻滞　孕期跌仆外伤，或寒凝血滞，或感染邪毒，热结血瘀，或湿浊内停，湿浊瘀阻，损及冲任，胎失所养，以致胎死胞中；复因瘀血内阻，产道不利，碍胎排出，故而胎死不下。

【诊断】

1. 病史　有早期妊娠史，或有胎漏、胎动不安病史。

2. 症状　妊娠早期可无症状，或早孕反应、乳胀等感觉消失；中晚期自觉胎动消失，子宫不再增大。若胎儿死亡时间较长，可出现口中恶臭，腰酸腹坠，阴道流血，脉涩等症。

3. 检查

（1）腹部检查　妊娠中晚期腹围减小，宫底下降，胎动、胎心消失。

（2）妇科检查　子宫颈口闭合，子宫小于妊娠月份；若妊娠中晚期胎死不久，子宫大小可与妊娠月份相符。

（3）辅助检查　B超检查可见妊娠囊不规则、无胎心、胎动。妊娠中晚期胎死日久，可见胎头塌陷，胎盘肿胀。必要时进行凝血功能检查。

【鉴别诊断】

妊娠早期应与胎漏鉴别，妊娠中晚期应与胎萎不长相鉴别。

胎死不下有早孕史，或胎漏、胎动不安史，孕中期不见小腹增大，未觉胎动，或已觉胎动者而后胎动消失。妇科检查子宫小于妊娠月份；妊娠试验阳性或阴性；B超检查无胎心、胎动，或胎动不规则，或妊娠囊变形。胎漏可有停经史或早孕反应，阴道出血量少；妇科检查子宫增大符合妊娠月份；妊娠试验阳性；B超检查提示宫内妊娠，可见完整妊娠囊，或有胎心音、胎动存在。胎萎不长则以胎儿依然存活，而生长迟缓为主要特征。B超检查可见胎心、胎动，双顶径小于妊娠月份。

本病除须与胎漏、胎萎不长相鉴别外，还要在详细询问病史的基础上，借助妇科检查和临床辅助检查，进行全面分析以明确诊断。

【辨证论治】

（一）辨证要点

根据妊娠月份、胎死时间、全身症状及舌脉，以分虚实，积极对因下胎益母。一般阴道出血量少，色淡红，质稀薄，伴气短无力或少腹下坠或隐痛者，多属气血虚弱；下腹刺痛，色暗红，舌暗红或青紫或有瘀斑为血瘀，或伴胀痛，脉沉或弦涩为气滞血瘀；或伴少腹冷痛，脉沉紧为寒凝血瘀；或伴胸腹满闷，苔厚腻，脉濡细多为湿浊瘀阻。

（二）治疗原则

死胎一经确诊，急当下胎。但须根据母体体质强弱，证候虚实，审慎用药，不宜概行峻攻猛伐，伤及孕妇正气。临床上多采用手术治疗，如清宫术、钳刮术及引产术，必要时输血补液，同时结合中药治疗以益气养血，活血祛瘀，促进瘀血排出。

胎死过久易发生凝血机制障碍，应进行凝血功能检查。如凝血功能异常者，应在纠正后再进行手术。

（三）分型论治

1. 气血虚弱证

主要证候：胎死不下，小腹隐痛，或有冷感，或阴道流淡红色血水；头晕眼花，心悸气短，精神倦怠，面色苍白；舌淡，苔白，脉细弱。

证候分析：气虚运送无力，血虚失于濡润，故胎死腹中久不产下；死胎内阻，气血运行不畅，胞脉失于温养，故小腹隐痛，或有冷感；胎死已久，气血虚弱，冲任不固，是以阴道可见淡红色血水流出；气血不足，外不荣肌肤，上不荣清窍，故面色苍白，头晕眼花；内不荣脏腑，则精神倦怠，心悸气短。舌淡，苔白，脉细弱，为气血虚弱之象。

治法：益气养血，活血下胎。

方药：救母丹（《傅青主女科》）。

救母丹：人参　当归　川芎　益母草　赤石脂　荆芥穗

救母丹主治子死产门难产，治但救其母，而不必顾其子。方中人参大补元气为君；当归、川芎补血，使气充血旺为臣；益母草活血又善下死胎；赤石脂化恶血，使恶血去而胎自下；荆芥穗引血归经，使胎下而不致流血过多。全方有补气血，下死胎之效。

2. 瘀血阻滞证

主要证候：胎死不下，小腹或刺痛或胀痛，或阴道流血，紫暗有块；面色青暗，口气恶臭；舌紫暗，舌苔厚腻，脉沉涩。

证候分析：瘀血阻滞冲任，损及胎气，则胎死胞中；瘀血碍胎排出，则死而不下；瘀血阻滞冲任，"不通则痛"，故小腹刺痛；瘀血内阻，血不归经而外溢，则阴道流血，色紫暗；胎死瘀久，秽气上冲，故口气恶臭。舌紫暗，舌苔厚腻，脉沉涩，为瘀血内阻的征象。

治法：活血祛瘀，燥湿行气。

方药：脱花煎（方见堕胎、小产）合平胃散（《太平惠民和剂局方》）加芒硝。

平胃散：苍术　厚朴　陈皮　甘草　生姜　大枣

平胃散主治脾胃不和，不思饮食，心腹胁肋胀满刺痛等。方中脱花煎活血祛瘀，通利下行，结合平胃散中苍术燥湿健脾，健运中州；甘草健脾和中，厚朴、陈皮燥湿行气，芒硝润下，使中州健运，湿浊、瘀邪得以运行，则死胎自下。

【临证要点】

本病为胎已死胞中，一经确认，应遵"速祛其胎，以救其母"的治疗原则。下胎之法应辨虚实，或补而下胎，或攻而下胎，或先补后攻。必要时需借助手术或输血补液。本病处理不当，或胎死停胞过久，会导致凝血功能障碍而危及孕妇生命，治疗时应结合妇科检查及实验室检查积极抢救。

【预后与转归】

本病早发现处理，预后大多良好。若胎死日久不下，则易宫内感染，或导致凝血障碍，发生宫内感染和弥漫性血管内凝血，甚至危及孕妇生命。

【案例】

郝某，女，30 岁。1998 年 5 月 7 日初诊。

NOTE

孕四月时，用力过度致出血后胎儿死于腹中，认为可自行流出。但已近 1 个月仍未见排出，反觉小腹部下坠、发凉，乏力气短，口中有一种难闻之味。观其舌淡暗，苔腻，脉沉细无力。

辨证：证属气血虚弱，无力送胎外出。

治法：益气活血下胎。

方药：方用加参生化汤。人参 15g，当归 25g，川芎 15g，桃仁 15g，炮姜 10g，益母草 30g，枳壳 15g，川牛膝 15g，红花 25g，黑荆芥 6g，红糖引。

服上方 3 剂后，腹中疼痛加剧，阴道有黑色物质流出，伴有血块。此属胎儿蕴积体内日久所致，拟上方加水蛭 15g，以加强逐瘀之力。

二诊：5 月 16 日。服上药 2 剂后，死胎已下，出血量不多，自服阿莫西林胶囊消炎，无其他不适。

（摘录《门成福妇科经验精选》）

【文献举要】

《经效产宝·胎死胞衣不出方论》：疗妊娠五六月，胎死腹中，或胞衣不出：生地黄五两，牛膝、朴硝各八分，桂心、芍药、大黄各六分，蒲黄五分。

《胎产心法·子死腹中论》：子死腹中，急于胎之未下……然下胎最宜谨慎，必先验明产母，面赤舌青，腹中阴冷重坠，口秽气喘的确，方可用下。若见紫黑血块血缕，尤为确候。

【思考题】

1. 简述胎死不下的辨证要点。

2. 胎死不下的常见证型有哪些？其各自治法和代表方是什么？

第六节　滑　胎

凡堕胎或小产连续发生 3 次或以上者，称为"滑胎"，亦称"数堕胎"。但明代以前有些医著所言滑胎是指临床催生的方法，不属本节讨论范畴。

本病首见于《诸病源候论·妊娠数堕胎候》："血气虚损者，子脏为风冷所居，则血气不足，故不能养胎，所以致胎数堕，候其妊娠，而恒腰痛者，喜堕胎。"滑胎病名则始于清代，《医宗金鉴·妇科心法要诀》曰："数数堕胎，则谓之滑胎。"

西医学复发性流产可参照本病辨证治疗。

【病因病机】

本病主要发病机制是冲任损伤，胎元不固，或胎元不健，不能成形，故而屡孕屡堕。

1. 肾虚　父母先天禀赋不足，精气亏虚，两精虽能相合，致胎不成实；或因孕后房事不节伤肾，以致肾气亏虚，冲任不固，系胎无力，而致滑胎；或大病久病伤肾，肾精匮乏，胎失濡养，而致滑胎。

2. 气血虚弱　素体脾胃虚弱，气血不足，或饮食、劳倦伤脾，气血化源不足，或大病久病，耗气伤血，致气血两虚，冲任失养，故使屡孕屡堕而为滑胎。

3. 血瘀　母体胞宫原有癥瘕，瘀滞于内，冲任损伤，气血不调，且瘀滞日久伤肾，胎元失养不固，遂致滑胎。

【诊断】

1. 病史　堕胎或小产连续发生 3 次或 3 次以上者，且多数发生在同一个妊娠月。应注意其连续性、自然性和应期而下的发病特点。注意是否合并全身性疾病，如高血压、慢性肝肾疾病、血栓性疾病等。

2. 症状　孕前多有腰酸乏力的症状。孕后可无明显症状，或有腰酸腹痛，或阴道有少量流血等胎漏、胎动不安的症状。子宫颈内口松弛的中晚期流产者，多无自觉症状，突然阵发腹痛，胎儿随之排出。

3. 检查

（1）体格检查　测血压，检查全身情况，妇科检查了解有无合并子宫畸形、子宫肌瘤、子宫腺肌病、子宫颈内口松弛，是否存在子宫颈手术史或宫颈重度裂伤等病史。

（2）辅助检查　①血常规、垂体、卵巢功能、甲状腺激素等检查。②夫妇双方染色体和血型检查。③男方精液检查。④免疫功能检查。⑤其他风疹病毒、巨细胞病毒、弓形虫等病原体相关检查有助于诊断。⑥B 超检查观察子宫形态、大小，有无畸形，子宫颈内口的宽度。有较大月份小产史应注意是否存在宫颈机能不全。非孕期，8 号宫颈扩张器可顺利通过宫颈内口，妊娠期 B 超检查子宫颈内口宽 >15mm 者，有助于诊断宫颈功能不全。子宫输卵管造影、宫腹腔镜检查可了解生殖道畸形、子宫肌瘤、子宫腺肌病、宫腔粘连等情况。

【辨证论治】

（一）辨证要点

本病主要以滑胎者伴随的全身脉症为其辨证要点，根据相关检查，排除男方因素或女方非药物所能奏效的因素，针对病因辨证论治。

（二）治疗原则

治疗应"预防为主，防治结合"。孕前需检查相关流产原因，治疗以补肾健脾、益气养血、调理冲任为主，预培其损。经不调者，当先调经；若因他病而致滑胎者，当先治他病。另外，再次受孕应距上次殒堕 1 年左右，以利于恢复健康。一旦妊娠或怀疑有孕，应按"胎动不安"治疗。

（三）分型论治

孕前需预培其损。

1. 肾虚证

主要证候：屡孕屡堕，甚或应期而堕；精神萎靡，头晕耳鸣，腰酸膝软，小便频数，目眶暗黑，或面色晦暗；舌质淡，苔白，脉沉弱。

证候分析：肾气亏虚，冲任不固，胎元失养，胎失所系，故屡孕屡堕；肾阳亏虚，命火不足，阳气不布，则精神萎靡，目眶暗黑，或面色晦暗；肾主骨生髓，肾虚则腰酸膝软，髓海不足，清窍失养，故头晕耳鸣；膀胱失约，气化失职，则小便频数。舌质淡，苔白，脉沉弱，为肾虚之象。

治法：补肾益气固冲。

方药：补肾固冲丸（《中医学新编》）。

补肾固冲丸：菟丝子　续断　巴戟天　杜仲　当归　熟地黄　枸杞子　鹿角霜　阿胶　党

NOTE

参　白术　大枣　砂仁

补肾固冲丸主治肾气不足，气血两虚，冲任失固，胎元不实之滑胎。方中菟丝子补肾益精，固摄冲任；续断、巴戟天、杜仲补肾益精固冲；当归、熟地黄、枸杞子、阿胶滋肾填精养血，加鹿角霜血肉之品以增强补肾养血填精之功；党参、白术、大枣健脾益气以资化源；砂仁理气调中，使补而不滞。全方合用，使肾气健旺，冲任巩固，胎有所系，则自无殒堕之虑。

若偏于阳虚，兼见畏寒肢凉，小便清长，大便溏薄，舌质淡，苔薄，脉沉迟或弱，治宜温补肾阳，固冲安胎，方可用肾气丸加菟丝子、杜仲、白术；若偏于阴虚，兼见心烦少寐，便结溲黄，形体消瘦，舌质红，苔薄黄，脉细滑而数者，治宜养血清热固冲，方用保阴煎加菟丝子、桑寄生、杜仲。

2. 气血虚弱证

主要证候：屡孕屡堕；头晕眼花，神倦乏力，心悸气短，面色苍白；舌质淡，苔薄，脉细弱。

证候分析：气血两虚，冲任不足，不能养胎载胎，故使屡孕屡堕；气血两虚，上不荣清窍，则头晕眼花；外不荣肌肤，则面色苍白；内不荣脏腑，则神倦乏力，心悸气短。舌质淡，苔薄，脉细弱，为气血两虚之象。

治法：益气养血固冲。

方药：泰山磐石散（《景岳全书》）。

泰山磐石散：人参　黄芪　白术　炙甘草　当归　续断　川芎　白芍　熟地黄　黄芩　砂仁　糯米

泰山磐石散主治妇人妊娠，气血两虚的胎动不安或屡有堕胎者。方中人参、黄芪、白术、炙甘草补中益气；当归、白芍、熟地黄、川芎补血养血；续断补肾强腰；砂仁、糯米调养脾胃以助气血生化；黄芩清热凉血，防上药升阳化热。全方合用，共奏补气养血固冲之效。

3. 血瘀证

主要证候：素有癥瘕之疾，孕后屡孕屡堕；时有少腹隐痛或胀痛，肌肤无华；舌质紫暗或有瘀斑，苔薄，脉细弦或涩。

证候分析：子宫素有癥瘕，有碍于胎儿生长发育，瘀血阻滞，冲任损伤，胎元受损，则屡孕屡堕；瘀血阻滞，冲任气血不畅，故时有少腹隐痛或胀痛；不能荣于肌肤，故肌肤无华。舌质紫暗或有瘀斑，苔薄，脉弦或涩，均为血瘀之征。

治法：祛瘀消癥固冲。

方药：桂枝茯苓丸（方见胎漏、胎动不安）。

孕后，立即参照"胎动不安"辨证安胎治疗。对于宫颈功能不全者，可在孕前或孕后行宫颈内口环扎术，配合补肾健脾，益气固冲治疗。

【临证要点】

本病以连续自然发生堕胎、小产，即"屡孕屡堕"为特点。且每次发生堕胎、小产的时间多在同一妊娠月份，即"应期而堕"。

临证时应结合有关检查，查清导致流产的原因，排除男方或女方非药物所能奏效的因素，审因论治，谨守病机，抓住主要脉症，综合判断分析，予以辨证论治。

滑胎特别注意强调防治并重，孕前调治，预培其损，消除引起滑胎的因素。孕后及早保胎治疗，卧床休息，避免劳累，严禁房事，增加营养，保持大便通畅，务求治疗期限应超过以往殒堕的时间，同时予以心理疏导，方可求得佳效。

虽滑胎定义为连续 3 次自然堕胎、小产，但如发生 2 次以上的患者即应重视，予以评估，调理冲任气血。

【预后与转归】

对于滑胎者，如非器质性因素引起，经过系统治疗，预后良好；如因宫颈功能不全引起者，可在孕前或孕后行宫颈内口环扎术，同时在孕前、孕后配合补肾健脾，益气固冲治疗。对于合并全身性疾病者应审症求因，治疗得当，善后调治，或有较好预后。

【案例】

陈某，女，36 岁。1976 年 3 月 17 日初诊。

患者结婚 7 年余，前 3 年连续堕胎 4 次，每次怀孕两三个月后应期而堕，末次堕胎至今已 4 载，各项检查未发现异常，未复孕。月经量较多，色淡红有小血块，周期尚准，末次月经 1976 年 2 月 25 日。觉神疲体倦，腰酸痛，下腹坠胀，夜寐不安多梦，胃纳欠佳。面色青白，上唇有暗斑，色淡红，苔微黄略腻，脉细滑。

诊断：滑胎兼继发不孕（习惯性流产兼继发不孕）。

中医辨证：患者滑胎，而继发不孕，兼月经过多，三证虽异，其源则一，皆由肾气亏损，冲任不固，脾气虚弱，失于闭藏摄纳。

治法：补肾健脾为主。

方药：菟丝子 30g，桑寄生 25g，熟地黄 25g，淫羊藿 10g，狗脊 10g，党参 20g，白术 15g，炙甘草 9g。

二诊：5 月 22 日。间中服药已 2 月余，前症改善，续按上方加减。

后诊两次，间中服药 3 月余。

五诊：9 月 29 日。停经 45 天，食后呕吐，胃纳尚可，下腹胀，神疲，腰酸，矢气频，大便干结，3 天一行，妊娠试验阳性，舌暗苔薄白，脉细弦滑。喜知有孕，嘱绝对禁止房事，注意休息，予以补肾健脾，益气安胎，拟寿胎丸加减，以防再次滑胎。处方：菟丝子 25g，桑寄生 20g，续断 15g，桑椹 15g，党参 15g，茯苓 25g，陈皮 5g。

六诊：10 月 20 日。妊娠 2 个多月，腰酸，下腹坠痛，纳差，欲呕，身有微热，口苦，眠差，多梦，舌暗，尖稍红，苔微黄，脉细滑尺弱。审其脉症，肾虚夹有胎热，在前法基础上佐以清热安胎。

后基本以寿胎丸合四君子汤加减化裁，胎元终得巩固，妊娠顺利，1977 年 5 月足月顺产一男婴，体重 3500g，母婴健康。

（摘录《中医妇科名家经验心悟》）

【文献举要】

《景岳全书·妇人规》：凡妊娠之数见堕胎者，必以气脉亏损而然……此外，跌仆、饮食之类皆能伤其气脉……况妇人肾以系胞，而腰为肾之府，故胎妊之妇最虑腰痛，痛甚则坠，不可不防。

《医宗金鉴·妇科心法要诀》：无故而胎自堕，至下次受孕也复如是，数数堕胎，则谓之滑胎。多因房劳太过，欲火煎熬。

【思考题】

1. 试述滑胎的病因病机。
2. 请论述滑胎的辨证论治，孕前与孕期治疗的异同点。

第七节　葡萄胎

妊娠数月，腹部异常增大，隐隐作痛，阴道反复流血，或下水泡者，称为"葡萄胎"，亦称"伪胎""鬼胎"。

本病始见于《诸病源候论·妊娠鬼胎候》："夫脏腑调和，则血气充实，风邪鬼魅不能干之，若荣卫虚损，则精神衰柔，妖魅鬼精得入于脏，状如怀娠，故曰鬼胎也。"

西医学的葡萄胎、侵蚀性葡萄胎，可参照本病辨证治疗。

【病因病机】

本病主要发病机制是素体虚弱，七情郁结，痰浊凝滞不散，精血虽凝而终不成形，遂为葡萄胎。

1. 气血虚弱　素体虚弱，气血不足，孕后邪思蓄注，血随气结而不散，冲任滞逆，胞中壅瘀，则腹部胀大，瘀伤胞脉则流血，发为葡萄胎。

2. 气滞血瘀　素性抑郁，孕后情志不遂，肝郁气滞，血与气结，冲任不畅，瘀血结聚胞中，腹大异常，瘀血伤胎则胎坏，瘀伤胞脉则流血，发为葡萄胎。

3. 寒湿瘀滞　孕妇久居湿地，或贪凉饮冷，或经期、产后感受寒湿，寒湿之邪客于冲任胞宫，气血瘀滞，发为葡萄胎。

4. 痰浊凝滞　孕妇素体肥胖，或恣食厚味，或脾虚不运，湿聚成痰，痰浊内停，冲任不畅，痰浊郁结胞中，腹大异常，痰浊凝滞伤胎，瘀伤胞脉则流血，发为葡萄胎。

【诊断】

1. 病史　有停经史，早孕反应史，孕后不规则阴道流血史。

2. 症状　孕早中期出现阴道不规则流血，有时大量流血，偶可在血中发现水泡状物；流血前常有隐隐的阵发性腹痛；腹大异常；约半数患者早期出现严重呕吐，持续时间长，少数患者在孕 24 周前出现高血压、蛋白尿和水肿。

3. 检查

（1）**妇科检查**　多数患者子宫大于停经月份，质软，有时可触及一侧或双侧卵巢呈囊性增大。

（2）**辅助检查**　①B 超检查：见"落雪状"图像，而无妊娠囊、胎心搏动或胎体。②血 HCG 测定：其值高于相应孕周的正常值，且持续不降。③多普勒胎心测定：未听到胎心，可闻及子宫血管杂音。

【鉴别诊断】

葡萄胎应与胎漏、胎动不安、胎水肿满、双胎等鉴别。

葡萄胎有停经史，反复阴道不规则流血，或伴阵发性下腹痛。妇科检查示宫体大于正常妊娠月份，血 HCG 持续升高，B 超可见葡萄胎特有图像。胎漏、胎动不安有停经史或早孕反应，阴道流血量少，或伴轻微腹痛，妇科检查示子宫增大符合妊娠月份，妊娠试验阳性，血 HCG 在孕期正常范围，B 超见正常妊娠图像。胎水肿满多见于妊娠中晚期，无阴道流血，腹大异常，腹部胀满，胸胁满闷，妇科检查示宫体大于正常妊娠月份，腹皮绷紧发亮，血 HCG 在正常范围，B 超测量羊水最大暗区垂直深度≥8cm。双胎有停经史，无腹痛、阴道流血，妇科检查示宫体大于相应孕周的正常单胎妊娠，血 HCG 略高于正常，B 超见双胎妊娠图像。

【辨证论治】

（一）辨证要点

辨证以孕期阴道流血、腹大异常为主，结合全身症状及舌脉等综合分析。

（二）治疗原则

治疗以下胎祛瘀益母为主，佐以调补气血。葡萄胎一经确诊，应及时清宫，术后可予中药益气养血祛瘀以善其后。若为恶证或有恶性倾向，可采用化疗等治疗手段。

（三）分型论治

1. 气血虚弱证

主要证候：孕期阴道不规则流血，量多，色淡，质稀，腹大异常，无胎动、胎心音；时有腹部隐痛，神疲乏力，头晕眼花，心悸失眠，面色苍白；舌质淡，苔薄，脉细弱。

证候分析：素体气血虚弱，冲任胞中壅滞，故腹大异常；瘀伤胞脉，且气血不足，或葡萄胎孕久，故阴道流血，量多，色淡，质稀，腹部隐痛；胎失所养，则无胎动、胎心音；血虚不荣，气虚不布，故神疲乏力，头晕眼花，面色苍白；血虚心神失养，故心悸失眠。舌质淡，脉细弱，为气血两虚之征。

治法：益气养血，活血下胎。

方药：救母丹（方见胎死不下）加枳壳、川牛膝。

2. 气滞血瘀证

主要证候：孕期阴道不规则流血，量或多或少，血色紫暗有块，腹大异常，无胎动、胎心音；时有腹部胀痛，拒按，胸胁胀满，烦躁易怒；舌质紫暗或有瘀点，脉涩或沉弦。

证候分析：素多抑郁，郁则气滞，血随气结，冲任不畅，瘀血结聚胞中，故腹大异常；瘀伤胞脉，故阴道不规则流血，腹部胀痛，拒按；离经之血时瘀时流，故量或多或少，色紫暗有块；瘀结伤胎，故无胎动、胎心音；情志抑郁，气滞不宣，经脉不利，故胸胁胀满，烦躁易怒。舌质紫暗或有瘀点，脉涩或沉弦，为气血瘀滞之征。

治法：理气活血，祛瘀下胎。

方药：荡鬼汤（《傅青主女科》）。

荡鬼汤：枳壳　厚朴　桃仁　红花　牡丹皮　川牛膝　雷丸　大黄　人参　当归

荡鬼汤主治妇人有腹似怀妊，而终年不产者。方中枳壳、厚朴理气行滞；桃仁，红花、牡丹皮、川牛膝活血化瘀以下胎；大黄、雷丸行瘀血，荡积滞以下胎；人参、当归补气养血，使攻积而不伤正。全方共奏行气活血，祛瘀下胎之效。

3. 寒湿瘀滞证

主要证候：孕期阴道不规则流血，量少色紫暗有块，腹大异常，无胎动、胎心音；小腹冷痛，形寒肢冷；舌质淡，苔白腻，脉沉紧。

证候分析：寒湿与血结聚胞中，故腹大异常，无胎动、胎心音；瘀伤胞脉，故阴道流血，量少色紫暗有块；寒凝胞宫、冲任，故小腹冷痛；寒邪阻遏阳气，故形寒肢冷。舌质淡，苔白腻，脉沉紧，均为寒湿凝滞之征。

治法：散寒除湿，逐水化瘀下胎。

方药：芫花散（《妇科玉尺》）。

芫花散：芫花　吴茱萸　川乌　巴戟天　秦艽　白僵蚕　柴胡

芫花散主治妊娠非妊，是得鬼胎，形如抱瓮者。方中芫花醋炒入血分，逐水下胎为君；吴茱萸、川乌、巴戟天温经散寒为臣；秦艽、白僵蚕除湿通络为佐；柴胡理气，协理癥积为使。全方共奏散寒除湿，逐水化瘀下胎之效。

4. 痰浊凝滞证

主要证候：孕期阴道不规则流血，量少色暗，腹大异常，无胎动、胎心音；形体肥胖，胸胁满闷，呕恶痰多；舌质淡，苔腻，脉滑。

证候分析：痰浊内停，与血结聚胞中，故腹大异常，无胎动、胎心音；瘀伤胞脉，故阴道流血，量少色暗；痰浊内停，气机不畅，故胸胁满闷，呕恶痰多。形体肥胖，舌质淡，苔腻，脉滑，为痰湿之征。

治法：化痰除湿，行气下胎。

方药：平胃散（方见胎死不下）加芒硝、枳壳。

【临证要点】

本病的特点是妊娠后腹大异常和阴道反复出血，B 超和血 HCG 测定是重要诊断方法。临床多为急症，"急则治其标"，一经确诊，应及时清除宫腔内容物，防止病情延误。但若伴有严重的并发症，如高血压、重度贫血等应积极处理并发症，待情况好转后行清宫术。葡萄胎排空后仍应中医药治疗，益气养血祛瘀结合兼夹证进行辨证处理，以善其后，防止恶变。并应进行定期随访，可靠避孕 1 年。

【文献举要】

《景岳全书·妇人规》：妇人有鬼胎之说，岂虚无之鬼气，果能袭人胞宫而遂得成形者乎？此不过由本妇之气质，盖或以邪思蓄注，血随气结而不散，或以冲任滞逆，脉道壅瘀而不行，是皆内因之病，而必非外来之邪。盖即血瘕气痕之类耳，当即以癥瘕之法治之。

《胎产心法·鬼胎论》：鬼胎者，伪胎也……此子宫真气不全，精血虽凝，而阳虚阴不能化，终不成形，每至产时而下血块血胞。

《张氏医通·妇人门》：古人论鬼胎之说，皆由其人阳气不足，或肝气郁结，不能生发，致阴血不化而为患也。有因经行时饮冷，停经而成者；有郁痰、惊痰、湿痰凝滞而成者；有因恚怒气食瘀积互结而成者。故凡鬼胎之脉，必沉细弦涩，或有时虚浮，皆阳气不充之验，其腹虽渐大而漫起重坠，终与好胎不同。

【思考题】

1. 试述葡萄胎的鉴别诊断。

2. 试述葡萄胎的治疗原则。

第八节　胎萎不长

妊娠腹形小于相应妊娠月份，胎儿存活而生长迟缓者，称为"胎萎不长"，亦称"胎不长""妊娠胎萎"。本病的特点是妊娠中晚期后，腹形明显小于妊娠月份，B超提示胎儿存活而生长缓慢。严重时可致胎死腹中或过期不产。

本病始见于《诸病源候论·妊娠胎萎燥候》："胎之在胞，血气资养，若血气虚损，胞脏冷者，胎则翳燥，萎伏不长。其状，儿在胎内都不转动，日月虽满，亦不能生，是其候也。而胎在内萎燥，其胎多死。"

西医学的胎儿生长受限可参照本病辨证治疗。

【病因病机】

本病主要发病机制是父母禀赋虚弱，或孕后将养失宜，以致胞脏虚损，胎养不足，而生长迟缓。

1. 气血虚弱　素体气血不足，或久患宿疾，气血暗损；或孕后恶阻较重，气血化源不足；或胎漏下血日久耗伤气血，冲任气血不足，胎失所养，以致胎萎不长。

2. 脾肾不足　禀赋脾肾不足，或孕后房事不节，损伤肾气；或劳倦伤脾，致精血化源不足，胎失所养而生长迟缓，遂致胎萎不长。

3. 血热　素体阳盛或阴虚内热，或久病失血伤阴；或孕后过服辛辣食物及辛热暖宫药物；或感受热邪，以致邪热灼伤阴血，胎为邪热所伤，又失阴血的濡养，因而发生胎萎不长。

4. 血瘀　母体胞宫原有癥瘕，瘀滞于内，冲任损伤，气血不调，且瘀滞日久伤肾，胎元失养，遂致胎萎不长。

【诊断】

1. 病史　可伴有胎漏、胎动不安史，或有妊娠剧吐、妊娠期高血压、慢性肝肾疾病、心脏病、贫血或营养不良的病史，或孕期有高热、接触放射线史，或有烟酒、吸毒、偏食等不良嗜好等。

2. 症状　妊娠中晚期，其腹形明显小于相应妊娠月份。

3. 检查

（1）产科检查　宫底高度、腹围与孕期不符合，明显小于妊娠月份，宫高、腹围连续3周测量均在第10百分位数以下，或胎儿发育指数小于 −3。

（2）辅助检查　B超测量头围与腹围比值（HC/AC）小于正常同孕周平均值的第10百分位数，胎儿双顶径增长缓慢、羊水过少、胎盘老化，或孕晚期每周测量体重增长不足0.5kg，有诊断意义。彩色多普勒超声检查脐动脉舒张期末波缺失或倒置，提示有胎萎不长可能。

【鉴别诊断】

胎萎不长应与胎死不下、羊水过少鉴别。

1. 胎死不下　两者都有宫体小于妊娠月份的临床特点。但胎死不下可有胎动不安病史，或反复阴道出血，主要表现为妊娠中晚期，孕妇自觉胎动停止，B超检查无胎动、胎心音。胎萎不长胎儿虽小于停经月份，但有胎动、胎心音。B超可协助诊断。

2. 羊水过少　两者均可表现为腹围及宫高小于正常孕月。但羊水过少 B 超检查胎儿肢体发育正常，羊水暗区在 3cm 以下，与胎萎不长的肢体发育偏小不同。

【辨证论治】

（一）辨证要点

辨证主要依据全身证候、舌苔、脉象等。

（二）治疗原则

治疗重在养精血，益胎元；补脾胃，滋化源。若发现畸胎、死胎情况时，则应下胎益母。

（三）分型论治

1. 气血虚弱证

主要证候：妊娠腹形小于妊娠月份，胎儿存活；身体羸弱，头晕心悸，少气懒言，面色萎黄或苍白；舌质淡，苔少，脉细滑弱。

证候分析：孕后血虚气弱，则胎元失气血濡养而生长迟缓，故孕母腹形小于妊娠月份；气血亏虚肌体失于充养，故身体羸弱；血虚心脑失养，故头晕心悸；气虚阳气不布，故少气懒言；血虚气弱，肌肤失荣，故面色萎黄或苍白。舌质淡，苔少，脉细弱，为气血不足之征。

治法：补益气血养胎。

方药：胎元饮（方见胎漏、胎动不安）。

若兼气滞，酌加苏梗、砂仁理气行滞；大便秘结者，加玄参、肉苁蓉润肠通便。

2. 脾肾不足证

主要证候：妊娠腹形小于妊娠月份，胎儿存活；头晕耳鸣，腰膝酸软，纳少便溏，或形寒畏冷，手足不温，倦怠无力；舌质淡，苔白，脉沉迟。

证候分析：脾肾不足，精血乏源，则胞脉失养，故胎不长养；肾虚则髓海不足，清窍失养，故头晕耳鸣；肾虚外府失养，故腰酸膝软；脾肾不足，故倦怠无力，纳少便溏；肾虚阳气不足，故形寒畏冷，手足不温。舌质淡，苔白，脉沉迟，均为脾肾不足之征。

治法：补益脾肾养胎。

方药：寿胎丸（方见胎漏、胎动不安）合四君子汤（《太平惠民和剂局方》）。

四君子汤：人参　白术　茯苓　炙甘草

四君子汤主治脾胃气虚证。方中重用菟丝子、人参补肾益精，益气健脾以养胎；桑寄生、续断补益肝肾、养血安胎；白术健脾燥湿，加强益气助运功效；阿胶补血，茯苓、炙甘草健脾和中为佐使。诸药配伍，共奏补益脾肾以养胎之功。

3. 血热证

主要证候：妊娠腹形小于妊娠月份，胎儿存活；口干喜饮，心烦不安，或颧赤唇红，手足心热，便结溺黄；舌质红，苔黄，脉滑数或细数。

证候分析：血热伤胎，胎失濡养，故胎萎不长，腹形小于妊娠月份；热伤阴液或阴虚血热，津液不足，故口干喜饮；热扰心神，则心烦不安；虚热上浮，故颧赤唇红；阴虚内热，则手足心热，便结溺黄。舌质红，苔黄，脉数，均为血热之征。

治法：滋阴清热，养血育胎。

方药：保阴煎（月经过多）。

若阴虚内热重者，可用两地汤加枸杞子、桑椹滋阴壮水以平抑虚火。

4. 血瘀证

主要证候：妊娠腹形小于妊娠月份，胎儿存活，时有下腹隐痛或坠痛；肌肤无华；舌质暗红或有瘀斑，脉弦滑或沉弦。

证候分析：子宫宿有癥瘕，瘀血阻滞，气血运行受阻，胎元失养，胎儿生长发育受限，故妊娠腹形小于妊娠月份；癥积瘀血阻滞胞宫，故时有下腹隐痛或坠痛；瘀血阻滞，不能荣于肌肤，故肌肤无华。舌质暗红或有瘀斑，脉弦，为血瘀之征。

治法：祛瘀消癥，固冲育胎。

方药：桂枝茯苓丸（胎漏、胎动不安）合寿胎丸（方见胎漏、胎动不安）。

【临证要点】

本病以妊娠中晚期胎儿存活，但其生长明显小于妊娠月份为主症，结合兼症、舌脉进行辨证。治疗中，怀疑有染色体病变、病毒感染、射线伤害等情况时，应于孕 16 周后做出产前诊断，防止畸形胎儿的出生。对妊娠并发症，应以治疗母病为主，《妇人大全良方》就提出"当治其疾，益其气血，则胎自长"的治疗大法。并发症严重者，必要时及时终止妊娠。

【预后与转归】

胎萎不长，经过调治，胎儿可继续顺利正常发育生长；若未及早诊治或调治不当，则会影响胎儿生长发育，甚至胎死腹中，或新生儿出生后预后不良。

【案例】

祁某，女，35 岁，干部，已婚。

患者结婚 5 年不孕，经治已怀孕 7 个月，胎萎不长，初经 15 岁，（5～7）/（30～40）天，量中偏少，色紫红，有小血块。妊娠早期出现恶心呕吐，饮食阻隔，通过调治而愈。就诊时，孕 29 周，腹围偏小，产前检查近一月宫高仅增长 1cm，仍有腰酸腹胀，纳呆恶心，夜寐时好时差，时有矢气，神疲乏力，脉细滑带弦。

诊断：胎萎不长（胎儿宫内发育迟缓）。

中医辨证：患者素有月经不调，婚久经治方受孕，孕早期妊娠恶阻，为先天肾虚阴阳不和，脾胃气血亏虚，不能濡养胎儿。

治法：健运脾胃，佐以养血安胎，补肾固宫谨防早产。

方药：归芍六君子汤加减。丹参、白芍、白术、茯苓各 10g，党参 12g，竹茹、陈皮各 6g，山楂、省头草、广木香各 9g，黄连 3g，炒川续断、桑寄生各 10g。7 剂。

7 剂后腹胀矢气好转，腰酸亦轻，恶心呕吐亦轻，原方加入炒香谷芽 10g。服药后诸症有减，纳食仍不太馨，治疗还守原方进退，强健后天生化之源，前后服用 30 剂，胃纳逐步转佳，胎儿发育亦转佳，后足月生产一女婴，重 3kg。

（摘录《中医妇科理论与实践》）

【文献举要】

《妇人大全良方·胎前门》：夫妊娠不长者，因有宿疾，或因失调，以致脏腑衰损，气血虚弱而胎不长也。

《景岳全书·妇人规》：妊娠胎气本乎气血，胎不长者，亦唯血气之不足耳。故于受胎之后而漏血不止者有之，血不归胎也；妇人中年血气衰败者有之，泉源日涸也；妇人多脾胃病者有之，仓廪薄则化源亏而冲任窘也；妇人多郁怒者有之，肝气逆则血有不调，而胎失养也。或以血气寒而不长者，阳气衰则生气少也；或以血热而不长者，火邪盛则真阴损也。

【思考题】

1. 试述胎萎不长的诊断与鉴别诊断。
2. 试述胎萎不长的气血虚弱证的主要证候及治法、方药。

第九节　子肿、子晕、子痫

妊娠中晚期，肢体、面目发生肿胀者，称为"子肿"，亦称"妊娠肿胀"。若出现头目晕眩，状若眩冒，甚者眩晕欲厥者，则称为"子晕"，亦称"妊娠眩晕""子眩"。若妊娠晚期、临产时，或新产后，突然发生眩晕倒仆，昏不知人，两目上视，牙关紧闭，四肢抽搐，全身强直，须臾醒，醒后复发，甚或昏迷不醒者，称为"子痫"，亦称"妊娠痫证""子冒"。子肿、子晕、子痫虽为不同病证，但三者在病因病机及疾病演变上有相互内在的联系，故归属一类疾病进行论述。

西医学的妊娠期高血压疾病根据不同阶段的临床表现，可参照本类疾病进行辨证论治。

病因病机：主要病机为脾虚、肾虚或气滞，导致水湿痰聚发为子肿；阴虚阳亢，或痰浊上扰，发为子晕；若子肿、子晕进一步发展，肝风内动，痰火上扰，发为子痫。本病主要以脏腑虚损，阴血不足为本，风、火、湿、痰为标。

脾虚：脾气素弱，或劳倦忧思，或过食生冷，脾阳受损，运化失职，水湿停滞，溢于四肢肌肤，发为子肿；水湿停聚，精血传输受阻；脾虚化源不足，营血亏虚；孕后阴血养胎，精血愈虚，肝失濡养，脾虚肝旺，发为子晕；肝阳上亢，肝风内动，遂发子痫。

肾虚：素体肾虚，孕后阴血下聚养胎，有碍肾阳敷布，不能化气行水，且肾为胃之关，肾阳不布，则关门不利，聚水而从其类，水湿泛溢四肢、肌肤而为子肿；或素体肝肾阴虚，加之孕后血聚养胎，阴血益亏，肝失所养，肝阳上亢，上扰清窍，发为子晕；血不荣筋，则肝风内动；精不养神，则心火偏亢；风火相扇，遂发子痫。

气滞：素多抑郁，肝失疏泄，气机不畅，孕后胎体渐长，阻碍气机，升降失司，气滞湿郁，泛溢肌肤，遂致子肿；气滞湿停，痰浊中阻，清阳不升，则发为子晕；气郁痰滞，蕴久化火，痰火交织，上蒙清窍，发为子痫。

一、子肿

妊娠中晚期，孕妇肢体面目发生肿胀者，称为"子肿"，亦称"妊娠肿胀"。依据肿胀部位、性质及程度不同，分别有"子气""皱脚""脆脚"等名称。如《医宗金鉴·妇科心法要诀》云："头面遍身浮肿，小水短少者，属水气为病，名曰子肿；自膝至足肿，小水长者，属湿气为病，故名曰子气……但两脚肿而肤厚者，属湿，名曰皱脚；但两脚肿，皮薄光亮者，属水，名曰脆脚。"如妊娠七八月后，仅脚部浮肿，休息后自消，且无其他不适者，为妊娠晚期常见现象，可不必治疗。

本病始见于《金匮要略方论·妇人妊娠病脉证并治》："妊娠有水气，身重小便不利，洒渐恶寒，起即头眩，葵子茯苓散主之。"《经效产宝·治妊娠水气水肿腹胀方论》明确指出"脏气本弱，因产重虚，土不克水"的发病机制。《医学入门》提出"子肿"的病名沿用至今。《沈氏女科辑要》认为子肿"不外有形之水病，与无形之气病而已"，将肿胀分为水病和气病，为该病的病因奠定了基础。

西医学之妊娠期高血压疾病出现水肿，可参照本病辨证治疗。

【诊断】

1. 病史　慢性肾炎、高血压、糖尿病、心脏病、贫血、营养不良等病史；高龄初孕、多胎妊娠、羊水过多史。

2. 症状　妊娠20周后出现水肿，多由踝部开始，渐延至小腿、大腿、外阴部、腹壁，甚至全身水肿或有腹水。若无明显水肿，但每周体重增加异常也是临床表现之一。

3. 检查

（1）体格检查　根据水肿部位，确定水肿的严重程度。水肿局限于膝以下为"＋"，水肿延及大腿为"＋＋"，外阴腹壁水肿为"＋＋＋"，全身水肿或伴有腹水为"＋＋＋＋"。

（2）辅助检查　注意体重、血压、尿蛋白、血红蛋白含量、肝肾功能等检测，及时发现子肿的原因。若尿蛋白≥0.3g/24h，或随机尿蛋白≥3g/L，或尿蛋白定性"＋"以上为蛋白尿。若每周体重增加≥0.9kg，或每四周体重增加≥2.7kg是子痫前期的信号。

【鉴别诊断】

子肿应与妊娠合并慢性肾炎、妊娠合并心脏病、营养不良性水肿相鉴别。

1. 妊娠合并慢性肾炎　孕前有肾炎史，孕20周前发病，水肿始于眼睑。尿常规检查除蛋白阳性外，可见红细胞或管型。

2. 妊娠合并心脏病　孕前有心脏病史，孕后出现心悸、气短、踝部浮肿、心动过速等。心脏及心功能检查可助鉴别。

3. 营养不良性水肿　由于营养不良，导致低蛋白血症而引起水肿，常伴有消瘦、乏力、贫血、多尿等症状。血浆蛋白总量及白蛋白浓度测定有助于鉴别诊断。

【辨证论治】

（一）辨证要点

子肿辨证时需辨明水病和气病，病在有形之水，皮薄，色白而光亮，按之凹陷难起；病在无形之气，皮厚而色不变，随按随起。病在脾者，以四肢、面目浮肿为主；病在肾者，面浮肢肿，下肢尤甚。

（二）治疗原则

子肿的治疗原则以利水化湿为主，脾虚者健脾利水，肾虚者温肾利水，气滞者理气化湿。并根据"治病与安胎并举"的原则，随证加入养血安胎之品。

（三）分型论治

1. 脾虚证

主要证候：妊娠数月，面浮肢肿，甚则遍身俱肿，皮薄光亮，按之凹陷；脘腹胀满，气短懒言，口中淡腻，食欲不振，小便短少，大便溏薄；舌体胖嫩，边有齿痕，苔白润，脉沉缓。

证候分析：脾主肌肉、四肢，脾虚不运，水湿停聚，泛溢肌肤、四肢，故面浮肢肿，甚则遍身俱肿；水溢皮下，故皮薄光亮，按之凹陷；脾虚中阳不振，故脘腹胀满，气短懒言；脾虚不运，水湿内停，故口中淡腻，食欲不振；水湿流走肠间，故大便溏薄；脾气不足，不能运化水湿，水道不利，则小便短少。舌体胖嫩，边有齿痕，苔白润，脉沉缓，为脾虚湿盛之征。

治法：健脾除湿，行水消肿。

方药：白术散（《全生指迷方》）。

白术散：白术　茯苓　大腹皮　生姜皮　陈皮

白术散主治妊娠子肿、面目肿如水状。方中白术、茯苓健脾除湿利水；生姜皮温中理气化饮；大腹皮下气宽中行水；陈皮理气和中。全方有健脾除湿，行水消肿之效。

若肿势明显，酌加猪苓、泽泻、防己以利水消肿；肿甚并伴胸闷而喘者，酌加杏仁、厚朴以宽中行气，降逆平喘；食少便溏严重者，酌加山药、薏苡仁、扁豆、芡实以实脾利湿；气短懒言，神疲乏力重者，酌加人参、黄芪以补脾益气。

2. 肾阳虚证

主要证候：妊娠数月，面浮肢肿，下肢尤甚，按之没指；头晕耳鸣，腰酸无力，下肢逆冷，心悸气短，小便不利，面色晦暗；舌淡，苔白润，脉沉迟。

证候分析：肾阳不足，不能化气行水，水湿内停，泛溢于肌肤，故面浮肢肿，按之没指，小便不利；湿性趋下，故下肢肿甚；肾虚髓海不足，外府失荣，故头晕耳鸣，腰酸无力；水气凌心，则心悸气短；命门火衰，不能温煦下元，故下肢逆冷。面色晦暗，舌淡，苔白润，脉沉迟，为肾阳不足之征。

治法：补肾温阳，化气行水。

方药：济生肾气丸（《济生方》）。

济生肾气丸：熟地黄　山药　山茱萸　牡丹皮　茯苓　泽泻　桂枝　附子　车前子　牛膝

济生肾气丸主治肾阳虚水肿。方中车前子、茯苓、泽泻利水渗湿；桂枝、附子温阳化气，以助膀胱气化，使水湿自小便排出；山药、熟地黄、山茱萸补肾益精化气；牛膝、牡丹皮防血中之滞且引水下行。全方共奏温阳化气，行水消肿之效。

若腰痛甚者，酌加杜仲、续断、桑寄生固肾强腰安胎。

3. 气滞证

主要证候：妊娠数月，肢体肿胀，始肿两足，渐及于腿，皮色不变，压痕不显；头晕胀痛，胸胁胀满，饮食减少；舌暗红，苔白滑或腻，脉弦或滑。

证候分析：气机郁滞，升降失司，清阳不升，浊阴下滞，故始肿两足，渐及于腿；气滞而湿气内停，故皮色不变，压痕不显；湿气内停于头，故头晕胀痛；气滞不宣，影响脾胃枢机，故胸胁胀满，饮食减少。舌暗红，苔白滑或腻，脉弦或滑，为气滞湿气内停之征。

治法：理气行滞，化湿消肿。

方药：正气天香散加减（《证治准绳》）。

正气天香散：香附　陈皮　乌药　甘草　干姜　紫苏

正气天香散主治寒邪内阻腹痛。香附理气行滞；陈皮、干姜温中行气；紫苏宣上焦之滞；乌药开下焦之郁滞；甘草调和诸药。全方共奏理气行滞，化湿消肿之效。

若兼肝郁者，酌加柴胡、佛手疏肝理气。

【其他疗法】

中成药治疗

（1）五苓散每次 1 袋，每日 3 次，口服。适用于脾虚证。

（2）济生肾气丸每次 1 丸，每日 2～3 次，口服。适用于肾阳虚证。

【临证要点】

子肿表现为妊娠中晚期孕妇肢体面目发生肿胀，可见于多种疾病，诊断时必须详细了解病史，仔细检查，明确病因。对于水肿伴有高血压或蛋白尿者要予以重视。子肿主要发生机制不外虚实两个方面，虚者脾肾阳虚，水湿内停；实者气滞湿阻，泛溢肌肤，以致肿胀。因此，临证时应辨明虚实，辨证施治。子肿的治疗以利水化湿为主，脾虚者健脾除湿，利水消肿；肾阳虚者补肾温阳，化气行水；气滞者理气行滞，化湿消肿。"诸湿肿满，皆属于脾"，水湿为病，其制在脾，重用白术，配以茯苓、防己等健脾利湿之品，可提高利水消肿之功效。但利水不可太过，行气温阳不可太燥，有毒之品宜慎用，以免损伤胎元。并根据"治病与安胎并举"的原则，随证加入养血安胎之品。

【预后与转归】

本病是孕妇多发病，其特点以面目、肢体肿胀为主，单纯性妊娠水肿预后良好。若肿胀严重并伴有高血压、蛋白尿，则可发展为子晕或子痫。

【案例】

钱某，女，38 岁，工人，已婚。

患者来诊时，腹部膨大，面目浮肿，按脉沉紧，舌苔黄腻，业已怀孕 9 个月。最近 10 日来开始浮肿，胸闷气急，饮食无味，内热心烦，小溲短少，大便溏薄，次数也较多，乃按其臂上皮肤，按处成一凹穴，久而不起。

中医辨证：证属脾虚湿热，兼有内热。

治法；健脾利湿，束胎清热法。

方药：黄芪 9g，苍白术各 4.5g，生地黄 9g，焦栀子 9g，淡子芩 9g，青蒿 6g，汉防己 9g，新会陈皮 9g，茯苓皮 9g，地骨皮 9g，炒枳壳 4.5g。3 剂，水煎服，每日 1 剂，早晚分服。

服上方 2 剂后，小溲通畅，肿势顿减，因将临产期，旋即分娩而肿势全消。

（摘录《朱小南妇科经验选》）

【文献举要】

《医宗金鉴·妇科心法要诀》：头面遍身浮肿，小水短少者，属水气为病，故名曰子肿。自膝至足肿，小水长者，属湿气为病，故名曰子气。遍身俱肿，腹胀而喘，在六七个月时者，名曰子满。但两脚肿而肤厚者，属湿，名曰皱脚；皮薄者属水，名曰脆脚。大凡水之为病多喘促，气之为病多胀满，喘促属肺，胀满属脾也。

《沈氏女科辑要笺正·妊娠肿胀》：妊娠发肿，良由真阴凝聚，以养胎气，肾家阳气不能敷布，则水道泛溢莫制。治当展布肾气，庶几水行故道，小便利而肿胀可消。

【思考题】

1. 简述子肿、子晕及子痫的病因病机及内在联系。

2. 简述子肿的诊断要点。

3. 简述子肿的辨证要点及治疗原则。

4. 简述子肿的辨证论治。

二、子晕

子晕，又称妊娠眩晕。常发生在妊娠中晚期，以眩晕为主症。轻者，除血压升高外无明显自觉症状。重者，头晕目眩伴血压升高、面浮肢肿等症。

子晕始见于《陈素庵妇科补解·胎前杂症门》云："妊娠头眩目晕，忽然视物不明……风火相搏，伤血动胎，热甚则头旋目晕，视物不明。"

西医学的妊娠期高血压疾病等引起的眩晕，可参照本病辨证治疗。

【诊断】

1. 病史　本病主要发生在妊娠中、晚期，初产妇多见；有营养不良、贫血、双胎、羊水过多及葡萄胎等病史。

2. 症状　头目眩晕，视物昏花，甚至失明，常兼浮肿，小便短少等。如头晕眼花，头痛剧烈，往往是子痫的前期症状，应引起重视。

3. 检查

（1）产科检查　中晚期妊娠腹形，可伴不同程度水肿或血压升高，收缩压≥140mmHg 和（或）舒张压≥90mmHg。

（2）辅助检查　血常规、尿常规、肝肾功能、心电图、B 超等检查，了解母体与胎儿状况。对可疑子痫前期孕妇应测 24 小时尿蛋白定量（见子肿）。病情需要时，应酌情增加眼底检查、凝血功能、电解质及影像学等检查。

【鉴别诊断】

妊娠贫血　妊娠中晚期出现头晕，乏力，心悸，气短，甚至出现下肢、面目浮肿，但不伴有高血压、蛋白尿，血常规等检查可资鉴别。

【辨证论治】

（一）辨证要点

子晕以眩晕为特征，属本虚标实之证，辨证时应根据眩晕的特点、舌脉等辨别阴虚肝旺，或脾虚肝旺。阴虚肝旺者以头晕目眩为主；脾虚肝旺者头晕而重，伴肢肿，胸闷泛呕。还应注意检测水肿、蛋白尿、高血压异常程度，估计病情轻重。妊娠眩晕进一步发展常致子痫。

（二）治疗原则

治疗以平肝潜阳为主，或佐以滋阴潜降，或健脾利湿等法。

（三）分型论治

1. 阴虚肝旺证

主要证候：妊娠中晚期，头目眩晕，视物模糊；心中烦闷，颧赤唇红，口燥咽干，手足心热，甚或猝然昏倒；舌红，苔少，脉弦细数。

证候分析：素体阴虚，孕后血聚冲任养胎，阴血愈感不足，肝阳偏亢，水不涵木，风阳易动，上扰清窍，则头晕目眩，视物模糊；阴虚内热，则颧赤唇红，口燥咽干，手足心热；热扰心神，则心中烦闷，甚或猝然昏倒。舌红，苔少，脉弦细数，为肝肾阴虚之征。

治法：滋阴补肾，平肝潜阳。

方药：杞菊地黄丸（方见绝经前后诸证）加龟甲、牡蛎、石决明。

若热象明显者，酌加知母、黄柏滋阴泻火；若口苦心烦重，酌加黄芩、竹茹清热除烦；眩晕昏仆者，酌加钩藤、天麻镇肝息风。

2. 脾虚肝旺证

主要证候：妊娠中晚期，头晕眼花；头胀而重，面浮肢肿，胸闷欲呕，胸胁胀满，纳差便溏；舌红，苔白腻，脉弦滑。

证候分析：脾虚湿停，痰浊中阻，孕后血聚养胎，阴血益虚，肝失滋养，肝阳夹痰浊上扰清窍，故头晕眼花，头胀而重；脾失健运，水湿泛溢肌肤，故见面浮肢肿；脾虚肝旺，则见胸闷欲呕，胸胁胀满，纳差便溏。舌红，苔白腻，脉弦滑，为脾虚肝旺之证。

治法：健脾利湿，平肝潜阳。

方药：半夏白术天麻汤（方见经行眩晕）加白蒺藜、钩藤、石决明。

【临证要点】

子晕常见于妊娠中晚期，以头晕目眩，甚则昏眩欲厥为主要症状。可见于西医学的妊娠期高血压疾病等引起的眩晕。诊断时需详询病史，明确病因。子晕常为子痫前期表现，及时有效的治疗可控制和预防子痫的发作，必要时需配合西医治疗。本病属本虚标实之证。针对其肝阳上亢，易于化火生风的病机特点，平肝潜阳为治疗之首要，以防其传变，酌情配以行气化痰、养血活血、利水消肿之品。若血压增高者，可选用钩藤、石决明、白蒺藜等平肝潜阳。蛋白尿者，可加用生黄芪、芡实等健脾固肾涩精。

【预后与转归】

本病若能及早正确治疗，预后大多良好；若失治或误治，病情进一步发展为子痫，可威胁母胎生命。

【案例】

聂某，女，25岁，已婚。1978年3月24日初诊。

素性易怒，现妊娠7个月，头晕目眩，肢麻瘈疭，烦躁不安，夜寐不实，目赤口苦，溲如茶水，大便燥，下肢微肿，舌红，苔黄微腻，脉象弦数有力，血压23.7/13.2kPa（180/100mmHg）。

中医辨证：此系肝郁化火，扰乱心神，阴虚火炽，风阳上旋，乃欲发子痫之兆，亟须力挽狂澜之施。

治法：息风清热，安神除烦。

方药：嫩钩藤15g，白蒺藜9g，明天麻4.5g，赤芍药、粉牡丹皮、女贞子各9g，东白薇15g，龙胆草、川黄连各6g，何首乌藤、云茯苓各2g，炒枣仁9g，天竺黄6g。3剂，水煎服，每日1剂，早晚分服。

前方连服2剂，眩晕已减，肢瘈渐平，烦闷臻止，夜寐尚安，唯大便不畅，脉弦滑略数，舌苔薄黄，血压21.1/12kPa（160/90mmHg），风阳得戢，病入坦途，前方既效，当镂而不舍。处方：嫩钩藤15g，明天麻4.5g，白蒺藜9g，东白薇15g，龙胆草4.5g，淡条芩9g，粉牡丹皮9g，女贞子、云茯苓各9g，首乌藤、决明子各9g。连服7剂，每日1剂，早晚分服，诸症悉已。血压18.7/10.5kPa（140/80mmHg），停药后血压一直正常，届期举子，情况良好。

（摘录《哈荔田妇科医案医治》）

【文献举要】

《叶氏女科证治·子晕》：妊娠七、八月，忽然猝倒僵仆，不省人事，顷刻即醒，名曰子晕，宜葛根汤。亦有血虚阴火炎上，鼓动其痰而眩晕者，宜葛根四物汤。亦有气血两虚而眩晕者，宜八珍汤。

《女科证治约旨·妊娠门》：妊娠眩晕之候，名曰子眩，如因肝火上升，内风扰动，致昏眩欲厥者，宜桑丹杞菊汤主之。……如因痰涎上涌，致眩晕欲呕者，宜加味二陈汤主之。

【思考题】

1. 简述子晕的诊断与鉴别诊断。

2. 简述子晕的治疗原则。

3. 简述子晕的辨证论治。

三、子痫

子痫始见于《诸病源候论·妇人妊娠诸候》云："体虚受风，而伤太阳之经，停滞经络，后复遇寒湿相搏，发则口噤背强，名之为痉。妊娠而发者闷冒不识人，须臾醒，醒复发，亦是风伤太阳之经作痉也。亦名子痫，亦名子冒也。"

本病多数在重症妊娠眩晕的基础上发作，也可不经此阶段而突发妊娠痫证。最常发生在妊娠晚期及临产前，称为产前子痫；部分发生在分娩过程中，即产时子痫。产后一般发生在24小时内，较少见。

西医学的妊娠高血压疾病中的子痫可参照本病辨证治疗。

【诊断】

1. 病史　妊娠中晚期有高血压、水肿或蛋白尿史。

2. 症状　妊娠晚期，或临产时及新产后，突然眩晕倒仆，昏不知人，两目上视，牙关紧闭，四肢抽搐，腰背反张，须臾醒，醒复发，甚或昏迷不醒。

3. 检查　子痫发作前血压可明显升高≥160/110mmHg，蛋白尿≥5g/24h，或有血小板减少，血清转氨酶升高，凝血障碍等。

【鉴别诊断】

子痫主要与妊娠合并癫痫发作相鉴别。癫痫患者既往有发作史；一般无高血压、水肿、蛋白尿等症状和体征；发作时突然出现意识丧失，抽搐开始即出现全身肌肉持续性收缩。而子痫患者有高血压、水肿、蛋白尿；抽搐前有先兆，抽搐时初为面部等局部肌肉，以后波及全身，伴面部青紫，呼吸暂停1～2分钟。

【急症处理】

1. 控制抽搐，纠正缺氧和酸中毒，控制血压，抽搐控制后终止妊娠。常用方法有：①25%硫酸镁20mL加于25%葡萄糖液20mL静脉推注（>5分钟），继之以2～3g/h静脉滴注。②应用镇静剂。③20%甘露醇250mL快速静脉滴注以降低颅内压。④血压高时给予降压药。⑤间断面罩吸氧，根据二氧化碳结合力及尿素氮值给予适量4%碳酸氢钠纠正酸中毒。⑥抽搐控制2小时后可考虑终止妊娠。对于早发性子痫前期治疗效果较好者，可适当延长孕周。

2. 保持环境安静，避免声光刺激；吸氧，防止口舌咬伤、窒息及坠地受伤；密切观察体温、脉搏、呼吸、血压、神志及尿量等；密切观察病情变化，及早发现并发症，并积极处理。

【辨证论治】

（一）辨证要点

本病辨证要特别注意昏迷与抽搐发作程度和频率，结合兼症和舌脉，辨别肝风内动证和痰火上扰证。一般昏迷深、发作频者病情较重。

（二）治疗原则

子痫为产科危急重症，中医治疗原则以平肝息风，安神定痉，豁痰开窍为主。西医主要是控制抽搐，纠正缺氧和酸中毒，控制血压，防治并发症，密切监测母胎状况，适时终止妊娠。

（三）分型论治

1. 肝风内动证

主要证候：妊娠晚期，或临产时及新产后，头痛眩晕，突然昏仆不知人，两目上吊，牙关紧闭，四肢抽搐，腰背反张，时作时止，或良久不醒；手足心热，颧赤息粗；舌红或绛，苔无或花剥，脉弦细而数或弦劲有力。

证候分析：素体肝肾阴虚，孕后血聚冲任养胎，阴血更虚，肝阳益亢，故头痛眩晕；甚则肝风内动，筋脉拘急，以致两目上吊，牙关紧闭，四肢抽搐，腰背反张，息粗；风火相扇，扰犯神明，以致昏仆不知人；阴虚内热，则手足心热，颧赤。舌红或绛，苔无或花剥，脉弦细而数或弦劲有力，为阴虚阳亢，肝风内动之征。

治法：养阴清热，平肝息风。

方药：羚角钩藤汤（方见经行头痛）。

2. 痰火上扰证

主要证候：妊娠晚期，或临产时及新产后，头痛胸闷，突然昏仆不知人，两目上吊，牙关紧闭，口流涎沫，面浮肢肿，息粗痰鸣，四肢抽搐，腰背反张，时作时止；舌红，苔黄腻，脉弦滑而数。

证候分析：痰火内蕴，则胸闷；痰火上蒙清窍，则头痛，晕仆不知人；肝阳偏亢，火盛风动，则两目天吊，牙关紧闭，四肢抽搐，腰背反张；痰湿内盛，则口流涎沫，息粗痰鸣；湿浊泛溢肌肤，则面浮肢肿。舌红，苔黄腻，脉弦滑而数，为痰火内盛之征。

治法：清热开窍，豁痰息风。

方药：半夏白术天麻汤（方见经行眩晕）送服安宫牛黄丸（《温病条辨》）。

安宫牛黄丸：牛黄　郁金　水牛角　黄连　黄芩　栀子　朱砂　雄黄　冰片　麝香　珍珠　金箔衣

安宫牛黄丸主治邪热内陷心包证。方中牛黄、水牛角、麝香清心开窍，解毒；黄连、黄芩、栀子清热泻火；冰片、郁金辟秽化浊通窍；雄黄辟秽解毒；朱砂镇心安神。两方共奏清热开窍，豁痰息风之效。

【临证要点】

本病主要病机是肝阳上亢，肝风内动；或痰火上扰，蒙蔽清窍。治疗以平肝息风，安神定痉为主。肝风内动者养阴清热，平肝息风，痰火上扰者清热开窍，豁痰息风。临床诊治时应树立防重于治的思想，"上工治未病"，及时诊断与治疗子肿、子晕，预防子痫的发生和控制病情的发展。子痫是这类病中最严重的阶段，病情发展迅速，病势危重，危及母子生命，应密切

NOTE

观察病情变化，尤其是孕妇全身情况、胎儿发育情况与胎盘功能，中西医结合积极救治，适时终止妊娠。

【预后与转归】

妊娠痫证未及时抢救，可因肝阳上亢、风火相扇，或痰火走窜脏腑、经络之间，以致出现昏迷不醒，呼吸困难，小便不利等症，如治疗不及时，可导致患者死亡。亦可因火热内灼胎儿，致胎儿宫内窘迫、死胎、死产。

【案例】

晋某，女，31岁。1976年5月3日初诊。

患者婚后自然流产2次，现妊娠36周余，近1周头痛眩晕，如立舟车，视物不清，心烦不宁，口干，手足心热，今晨突然神志不清，四肢抽搐，牙关紧咬，少许自还，舌红绛，无苔，脉弦滑有力。查血压210/170mmHg，无蛋白尿，下肢轻度浮肿。

诊断：子痫。

中医辨证：证属素体阴虚，肝阳偏亢，肝风内动所致。

治法：滋阴清热，平肝息风。

方药：羚羊角5g（单煎频饮），生地黄20g，怀牛膝15g，石决明20g，牡蛎20g，龟甲20g，白芍20g，甘菊花15g，钩藤15g，黄芩15g，木贼20g，杜仲20g，山茱萸20g，麦冬15g。3剂，水煎服，每日1剂，早晚分服。

二诊：5月8日。服药后自觉诸症减轻，近2日未出现抽搐现象，查血压180/145mmHg，舌质红润，脉弦滑。处方：羚羊角5g（单煎频饮），生地黄20g，怀牛膝15g，石决明20g，牡蛎20g，龟甲20g，白芍20g，甘菊花15g，钩藤15g，黄芩15g，木贼20g，杜仲20g，山茱萸20g，桑叶15g，女贞子15g。4剂，水煎服，每日1剂，早晚分服。

三诊：5月13日。诸症消失，血压135/90mmHg，接近平时血压，舌质正常，脉象滑利。告知停服汤剂，续用杞菊地黄丸1周，以巩固疗效。5月22日自觉有动产现象，家属考虑患者属于大龄产妇，为确保安全，选择行剖宫产术，产下一男婴，母子平安。

（摘录《韩氏女科》）

【文献举要】

《万氏妇人科·子痫》：子痫乃气虚夹痰夹火症也。

《胎产心法·子痫论》：子痫状若中风，实非中风之证，不可作中风论。妊娠子痫乃为恶候，若不早治，必致堕胎。

《医学心悟·子痫》：子痫，其症最暴且急，必须速愈为善，若频发无休，非唯胎，妊孕聚下，将见气血随胎涣散，母命亦难保全。

【思考题】

1. 简述子痫的诊断。

2. 简述子痫的急症处理原则。

3. 简述子痫的辨证论治。

第十节　胎水肿满

妊娠 5～6 个月后出现胎水过多，腹大异常，胸膈胀满，甚或遍身浮肿，喘不得卧，称为"胎水肿满"，亦称"子满"。本病常与胎儿畸形、多胎妊娠、巨大胎儿、孕妇合并症（如妊娠合并高血压病、糖尿病、贫血等）等因素有关。

本病始见于《诸病源候论·脏腑胎间水气子满体肿候》："胎间水气，子满体肿者，此由脾胃虚弱，脏腑之间有停水，而夹以妊娠故也……水气流溢于肌，故令体肿；水渍于胞，则令胎坏。"

西医学的羊水过多可参照本病辨证治疗。

【病因病机】

本病主要发生机制是水湿无制，水渍胞中。

1. 脾气虚弱　素体脾虚，孕后饮食失调，血气下聚冲任养胎，脾气益虚，水湿无制，湿渗胞中，发为胎水肿满。

2. 气滞湿阻　索多抑郁，孕后胎体渐大，阻碍气机，气机不畅，气滞湿阻，蓄积于胞中以致胎水肿满。

【诊断】

1. 病史　有糖尿病、病毒感染史，或有胎儿畸胎、多胎妊娠史，以及母儿血型不合等病史。

2. 症状　腹大异常，胸膈胀满，腹部胀痛，甚或喘不得卧，发生紫绀，甚至下肢、外阴浮肿及静脉曲张。

3. 检查

（1）产科检查　腹形显著大于正常妊娠月份，皮肤张力大，有液体震颤感，胎位不清，胎心音遥远或听不清。

（2）辅助检查　①胎儿染色体检查：羊水生化检查，羊水甲胎蛋白（AFP）平均值超过同期正常妊娠平均值 3 个标准差以上，有助于诊断胎儿畸形；羊水中胎儿血型检查可预测胎儿有无溶血性疾病；PCR 技术检测胎儿是否感染病毒。②B 超检查：羊水过多的标准包括羊水最大暗区垂直深度（AFV）≥8cm 诊断为羊水过多，其中 8～11cm 为轻度羊水过多，12～15cm 为中度羊水过多，＞15cm 为重度羊水过多；羊水指数（AFI）≥25cm 诊断为羊水过多，其中25～35cm 为轻度羊水过多，36～45cm 为中度羊水过多，＞45cm 为重度羊水过多。B 超对诊断无脑儿及脑积水、脊柱裂等胎儿畸形和多胎妊娠有重要意义。

【鉴别诊断】

本病主要与多胎妊娠、巨大胎儿、葡萄胎等相鉴别，主要根据病史、产科临床检查、B 超检查结果，可以做出鉴别诊断。

【辨证论治】

（一）辨证要点

本病辨证重在分辨虚实，根据肢体和腹皮肿胀的特征进行辨证，如皮薄光亮，按之有凹陷者，一般为脾虚；皮色不变，按之压痕不显者，一般为气滞。临证时还需结合全身症状、舌苔、脉象综合分析。本病以本虚标实证居多，治宜标本兼顾。

（二）治疗原则

本病治疗原则以利水除湿为主，佐以益气行气，消水而不伤胎。若胎水肿满伴有胎儿畸形者，应及时终止妊娠，下胎益母。

（三）分型论治

1. 脾气虚弱证

主要证候：孕期胎水过多，腹大异常，腹部皮肤发亮，下肢及阴部水肿，甚或全身浮肿；食少腹胀，神疲肢软，面色淡黄；舌淡，苔白，脉沉缓。

证候分析：脾虚失运，水湿留聚，浸淫胞中，发为胎水过多，腹大异常，腹皮发亮；水湿泛溢肌肤趋下，故下肢及阴部水肿，重者则遍身浮肿；脾虚中阳不振，则食少腹胀，神疲肢软，面色淡黄。舌淡，苔白，脉沉缓，为脾虚湿困之征。

治法：健脾渗湿，养血安胎。

方药：当归芍药散（《金匮要略》）去川芎，或鲤鱼汤（《备急千金要方》）。

当归芍药散：当归　白芍　川芎　茯苓　白术　泽泻

鲤鱼汤：鲤鱼　白术　白芍　当归　茯苓　生姜

当归芍药散主治妊娠腹中痛。方中当归、白芍养血安胎，白术、茯苓健脾益气生血，泽泻淡渗行水。全方共奏养血安胎止痛之功。

鲤鱼汤主治妊娠腹大，胎间有水气，通身肿满。方中鲤鱼善行胞中之水而消肿；白术、茯苓、生姜健脾益气渗湿以行水；当归、白芍养血安胎，使水行而不伤胎。全方共奏健脾渗湿，养血安胎之效。

若兼畏寒肢冷者，酌加黄芪、桂枝以温阳化气行水；腰痛者，酌加杜仲、续断、菟丝子固肾安胎。

2. 气滞湿阻证

主要证候：孕期胎水过多，腹大异常，胸膈胀满，甚则喘不得卧，肢体肿胀，按之压痕不显；舌红，苔白滑，脉弦滑。

证候分析：气机郁滞，水湿停聚，蓄积胞中，故胎水过多，腹大异常；湿浊上迫心肺，则胸膈胀满，甚则喘不得卧；气滞湿郁，泛溢肌肤，故肢体肿胀，按之压痕不显。舌红，苔白滑，脉弦滑，为气滞湿阻之征。

治法：理气行滞，利水除湿。

方药：茯苓导水汤（《医宗金鉴》）去槟榔。

茯苓导水汤：茯苓　槟榔　猪苓　砂仁　木香　陈皮　泽泻　白术　木瓜　大腹皮　桑白皮　紫苏叶

茯苓导水汤主治妊娠水肿胀满，喘而难卧。方中茯苓、猪苓、白术、泽泻健脾行水；木香、砂仁、紫苏叶醒脾理气；大腹皮、桑白皮、陈皮消胀行气；木瓜、槟榔行气除湿。全方共奏理气行滞，利水除湿之效。

腹胀甚者，酌加枳壳理气消胀满；喘甚不得卧者，酌加桑白皮泻肺行水，下气定喘；下肢肿甚者，酌加防己除湿消肿。

【其他疗法】

中成药治疗

（1）五皮丸每次 9g，每日 2 次，温开水送服。适用于气滞湿阻证。

（2）五苓散每次 4.6g，每日 2 次，温开水送服。适用于脾气虚弱证。

【临证要点】

胎水肿满属西医羊水过多范畴。部分是由于胎儿畸形、多胎妊娠、妊娠合并糖尿病、妊娠期高血压疾病等所致。因此，首先要判断胎儿是否正常。若胎儿畸形，则应下胎益母。本病主要发生机制是水湿无制，水渍胞中。其病机多属本虚标实，常由脾气虚弱和气滞湿阻所致。本着治病与安胎并举的原则，佐以养血安胎，使水行而不伤胎。对于糖尿病等引起的胎水肿满，要积极治疗原发疾病，对症处理。及时有效的治疗，可明显降低早产率，减少胎膜早破、胎盘早期剥离、产后出血等并发症的发生，降低围生儿死亡率。

【预后与转归】

胎儿无畸形，症状较轻者，经治疗多能维持妊娠至足月；症状严重，或有妊娠合并症者，可能易出现胎盘早剥、胎膜早破及产后出血，早产及围生儿死亡率增高；羊水过多合并胎儿畸形者，应及时终止妊娠。

【案例】

沙某，女，37 岁，已婚。2002 年 3 月 7 日初诊。

妊娠 24 周，腹大如鼓。患者妊娠已 24 周，腹部胀大，下肢及外阴水肿尤甚，全身浮肿，胸膈满闷，呼吸气促，神疲倦怠，四肢发凉，小便短少，头晕心悸，喘息不能平卧。舌质淡胖，舌苔白，脉象沉滑无力。

诊断：胎水肿满（羊水过多）。

中医辨证：脾阳虚证。

治法：温阳健脾，利水消肿。

方药：《千金》鲤鱼汤加减。鲤鱼 1 条，白术、生姜、白芍各 10g，当归、云茯苓各 15g。6 剂，水煎服。

服 6 剂后，腹水减轻，又服 6 剂，水肿及腹水消。

（摘录《弭氏妇科传薪录》）

【文献举要】

《陈素庵妇科补解·胎前杂症门》：妊娠肿满，由妇人脏气本弱，怀妊则血气两虚，脾土失养不能制水，散入四肢，遂致腹胀，手足面目俱肿，小水闭涩，名曰胎水，皆由引饮过度，湿渗脾胃，水气泛溢。

《胎产心法·子肿子气子满论》：所谓子满者，妊娠至五六个月，胸腹急胀，腹大异常，或遍身浮肿，胸胁不分，气逆不安，小便艰涩，名曰子满，又为胎水不利。若不早治，生子手足软短有疾，甚至胎死腹中，宜服千金鲤鱼汤治其水。如脾虚不运，清浊不分，佐以四君、五皮。亦有束胎饮以治子满证，甚效。

【思考题】

1. 简述胎水肿满的诊断与鉴别诊断。

NOTE

2. 简述胎水肿满的治疗原则。

3. 简述胎水肿满的辨证论治。

第十一节　胎气上逆

妊娠期，胸腹胀满，甚或喘急，烦躁不安者，称为"胎气上逆"，亦名"胎上逼心""子悬"。

本病始见于《妇人大全良方·妊娠门》："紫苏饮：治妊娠胎气不和，怀胎逼上胀满疼痛，谓之子悬。兼治临产惊恐气结，连日不下。"《医学心悟·子悬（子眩）》："子悬者，胎上逼也。胎气上逆，紧塞于胸次之间，名曰子悬。其症由于恚怒伤肝者居多，亦有不慎起居者，亦有脾气郁结者，宜用紫苏饮加减主之。"《医宗金鉴·妇科心法要诀》云："孕妇胸膈胀满，名曰子悬，更加喘甚者，名曰胎上逼心。"《沈氏女科辑要笺正》："子悬是胎元之上迫，良由妊妇下焦气分不疏，腹壁逼窄，所以胎渐居上，而胀满疼痛乃作。"

【病因病机】

本病主要机制是气血失和，以致胎气上逆，气机不利，壅塞胸腹而致病。

1. 肝气犯脾　素性抑郁或忿怒伤肝，气机逆乱，肝气犯脾，脾失运化，湿浊内停；孕后血聚冲任养胎，冲脉气盛，夹肝气、湿浊上犯，遂致胸腹胀满而为子悬。

2. 肺胃积热　平素阳盛，肺胃积热，孕后血聚冲任养胎，冲脉气盛，冲气夹热上扰心胸，以致胸腹胀满而病子悬。

【诊断】

1. 病史

（1）既往有心脏病史，过去发病情况，诊疗情况，有无心力衰竭史。

（2）妊娠中晚期有情志不调、饮食失节病史。

（3）是否有呼吸系统感染史等。

2. 症状　多见于妊娠中、晚期，发作时胸腹胀满，甚或心悸、喘息气急、烦躁不安，劳作后症状加重。

3. 检查

（1）产科检查　无异常发现。

（2）辅助检查　①妊娠合并呼吸道感染者血常规可见异常。②心电图提示心律失常或心肌损害。③心、肺听诊等，有重要诊断意义。

【辨证论治】

（一）辨证要点

胎气上逆辨证依据胸腹胀满，甚或喘息气急的主症，结合伴随症、舌脉进行综合分析，判断疾病的标本虚实。

（二）治疗原则

治疗以理气行滞为主，佐以健脾、清肺胃热等法。

（三）分型论治

1. 肝气犯脾证

主要证候：妊娠期，胸腹胀满，甚或喘急不安；心悸乏力，烦躁易怒，食少嗳气，大便溏薄；舌淡红，苔薄腻，脉弦滑。

证候分析：妊娠期间，肝气犯脾，气血失和，以致胎气上逆，壅塞于胸腹，故胸腹胀满，甚则喘急不安；肝失条达，气郁不畅，故烦躁易怒；肝气犯脾，脾失健运，故食少嗳气，乏力，大便溏薄；脾虚湿浊上犯，则心悸。舌淡红，苔薄腻，脉弦滑，均为肝气犯脾之征。

治法：疏肝健脾，理气行滞。

方药：紫苏饮（《普济本事方》）。

紫苏饮：紫苏　陈皮　大腹皮　当归　白芍　川芎　人参　甘草

紫苏饮主治妊娠胎气上逼，胸膈胀满疼痛者。方中紫苏、陈皮、大腹皮宽中下气；当归、白芍养血柔肝，川芎活血行气；人参、甘草益气扶脾。全方共奏疏肝健脾，理气行滞之功。

若湿浊上泛，胎气迫肺，喘息不安者，加茯苓、瓜蒌皮降逆平喘。

2. 肺胃积热证

主要证候：妊娠期，胸腹胀满，甚或喘息不安；咳痰黄稠，口渴口臭，小便短赤，大便秘结；舌红，苔黄，脉滑数。

证候分析：肺胃积热，热气逆上，窒塞心胸，故胸腹胀满，甚或喘急不安；痰热壅肺，肺失宣降，故咳痰黄稠；胃火炽盛，故口渴口臭；热盛伤津，故小便短赤，大便秘结。舌红，苔黄，脉滑数，为肺胃积热之征。

治法：清肺胃热，降逆化痰。

方药：芦根汤（方见妊娠恶阻）。

【临证要点】

本病主要由于气血失和，以致胎气上逆，气机不利，壅塞胸腹而致病，情志内伤往往可以诱发本病的发生。本病病本在气血失和，气机不利；胸膈胀满，甚或喘急为标，治疗应理气行滞为主，佐以健脾，或清肺胃热等法。

【预后与转归】

妊娠合并心脏病的孕妇，应作为高危妊娠加强监护。全面检查以评估心功能情况。患者应注意休息，保持心情舒畅，生活规律，饮食宜清淡营养，保证充足的睡眠。注意预防感冒。适当限制食盐量，一般每日食盐量不超过 4~5g。

如患者心脏病变较轻，心功能Ⅰ级和Ⅱ级，妊娠后经适当治疗，一般可以承受妊娠和分娩的负担，但须加强孕产期保健，注意监护。心功能Ⅲ级和Ⅲ级以上、既往有心力衰竭史、严重心律失常、风湿热活动期、有肺动脉高压、右向左分流型心脏病、心脏病并发细菌性心内膜炎、急性心肌炎患者，孕产期易发生心衰，不宜妊娠。若已妊娠，则应在妊娠早期终止妊娠，以防在孕产期发生心力衰竭而危及生命。

【案例】

曹某，女，21 岁，已婚。1959 年 12 月初诊。

怀孕 8 个月，因气恼而气机上逆，胸胁间如有气闭壅塞，一度昏厥。苏醒后，胸胁闷胀，恶心呕吐。现心烦口燥，腰背酸楚，不思饮食，似有异物阻塞，异常难受。按脉滑数，舌苔

NOTE

黄腻。

中医辨证：证系气郁使然。

治法：首先宜宽畅心情。

方药：苏梗 6g，白术 6g，陈皮 6g，白芍 6g，合欢皮 9g，带壳砂仁 2.4g（后下），淡子芩 9g，钩藤 12g（后下），杜仲 9g，续断 9g，姜竹茹 9g。2 剂。

复诊：情绪较佳，面貌已无苦闷之象，服药颇见功效，呕逆已停，胸脘闷胀亦瘥，现胃口似稍开，略能饮食，稍感腰酸和胎动，其他无所苦。按脉亦不若上次之数，舌苔由黄腻而变为薄黄。症已大好，宗原意续予宽胸健脾，解郁安胎以善其后。处方：苏梗 6g，合欢皮 9g，白芍 9g，代代花 2.4g，带壳砂仁 4.5g（后下），白术 6g，陈皮 6g，钩藤 12g（后下），菟丝子 9g，覆盆子 9g，茯苓 9g。

（摘录《朱小南妇科经验选》）

【文献举要】

《女科指要·胎前门》：妊娠脾虚停湿，敷化无权，故令心腹胀满，或子脏冷小腹如扇，亦令胀满，是为子满子胀。胎热气壅，湿热不化，上凑心胸而胀满者为子悬。

《女科精要·胎前杂症门》：引《本事方》云：紫苏饮，治妊娠胎气不和，坏胎近上，胀满疼痛，名子悬。子悬者，浊气举胎上凑也。胎热气逆，心胃胀满，此证夹气者居多。疏气舒郁，非紫苏、腹皮、川芎、陈皮无以流气；非归、芍无以养血。气血既利而胎治降。然邪之所凑，其正必虚，故以人参、甘草补之。

【思考题】

1. 胎气上逆如何辨证论治？

2. 胎气上逆肝气犯脾证有何主要证候？

第十二节　妊娠小便不通

妊娠期间，小便不通，甚至小腹胀急疼痛，心烦不得卧，称为"妊娠小便不通"，又称"转胞"或"胞转"。常见于妊娠中晚期。

本病首见于《金匮要略·妇人杂病脉证并治》："妇人病饮食如故，烦热不得卧，而反倚息者，何也？师曰：此名转胞，不得溺也，以胞系了戾，故致此病，但利小便则愈，宜肾气丸主之。"

西医学的妊娠合并尿潴留可参照本病辨证治疗。

【病因病机】

本病的主要病机为肾虚或气虚无力举胎，压迫膀胱，致膀胱不利，水道不通，溺不得出，属本虚标实证。

1. 肾虚　素有肾气不足，胞系于肾，孕后肾气愈虚，无力系胞，胎压膀胱，溺不得出，或肾虚不能化气行水，故小便不通。

2. 气虚　素体虚弱，中气不足，妊娠后胎体渐长，气虚无力举胎，胎压膀胱，溺不得出。

【诊断】

1. 病史 了解有无多胎妊娠、糖尿病、巨大胎儿等情况。

2. 症状 多发生在妊娠中晚期，以小便不通、小腹胀满疼痛等为主症。

3. 辅助检查 尿液常规检查基本正常，B超检查显示有尿液潴留可协助诊断。

【鉴别诊断】

本病与妊娠小便淋痛相鉴别。妊娠小便淋痛以小便淋沥涩痛为主，尿常规见红细胞、白细胞及少量蛋白。妊娠小便不通以妊娠期间小腹拘急、尿液潴留为特征，无灼热疼痛，尿常规基本正常，B超显示有尿液潴留。

【辨证论治】

（一）辨证要点

本病以小便不通为主，伴腰膝酸软，畏寒肢冷者，多属肾虚；伴神疲倦怠，头重眩晕者，多属气虚。

（二）治疗原则

治疗本着"急则治其标，缓则治其本"的原则，以补气升提助膀胱气化为主，不可妄用通利之品，以免影响胚胎。

（三）分型论治

1. 肾虚证

主要证候：妊娠期间，小便不通，或频数量少；小腹胀满而痛，坐卧不安，腰膝酸软；舌淡，苔薄润，脉沉细无力。

证候分析：肾虚系胞无力，胎压膀胱或命门火衰，不能温煦膀胱，化气行水，故小便不通或频数量少；溺蓄胞中，致小腹胀满疼痛，坐卧不安。腰膝酸软，舌淡，苔薄润，脉沉细无力，均为肾虚之象。

治法：温肾助阳，化气行水。

方药：肾气丸（方见经行浮肿）去牡丹皮、附子，加巴戟天、菟丝子。

2. 气虚证

主要证候：妊娠期间，小便不通，或频数量少；小腹胀急疼痛，坐卧不安，面色㿠白，神疲倦怠，头重眩晕；舌淡，苔薄白，脉虚缓。

证候分析：气虚无力举胎，胎重下坠压迫膀胱，水道不利，以致小便不通或频数量少；溺停膀胱，膀胱胀满，故小腹胀急疼痛，坐卧不安；面色㿠白，神疲倦怠，舌淡，苔薄白，脉虚缓，均为气虚之征。

治法：补中益气，导溺举胎。

方药：益气导溺汤（《中医妇科治疗学》）。

益气导溺汤：党参 白术 白扁豆 茯苓 桂枝 升麻 桔梗 通草 乌药

益气导溺汤主治妊娠气虚下陷，小便不通。党参、白术、白扁豆、茯苓补气健脾以载胎；升麻升提举胎；乌药温肾散寒；桂枝温阳化气；桔梗、通草化气行水而通溺。全方共奏益气导溺之效。

若气虚甚者，加黄芪、山药等。

【其他疗法】

中成药治疗

（1）金匮肾气丸每次9g，每日2次，口服。适用肾阳虚证。

（2）补中益气丸每次6g，每日3次，口服。适用气虚证。

【临证要点】

妊娠小便不通表现为妊娠七八月小便不通，饮食如常，小腹胀急，心烦不得卧。临床虽不多见，但中医药治疗效果较好。通过病史、临床表现、尿常规或B超检查等可明确诊断，但需排除泌尿系统结石、肿瘤等病变。妊娠小便不通为本虚标实证，临床上有气虚、肾虚之分，治疗以补气升提、温肾通阳，助膀胱气化为主，不可妄用通利之品，以免犯虚虚之戒，影响胚胎。若小便胀痛难忍，可本着"急则治其标、缓则治其本"的原则，采用导尿术等法以救其急，待病情缓解，再调理善后。

【预后与转归】

本病在临床较少见，属急证，通过对症处理可迅速缓解，但易反复。孕后勿强忍小便，孕后小便不通者，可取仰卧高臀位，缓解先露部对膀胱的压迫。若小便不通时间长，尿潴留过多，使用导尿法排出尿液时，应注意控制速度，不可过急，以免引起患者昏厥或出现血尿。

【案例】

李某，女，28岁。2008年9月2日初诊。

孕3个月，排尿困难9天，伴尿潴留。患者孕3月余，8月22日因呼吸道感染外院予以青霉素治疗，8月25日起出现排尿困难，于省妇幼保健院住院治疗。予保留导尿，拔除导尿管后小便仍不能自解，遂又导尿治疗。刻下孕86天，排尿困难，无阴道出血，无腰酸，小便略胀，恶心不适，纳少，咳嗽阵作，咳痰量少，难以咳出，无发热，便秘，4~5天一行，出汗多。

诊断：转胞。

中医辨证：证属脾虚气陷夹有湿热。

治法：拟补气健脾，和胃降浊，佐以清理膀胱。

方药：补中益气汤加滋肾丸加减。黄芪15g，党参15g，白术15g，茯苓10g，升麻6g，广陈皮6g，炒竹茹6g，炒黄柏6g，泽泻10g，乌药6g，六一散10g（包煎），桔梗6g。7剂。

二诊：9月9日。服用上方后，9月5日尿管拔除，小溲能解。B超示单胎，顶臀径74.8mm，胎心搏动好。小便已通，略有淋沥不净，有排不净之感，咳嗽偶作，痔疮出血，便秘，恶心欲吐稍缓，纳食偏少，腰略酸，舌红苔腻，脉细滑带濡。宜益气升阳，清热利湿，仍为补中益气汤加滋肾丸加减。处方：黄芪15g，党参15g，白术10g，茯苓10g，炙升麻6g，陈皮6g，竹茹10g，炒黄柏6g，炙知母6g，肉桂5g，地榆炭10g，杜仲10g，泽泻10g。7剂。

（摘录《坤壶撷英——夏桂成妇科临证心悟》）

【思考题】

1. 简述妊娠小便不通的治疗原则。

2. 简述妊娠小便不通肾虚证的主症、治法及方药。

3. 简述妊娠小便不通气虚证的主症、治法及方药。

第十三节　妊娠小便淋痛

妊娠期间，尿频、尿急、淋沥涩痛者，称为"妊娠小便淋痛"，亦称"子淋"。

本病始见于《金匮要略·妇人妊娠病脉证并治》："妊娠小便难，饮食如故，当归贝母苦参丸主之。"《诸病源候论·妇人妊娠诸候》云："淋者，肾虚膀胱热也。肾虚不能制水，则小便数也；膀胱热，则水行涩，涩而且数，淋沥不宣。妊娠之人，胞系于肾，肾患虚热成淋，故谓子淋。"《妇人大全良方·妊娠子淋方论》云："夫淋者，由肾虚膀胱热也。肾虚不能制水，则小便数也。膀胱热，则小便行涩而数不宣。妊娠之人胞系于肾，肾间虚热而成淋，疾甚者心烦闷乱，故谓之子淋也。"《医宗金鉴·妇科心法要诀》云："孕妇小便频数窘涩，点滴疼痛，名曰子淋。"

西医学的妊娠合并尿道炎、膀胱炎、肾盂肾炎等泌尿系统感染的疾病可参照本病辨证治疗。

【病因病机】

本病主要的发病机制是膀胱郁热，气化失司。其热有虚实之分，虚者阴虚津亏，实证由心火偏亢，湿热下注所致。

1. 阴虚津亏　素体阴虚，孕后阴血下注冲任养胎，阴血愈亏，阴虚火旺，灼伤津液，则小便淋沥涩痛。

2. 心火偏亢　素体阳盛，孕后阴血下注冲任养胎，或嗜食辛辣，或感受热邪，热蕴于内，引动心火，心火偏亢，移热小肠，传入膀胱，热灼津液，则小便淋沥涩痛。

3. 湿热下注　孕期摄生不慎，感受湿热之邪，湿热蕴结，下注膀胱，发为小便淋沥涩痛。

【诊断】

1. 病史　孕前可有尿频、尿急、淋沥涩痛的病史或不洁性生活史。

2. 症状　妊娠期间出现尿频、尿急、淋沥涩痛，甚则点滴而下，小腹坠胀疼痛等，或有腰痛。

3. 辅助检查　尿常规检查见红细胞、白细胞或少量蛋白。

【鉴别诊断】

1. 妊娠小便不通　妊娠小便不通以妊娠期间小腹拘急、尿液潴留为特征，无灼热疼痛。尿常规基本正常，B超显示有尿液潴留。

2. 妊娠遗尿　妊娠期间尿失禁而自行排出为主，无尿急、尿痛。尿常规检查基本正常。

【辨证论治】

（一）辨证要点

本病根据尿频、尿痛的情况及病程的长短情况等辨别虚实，结合兼症、舌脉综合分析。虚热者小便淋沥不爽，量少色淡黄；实热者小便艰涩刺痛，尿短赤。

（二）治疗原则

治疗大法以清润为主，不宜过于通利，以免损伤胎元。必须予以通利者，应佐以固肾安胎之品。

NOTE

（三）分型论治

1. 阴虚津亏证

主要证候：妊娠期间，小便频数，淋沥涩痛，量少色黄；午后潮热，手足心热，大便干结，颧赤唇红；舌红，苔少或无苔，脉细数。

证候分析：素体阴虚，孕后阴血下注冲任养胎，阴血愈亏，阴虚火旺，津液亏耗，膀胱气化不利，故小便频数，淋沥涩痛，量少色黄；阴虚内热，故手足心热，午后潮热；虚热上浮，则颧赤唇红；阴虚津液不足，则大便干结。舌红，苔少或无苔，脉细数，为阴虚津亏之征。

治法：滋阴清热，润燥通淋。

方药：知柏地黄丸（方见经间期出血）。

若潮热显著者，酌加麦冬、五味子、地骨皮滋阴清热；尿中带血者，酌加女贞子、旱莲草、小蓟滋阴清热，凉血止血。

2. 心火偏亢证

主要证候：妊娠期间，小便频数，艰涩刺痛，尿短赤；面赤心烦，渴喜冷饮，甚则口舌生疮；舌红，苔薄黄，脉滑数。

证候分析：素体阳盛，孕后阴血下注冲任养胎，心火偏亢，移热小肠，传入膀胱，故小便频数，艰涩刺痛，尿短赤；心火上炎，则面赤心烦，口舌生疮。舌红，苔薄黄，脉滑数，为心火偏亢之征。

治法：清心泻火，润燥通淋。

方药：导赤散（《小儿药证直诀》）加麦冬、玄参。

导赤散：生地黄　甘草梢　木通　淡竹叶

导赤散主治小儿心热。生地黄清热养阴生津；麦冬、玄参养阴生津，降心火；木通清心火，通利小便；淡竹叶清心除烦，引热下行；甘草梢清热止淋，直达病所。全方共奏清心泻火，润燥通淋之功。

小便热痛甚者，酌加黄芩、栀子以清热解毒；尿中带血者，酌加地榆、大蓟、小蓟以凉血止血。

3. 湿热下注证

主要证候：妊娠期间，小便频数，尿色黄赤，艰涩不利，灼热刺痛；口苦咽干，渴喜冷饮，胸闷食少，带下黄稠量多；舌红，苔黄腻，脉滑濡数。

证候分析：孕期阴血下注冲任养胎，摄生不慎，湿热之邪，蕴结膀胱，气化不利，故小便频数，尿色黄赤，艰涩不利，灼热刺痛；湿热熏蒸于上，故口苦咽干；湿困脾胃，则胸闷食少；热灼津液，则渴喜冷饮。舌红，苔黄腻，脉滑濡数，为湿热内盛之征。

治法：清热利湿，润燥通淋。

方药：加味五淋散（《医宗金鉴》）。

加味五淋散：黑栀子　赤茯苓　当归　白芍　黄芩　甘草梢　生地黄　泽泻　车前子　木通　滑石

加味五淋散主治阴肿。黑栀子、黄芩、滑石、木通清热泻火通淋；赤茯苓、泽泻、车前子利湿通淋；白芍、甘草梢养阴清热，又可缓急止痛；当归、生地黄养血安胎。全方共奏清热利湿，润燥通淋之功。

若热盛毒甚者，酌加金银花、野菊花、蒲公英、紫花地丁清热解毒；尿中带血者，酌加大蓟、小蓟、侧柏叶、地榆以凉血止血。

【临证要点】

妊娠小便淋痛表现为妊娠期间出现小便频数、淋沥涩痛等症状，中医药治疗本病不良反应少，疗效满意。通过临床表现、尿常规或中段尿培养即可确诊。本病以热证居多，心火偏亢、阴虚津亏、湿热下注等证常见。本病应注意阴部卫生，节制性生活，注意休息，多饮水，饮食宜清淡。

【预后与转归】

本病是常见的妊娠并发症，如能及时正确治疗，预后较好。治疗不及时或不彻底，易致邪气久羁，缠绵难愈，应予以足够重视。严重者可出现高热、寒战，甚至可由高热引起流产、早产，如果反复发作，可发展成慢性肾盂肾炎，必要时可中西医结合治疗。

【案例】

刘某，女，28岁。

第二胎妊娠5个月，半月前感觉排尿不畅，初不介意，继则加重，小便频数，艰涩不爽而酸痛，色黄，大便干燥，食欲欠佳，夜眠不安，易发烦躁。舌苔白，根部发黄，脉象滑数。

中医辨证：妊娠小便难，乃热郁膀胱，津液亏少，气化不行所致。

治法：宜用清热通淋，调气润燥以治。

方药：川萆薢6g，天冬、麦冬各6g，生地黄10g，酒条芩6g，南花粉10g，甘草梢3g，炒枳壳6g，火麻仁12g，栀子5g，台乌药6g，益智仁5g，茯苓10g，川石韦6g。

二诊：服药2剂，尿频大减，尿时仍有涩痛之感，大便已通，眠食转佳，原方去火麻仁，加淡竹叶5g。

（摘录《施今墨临床经验集》）

【文献举要】

《妇科玉尺·胎前》：妊娠因酒色过度，内伤胞门，或饮食积热，以致水道秘塞，小便淋漓而痛者，名曰子淋，宜安荣散。亦有兼内热而淋者，宜五苓散。

【思考题】

1. 简述妊娠小便淋痛的鉴别诊断。

2. 试述妊娠小便淋痛心火偏亢证的主要证候、治法、方药。

第十四节 妊娠咳嗽

妊娠期间，咳嗽不已，称为"妊娠咳嗽"，亦称"子嗽""子咳"。本病的发生、发展与妊娠期母体内环境的特殊改变有关。若妊娠咳嗽剧烈或久咳不已，可损伤胎气，严重者可致堕胎、小产。

早在《诸病源候论》中就有"妊娠咳嗽候"的记载，初步认为本病主要责之于肺，但随四时气候的变更，五脏应之，皆能令人咳。朱丹溪认为"胎前咳嗽，由津液聚养胎元，肺失濡润,又兼痰火上炎所致",治疗上主张润肺为主。《女科证治准绳·胎前门》提出:"盖肺属辛金,生于己土,咳久不愈者,多因脾土虚而不能生肺气……或因肺气虚不能生水,以致阴火上炎所致。治法当壮土金、生肾水为善。"

西医学妊娠期合并慢性支气管炎、肺炎可参照本病辨证治疗。

【病因病机】

本病病位主要在肺,关系到脾,主要病机为阴虚肺燥、脾虚痰饮、痰火犯肺导致肺失宣降而致咳嗽。

1. 阴虚肺燥 素体阴虚,孕后阴血下聚养胎,阴血愈亏,虚火内生,灼伤肺津,肺失濡润,肃降失职而成咳嗽。

2. 脾虚痰饮 素体脾胃虚弱,痰湿内生,孕后饮食失宜伤脾,脾失健运,水湿内停,聚湿生痰,上犯于肺发为咳嗽。

3. 痰火犯肺 素有痰湿,郁久生热化火,加之孕后阴血下聚养胎,阳气偏亢,两因相感,火邪刑金,肺失宣降,发为咳嗽。

【诊断】

1. 病史 孕前有慢性咳嗽史或孕后有贪凉饮冷史。

2. 症状 妊娠期间,咳嗽不已,甚或胸闷气促,不得平卧等。

3. 辅助检查 可行血常规、痰培养等检查。胸部 X 线摄片有助于本病的诊断及鉴别诊断,但放射线可能对胎儿造成伤害,故应权衡利弊施行。

【鉴别诊断】

本病与抱儿痨相鉴别。抱儿痨孕前多有痨病史,临床表现为久咳不愈,形体消瘦,潮热盗汗,痰中带血,可行结核菌素试验加以鉴别,必要时行胸部 X 线摄片辅助诊断。

【辨证论治】

(一)辨证要点

本病辨证时根据咳嗽的特征,有无咳痰及痰的质地、颜色,同时结合兼证、舌脉进行。干咳无痰或少痰,多属阴虚肺燥;咳嗽痰多,痰色白多,属脾虚痰饮;咳嗽不已,咳痰不爽,痰液黄稠,则多为痰火犯肺。

(二)治疗原则

本病治疗以清热润肺,化痰止咳为主,重在治肺,兼顾治脾。因本病发生在妊娠期间,须遵循治病与安胎并举的原则,治咳兼顾胎元,必要时加用安胎之药,慎用降气、豁痰、滑利之品。

(三)分型论治

1. 阴虚肺燥证

主要证候:妊娠期间,咳嗽不已,干咳无痰或少痰,甚或痰中带血;口燥咽干,手足心热;舌红,苔少,脉细滑数。

证候分析:素体阴虚,孕后阴血下聚冲任养胎,因孕重虚,虚火内生,灼肺伤津,故干咳无痰或少痰,口干咽燥;肺络受损,则痰中带血;阴虚内热,则手足心热。舌红,苔少,脉细数,为阴虚内热之征。

治法:养阴润肺,止咳安胎。

方药：百合固金汤（《医方集解》）。

百合固金汤：百合 熟地黄 生地黄 麦冬 玄参 当归 白芍 贝母 桔梗 生甘草

百合固金汤主治肺伤咽痛，喘嗽痰血。方中百合滋阴清热，润肺止咳；生地黄、熟地黄滋肾壮水，其中生地黄兼能凉血止血。三药相伍，为润肺滋肾，金水并补的常用组合，共为君药。麦冬协百合以滋阴清热，润肺止咳；玄参助二地滋阴壮水，以清虚火，兼利咽喉，共为臣药。当归治咳逆上气，伍白芍以养血和血；贝母清热润肺，化痰止咳，俱为佐药；桔梗宣肺利咽，化痰散结，并载药上行；生甘草清热泻火，调和诸药，共为佐使药。

若咳嗽带血严重者，酌加侧柏叶、仙鹤草、旱莲草养阴清热止血；若颧红潮热，手足心热甚者，酌加地骨皮、白薇、十大功劳叶滋阴清热；若伴大便干结者，酌加肉苁蓉、胡麻仁润肠通便。

2. 脾虚痰饮证

主要证候：妊娠期间，咳嗽痰多，胸闷气促，甚则喘不得卧；神疲纳呆；舌质淡胖，苔白腻，脉濡滑。

证候分析：素体脾虚，孕后气以载胎，脾虚益甚，运化失司，水湿内停，聚而成痰，痰饮犯肺，肺失肃降，故咳嗽痰多，胸闷气促，甚则喘不得卧；脾虚中阳不振，故神疲纳呆。舌质淡胖，苔白腻，脉濡滑，为脾虚痰饮内停之征。

治法：健脾除湿，化痰止咳。

方药：六君子汤（《校注妇人良方》）。

六君子汤：党参 白术 茯苓 甘草 半夏 陈皮 生姜 大枣

六君子汤主治胃气虚弱，用此方调理脾胃，诸症自愈。方中四君子汤加生姜、大枣调和脾胃，脾胃健运，痰湿自除；陈皮、法夏加强化痰止咳之功，标本同治，子嗽自愈。

若胸闷痰多甚者，加陈皮、紫菀、苏梗、枇杷叶以宽胸顺气，化痰止咳。

3. 痰火犯肺证

主要证候：妊娠期间，咳嗽不已，咳痰不爽，痰液黄稠；面红口干，胸闷烦热；舌质偏红，苔黄腻，脉弦滑而数。

证候分析：素有痰湿，郁久生热化火，加之孕后阴血下聚养胎，阳气偏亢，两因相感，痰火犯肺，灼肺伤津，故咳痰不爽，痰液黄稠；痰火扰心，故胸闷烦热；津液不能上承，故面红口干。舌质偏红，苔黄腻，脉弦滑而数，均为痰火内盛之征。

治法：清热降火，化痰止咳。

方药：清金化痰汤（《杂病广要》引《医学统旨》）。

清金化痰汤：黄芩 栀子 桑白皮 麦冬 知母 橘红 茯苓 瓜蒌仁 贝母 桔梗 甘草

清金化痰汤主治咽喉干痛，面赤，鼻出热气，痰难以咳出，色黄且浓，或带血丝，或出腥臭。方中黄芩、栀子、桑白皮清泻肺火，麦冬、知母养阴清热，润肺止咳；橘红理气化痰，使气顺则痰降；茯苓健脾利湿，湿去则痰自消；更以瓜蒌仁、贝母、桔梗清热涤痰，宽胸开结；甘草补土而和中。

若痰火甚，咳逆不得卧者，加知母、青蛤壳；若痰中带血，加仙鹤草、蒲黄炭；若纳食不香，脘痞不舒，加陈皮、炒谷芽、炒麦芽。

NOTE

【临证要点】

妊娠咳嗽病位在肺，治疗与一般内科咳嗽相同，但必须照顾胎元，不宜使用滑利、燥热、活血、动胎、有毒之品。

【预后与转归】

本病经过适当的治疗和休息，一般预后良好。若久咳不已，或失治、误治，或原有流产甚至习惯性流产病史患者，病情进一步发展，损伤胎气，可导致胎漏、胎动不安，甚至堕胎、小产。

【案例】

曹某，30 岁，已婚，教师。

孕 5 月余，咳嗽 10 多天。患者 1 年前曾自然流产 1 次，此次孕 40 天即来保胎治疗，服益肾健脾安胎剂近 2 个月。孕 92 天 B 超示：宫内胎儿成形，胎心、胎动良好。孕 5 月咳嗽，在内科服药近半月少效。现咽痒作咳，入晚尤甚，痰少色清，质黏难咳，咳剧则胎动频繁，不能平卧，小便失禁，时有腹痛，夜寐欠佳，口干纳欠，舌红，苔黄腻，脉弦。

诊断：妊娠咳嗽（妊娠合并支气管炎）。

中医辨证：证属阴虚肺燥，痰火壅盛。

治法：清热安胎，肃肺止咳。

方药：蜜炙马兜铃散加减。蜜炙马兜铃、南北沙参各 10g，炙知母 6g，炒黄柏 9g，生甘草、炙桑白皮、川贝母各 6g，青蛤壳 12g（先煎），盐水炙五味子 5g，甜杏仁 10g，苎麻根 15g。

5 剂后咳嗽大减，再以原方加百合、麦冬各 6g，经治半月告痊。

（摘录《实用中医妇科学》）

【文献举要】

《女科百问·何谓子嗽》：妊娠而嗽者，谓之子嗽。

《医宗金鉴·妇科心法要诀》：妊娠咳嗽，谓之子嗽，嗽久每致伤胎。有阴虚火动、痰饮上逆，有感冒风寒之不同。因痰饮者，用二陈汤加枳壳、桔梗治之；因感冒风寒者，用桔梗汤，即紫苏叶、桔梗、麻黄、桑白皮、杏仁、赤茯苓、天冬、百合、川贝母、前胡也。若久嗽，属阴虚，宜滋阴润肺以清润之，用麦味地黄汤治之。

【思考题】

1. 简述妊娠咳嗽的病因病机。

2. 妊娠咳嗽如何辨证论治？

第十五节　难　产

难产是指妊娠足月临产时，胎儿不能顺利娩出。古称"产难"。

早在《诸病源候论·产难候》中就有难产的记载："产难者，或先因漏胎，去血脏躁，或子脏宿夹癥病，或触禁忌，或始觉腹痛，产时未到，便即惊动，秽露早下，致子道干涩，产妇力疲，皆令难也。"孙思邈对妇人临产时的情志因素尤为重视，提出临产时"特忌多人瞻视，为得二三人在旁……"这些论述与西医学的产力因素、产道因素、胎儿因素和产妇精神心理因素异常导致难产的理论是一致的。难产可直接威胁产妇和胎儿的安全，或可导致严重的并发症、后遗症。

西医学中因产道因素和胎儿因素所导致的难产非药物所能及，因产力因素、精神心理因素导致的难产可参照本病辨证治疗。

【病因病机】

难产的机理主要为气血失调，可分为虚、实两方面，虚者是无力运胎而难产，常由气血虚弱而致；实者为气滞血瘀碍胎外出而难产。

1. 气血虚弱　孕妇素体虚弱，气血不足，产时用力过早耗气伤力，汗出伤津，气血大伤，冲任不足，胞宫无力运胎；或临产胞水早破，浆干液竭，滞涩难产。

2. 气滞血瘀　素性忧郁，或产前安逸过度，气血运行不畅，或临产过度忧惧紧张，气结血滞，或产时感寒，寒凝血滞，气机不利，皆使冲任失畅，胞宫瘀滞，碍胎外出，以致难产。

【诊断】

1. 病史　妊娠足月临产，产程进展缓慢，甚至停滞。

2. 症状　临产后子宫收缩虽协调但无力，宫缩持续时间短，间歇时间长，产妇神倦乏力，并见气血虚弱的征象。或可见子宫收缩不协调（或强直），产妇持续腹痛，烦躁不安，不得休息，精神紧张，伴见气滞血瘀的征象。

3. 检查

（1）产科检查　子宫收缩虽协调，宫缩力弱，持续时间短，间歇期长且不规律，当宫缩高峰时，宫体隆起不明显，用手指按压宫底部肌壁仍可出现凹陷，子宫颈不能如期扩张，胎先露部下降缓慢，使产程延长甚至停滞。

（2）辅助检查　B超检查了解胎位、胎儿、胎盘、羊水等情况。

【鉴别诊断】

本病与假临产相鉴别。假临产的特点为孕妇仅有轻微腰酸或下坠腹痛，子宫收缩不规则，间歇时间长且不规律，持续时间短于30秒，常在夜间出现，清晨逐渐减弱或消失，宫颈不扩张，给予强镇静剂哌替啶肌肉注射，宫缩停止。

【辨证论治】

（一）辨证要点

难产一症有虚有实，辨证首先根据腹痛及宫缩的情况辨明虚实。虚者表现为腹部阵痛微弱，坠胀不甚，宫缩持续时间短，间歇时间长，宫缩不强，伴有腰膝酸软，头晕耳鸣或神疲乏力，心悸气短；实者表现为阵痛剧烈，腹痛不已，子宫收缩不协调（或强直），伴有精神紧张，烦躁不安等。

（二）治疗原则

本病的处理原则是协调子宫的收缩，促进产程进展，使胎儿能以恰当而安全的方式娩出。治疗以调和气血为大法。虚者补而调之，使气血得复，产力正常，产道润畅，以利顺产；实者行而调之，使气机通畅，宫缩协调，自然分娩。但补虚不可过用滋腻之药，以防滞产；化瘀不可过用破血耗气之品，以防伤胎。

（三）分型论治

1. 气血虚弱证

主要证候：产时阵痛微弱，宫缩持续时间短，间歇时间长，宫缩不强，努责无力，产程进展缓慢，或下血量多，色淡；神倦乏力，心悸气短，面色苍白；舌质淡，苔薄，脉虚大或细弱。

证候分析：气血虚弱，无力促胎外出，故阵痛微弱，宫缩持续时间短，间歇时间长，宫缩不强，努责无力，产程进展缓慢；气虚不能摄血，则下血量多，色淡；气血两虚，不能上荣，故面色苍白；气虚中阳不振，则神倦乏力，气短；血虚心失所养，则心悸。舌质淡，苔薄，脉虚大或细弱，为气血虚弱之征。

治法：补气养血，润胎催产。

方药：佛手散（《删补名医方论》）加人参、龟甲。

佛手散：当归　川芎

佛手散主治妇人胎前产后诸疾。方中当归性温而味甘辛，以养血和血；川芎辛散，行气活血，共奏养血行气催产之功。加人参大补元气，以补气摄血，助其产力；加龟甲填精补血，润胎催生。

2. 气滞血瘀证

主要证候：产时腰腹持续胀痛剧烈，按之痛甚，子宫收缩不协调，宫缩虽强，但间歇不均，无推力，久产不下，血色暗红；精神紧张，烦躁不安，胸闷脘胀，时欲呕恶，面色紫暗；舌暗红，苔薄白，脉弦涩。

证候分析：气滞血瘀，瘀血阻滞胞宫，气血紊乱，冲任失畅，胎儿欲娩不出，故产时腰腹持续胀痛剧烈，按之痛甚，子宫收缩不协调，宫缩虽强，但间歇不均，无推力，久产不下，血色暗红；素多忧郁，气机不利，故使精神紧张，烦躁不安，胸闷脘胀；气机逆乱，升降失调，则时欲呕恶。面色紫暗，舌暗红，苔薄白，脉弦涩，为气机逆乱，气滞血瘀之征。

治法：行气化瘀，滑胎催产。

方药：催生顺气饮（《陈素庵妇科补解》）。

催生顺气饮：当归　川芎　肉桂　木香　乌药　陈皮　枳壳　冬葵子　红花　车前子　生芝麻

催生顺气饮主治妇人气郁，临产之时胎上逼心，昏晕不省人事；或胞浆先下，子道干涩，儿难转身。方中当归、川芎、红花活血行气；木香、乌药、陈皮、枳壳行气顺气；车前子、生芝麻、冬葵子滑胎；肉桂温经通脉，催生下胎。全方共奏活血顺气催产之功。

若血瘀甚者，加延胡索、没药、姜黄温经化瘀，行气止痛，滑胎催产。

【其他疗法】

针灸治疗

（1）体针　取穴合谷、三阴交、太溪、太冲、支沟、中极、关元等。

（2）耳针　取穴子宫、交感、内分泌。

以上针刺方法仅用于气血虚弱所致宫缩乏力。

【临证要点】

难产对母婴危害大，是严重威胁产妇和胎儿健康与生命安全的一种病证。一旦发生，必须细致检查，分清引起难产的原因是产力异常、产道异常还是胎儿、胎位异常。做出正确诊断，及时处理。如相对头盆不称、产道异常或产力异常等因素得不到有效纠正，估计不能从阴道分娩者，应及时施以剖宫产。若出现胎儿窘迫，应尽快结束分娩，必要时手术助产。如属于一般的产力异常，无明显胎儿窘迫征象，可按中医辨证处理，必要时中西医结合治疗。临证要辨清虚实，虚者阵痛微弱，宫缩持续时间短，间歇时间长，宫缩不强；实者阵痛剧烈，腹痛不已，子宫收缩不协调，宫缩虽强，但间歇不均，无推力。治以调和气血为主，虚者补而调之，实者行而调之，但不宜过于攻破以免耗气伤血。情绪对孕妇的影响很大，分娩期间应解除孕妇的思想顾虑，消除紧张情绪，鼓励孕妇多进食，适当休息和睡眠，保持充沛的精力，以减少分娩并发症，降低难产率。

【预后与转归】

难产对母婴健康危害很大，临产时要注意观察产程进展，发现异常，及时纠正和处理，多可自然分娩。如经处理产程进展仍缓慢，根据病情，必要时手术助产，可降低母婴的并发症和后遗症。

【文献举要】

《妇人大全良方·产难门》：凡妇人以血为主，唯气顺则血顺，胎气安而后生理和。今富贵之家，往往保惜产母，唯恐运动，故羞出入，专坐卧，曾不思气闭而不舒快，则血凝而不流畅，胎不转动，以致生理失宜，临产必难，甚至闷绝，　一也……次则妇人妊娠已六七个月，胎形已具，而世人不知禁忌，恣情交合，嗜欲不节，使败精、瘀血聚于胞中，致令子大母小，临产必难，二也。

《女科精要·胎产门》：难产治法，或开滑子宫，或通调上下之气，或滋养气血，当随机应变。

【思考题】

1. 难产的具体病因病机有哪些?
2. 简述难产的证型、治则及代表方药。
3. 难产临证时需注意的要点有哪些?

第九章 产后病

产妇在产褥期内发生与分娩或产褥有关的疾病，称为"产后病"。从胎盘娩出至产妇全身各器官（除乳腺外）恢复至孕前状态的一段时期，称为"产褥期"，一般需6~8周；产后7日内，称为"新产后"。

常见的产后病有产后血晕、产后痉证、产后发热、产后腹痛、产后恶露不绝、产后身痛、产后自汗盗汗、产后大便难、产后小便异常（产后小便不通、产后小便淋痛）、产后乳汁异常（缺乳、乳汁自出）及产后情志异常等。古代医家对产后常见病和危重症概括为"三病""三冲""三急"。《金匮要略·妇人产后病脉证治》曰："新产妇人有三病，一者病痉，二者病郁冒，三者大便难。"论述了亡血伤津所致的"新产三病"。《张氏医通·妇人门》云："败血上冲有三，或歌舞谈笑，或怒骂坐卧，甚者逾墙上屋，口咬拳打，山腔野调，号佛名神，此败血冲心，多死……若饱闷呕恶，腹满胀痛者曰冲胃……若面赤呕逆欲死曰冲肺……大抵冲心者，十难救一；冲胃者，五死五生；冲肺者，十全一二。"同时指出："产后诸病，唯呕吐、盗汗、泄泻为急，三者并见必危。"前人所说的产后"三冲"，与西医产科的"羊水栓塞"有相似之处，应为产时危急重症。

产后病的病因病机：可以概括为四个方面：一是亡血伤津。由于分娩用力、出汗、产创出血，导致阴血暴亡，虚阳浮散，易致产后血晕、产后痉证、产后发热、产后大便难、产后小便淋痛等。二是元气受损。由于产时用力耗气，或产程过长、耗气更甚，或失血过多、气随血耗，或产后操劳过早，导致气虚失摄，冲任不固，易致产后发热、产后恶露不绝、产后自汗、产后小便不通、产后乳汁自出等。三是瘀血内阻。分娩创伤，脉络受损，血溢脉外，离经成瘀；产后百脉空虚，起居不慎，寒热入侵，寒凝血瘀或热灼成瘀；元气亏虚，运血无力，血滞成瘀；情志所伤，气机不畅，气滞成瘀；胞衣残留，瘀血内阻，败血为病，易致产后血晕、产后发热、产后腹痛、产后恶露不绝、产后身痛、产后情志异常等。四是外感六淫或饮食房劳所伤。产后元气受损，气血俱伤，腠理疏松，卫表不固，所谓"产后百节空虚"，稍有不慎或调摄失当，便可发生产后痉证、产后发热、产后腹痛、产后恶露不绝、产后身痛等。总之，产后病以"虚""瘀"居多，故形成了产后"多虚多瘀"的病机特点。

产后病的诊断：在应用四诊采集病史、体征资料，进行八纲、脏腑、气血辨证的基础上，还须根据新产的生理、病理特点注意"三审"，即先审小腹痛与不痛，以辨恶露有无停滞；次审大便通与不通，以验津液之盛衰；再审乳汁的行与不行和饮食多少，以察胃气的强弱。同时，结合舌、脉证及产妇体质，必要时配合妇科检查及辅助检查，进行全面的综合分析，才能做出正确的诊断。

产后病的治疗原则：应根据亡血伤津、元气受损、瘀血内阻、多虚多瘀的特点，本着"勿拘于产后，亦勿忘于产后"的原则，结合病情进行辨证论治。《景岳全书·妇人规》曰："产后气血俱去，诚多虚证。然有虚者，有不虚者，有全实者，凡此三者，但当随证随人，辨其虚实，以常法治疗，不得执有诚心，概行大补，以致助邪。"此立法颇为中肯，实为产后病辨证论治之要领。具体治法有补虚化瘀、益气固表、清热解毒、调理肾肝脾等。补虚化瘀以补益气血为主，佐以化瘀，使瘀去血生；益气固表，以补肺健脾为主，佐以调和营卫，使卫气固、腠理实；清热解毒，以清泄产后邪毒感染为主，佐以凉血化瘀，使邪毒无法深入营血；调理肾肝脾，佐以调和气血，以恢复肾肝脾之功能，使气血充盈、调顺。掌握补虚不滞邪、攻邪不伤正的原则，勿犯虚虚实实之戒。选方用药，必须兼顾气血。行气勿过于耗散，化瘀勿过于攻逐；寒证不宜过用温燥，热证不宜过用寒凉；解表不过于发汗，攻里不过于削伐。同时应掌握产后用药"三禁"，即禁大汗以防亡阳，禁峻下以防亡阴，禁通利小便以防亡津液。此外，对产后急危重症，如产后血晕、产后痉证、产后发热等，须及时明确诊断，必要时中西医结合救治。

产后病的调护：居室宜寒温适宜，空气流通，阳光充足；衣着宜温凉合适，厚薄得当，以防受凉或中暑；饮食宜清淡，富含营养，容易消化，不宜过食生冷、辛辣、肥腻和煎炒之品；注意劳逸结合，以免耗气伤血；保持心情舒畅，以防情志致病。产后百日内不宜交合，以防房劳所伤；保持外阴清洁，以防邪毒滋生。

第一节　产后血晕

产妇分娩后突然头晕眼花，不能起坐，或心胸满闷，恶心呕吐，痰涌气急，心烦不安，甚则神昏口噤，不省人事，称为"产后血晕"，又称"产后血运"。产后血晕多发生在产后数小时内，属急危重症之一，若救治不及时，往往危及产妇生命。

《诸病源候论·产后血运闷候》对产后血晕已有一定的认识，书中指出："运闷之状，心烦气欲绝是也。亦有去血过多，亦有下血极少，皆令运。若产去血过多，血虚气极，如此而运闷者，但烦闷而已；若下血过少，而气逆者，则血随气上，掩于心，亦令运闷，则烦闷而心满急。二者为异。亦当候其产妇血下多少，则知其产后应运与不运也。然烦闷不止，则死人。"基本概括了虚实两类血晕之病因病机、症状鉴别及预后。《经效产宝·产后血晕闷绝方论》首见"产后血晕"一词，并从病机证治方面进行论述："产后血晕者，其状心烦，气欲绝是也……若下血多晕者，但烦而已。下血少而气逆者，则血随气上撮，心下满急……若不急疗，即危其命也。"首次提出以烧秤锤江石令赤，淬醋熏气促其苏醒的外治法。《妇人大全良方》对该病的症状描述为"眼见黑花，头目旋晕，不能起坐，甚至昏闷不省人事"，主张"下血多而晕者……补血清心药治之，下血少而晕者……破血行血药治之"。并载治本病方药颇多，其中夺命丹内服、烧干漆闻烟、醋韭煎熏气，至今仍被采用。《景岳全书·妇人规》指出本病有虚实两端："但察其面白、眼闭、口开、手冷、六脉细微之甚，是即气脱证也。"亦说："如果形气脉气俱有余，胸腹胀痛上冲，此血逆证也。"主张虚者以人参急煎浓汤，实者宜失笑散治之。《傅青主女科·正产血晕不语》说："急用银针刺其眉心，得血出则语矣，然后以人参一两煎汤灌之，无不生者。"历代医家对产后血晕的论述，给后人奠定了良好的基础，一些中医急救措施沿用至今，影响甚远。

西医学的产后出血和羊水栓塞，可参照本病辨证治疗。

【病因病机】

本病主要病机不外虚、实两端，虚者多为阴血暴亡，心神失守；实者多因瘀血上攻，扰乱心神。

1. 血虚气脱 产妇素体气血虚弱，复因产时失血过多，以致营阴下夺，气失所附，阳气虚脱，而致血晕。

2. 瘀阻气闭 产后胞脉空虚，因产感寒，血为寒凝；或情志不遂，气滞血瘀，瘀滞冲任；或产后元气亏虚，运血无力，滞而成瘀，以致恶露涩少，血瘀气逆，上扰神明，而致血晕。

【诊断】

1. 病史 产妇既往有严重的贫血、血小板减少、凝血功能障碍，或产时软产道裂伤、产后宫缩乏力、胎盘剥离不全、剥离后滞留、胎盘嵌顿、胎盘植入或胎盘残留等。

2. 症状 产妇新产之后数小时内，突然头晕目眩，不能起坐，神昏口噤，或晕厥，甚则昏迷不省人事。

3. 检查

（1）产科检查　胎盘、胎膜是否完整，子宫收缩情况，软产道有无损伤，阴道出血过多（分娩后，尤其在 24 小时内的大量出血），或恶露甚少。

（2）辅助检查　血常规、凝血酶原时间、纤维蛋白原定量、纤维蛋白降解产物等有关凝血功能的实验室检查，有助于诊断。血压测量、B 超、心电图、心脏功能检测等可辅助诊断。

【鉴别诊断】

产后血晕与产后子痫两者都发生于新产之际，症急势危。产后子痫者产前每有肢体、面目浮肿，头晕目眩，以及高血压、蛋白尿等病史可参。产后血晕以晕厥、不省人事、口噤、昏迷不醒为特征；而产后子痫以抽搐、昏迷为主症。二者虽均可出现神志不清，但产后子痫有典型抽搐，可资鉴别。

【辨证论治】

（一）辨证要点

产后血晕，首当辨其虚实，虚者为脱证，实者为闭证。脱证多见于产时、产后大出血，面色苍白，冷汗淋漓，心悸愦闷，甚者昏厥，目闭口开，手撒肢冷；闭证多见恶露量少或不下，面色紫暗，心腹胀痛，神昏口噤，两手握拳。

（二）治疗原则

血虚气脱者，以益气固脱为主；瘀阻气闭者，以行血逐瘀为主。本病无论虚实都属急危重症，均须及时救治。必要时进行中西医结合抢救，以免延误病情，危及产妇生命。

（三）分型论治

1. 血虚气脱证

主要证候：产时或产后失血过多，突然晕眩，面色苍白，心悸愦闷，甚则昏不知人，眼闭口开，手撒肢冷，冷汗淋漓；舌淡，无苔，脉微欲绝或浮大而虚。

证候分析：因产时或产后失血过多，心失所养，神明不守，则令昏眩，心悸愦闷，甚则昏不知人；阴血暴脱，不能上荣于目，则眼闭；气随血脱，脾阳衰微，故面色苍白，口开，手撒肢冷；营阴暴脱，阴不内守，孤阳外泄，则冷汗淋漓。舌淡，无苔，脉微欲绝或浮大而虚，为血虚气脱之征。

治法：益气固脱。

方药：参附汤（《校注妇人良方》）。

参附汤：人参　附子

参附汤主治阳气暴脱之证。方中人参大补元气，固脱生津；附子温里散寒，回阳救逆。

若阴道下血不止，加黑芥穗、姜炭以收涩止血；若患者神志昏迷，无法口服药物时，可行鼻饲；待患者神志清醒后，应大补气血，方用当归补血汤（《医理真传》）。

2. 瘀阻气闭证

主要证候：产后恶露不下，或下亦甚少，少腹疼痛拒按，突然头晕眼花，不能起坐，甚则心下急满，气粗喘促，痰涌气急，神昏口噤，不省人事，两手握拳，牙关紧闭，面色青紫；唇舌紫暗，脉涩。

证候分析：新产感寒，寒凝血滞，或气滞血瘀，冲任瘀滞，或气虚运血无力，滞而成瘀，瘀血停蓄，不得下出，故恶露不下，或下亦甚少；瘀血内阻，停蓄少腹，故少腹疼痛拒按；败血停留，气机不畅，上攻于心，扰乱神明，故神昏，不省人事；上攻于肺，肺失清肃，故心下急满，气粗喘促，痰涌气急；瘀血内停，经络阻滞，故两手握拳，口噤。面色青紫，唇舌紫暗，脉涩，为瘀阻气闭之征。

治法：行血逐瘀。

方药：夺命散（《妇人大全良方》）加当归、川芎。

夺命散：没药　血竭

夺命散主治血瘀气逆之闭证。方中没药、血竭活血理气，逐瘀止痛；加当归、川芎以增强行血逐瘀之力。瘀去则气机调畅，逆气可平，晕厥亦除，则神自清。

若兼胸闷呕哕者，加半夏、胆南星以降逆化痰。

【其他疗法】

针刺　取穴印堂、人中、涌泉等穴；艾灸百会。实证者不宜针刺。

【临证要点】

产后血晕属产后危急重症，以产妇分娩后突然头晕目眩，甚或神志不清为特点。临证首当辨其虚实，分清脱证、闭证。如属产后出血，应尽快查明出血原因，针对性地给予治疗，以达到迅速止血的目的。对产后血晕昏迷不醒者，可先用针灸或熏鼻促醒，同时采用中西医结合的方法积极迅速治疗，尽快促其苏醒，以免延误病情。待病情稳定后再行辨证论治，切勿在昏迷中强灌中药，以免误吸入气管，发生意外。

【预后与转归】

产后出血是导致产妇死亡的首位原因。由于出血量多，阳气暴脱，稍有延误则可危及产妇生命；即使挽回生命，亦可因血气虚衰而致产后缺乳、闭经，或因产妇的抵抗力削弱，容易继发产褥感染。如病情较轻，及时处理，多能痊愈；若产时发生羊水栓塞，引发急性肺栓塞、过敏性休克、弥散性血管内凝血、肾衰竭等，则死亡率高，预后不良。

【案例】

黄某，女，26岁，已婚。1978年3月27日初诊。

足月产后2小时，出血量较多，眩晕，心慌气短，面色苍白，大汗淋漓，肢冷不温；舌质淡，少苔，脉浮大而虚。渐神志不清，血压60/40mmHg。

中医辨证：失血过多，心神失养，神不内守，虚阳外溢。

治法：回阳救逆，兼以止血。

方药：参附汤加味。人参10g，炮附子10g，姜炭10g，黑地榆15g。水煎服。

同时采用中西医结合的方法，快速静脉扩容、输血，纠正休克。治疗3个小时后，血压100/70mmHg，休克得到纠正。

（摘录《门成福妇科经验精选》）

【文献举要】

《妇人大全良方·产后门》：产后血晕者……然其由有三，有用心使力过多而晕者，有下血多而晕者，有下血少而晕者。其晕虽同，其治特异，当详审之。下血多而晕者，但昏闷烦乱而已，当以补血清心药治之；下血少而晕者，乃恶露不下，上抢于心，心下满急，神昏口噤，绝不知人，当以破血行血药治之。

《景岳全书·妇人规》：血晕之证本有气虚，所以一时昏晕，然血壅痰盛者，亦或有之。如果形气脉气俱有余，胸腹胀痛上冲，此血逆证也，宜失笑散；若痰盛气粗，宜二陈汤；如无胀痛、气粗之类，悉属气虚，宜大剂芎归汤、八珍汤之类主之。

《陈素庵妇科补解·产后众疾门》：产后血晕，有虚有实，有寒有热。然虚而晕，热而晕者，十之六七；实而晕，寒而晕者，十之二三。

【思考题】

1. 产后血晕的发生与产后出血有何关系？应如何防治？
2. 产后血晕应如何辨治虚实？

第二节 产后痉证

产褥期内，产妇突然发生四肢抽搐，项背强直，甚则口噤不开，角弓反张，称为"产后痉证"，又称"产后病痉""产后痉风"。产后痉证为新产三病之一，可因阴血虚而发病，亦可因产创、感染邪毒而发病。感染邪毒而痉者，为产后"破伤风"，是产后危急重症之一。

本病始见于《金匮要略·妇人产后病脉证并治》："新产血虚，多汗出，喜中风，故令病痉。"同时指出，产后血虚、汗出过多、风邪乘虚侵入为其发病原因。《诸病源候论·产后中风证候》曰："产后中风痉者，因产伤动血脉，脏腑虚竭，饮食未复，未满日月，荣卫虚伤，风气得入五脏，伤太阳之经，复感寒湿，寒搏于筋，则发痉。其状口急噤，背强直，摇头马鸣，腰为反折，须臾十发，气急如绝，汗出如雨，手拭不及者，皆死。"从病因病机、症状及预后进行了论述。《妇人大全良方》认为："产后汗多变痉，因气血亏损，肉理不密，风邪所乘，以小续命汤速灌之。"《景岳全书·妇人规》强调："凡遇此证，速当察其阴阳，大补气血。用大补元煎或理阴煎及十全大补汤之类，庶保其生。若认为风痰而用发散消导之剂，则死无疑矣。"《傅青主女科》以加减生化汤专治有汗变痉者。由此可见，历代医家对本病已有明确的认识。

西医学的产后手足搐搦症、产后破伤风，可参照本病辨证治疗。

【病因病机】

本病的发生，主要是亡血伤津，筋脉失养；或感染邪毒，直窜筋脉所致。

1. 阴血亏虚　素禀阴血不足，因产重虚，失血伤津，营阴耗损，津液虚竭，筋脉失养，阴虚风动，而致发痉。

2. 感染邪毒　产时接生不慎，产创护理不洁，邪毒乘虚而入，损伤脉络，直窜筋脉，以致发痉。

【诊断】

1. 病史　有素体血虚阴亏，产时、产后失血过多，复多汗出；或接生、护理不慎，产褥用品不洁，产创感染等病史。

2. 症状　产后突然口角搐动，四肢抽搐，项背强直，牙关紧闭，角弓反张，面色苍白；或呈苦笑面容，发热恶寒。

3. 检查

（1）产科检查　阴道出血量多，或见软产道损伤。

（2）辅助检查　血常规、血钙测定、宫腔分泌物细菌培养等有助于诊断。

【鉴别诊断】

产后痉证应注意与产后子痫鉴别，详见产后血晕的鉴别诊断。

【辨证论治】

（一）辨证要点

根据发病特点、全身证候辨其虚实。产后四肢抽搐，牙关紧闭，面色苍白者，属阴血亏虚证；若四肢抽搐，项背强直，牙关紧闭，角弓反张，苦笑面容者，属感染邪毒证。

（二）治疗原则

治疗总以"息风镇痉"为主。阴血亏虚者，以养血息风为主；感染邪毒者，以解毒镇痉为要。注意不可过用辛温之品，以防燥血伤津，变生他疾。

（三）分型论治

1. 阴血亏虚证

主要证候：产后出血过多，突然发痉，头项强直，四肢抽搐，牙关紧闭，面色苍白或萎黄；舌淡红，少苔或无苔，脉虚细无力。

证候分析：产时或产后失血过多，亡血伤津，筋脉失养，血虚肝风内动，则头项强直，四肢抽搐；手三阳之筋皆结于颔颊，风若乘之入颔颊，则牙关紧闭；血虚不能上荣于面，故面色苍白或萎黄。舌淡红，少苔或无苔，脉虚细无力，为阴血亏虚之征。

治法：滋阴养血，柔肝息风。

方药：三甲复脉汤（《温病条辨》）加天麻、钩藤、石菖蒲。

三甲复脉汤：阿胶　白芍　鳖甲　龟甲　牡蛎　麦冬　干地黄　火麻仁　炙甘草

三甲复脉汤主治温病热邪久羁下焦，热深厥甚，阴血亏虚之证。方中阿胶、白芍、干地黄、麦冬、火麻仁滋阴养血为君药，取"治风先治血"之意；龟甲、鳖甲、牡蛎（三甲）育阴潜阳为臣药；天麻、钩藤平肝息风，石菖蒲芳香开窍，共为佐药；炙甘草健脾和中为使药。全方共奏滋阴养血，育阴潜阳，柔肝息风，镇痉开窍之功，使津充血足，筋脉得养，诸证自愈。

若阴道出血不止者，加党参、黄芪益气摄血，山茱萸敛阴止血；汗出过多者，加浮小麦、山茱萸、麻黄根收敛止汗。

2. 邪毒感染证

主要证候：产后头项强痛，发热恶寒，牙关紧闭，口角抽动，面呈苦笑，继而项背强直，角弓反张；舌质淡红，苔薄白，脉浮大而弦。

证候分析：产后血气亏损，百脉空虚，易感外邪，加之接生、护理不慎，邪毒乘虚而入，初起邪在肌肤，正邪交争，故发热恶寒，头项强痛；继而邪窜经脉，致使牙关紧闭，口角抽动，面呈苦笑；进而邪毒入里，直犯筋脉，筋脉拘急，则项背强直，角弓反张。新感外邪，故舌未变，脉浮大而弦，为邪毒感染、风动之征。

治法：解毒镇痉，理血祛风。

方药：玉真散（《外科正宗》）加僵蚕、蜈蚣。

玉真散：白附子　天南星　天麻　羌活　防风　白芷

玉真散主治破伤风，为创伤之后，感受风毒之邪。方中白附子、天南星祛风化痰，定搐解痉；天麻息风解痉；羌活、防风、白芷疏散经络风邪，导邪外出；僵蚕、蜈蚣解毒镇痉，息风定搐。全方合用，共奏解毒化痰，息风镇痉，祛风定搐之效，使邪毒清、痰得化、抽搐止。

若邪毒内传攻心，病情急重，伴高热不退，抽搐频繁发作者，应当中西医结合抢救，控制抽搐。

【其他疗法】

针刺　取穴大椎、百会、阳陵泉、合谷、人中、曲池、颊车、风府等穴，采取强刺激手法，轮换针刺以控制抽搐。

【临证要点】

产后痉证，目前临床较少见，多发生于产后 24 小时后至产后数日内，以突发四肢抽搐，项背强直，甚者口噤不开，角弓反张为特征。本病有虚实、轻重之分，轻者乃产后阴血亏虚，筋脉失养，治以滋阴养血，柔肝息风。重者乃产后破伤风，由于产后本虚，邪毒入侵，直窜经脉所致，症急势危，中医治以解毒镇痉，理血祛风，可内服中药，配合针灸等治疗；同时必须采用中西医结合救治，以免贻误病情，导致产妇死亡。

【预后与转归】

产后痉证有轻重之分，若属阴血亏虚，病情较轻，经治疗多可痊愈；若为感染邪毒之产后破伤风，病势险急，难以速效，其发生发展过程甚为迅速，死亡率高，预后不良。

【文献举要】

《备急千金要方·中风》：凡产后角弓反张，及诸风病，不得用毒药，唯宜单行一两味。亦不得大发汗，特忌转泻吐利，必死无疑。

《女科撮要·产后发痉》：产后发痉因失血过多，元气亏极，或外邪相搏，其形牙关紧急，四肢劲强，或腰背反张，肢体抽搐。若有汗而不恶寒者，曰柔痉。若无汗而恶寒者，曰刚痉。然产后患之，实由亡血过多，筋无所养而致。故伤寒汗下过多，溃疡脓血大泄，多患之，乃败症也。若大补血气，多保无虞。若攻风邪，死无疑矣。

《医学心悟·妇人门》：产后汗出不止，皆由阳气顿虚，腠理不密，而津液妄泄也。急用十全大补汤止之。如不应，用参附、芪附、术附等汤。若病势危急，则以参、芪、术三汤合饮之。或如汗多亡阳，遂变为痉，其症口噤咬牙，角弓反张，尤为气血大虚之恶候，更当速服前药，庶可救疗。或问，无汗为刚痉，有汗为柔痉，古人治以小续命汤者，何也？答曰：此外感发痉也，病属外感，则当祛邪为急。若产后汗多发痉，此内伤元气，气血大亏，筋无所养。虚极生风，藉非十全大补加附子，安能敛汗液、定搐搦，而救此垂危之症乎？且伤寒汗下过多，溃疡脓血大泄，亦多发痉，并宜补养气血为主，则产后之治法更无疑矣。

【思考题】

1. 产后痉证为什么要重视养血？
2. 感染邪毒之产后痉证应如何防治？

第三节　产后发热

产后发热是指产褥期内，出现发热持续不退，或低热持续，或突然高热寒战，并伴有其他症状者。产后 1~2 日内，由于产妇阴血骤虚，营卫暂时失于调和，常有轻微的发热，不兼有其他症状者，属生理性发热，一般能在短时间内自退。亦有在产后 3~4 日泌乳期间有低热，俗称"蒸乳"，也非病态，在短期内会自然消失。

本病始见于《素问·通评虚实论》："乳子而病热……手足温则生，寒则死。"《金匮要略·妇人产后病脉证并治》载有产后发热条文三条，载方三首，但只言其临床症状及方药，未论及病机。《诸病源候论》最早论述本病病因病机，提出产后发热病因有风邪、阴阳不和、寒伤、热伤、瘀血等。病机为"阳盛则热，阴盛则寒，阴阳相加"。"其腹时刺痛"是辨瘀血的要点。《陈素庵妇科补解·产后众疾门》有多篇产后发热专论，其论病因病机颇为全面，将病因分为外因、内因两大类，补充了蒸乳、伤食、劳伤肾气均可引起产后发热的病因病机，且针对不同病因，分别治之。遣方用药皆以四物汤加味。《景岳全书·妇人规》对本病的认识更加深入，将发热分为外感风寒、邪火内盛、水亏阴虚、劳倦虚烦、去血过多等，其分型论治至今仍基本沿用。《医宗金鉴·妇科心法要诀》则将产后发热分为伤食、外感、血瘀、血虚、蒸乳等类型，亦颇合临床实际。感染邪毒致病者，根据其症情严重、传变迅速的特点，属温热病的范畴，故叶天士在《外感温热篇》中指出："产后之法……当如虚怯人病邪而治，总之无犯实实虚虚之禁。"吴又可《温疫论》指出"新产亡血过多，冲任空虚……皆能受邪，与经水适断同法"，可选用热入血室的代表方小柴胡汤治疗产后发热。温病学家为产后发热感染邪毒证提供了有实践意义的施治原则和用药准绳。

本病以产后发热持续不退，且伴有小腹疼痛或恶露异常为特点，严重者常可危及产妇生命，应当引起高度重视。

西医学的产褥感染、产褥中暑、产褥期上呼吸道感染等可参照本病辨证治疗。

【病因病机】

引起产妇发热的原因很多，而与本病关系密切的主要病因病机有感染邪毒，正邪交争；外邪袭表，营卫不和；阴血骤虚，阳气外散；败血停滞，营卫不通。

1. 感染邪毒　产后气血耗伤，血室正开，产时接生不慎，或产后护理不洁，或不禁房事，致使邪毒乘虚而入，稽留于冲任、胞脉，正邪交争，因而发热。若邪毒炽盛，与血相搏，则传变迅速，直犯胞宫，热入营血，甚则逆传心包，出现危急重症。

2. 外感 产后耗伤气血，百脉空虚，腠理不密，卫阳不固，以致风寒暑热之邪，乘虚而入，正邪相争，营卫不和，因而发热。如明·龚信《古今医鉴·产后》曰："产后荣卫俱虚，腠理不密，若冒风发热者，其脉浮而微，或自汗。"

3. 血虚 素体血虚，因产伤血，血虚愈甚；或产时产后血去过多，阴血暴虚，阳无所附，以致虚阳越浮于外，而令发热。

4. 血瘀 产后情志不遂，或为寒邪所客，瘀阻冲任，恶露不下，败血停滞，阻碍气机，营卫不通，而致发热。如《陈素庵妇科补解·产后众疾门》云："产后瘀血陆续而至，十日外血海未有不净者……一遇风冷外袭，则余血凝结，闭而不行，身即发热，所谓血瘀发热也。"

上述病因病机充分体现了产后发热总的发病机理，即阴血骤虚，阳易浮散；瘀血内阻，败血为患；元气虚弱，易感外邪。若邪从肌表入侵，则主外感发热；如外感邪毒从阴户直犯胞宫，则为感染邪毒发热。若邪毒炽盛，与血相搏，传变迅速，症情危重，治不及时，可热入营血，内陷心包，或出现高热、神昏谵语等危重证候，临证必须密切观察。

【诊断】

1. 病史 素体虚弱，营养不良；孕期贫血、子痫、阴道炎，孕晚期不禁房事；分娩产程过长，胎膜早破，产后出血，剖宫产、助产手术及产道损伤或胎盘、胎膜残留，消毒不严，产褥不洁等；或产时、产后当风感寒，不避暑热，或情志不畅。

2. 症状 产褥期内，尤其是新产后出现发热，表现为持续发热，或突然寒战高热，或发热恶寒，或乍寒乍热，或低热缠绵。

3. 检查

（1）妇科检查 如外阴、阴道、宫颈创面或伤口感染，可见局部红肿、化脓或伤口裂开、压痛，脓血性恶露，气臭；若出现子宫内膜炎或子宫肌炎，则子宫复旧不良，压痛，活动受限；若炎症蔓延至附件及宫旁组织，检查时可触及附件增厚、压痛或盆腔肿物，表现出盆腔炎性疾病和腹膜炎的体征。

（2）辅助检查 ①血液检查：血常规检查可见白细胞总数及中性粒细胞升高；血培养可发现致病菌，并做药敏试验。检测血清 C-反应蛋白 >8mg/L（速率散射浊度法），有助于早期诊断产褥感染。②宫颈分泌物检查：分泌物检查或培养并做药敏试验，可发现致病菌。③B超检查：有助于盆腔炎性肿物、脓肿的诊断。

【鉴别诊断】

1. 蒸乳发热 产后3~4天泌乳期见低热，可自然消失，俗称"蒸乳"，不属病理范畴。

2. 乳痈发热 产后3~4内出现发热，伴乳房局部症状（如乳房胀硬、红肿、热痛），甚则溃腐化脓。而产后发热不伴有乳房局部症状，可资鉴别。

3. 产后小便淋痛 发热恶寒的同时，伴有尿频、尿急、淋沥涩痛、尿黄或赤，尿常规检查可见红细胞、白细胞，尿培养可见致病菌。而产后发热不伴有泌尿系症状。

【辨证论治】

（一）急症处理

感染邪毒所致的产后发热，是产科危急重症，若治疗不当或延误治疗可使病情进一步发展，邪毒内传，热入营血，或热陷心包，甚则发展至热深厥脱危重之候。此时，应参照"产褥感染"，积极进行中西医救治：①支持疗法：加强营养，纠正水、电解质平衡紊乱，病情严重者或贫血者，多次少量输血或输血浆。②热入营血：治宜解毒清营，凉血养阴。以清营汤（《温病条辨》）加味，或用清开灵注射液滴注，以清热解毒，醒神开窍。③热入心包：治宜凉血托毒，清心开窍。清营汤送服安宫牛黄丸（《温病条辨》）或紫雪丹（《温病条辨》）。或醒脑静静脉滴注。④热深厥脱：急当回阳救逆，方用独参汤、生脉散（《内外伤辨惑论》）或参附汤。或用参附注射液肌肉注射或静脉注射。此时病情复杂，势急症重，必须根据病情合西医治疗，给予足够的抗生素或糖皮质激素，纠正电解质紊乱，抗休克。若有盆腔脓肿，则切开引流。当病情稳定后，应检查原因，及时处理。

（二）辨证要点

产后发热，虚实轻重有别，临证应根据发热的特点、恶露、小腹痛等情况及伴随症状，综合分析明辨。若高热寒战，持续不退，恶露紫暗秽臭，小腹疼痛拒按，心烦口渴，舌红苔黄，脉数有力，多属感染邪毒；若恶寒发热，头痛身痛，苔薄白，脉浮，为外感发热；如正值盛夏炎热季节，高热多汗，口渴心烦，体倦少气，为外感暑热发热；寒热时作，恶露量少，色暗有块，小腹疼痛拒按，舌紫暗，脉弦涩，属血瘀发热；若低热不退，恶露量少，色淡，腹痛绵绵，头晕心悸，舌淡，苔薄白，脉细数，乃血虚发热。

（三）治疗原则

1. 本病的治疗总以扶正祛邪、调气血、和营卫为主。感染邪毒者，宜清热解毒，凉血化瘀；外感风寒者，宜扶正解表，疏邪宣肺；外感风热者，宜辛凉解表，肃肺清热；外感暑热者，宜清暑益气，养阴生津；血瘀发热者，宜活血化瘀，清热解毒；血虚发热者，宜补血益气，养阴清热。

2. 治疗时要时时照顾正气，以扶正为主，但不可不辨病情，片面强调补虚，而忽视外感和里实之证，致犯虚虚实实之戒，时时遵循"勿拘于产后，勿忘于产后"的原则。用药时不能不分寒热虚实而妄投辛温滋腻之品，以致闭门留寇；或妄投活血逐瘀之品，以伤正气。清热勿过于苦寒，疏风勿过于发散，化瘀勿过于攻破。对于感染邪毒者，其证危急且重，必须采用中西医结合治疗。

（四）分型论治

1. 感染邪毒证

主要证候：产后发热恶寒，或高热寒战，小腹疼痛拒按，恶露初时量多，继则量少，色紫暗，质如败酱，其气臭秽；心烦不宁，口渴喜饮，小便短赤，大便燥结；舌红，苔黄而干，脉数有力。

证候分析：新产血室正开，百脉俱虚，邪毒乘虚内侵，损及胞宫、胞脉，正邪交争，致令发热恶寒，高热寒战；邪毒与血相搏，结而成瘀，胞脉阻滞，则小腹疼痛拒按，恶露色紫暗；热迫血行则量多，热与血结则量少；热毒熏蒸，故恶露质如败酱，其气臭秽；热扰心神，则心烦不宁；热为阳邪，灼伤津液，则口渴喜饮，小便短赤，大便燥结。舌红，苔黄而干，脉数有力，为毒热内盛之征。

治法：清热解毒，凉血化瘀。

方药：解毒活血汤（《医林改错》）加金银花、黄芩。

解毒活血汤：连翘　葛根　柴胡　枳壳　当归　赤芍　生地黄　红花　桃仁　甘草

解毒活血汤主治瘟毒初起，上吐下泻，转筋。方中连翘清热解毒，泻火散结；柴胡、葛根清热疏泄，升散退热；生地黄、赤芍清热凉血；枳壳理气行滞止痛；当归养血和营，活血行滞；桃仁、红花活血散瘀，去瘀生新；甘草清热解毒，调和药性。诸药合用，共奏清热解毒，凉血祛瘀之效。

若高热不退，烦渴汗多，尿少色黄，脉虚大而数，为热入气分，耗气伤津之候，应于上方加入石膏、北沙参、石斛或配合白虎加人参汤（《伤寒论》），以清热养阴生津；若症见壮热不退，下腹胀痛，痛而拒按，恶露不畅，秽臭如脓，大便燥结，苔黄而燥，脉弦数，此乃热毒与瘀血互结胞中，阳明腑实，治宜清热解毒，化瘀通腑，方用大黄牡丹汤（《金匮要略》）加蒲公英、败酱草、连翘；若正不胜邪，热入营血，高热不退，心烦汗出，斑疹隐隐，舌红绛，苔黄燥，脉弦细数，治宜清营解毒，凉血养阴，方用清营汤（《温病条辨》）加蒲公英、败酱草、紫花地丁以增清热解毒之功；若热入心包，持续高热，神昏谵语，甚则昏迷，面色苍白，四肢厥冷，脉微欲绝，热深厥深，治宜凉血解毒，清心开窍，方用清营汤（《温病条辨》）送服安宫牛黄丸（《温病条辨》）或紫雪丹（《温病条辨》）；若冷汗淋漓，四肢厥冷，脉微欲绝，为阴竭阳亡，生命垂危，急当回阳救逆，方用生脉散（《内外伤辨惑论》）、参附汤（《世医得效方》）。

2. 外感证

（1）外感风寒证

主要证候：产后恶寒发热；头痛身疼，鼻塞流涕，咳嗽，无汗；舌淡，苔薄白，脉浮紧。

证候分析：产后元气虚弱，卫阳失固，腠理不实，风寒袭表，正邪交争，则恶寒发热，头痛身疼；肺与皮毛相表里，肺气失宣，则鼻塞流涕，咳嗽。无汗，舌淡，苔薄白，脉浮紧，为风寒表实之征。

治法：养血祛风，散寒解表。

方药：荆穗四物汤（《医宗金鉴》）加苏叶。

荆穗四物汤：荆芥穗　防风　川芎　当归　白芍　熟地黄

荆穗四物汤主治麻疹出后，忽然收没，疹毒内收，烦渴谵语，甚则神昏闷乱。方中四物汤养血扶正；荆芥穗、防风、苏叶祛风散寒解表。全方共奏养血祛风，散寒解表之功。

（2）外感风热证

主要证候：产后发热，微汗或汗出恶风；头痛，咳嗽或有黄痰，咽痛口干，口渴，恶露正常，无下腹痛；舌红，苔薄黄，脉浮数。

证候分析：产后气血俱虚，卫外之阳不固，风热之邪袭表，热郁肌腠，卫表失和，故发热；风性开泄，卫表不固，则微汗或汗出恶风；风热上扰清窍，则头痛；肺失肃降，则咳嗽；风热之邪熏蒸清道，故咽痛口干；热邪伤津，则口渴；邪尚在表，未伤及胞宫气血，故恶露正常，无下腹痛。舌红，苔薄黄，脉浮数，为风热侵于肺卫之征。

治法：辛凉解表，疏风清热。

主方：银翘散（《温病条辨》）。

银翘散：金银花　连翘　竹叶　荆芥穗　牛蒡子　薄荷　桔梗　淡豆豉　甘草　芦根

银翘散主治温病上焦风热证。方中金银花、连翘清热解毒，轻宣透表；荆芥穗、薄荷、淡豆豉辛散表邪，透热外出；牛蒡子、桔梗、甘草合用，能解毒利咽散结，宣肺祛痰；竹叶、芦根甘凉轻清，清热生津止渴。全方共奏辛凉解表，疏风清热之功。

若外邪客于少阳之半表半里，症见往来寒热，胸胁痞满，口苦，咽干作呕，舌苔薄白，脉弦，治宜和解表里，方用小柴胡汤（《伤寒论》）；若外感暑热者，症见身热多汗，口渴心烦，倦怠乏力，舌红少津，脉虚数，治宜清暑益气，养阴生津，方用清暑益气汤（《温热经纬》），并迅速改善居处环境，降温通风。

3. 血瘀证

主要证候：产后乍寒乍热，恶露不下，或下亦甚少，色紫暗有块，小腹疼痛拒按；舌紫暗，或有瘀点、瘀斑，苔薄，脉弦涩有力。

证候分析：产后瘀血内阻，营卫不通，阴阳失和，则乍寒乍热；瘀血内停，阻滞胞脉，则恶露不下，或下也甚少，色紫暗有块；胞脉瘀阻不通，则腹痛拒按。舌紫暗，或有瘀点、瘀斑，苔薄，脉弦涩有力，为血瘀之征。

治法：活血祛瘀，和营除热。

方药：生化汤（《傅青主女科》）加牡丹皮、丹参、益母草。

生化汤：当归　川芎　桃仁　炮姜　炙甘草

生化汤主治产后恶露不下，恶露不绝，产后腹痛。方中重用当归养血活血，化瘀生新为君；川芎、桃仁行瘀为臣；炮姜性温入血分，温经止痛为佐；炙甘草补中缓急为使，用黄酒助药力直达病所，加强活血祛瘀之功。诸药相合，具有活血祛瘀，和营除热之效，可使瘀血去而新血生。

4. 血虚证

主要证候：产时、产后失血过多，身有微热；头晕眼花，心悸少寐，恶露或多或少，色淡质稀，小腹绵绵作痛，喜按；舌淡红，苔薄白，脉细弱。

证候分析：产后亡血伤津，阴血骤虚，阳无所依，虚阳越浮于外，则身有微热；血虚不能上荣清窍，则头晕眼花；血虚心神失养，则心悸少寐；气随血耗，气虚冲任不固，则恶露量多；血虚冲任不足，则恶露量少；气血虚弱，则恶露色淡质稀；血虚不荣，则小腹绵绵作痛，喜按。舌淡红，苔薄白，脉细弱，为血虚之征。

治法：养血益气，和营退热。

方药：八珍汤（方见经行头痛）加枸杞子、黄芪。

若血虚阴亏者，症见午后热甚，两颧红赤，口渴喜饮，小便短黄，大便秘结，舌嫩红，脉细数，治宜滋阴养血清热，方用加减一阴煎（《景岳全书》）加白薇。

【临证要点】

产后发热是临床常见病，有感染邪毒、外感、内伤之不同，其发病机理不一。虚实夹杂证多见，纯实证不多，临床各证型可互相转化，或相兼出现，临证时要仔细辨证，分清主次，辨证求因，审因论治。发热中感染邪毒型属急重症，证候复杂多样，变化迅速，治疗时要把握时机，准确辨证，合理诊治，及时控制病情，以防他变。另外，还要注意产后"多虚""多瘀"的特点，扶正祛邪，"勿拘于产后，勿忘于产后"，如病情需要攻下者，虽石膏、大黄亦可大胆应用，唯当"中病即止"。

充分做好预防和产后调护工作，以避免本病的发生：①加强孕期保健，注意均衡营养，增强体质，孕晚期应禁房事。②正确处理分娩，产程中严格无菌操作，尽量避免产道损伤和产后出血，及时仔细缝合。③产褥期应避风寒，慎起居，保持外阴清洁，严禁房事，以防外邪入侵。④产后取半卧位，有利于恶露排出。⑤防患于未然，凡有产道污染、产道手术、胎膜早破、产后出血等有感染可能者，给予抗生素或清热解毒之品，预防病邪入侵。

【预后与转归】

产后发热的预后由于病因不同而各异。若属血虚、血瘀、外感发热者，病情较缓，积极合理有效治疗，很快即可痊愈。中暑发热，病势较急，若治不及时，可致阴阳离决，危及生命。感染邪毒发热是产后发热中的危急重症，及时治疗抢救，可痊愈。若失治、误治，以致邪毒内传，热入营血，逆传心包，甚则热深厥脱，可危及生命，预后不良，即使抢救成功，亦可造成多器官功能损伤而成产后虚损。

【案例】

王某，女，25岁，干部。已婚。2013年4月5日初诊。

产后7日，发热3天。患者7日前经会阴侧切足月分娩一子，产程顺利，近3日忽觉发烧，有时体温高达39℃，恶露淋沥，血量忽多忽少，色黑如败酱，有污臭气味，小腹疼痛拒按，口干苦，喜冷饮，面色红赤，大便干燥，小便色赤而短。舌质红，苔黄腻，脉洪数。既往体健，无特殊病史。无特殊经带胎产史。查体温38.5℃。血常规：红细胞3.8×10^{12}/L，白细胞12×10^9/L，中性粒细胞86%，淋巴细胞14%。妇科检查：外阴侧切处略显红肿，宫颈光滑，阴道内可见暗红色血迹，有臭味，黏膜充血，触及子宫压痛明显，活动受阻，左侧附件增厚，右侧附件正常。

诊断：产后7天，发热3天，恶露淋沥，血量忽多忽少，色黑如败酱，有污臭气味，可诊断为产后发热，感染邪毒型。

中医辨证：新产血室正开，胞脉空虚，邪毒乘虚直犯胞宫，正邪交争急剧，故高热39℃；邪毒入胞，与瘀血互结，胞脉阻滞不通，故小腹疼痛拒按，恶露淋沥，血量忽多忽少，色黑如败酱；热毒熏蒸，故恶露有污臭气味；热盛于内，灼伤津液，则口干苦，喜冷饮，面色红赤，大便干燥，小便色赤而短。舌质红，苔黄腻，脉洪数，为邪毒感染内热之征。

治法：清热解毒，活血化瘀。

处方：五味消毒饮合失笑散加减。金银花20g，野菊花15g，紫花地丁30g，天葵15g，鱼腥草30g，蒲公英30g，桃仁10g，赤芍10g，牡丹皮10g，玄参10g，麦冬10g，黄柏6g，甘草6g，失笑散12g（包煎）。3剂，水煎服，每1日1剂，凉服。

服药后诸症均减，但体温高于正常（37.8℃），恶露少许，略有气味，按前方出入，去化瘀利湿之品，加红藤20g，贯众炭12g。续服5剂。服药后恶露已净，体温、血象恢复正常，续用八珍汤善后。

（摘录《中医妇科学教学病案精选》）

【文献举要】

《万氏妇人科·产后章》：败血留滞，则经脉皆闭，荣卫不通，闭于荣则血甚而寒，闭于卫则阳甚而热，荣卫俱闭，则寒热交作，荣卫气行，则即解矣。

《医宗金鉴·妇科心法要诀》：产后发热之故，非止一端。如食饮太过，胸满呕吐恶食者，则为伤食发热。若早起劳动，感受风寒，则为外感发热。若恶露不去，瘀血停留，则为瘀血发热。若去血过多，阴血不足，则为血虚发热。

《沈氏女科辑要笺正·发热》：新产发热，血虚而阳浮于外者居多。亦有头痛，此是虚阳升腾，不可误为冒寒，妄投发散，以扇其焰。此唯潜阳摄纳，则气火平而热自已。如其瘀露未尽，稍参宣通，亦即泄降之意，必不可过于滋填，反增其壅。感冒者，必有表证可辨，然亦不当妄事疏散。诸亡血虚家，不可发汗……唯和其营卫，慎其起居，而感邪亦能自解。

【思考题】

1. 产后发热最严重的证型是哪种？如何救治？
2. 简述产后发热的主症及治疗原则。
3. 简述产后发热的辨证治疗。

第四节　产后腹痛

产后腹痛是指产妇在产褥期，发生与分娩或产褥有关的小腹疼痛，又称"儿枕痛""儿枕腹痛""产后腹中痛"等。孕妇分娩后，由于子宫的缩复作用，小腹呈阵阵作痛，于产后 1～2 日出现，持续 2～3 日自然消失，属生理现象，一般不需治疗。若腹痛阵阵加剧，难以忍受，或腹痛绵绵，疼痛不已，影响产妇的康复，则为病态，应予以治疗。

本病始见于《金匮要略·妇人产后病脉证并治》。"产后腹中疼痛，当归生姜羊肉汤主之"。"产后腹痛，烦满不得卧，枳实芍药散主之"。"产后腹痛，法当以枳实芍药散，假令不愈者，此为腹中有干血著脐下，宜下瘀血汤主之"。

西医学的产后宫缩痛及产褥感染引起的腹痛可参照本病辨证治疗。

【病因病机】

本病主要病机是气血运行不畅，不荣则痛，或"不通则痛"。

1. 气血两虚　素体虚弱，气血不足，复因产时、产后失血过多，因产重虚，冲任血虚，胞脉失养；或血少气弱，运行无力，血行迟滞，不荣则痛。

2. 瘀滞子宫　产后情志不畅，肝气郁结，疏泄失常，气滞则血瘀，瘀血内停，阻滞冲任、子宫，"不通则痛"。《万氏妇人科·产后章》云："腹中有块，上下时动，痛不可忍，此由产前聚血，产后气虚，恶露未尽，新血与故血相搏而痛，俗谓之儿枕痛。"

3. 寒凝血瘀　素体阳虚，阴寒内生，因产重虚，胞脉失于温煦，气血运行不畅，或因产后起居不慎，感受寒邪，风寒乘虚而入，血为寒凝，胞脉受阻，发生腹痛。

【诊断】

1. 病史　好发于经产妇，可有难产、胎膜早破、产后出血（如顺产后、剖宫产后及引产后）等病史。

2. 症状　表现为分娩 1 周以上，小腹疼痛仍不消失，或产后不足 1 周，但小腹阵发性疼痛加剧，或伴有恶露异常。

3. 检查

（1）体格检查　可有子宫复旧不全。

（2）妇科检查　注意恶露的量、色、质、气味有无异常；有无伤口感染；宫颈口有无组织物嵌顿；盆腔有无触痛包块。

（3）辅助检查 ①血液检查：必要时行血常规检查、分泌物培养，排除产褥感染的可能。②B超检查：了解子宫复旧情况。

【鉴别诊断】

产后腹痛应与产褥感染腹痛、伤食腹痛等鉴别。

1. 产褥感染腹痛 有全身疾病、阴道流血、子宫复旧不良、恶露异常及伤口感染病史。腹痛持续不减而拒按，伴恶寒发热，恶露臭秽。血常规、分泌物涂片及培养、妇科检查、B超等检查，可资鉴别。

2. 伤食腹痛 有饮食失节史。疼痛部位多在胃脘部，伴有嗳腐吞酸，食欲不振，大便或秘或溏滞不爽等消化道症状。恶露可无改变。

【辨证论治】

（一）辨证要点

根据腹痛性质和程度、恶露性状及伴随症状以辨虚实。一般实痛拒按，虚痛喜按。

（二）治疗原则

补血化瘀，调畅气血。虚者补而调之，实者通而调之，促使气充血畅，胞脉流通，则腹痛自除。根据产后多虚多瘀的特点，药贵平和，补虚不可碍实，泻实不可伤正，忌用攻下破血之品。

（三）分型论治

1. 气血两虚证

主要证候：产后小腹隐隐作痛，数日不止，喜按喜揉，恶露量少，色淡红，质稀无块；面色苍白，头晕眼花，心悸怔忡，大便干结；舌质淡，苔薄白，脉细弱。

证候分析：冲为血海，任主胞胎。素体气血不足，因产耗气伤血，冲任血虚，子宫失养，"不通则痛"，或血少气弱，运行无力，血行迟涩，故小腹隐痛，喜揉按；营血亏虚，冲任血少，则恶露量少，色淡无块。血虚津亏，肠道失于濡养，故大便干结。面色苍白，头晕眼花，心悸怔忡，舌淡，脉细弱，均为血虚之征。

治法：补血益气，缓急止痛。

方药：肠宁汤（《傅青主女科》）。

肠宁汤：当归 熟地黄 阿胶 人参 山药 续断 麦冬 肉桂 甘草

肠宁汤主治产后血虚肠燥之少腹痛。方中当归补血和营，活血行滞，既补虚又止痛；熟地黄、阿胶滋阴养血，以助当归补养阴血而调理冲任；麦冬养阴润燥；人参、山药、甘草补气健脾，以资阴血之生化；续断补肾养肝，强壮腰膝；肉桂温通血脉，散寒止痛。诸药合用，共奏补益气血，温行止痛之效，使血气旺盛，冲任得养，则诸症可除。

若血虚津亏便秘较重者，去肉桂，加肉苁蓉、火麻仁润肠滋液通便；若腹痛兼有下坠感，为血虚兼气不足，加黄芪、白术益气升提；若腹痛喜热熨者，加吴茱萸、艾叶、小茴香、炮姜温阳行气，暖宫止痛。

2. 瘀滞子宫证

主要证候：产后小腹疼痛，拒按，得热痛缓；恶露量少，涩滞不畅，色紫暗有块，块下痛减；面色青白，或伴胸胁胀痛；舌质紫暗，苔薄，脉沉紧或弦涩。

证候分析：产后百脉空虚，血室正开，寒邪乘虚入侵，寒凝血瘀，或胎盘、胎衣残留，或情志所伤，肝气郁滞，血行不畅，瘀滞冲任，胞脉不通，瘀血停留子宫，故小腹疼痛拒按；血得热则畅行，凝滞稍通，故得热痛减；血行不畅，气滞血瘀，恶露当下不下，故恶露量少，色紫暗有块；涩滞不畅，血块排出则瘀滞缓解，故腹痛暂缓。面色青白，胸胁胀痛，舌质紫暗，苔薄，脉沉紧或弦涩，为气滞血瘀，瘀滞子宫之征。

治法：活血化瘀，温经止痛。

方药：生化汤（方见产后发热）加乌药、延胡索、川楝子。

若小腹冷痛、绞痛较甚者，酌加小茴香、吴茱萸以增温经散寒之功；若瘀滞较甚，恶露血块多，块出痛减，加五灵脂、炒蒲黄、延胡索增强化瘀止痛之效；若小腹胀痛，加香附、乌药、枳壳理气行滞；伴胸胁胀痛者，加郁金、柴胡疏肝理气止痛；伴气短乏力，神疲肢倦者，加黄芪、党参益气补虚。

对于瘀阻子宫所致产后腹痛，可借助 B 超观察是否有胎盘、胎衣残留，若有胎盘、胎衣残留，伴血性恶露延长，或出血量多，或量少而腹痛剧烈，服上方未效者，可行清宫术，刮出物送病检，以明确诊断。术后给予生化汤加减补虚化瘀，预防感染。

3. 寒凝血瘀证

主要证候：产后小腹冷痛，得热痛减，不喜揉按；恶露量少，色紫暗有块，面色青白，四肢不温；舌质暗淡，苔白，脉沉紧。

证候分析：产后感寒饮冷，寒邪客于胞中，血为寒凝，气血运行不畅，凝涩不通，故小腹冷痛；血得热则行，凝滞稍通，故得热腹痛暂缓；血凝胞中，故不喜揉按，恶露量少，色紫暗有块；寒凝血瘀，阳气被遏，不能宣达于表，故面色苍白，四肢不温。舌质暗淡，苔白，脉沉紧，为寒凝之征。

治法：温经散寒，化瘀止痛。

方药：少腹逐瘀汤（方见痛经）。

【其他疗法】

中成药治疗

（1）产泰口服液每次 20mL，每日 3 次，温开水送服。适用于血虚者。

（2）补血益母颗粒每次 12g，每日 2 次，开水冲服。适用于血虚夹者。

（3）生化丸每次 9g，每日 3 次，温开水送服。适用于气滞血瘀者。

【临证要点】

产后腹痛与产褥期的气血运行不畅有关，根据产后"多虚多瘀"的特点，治疗以补虚化瘀为主。同时消除恐惧与精神紧张，注意保暖，切忌饮冷受寒。

【预后与转归】

产后腹痛为产后常见病，经积极治疗后大多能痊愈。若失治、误治，瘀血日久而成瘀热；或瘀血不去，新血不生，血不归经，致产后恶露淋沥不尽，应引起重视。

【案例】

黄某，女，27 岁，农民，已婚。1998 年 7 月 4 日初诊。

新产 5 日，小腹疼痛不止。患者于 5 日前足月顺产一女婴，产程顺利，产后小腹即有疼痛，但尚可忍耐，但近日来疼痛不仅未止，反有加剧的趋势。症见小腹疼痛拒按，按之有块，入夜尤甚，口中干渴，但欲漱水不欲咽。既往体健，无特殊病史。无特殊经带胎产史。查体：

面色紫暗，舌紫有瘀点，两脉沉涩，宫底在耻骨上有大如握拳。

诊断：产后腹痛，血瘀证。

中医辨证：产后胞脉空虚，寒邪乘虚入胞，血为寒凝成瘀，瘀阻冲任，血行不畅，故小腹疼痛拒按，按之有块，入夜尤甚；瘀血内停，津不上承，故口中干渴，但欲漱水不欲咽。舌紫有瘀点，两脉沉涩，为产后瘀血内停之征。根据病史、症状、辅助检查，可排除产后伤食、感染、产后痢疾和全身性疾病引起的腹痛。

治法：活血化瘀。

方药：生化汤加味。当归15g，川芎6g，桃仁10g，炮姜10g，炙甘草10g，益母草15g，乌药10g。

患者服药1剂后，感小腹疼痛加剧，状如生子，后阴道下得瘀块一团，色黑，疼痛顿减。2剂服毕，恶露渐下，疼痛已止，但精神委顿，守上方加红参6g益气养血，续服2剂而愈。

（摘录《中医妇科学教学病案精选》）

【文献举要】

《景岳全书·妇人规》：产后腹痛，最当辨察虚实。血有留瘀而痛者，实痛也；无血而痛者，虚痛也。大都痛而且胀，或上冲胸胁，或拒按而手不可近者，皆实痛也，宜行之、散之；若无胀满，或喜揉按，或喜热熨，或得食稍缓者，皆属虚痛，不可妄用推逐等剂。

《陈素庵妇科补解·产后众疾门》：产后腹痛，其证不一，有临产寒气入胞门，有产后余血未尽，有伤食，有新感客寒，有血虚，当审所因治之。

【思考题】

1. 简述产后腹痛的辨证施治。

2. 产后腹痛的治疗原则及用药特点是什么？

3. 为什么说产后腹痛的发生与新产后子宫缩复及产妇身体状态有关？

第五节 产后恶露不绝

产后血性恶露持续10天以上，仍淋沥不尽者，称为"产后恶露不绝"，又称"产后恶露不尽""产后恶露不止"。

本病始见于《金匮要略·妇人产后病脉证并治》。《诸病源候论·产后崩中恶露不尽候》明确了本病的病因病机为"风冷搏于血""虚损""内有瘀血"所致，对瘀血治疗提出"不可断之，断之终不断"的观点。《医宗金鉴·妇科心法要诀》提出根据恶露的色、质、气味辨虚实的原则。《傅青主女科·产后编》立加减生化汤为治。

西医学因产后子宫复旧不全、胎盘胎膜残留、子宫内膜炎所致晚期产后出血及中期妊娠引产、人工流产、药物流产后表现为恶露不尽者，均可参照本病辨证治疗。

【病因病机】

恶露出于胞中，乃血所化，而血源于脏腑，注于冲任。本病发病机制主要为胞宫藏泻失度，冲任不固，气血运行失常。

1. 气虚　素体气虚，正气不足，复因产时气随血耗，或产后操劳过早，劳倦伤脾，中气不足，冲任不固，血失统摄，以致恶露日久不止。

2. 血热　素体阴虚，因产后亡血伤津，营阴更亏，阴虚则内热；或产后感受热邪；或因情志不遂，肝郁化热，热扰冲任，迫血妄行，而致恶露不绝。

3. 血瘀　产后胞宫、胞脉空虚，寒邪乘虚而入，血为寒凝，结而成瘀；或七情内伤，气滞而血瘀，瘀阻冲任，血不归经，以致恶露淋沥不尽。

【诊断】

1. 病史　体质素弱；或产时感邪、操作不洁；或有产程过长、胎盘胎膜残留、产后子宫复旧不良等病史。

2. 临床表现　产后血性恶露逾10天仍淋沥不止，或有恶臭味，可伴神疲懒言，气短乏力，小腹空坠，或伴小腹疼痛拒按。出血多时可合并贫血，严重者可致昏厥。

3. 检查

（1）妇科检查　子宫复旧不良者，子宫较同期正常产褥子宫大而软，或伴压痛；胎盘残留者，有时可见胎盘组织堵塞于子宫颈口处。

（2）辅助检查　血象呈贫血或有炎性改变；超声检查或可发现宫腔内有残留物。

【鉴别诊断】

本病应与子宫黏膜下肌瘤、凝血障碍性疾病、胎盘部位滋养细胞肿瘤等所致的出血相鉴别。

1. 子宫黏膜下肌瘤　孕前即有黏膜下子宫肌瘤，产后表现为阴道出血淋沥不尽，妇科检查示子宫增大或B超提示有黏膜下肌瘤。

2. 凝血障碍性疾病　原有凝血障碍性疾病，如血小板减少症、再生障碍性贫血等，多数在妊娠前即存在，可通过血液检查明确诊断。

3. 胎盘部位滋养细胞肿瘤　本病继发于足月产、流产、葡萄胎后，表现为不规则阴道出血，常伴有贫血、子宫均匀增大或不规则增大，血HCG、HPL轻度升高。B超检查、诊断性刮宫有助于诊断。

【辨证论治】

（一）辨证要点

辨证应以恶露的量、色、质、气味等，并结合全身症状辨别寒热、虚实。如恶露量多，色淡，质稀，无臭气者，多为气虚；色红或紫，黏稠而臭秽者，多为血热；色暗有块，小腹疼痛者，多为血瘀。

（二）治疗原则

治疗应遵循虚者补之，瘀者攻之，热者清之的原则分别施治，并随证选加相应止血药以达标本同治。

（三）分型论治

1. 气虚证

主要证候：产后恶露过期不止，量多，色淡红，质稀，无臭味；面色㿠白，精神倦怠，四肢无力，气短懒言，小腹空坠；舌淡，苔薄白，脉缓弱。

证候分析：气虚统摄无权，冲任不固，则恶露过期不止，血量较多；血失气化，则色淡，质稀，无臭味；气虚中阳不振，则精神倦怠，四肢无力，气短懒言；中气不足，则小腹空坠；气虚清阳不升，则面色㿠白。舌淡，苔薄白，脉缓弱，为气虚之征。

治法：益气摄血固冲。

方药：补中益气汤（方见月经先期）加阿胶、艾叶、乌贼骨。

若症见恶露过期不止，腰膝酸软，头晕耳鸣者，此乃肝肾不足，酌加菟丝子、金樱子、续断、巴戟天等补肝肾，固冲任。

2. 血热证

主要证候：产后恶露过期不止，量较多，色鲜红，质黏稠；口燥咽干，面色潮红；舌红苔少，脉细数无力。

证候分析：产后营阴耗损，虚热内生，或气郁化热，或感热邪，热扰冲任，迫血妄行，故恶露过期不止，量较多；阴虚热灼，则血色鲜红，质稠黏；虚热上浮，故面色潮红；阴液不足，则口燥咽干。舌红，苔少，脉细数无力，为阴虚内热之征。

治法：养阴清热，凉血止血。

方药：保阴煎（方见月经过多）加煅牡蛎、地榆。

若兼乳房、少腹胀痛，心烦易怒，恶露夹血块，口苦咽干，脉弦数者，此属肝郁血热之证，治宜疏肝解郁，清热止血，方用丹栀逍遥散（方见月经先期）加生地黄、旱莲草、茜草清热凉血止血。

3. 血瘀证

主要证候：产后恶露过期不止，淋沥量少，或突然量多，色暗有块，或伴小腹疼痛拒按，块下痛减；舌紫暗，或有瘀点，苔薄，脉弦涩。

证候分析：瘀血阻滞冲任，新血不得归经，则恶露过期不止，淋沥量少，或突然量多，色暗有块；瘀血内阻，"不通则痛"，故小腹疼痛拒按；块下瘀滞稍通，故使痛减。舌紫暗，脉弦涩，苔薄，为瘀血阻滞之征。

治法：活血化瘀，理血归经。

方药：生化汤（方见产后发热）加益母草、茜草、三七、蒲黄。

若兼口干咽燥，舌红，脉弦数者，酌加地榆、黄柏以清热止血；若气虚明显，伴小腹空坠者，加党参、黄芪补气摄血；若瘀久化热，恶露臭秽，兼口干咽燥，加紫草、马齿苋、蒲公英清热化瘀；若为胞衣残留者，视具体情况，可行清宫术，并配合中西药物治疗。

【其他疗法】

1. 中成药治疗

（1）加味生化颗粒每次 1 袋（10g），每日 3 次，温水冲服。适用于血瘀者。

（2）葆宫止血颗粒每次 1 袋（15g），每日 3 次，温水冲服。适用于血热者。

2. 针灸治疗

（1）体针　气虚型取关元、足三里、三阴交等穴；血瘀者取中极、石门、地机等穴。

（2）耳针　取子宫、神门、交感、内分泌、脾、肝、肾、皮质下等穴。用于虚证。

（3）艾灸　取脾俞、神阙、气海、足三里（双）、血海（双）、三阴交（双）等穴。

【临证要点】

产后 10 天，血性恶露仍淋沥不尽，临床应视为异常，需积极治疗。恶露不净因出血日久易致失血耗气，使病情加重，影响子宫复旧和变生他病，甚或导致大出血引起晕厥。在治疗用药方面，针对恶露不绝虚中夹实、瘀热互见的病理，施以益气、化瘀、清热为主的治法。若发现有胎盘胎膜残留，有活动性出血者，应尽快清宫。对于久治不愈者，需警惕变生他病。临证中，根据产后恶露不绝的中医理法方药治疗引产后、人工流产后、药物流产后的阴道异常出血，亦可取得很好的疗效。

【预后与转归】

本病若及时治疗，大多可愈。若出血日久可导致贫血，如有胎盘胎膜残留，可继发感染，严重者可因出血过多而昏厥，应积极抢救。对于产后出血淋沥不止，达 2~3 个月者，应高度警惕滋养细胞疾病，宜做相关检查。

【案例】

王某，32 岁，公司职员，已婚。

顺产后 20 余天，恶露量时多时少，色暗有块，小腹时感疼痛拒按、时感坠痛，舌紫暗，边稍有瘀斑，脉沉涩。

诊断：产后恶露不绝。

中医辨证：新产患者于产后体质虚弱，正气不足，加之产时耗气失血，正气愈虚，以致冲任不固，不能摄血；产后胞脉空虚，外邪乘虚入胞，与血相搏，瘀血内阻，影响冲任，血不归经；瘀血内阻，胞脉不通，则下腹疼痛。表现为"多虚、多瘀、多痛"的病理特点。

治法：益气摄血，化瘀止痛。

方药：党参 15g，黄芪 15g，蒲黄 10g（包煎），鹿衔草 10g，马鞭草 10g，茜草 10g，乌药 10g，狗脊 15g，川续断 10g，甘草 5g。14 剂，每日 1 剂，水煎服。

服药后复诊，诉服第 7 剂后血性恶露消失，偶稍感小腹隐痛；14 剂后，症状消失。现已正常哺乳 4 个月。

（摘录《尤昭玲临床经验》）

【文献举要】

《医宗金鉴·妇科心法要诀》：产后恶露乃裹儿污血，产时当随胎而下……若日久不断，时时淋沥者，或因冲任虚损，血不收摄；或因瘀行不尽，停留腹内，随化随行。当审其血之色，或污浊不明，或浅淡不鲜，或臭，或腥，或秽，辨其为实为虚，而攻补之。虚宜十全大补汤加阿胶、续断，以补而固之。瘀宜佛手散，以补而行之。

《医学心悟·恶露不绝》：产后恶露不绝，大抵因产时劳伤经脉所致也。其症若肝气不和，不能藏血者，宜用逍遥散。若脾气虚弱，不能统血者，宜用归脾汤。若气血两虚，经络亏损者，宜用八珍汤。若瘀血停积，阻碍新血，不得归经者，其症腹痛拒按，宜用归芎汤送下失笑丸，先去其瘀而后补其新，则血归经矣。

【思考题】

1. 试述产后恶露不绝的病因病机。

2. 简述产后恶露不绝虚实证的辨证治疗。

第六节   产后身痛

产妇在产褥期内，出现肢体、关节酸痛、麻木、重着者，称为"产后身痛"，亦称"产后关节痛""产后遍身疼痛""产后痹证""产后痛风"，俗称"产后风"。

本病始见于《诸病源候论·妇人产后病诸候》："产则伤动血气，劳损脏腑，其后未平复，起早劳动，气虚而风邪乘虚伤之，致发病者，故曰中风。若风邪冷气，初客皮肤经络，疼痹不仁，若乏少气。"《医宗金鉴·妇科心法要诀》概括本病病因主要有血虚、外感与血瘀。《沈氏女科辑要笺正》根据产后多虚多瘀的特点进一步指出本病的治疗当以"养血为主，稍参宣络，不可峻投风药"。

西医学产褥期因风湿、类风湿引起的关节痛、产后坐骨神经痛、多发性肌炎等病可参照本病辨证治疗。

【病因病机】

产后百脉空虚，气血不足为其发病的重要内在因素，风、寒、湿之邪乘虚而入，为其外在因素。主要病机为产后气血虚弱，风、寒、湿之邪乘虚而入，经脉痹阻，"不通则痛"；或经脉失养，"不荣则痛"。

1. 血虚 素体血虚，或产时、产后失血过多，阴血愈虚，四肢百骸、筋脉关节失之濡养，而致肢体酸楚、麻木、疼痛。

2. 血瘀 产伤血瘀，或产后恶露去少，余血未净，瘀血留滞经络、筋骨之间，气血运行受阻，以致产后身痛。

3. 外感 产后百节空虚，卫表不固，起居不慎，风、寒、湿邪乘虚而入，客于经络、关节、肌肉，凝滞气血，经脉痹阻，瘀滞作痛。

4. 肾虚 素体肾虚，复因产伤动肾气，耗伤精血，胞脉失养，则腰腿疼痛。

【诊断】

1. 病史 产时、产后血去过多，或产褥期汗出过多，或当风感寒，或居处环境潮湿阴冷，或有痹证史。

2. 症状 产褥期间出现肢体关节酸楚、疼痛、麻木、重着，甚至活动不利，关节肿胀；或痛处游走不定，或关节刺痛，或腰腿疼痛。可伴面色不华，神疲乏力，或恶露量少色暗，小腹疼痛拒按，恶风怕凉等。

3. 检查

（1）体格检查 关节活动度减低，或关节肿胀，病久不愈者可见肌肉萎缩、关节变形。

（2）辅助检查 血常规、血钙、红细胞沉降率、抗"O"、类风湿因子等检查。

【鉴别诊断】

1. 痹证 产后身痛外感风寒所致者与痹证的发病机理相近，临床表现也相类似。但产后身痛只发生在产褥期，与产褥生理有关，痹证则任何时候均可发病。若产后身痛日久不愈，迁延至产褥期后，则不属产后身痛，当属痹证论治。

2. 痿证 产后身痛与痿证的症状均在肢体关节。产后身痛以肢体、关节疼痛、重着、屈伸不利为特点，有时亦兼麻木不仁或肿胀，但无瘫痪的表现；痿证则以肢体痿弱不用，肌肉瘦削为特点，肢体关节一般不痛。

【辨证论治】

（一）辨证要点

本病辨证首以疼痛的部位、性质为主要依据，结合兼症与舌脉。肢体酸痛、麻木者，多属虚证；疼痛游走不定者，为风；冷痛而得热痛减者，为寒；肿痛灼热者，为热；重着而痛者，多湿；若疼痛较重，痛有定处，麻木，发硬，重着，屈伸不利，属血瘀；若产后腰酸，足跟疼痛，伴头晕耳鸣，属肾虚。

（二）治疗原则

本病以内伤气血为主，而兼风、寒、湿、瘀，临床表现往往本虚标实，治疗当以养血益气补肾为主，兼活血通络，祛风止痛。养血之中，应佐以理气通络之品以标本同治；祛邪之时，当配养血补虚之药以助祛邪而不伤正。本病与一般痹证不同，因产后气血俱虚，虽夹外感，也应以调理气血为主。

（三）分型论治

1. 血虚证

主要证候：产后遍身酸痛，肢体麻木，关节酸楚；面色萎黄，头晕心悸；舌淡，苔薄白，脉细无力。

证候分析：因产失血过多，百骸空虚，血虚经脉失养，则遍身疼痛，肢体麻木，关节酸楚；血虚不能上濡于面，则面色萎黄；血虚不能养心则心悸，上不荣髓海则头晕。舌淡，苔薄白，脉细无力，为血虚之征。

治法：补血益气，通络止痛。

方药：黄芪桂枝五物汤（《金匮要略》）加秦艽、当归、丹参、鸡血藤。

黄芪桂枝五物汤：黄芪　桂枝　白芍　生姜　大枣

黄芪桂枝五物汤主治气血不足，营卫虚滞之痹证。方中黄芪益气固表，补益卫气，为君药。桂枝温通血脉，白芍养血补血，共为臣药。生姜温阳散寒；大枣益气补中，化生气血，并调和诸药；秦艽祛风湿，舒筋络；当归、丹参养血活血；鸡血藤补血，活血，通络，共为佐使药。全方共奏益气和营，温经通痹之功。

若关节疼痛较重兼有外邪者，加威灵仙、羌活、独活以疏风活络止痛；若上肢疼痛为主，加桑枝宣络止痛；下肢疼痛加怀牛膝补肝肾、强筋骨，引药下行。

2. 血瘀证

主要证候：产后遍身疼痛，或关节刺痛，屈伸不利，按之痛甚；恶露量少色暗，或小腹疼痛拒按；舌紫暗，苔薄白，脉弦涩。

证候分析：产后多瘀，恶露不畅，瘀血稽留肌肤、经络、骨节之间，脉络瘀阻，气血运行不畅，则产后遍身疼痛，或关节刺痛，按之痛甚；瘀血留滞，胞脉不利，则恶露量少色暗，或小腹疼痛拒按。舌紫暗，苔薄白，脉弦涩，为瘀血内阻之征。

治法：养血活络，行瘀止痛。

方药：身痛逐瘀汤（《医林改错》）加毛冬青、忍冬藤、益母草、木瓜。

身痛逐瘀汤：川芎　桃仁　秦艽　红花　甘草　羌活　没药　当归　香附　五灵脂　牛膝

NOTE

地龙

身痛逐瘀汤主治寒凝血瘀之痹证。方中当归、川芎养血和血为君。桃仁、红花、五灵脂、没药活血逐瘀为臣。香附行气，使气行则血行；秦艽、羌活、地龙祛风胜湿，通络止痛；牛膝强筋壮骨；毛冬青、忍冬藤、益母草、木瓜活血通络，共为佐。甘草调和诸药为使。全方共奏养血活血，化瘀祛湿之功。

若痛处不温，加姜黄、桂枝以温经散寒止痛；若小腹疼痛拒按者，加炮姜、益母草以温经通络，化瘀止痛。

3. 外感证

主要证候：产后遍身疼痛，项背不舒，关节不利，或痛处游走不定，或冷痛剧烈，恶风畏寒，或关节肿胀、重着，或肢体麻木；舌淡，苔薄白，脉浮紧。

证候分析：产后失血耗气，腠理不密，百骸空虚，摄生不慎，风、寒、湿邪乘虚内侵，稽留于肌肤、经络、关节之间，阻痹气血运行，则遍身疼痛，项背不舒，关节不利；风邪偏盛者，则其痛处游走无定；寒邪偏盛者，则冷痛剧烈，恶风畏寒；湿邪偏盛者，则关节肿胀、重着；邪阻经脉，血行不畅，肢体失养，则肢体麻木。舌淡，苔薄白，脉浮紧，为外感邪气之征。

治法：养血祛风，散寒除湿。

方药：独活寄生汤（《千金要方》）。

独活寄生汤：独活　桑寄生　细辛　肉桂　防风　秦艽　杜仲　怀牛膝　当归　白芍　干地黄　川芎　人参　茯苓　甘草

独活寄生汤主治痹证日久，肝肾亏虚，气血不足证。方中独活辛苦微温，善祛下焦与筋骨间之风寒湿邪；桑寄生补肝肾，强筋骨，祛风湿，止痹痛，合为君药。细辛、肉桂辛温散寒，温经止痛，防风、秦艽祛风胜湿，舒利关节；杜仲、怀牛膝补肝肾，强筋骨，共为臣药。当归、白芍、干地黄、川芎养血活血；人参、茯苓、甘草补气健脾，扶助正气，均为佐药。甘草调和诸药，又为使药。综合全方，祛邪扶正，标本兼顾。

若关节疼痛恶风，游走不定者，加羌活祛风通络；若关节重着麻木明显者，酌加苍术、木瓜以除湿；若关节疼痛，活动不利者，加青风藤、伸筋草、络石藤以宣络止痛。

4. 肾虚证

主要证候：产后腰膝、足跟疼痛，艰于俯仰，头晕耳鸣，夜尿多；舌淡暗，苔薄，脉沉细弦。

证候分析：腰为肾之外府，膝属肾，足跟为肾经所过，素体肾虚，因产伤肾气，耗伤精血，肾之精血亏虚，失于濡养，故腰膝、足跟疼痛；头晕耳鸣，夜尿多，舌淡暗，苔薄，脉沉细弦，均为肾虚之征。

治法：补肾填精，强腰壮骨。

方药：养荣壮肾汤（《叶氏女科证治》）加熟地黄、秦艽、山茱萸。

养荣壮肾汤：当归　川芎　独活　肉桂　防风　杜仲　续断　桑寄生　生姜

养荣壮肾汤主治产后腰痛，属劳伤，或风寒所乘者。方中杜仲、续断、桑寄生补肾强腰，壮筋骨，共为君药。防风、独活祛风湿而止痛；山茱萸、熟地黄补益肝肾，为臣药。秦艽祛风湿，舒筋络；肉桂、生姜温经散寒；当归、川芎养血活血止痛，是为佐药。全方可收补肾填精，强腰壮骨止痛之效。

【其他疗法】

1. 中成药治疗

（1）益母草冲剂每次 1~2 包，每日 2 次，温水送服。适用于血瘀者。

（2）金鸡虎补丸每次 6g，每日 2 次，温水送服。适用于气虚血亏，肾精不足者。

（3）安络解痛片每次 3~5 片，每日 3 次，温水送服。适用于血滞经脉者。

（4）黄芪注射液每次 4mL，每日 2 次，肌肉注射。适用于气血虚损，产后身痛者。

（5）人参再造丸每次 3g，每日 2 次，能益气补血，舒筋活络，调治产后身痛。

2. 针灸治疗 肾虚证取脾俞、膈俞、阴陵泉、足三里等穴；血瘀证取膈俞、血海、气海等穴；外感风寒取风池、曲池、膈俞、阴陵泉等穴。

【临证要点】

产后身痛与痹证相似，但病在产后，与产褥期密切相关；也有因产后发热余邪未净，后遗而来。故本病与痹证同中有异，症状延续至产褥期以后，当属痹证论治。本病病因各异，但总因产后失血过多，气血虚弱不能濡养经脉为其根本，故治疗应以养血为主，纵有外感也不可峻投风药，只宜稍佐宣络之品，临证大多以补益气血、兼祛外邪进行调治。

【预后与转归】

若及时治疗，预后佳。如果失治、误治，日久不愈，正气愈虚，经脉气血瘀阻愈甚，转虚实夹杂之证，可致关节肿胀不消，屈伸不利，僵硬变形，甚则肌肉萎缩，筋脉拘急，而成痿痹残疾。

【文献举要】

《沈氏女科辑要笺正·遍身疼痛》：此证多血虚宜滋养，或有风寒湿三气杂至之痹，则养血为主，稍参宣络，不可峻投风药。

《陈素庵妇科补解·产后众疾门》：产后气血俱虚，气虚则气之行于脉外也多壅，而不能周通一身，血虚则血之行于脉中也常滞，而不能滋荣于一体。外风乘虚而入，余血因虚而阻，遍身筋脉时作疼痛，甚则腰背强硬，不能俯仰，手足拘挛，不能屈伸，或身热头痛，或咳唾多痰，久则为痿痹，为瘿疬，为半身不遂诸证……壅者散之，滞者行之，周身流通，毫无阻碍，外风不入，内风不留，有何疼痛哉？

【思考题】

试述产后身痛的辨证论治。

第七节 产后自汗、盗汗

产妇于产后涔涔汗出，持续不止，动则益甚者，称为"产后自汗"；若寐中汗出湿衣，醒来自止者，为"产后盗汗"，统称为产后汗证。

《金匮要略·妇人产后病脉证并治》已有"新产血虚，多汗出，喜中风，故令病痉"的论述，并把多汗视为产后三病的病因病机之一。《诸病源候论》中首立"产后汗出不止候"，指出其发病主要为产时伤血致"阴气虚而阳气加之，里虚表实，阳气独发于外"。《经效产宝·产后汗不止方论》以玉屏风散加味治疗，为后世奠定了治疗产后汗证的方药基础。《校注妇人良方·产后门》明确提出"产后自汗、盗汗"病名。有些产妇在新产后汗出较平时为多，尤以进食、活动后或睡眠时为著，此因产后气血骤虚，腠理不密所致，可在数天后营卫自调而缓解，不作病论。

【病因病机】

气虚、阴虚为本病主因。多由素体虚弱，产后耗气伤血，气虚腠理不密；或阴血骤虚，阳气外越，迫津外泄而致。

1. 气虚 素体虚弱，复因产时伤气耗血，气虚益甚，卫阳不固，腠理不实，阳不敛阴，阴津外泄，乃致自汗不止。

2. 阴虚 营阴素亏，加之因产失血伤津，阴血益虚，阴虚内热，寐时阳乘阴分，迫津外泄，致令盗汗。醒后阳气卫外，充腠理，实皮毛而汗自止。亦有因气随血伤，醒后卫阳仍不固而自汗不止者。

【诊断】

1. 病史 注意询问患者平素体质情况，有无结核、贫血等慢性病史。

2. 症状 产后出汗量过多或持续时间长。产后自汗者，白昼汗多，动则益甚；产后盗汗者，寐中汗出，醒后自止。

3. 检查 产后盗汗疑有肺结核者，应进行肺部 X 线检查。

【鉴别诊断】

本病应与产后发热、中暑等所致的出汗相鉴别，应结合病史、病情缓急、有无发热等做出鉴别诊断。

1. 产后发热 高热多汗，汗出热退为特征，起病急，病程短。产后自汗、盗汗为汗出过多而无发热。

2. 产后中暑 产时正值炎热酷暑之季，感染暑邪，以骤然高热、汗出、神昏，甚则躁扰抽搐为特征。产后自汗、盗汗无明显季节性，无发热及神志改变。

【辨证论治】

（一）辨证要点

本病以产后出汗量多和持续时间长为特点。根据出汗发生时间之不同分自汗和盗汗。白昼汗多，动则尤甚为气虚自汗；寐中出汗，醒后即止为阴虚盗汗。

（二）治疗原则

治疗产后自汗、盗汗，气虚者，治以益气固表，和营止汗；阴虚者，治以益气养阴，生津敛汗。

（三）分型论治

1. 气虚证

主要证候：产后汗出过多，不能自止，动则加剧；时有恶风身冷，气短懒言，面色㿠白，倦怠乏力；舌质淡，苔薄白，脉细弱。

证候分析：产后伤血，气随血耗，腠理不密，卫阳不固，故自汗，恶风；动则耗气，故动则汗出加剧；气虚阳衰，故气短懒言，面色㿠白，倦怠乏力。舌质淡，苔薄白，脉细弱，均为气虚之象。

治法：益气固表，和营止汗。

方药：黄芪汤（《济阴纲目》）。

黄芪汤：黄芪　白术　防风　熟地黄　煅牡蛎　茯苓　麦冬　大枣　甘草

黄芪汤主治卫气不固自汗证。方中黄芪益气固表为君；白术、茯苓、甘草健脾补气为臣；熟地黄、麦冬、大枣养血滋阴，煅牡蛎固涩敛汗，防风走表，助黄芪、白术以益气御风，共为佐药。全方共奏补气固表止汗之效。

若汗出过多，可加浮小麦、麻黄根、五味子固涩敛汗；若头晕心悸，唇甲苍白者，加党参、何首乌、阿胶益气养血。

2. 阴虚证

主要证候：产后睡中汗出，甚则湿透衣衫，醒后即止；面色潮红，头晕耳鸣，口燥咽干，渴不思饮；或五心烦热，腰膝酸软；舌质红，苔少，脉细数。

证候分析：因产伤血，营阴耗损，阴虚生内热，热迫汗出，故产后睡中汗出，甚则湿透衣衫；醒后阳出于阴，卫表得固，故汗出可止；阴虚阳浮于上，故面色潮红，头晕耳鸣；虚热灼阴，津不上乘，故口燥咽干，渴不思饮；五心烦热，腰膝酸软为阴虚及肝肾所致。舌质红，苔少，脉细数，均为阴虚内热之征。

治法：益气养阴，生津敛汗。

方药：生脉散（方见妊娠恶阻）加煅牡蛎、浮小麦、山茱萸、糯稻根。

若口燥咽干甚者，加石斛、玉竹生津滋液；五心烦热甚者，加白薇、地骨皮、生地黄、栀子滋阴清热除烦。

【临证要点】

产后自汗、盗汗因虚所致，前者主要责之于气虚，后者主要责之于阴虚。临床辨证时，除根据出汗时间在昼、在夜外，尚须结合兼症及舌脉进行分析。治疗时，针对病因或补气或滋阴，并宜酌加敛汗之品，标本兼治，方收良效。基于气与津互根互生的生理关系，治疗自汗时，勿忘佐以补津化气之品；治疗盗汗时，勿忘佐以补气生津之物。如此，"阴中求阳，阳中求阴"，相得益彰，其效更佳。

【预后与转归】

产后自汗、盗汗，有气虚和阴虚之分。但临床上阳损及阴，阴损及阳，故自汗、盗汗并非绝对的分属气虚、阴虚。正如《景岳全书·汗证》云："诸古法云自汗者属阳虚……盗汗者属阴虚……自汗、盗汗亦各有阴阳之征，不得谓自汗必属阳虚，盗汗必属阴虚也。"产后自汗、盗汗及时治以补虚敛汗，预后良好。但若汗出不止，日久不瘥者应预防气随津脱，变生他疾。对于长期盗汗者，应借助胸部 X 线摄片等检查，除外结核病变。

【案例】

陆某，女，24 岁，已婚，工人。

患者第一胎产后流血较多，体虚自汗，胸闷头眩，肢体酸楚，夜寐不安，故来就诊。现产后第25日，恶露未净，自汗涔涔，睡不能安，乳水缺少，头眩神疲，脉象虚细，舌质绛苔薄。

诊断：产后自汗。

中医辨证：证属新生产伤，产后伤血，血虚则无所依归，阴虚阳越，引起自汗。

治法：养血固表。

方药：炒归身15g，黄芪25g，五味子6g，阿胶10g，白术15g，白芍15g，枸杞子15g，陈皮6g，通草6g，浮小麦30g，糯稻根12g。

二诊：诉服药后自汗减轻，恶露亦止，夜寐尚安，仍胸脘不宽，腿膝酸软。治宜补气益血，调和阴阳。处方：党参15g，黄芪20g，远志9g，麦冬12g，炒归身15g，大熟地黄9g，砂仁6g，嫩桑枝9g，木瓜9g，白芍15g，通草6g，炙甘草6g。

服药7剂后自汗止，诸症明显改善。此后随症调理，未再发作。

（摘录《现代著名老中医名著重刊丛书——朱小南妇科经验选》）

【文献举要】

《诸病源候论·妇人产后病诸候》：夫汗，由阴气虚而阳气加之，里虚表实，阳气独发于外，故汗出也。血为阴，产则伤血，是为阴气虚也；气为阳，其气实者，阳加于阴，故令汗。汗出而阴气虚弱不复者，则汗出不止。凡产后皆血虚，故多汗，因之遇风，则变为痉。纵不成痉，亦虚乏短气，身体柴瘦，唇口干燥，久则经水断绝，津液竭故也。

《医宗金鉴·妇科心法要诀》：产后血去过多则阴虚，阴虚则阳盛。若微微自汗，是荣卫调和，故虽汗无妨。若周身无汗，独头汗出者，乃阴虚阳气上越之象。若头身俱大汗不止，则恐有亡阳之虑也。

【思考题】

1. 为何产妇"勿汗"？请分析机理。

2. 产后自汗、盗汗临证如何辨治？

第八节　产后大便难

产后饮食如常，大便数日不解，或艰涩难以排出者，称为"产后大便难"，又称"产后大便不通""产后便秘"。

本病始见于《金匮要略·妇人产后病脉证并治》："新产妇人有三病，一者病痉，二者病郁冒，三者大便难……亡津液，胃燥，故大便难。"《诸病源候论》列有"产后大便不通候"。

西医学的产后便秘可参照本病辨证治疗。

【病因病机】

本病主要病机为血虚津亏，肠燥失润；或脾肺气虚，传导无力；或阳明腑实，肠道阻滞。

1. 血虚津亏　素体阴血亏虚，因产时或产后失血过多，或产后多汗，津液亏耗，或阴虚内热，火灼津液，肠失濡润，无水行舟，故令大便难，甚至不通。

2. 脾肺气虚　素体气虚，因产失血耗气，脾肺之气益虚，脾气虚则升降无力，肺气虚则肃降失司，大肠传送无力，致令大便难解。

3. 阳明腑实 因产正气耗伤，复伤饮食，食热内结，糟粕壅滞，肠道阻滞，阳明腑实，以致大便艰涩。

【诊断】

1. 病史 滞产或难产，产时、产后失血过多，或汗出过多，或素体气虚、血虚，大便困难。

2. 症状 新产后或产褥期，饮食如常，大便数日不解，或艰涩难下，或大便不坚，努责难出。

3. 检查 体格检查腹软无压痛，或可触及肠型；妇科检查无异常。

【鉴别诊断】

1. 痔疮 产后大便难有滞产或难产，产时、产后失血过多，或汗出过多，或素体气虚、血虚，大便困难史，表现为产后饮食如常，大便数日不解，或艰涩难出。检查示肛门局部无异常，腹部无阳性体征。痔疮表现为无痛性、间歇性便血，大便疼痛，直肠坠痛，肿物脱出，肛门分泌物，肛门瘙痒；若孕前有痔疮病史，孕后或产后加重。检查示肛门有阳性体征。

2. 肠梗阻 肠梗阻表现为腹痛、呕吐、腹胀，排气与排便停止。检查示腹部膨胀，听诊腹部闻及肠鸣音亢进，呈高调金属音，亦可肠鸣音减弱或消失，见肠型或蠕动波。产后大便难有滞产或难产，产时、产后失血过多病史，表现为产后饮食如常，大便数日不解，或艰涩难出等。

【辨证论治】

（一）辨证要点

辨证重在辨其在气、在血。大便干燥，艰涩难下者，多属阴血亏虚；大便不坚，努责难解者，多属气虚；脘腹胀满，大便燥结不下，属阳明腑实。

（二）治疗原则

针对产后血虚津亏的特点，血虚者，以养以润；气虚者，以补以行；腑实者，通补兼施。不宜妄行苦寒通下，徒伤中气。

（三）分型论治

1. 血虚津亏证

主要证候：产后大便干燥，数日不解，或解时艰涩难下，腹无胀痛；饮食正常，或伴心悸少寐，肌肤不润，面色萎黄；舌淡，苔薄白，脉细弱。

证候分析：素体血虚，营阴不足，因产重虚，血虚津伤，肠道失于濡润，而致大便干燥，数日不解；非里实之症，故腹无胀痛；血虚不能上奉于心，心神失养，则心悸少寐；血虚不能外荣于头面肌肤，故面色萎黄，肌肤不润。舌淡，苔薄白，脉细弱，为血虚之征。

治法：滋阴养血，润肠通便。

方药：四物汤（方见异位妊娠）加肉苁蓉、柏子仁、火麻仁。

若兼阴虚内热者，症见产后数日不解大便，解时艰涩，大便坚结，伴颧赤咽干，五心烦热，脘中痞满，腹部胀满，小便黄赤，舌质红，苔薄黄，脉细数，方用两地汤（见月经先期）合麻子仁丸（《伤寒论》）。若精神倦怠，气短乏力者，酌加白术、黄芪以益气；口燥咽干者，酌加玄参、麦冬、玉竹、石斛以养阴润燥。

2. 脾肺气虚证

主要证候：产后大便数日不解，或努责难出；神倦乏力，气短汗多；舌淡，苔薄白，脉缓弱。

证候分析：素体虚弱，因产用力耗气，其气益虚，气虚大肠传送无力，则大便数日不解，努责难出；气虚中阳不振，则神倦乏力；气虚卫气不固，腠理不密，则气短汗多。舌淡，苔薄白，脉缓弱，为气虚之征。

治法：补脾益肺，润肠通便。

方药：润燥汤（《万氏妇人科》）。

润燥汤：人参　甘草　枳壳　槟榔　当归　生地黄　火麻仁　桃仁

润燥汤主治产后气血俱虚，大便闭涩不通。方中人参补脾气而益肺气，为君药。枳壳、槟榔理气行滞，以利传导；当归、生地黄养血育阴以润肠；火麻仁、桃仁润肠通便，共为臣药。甘草补脾气，调和诸药，为佐使药。全方共奏补脾益肺，润肠通便的功效。

若大便秘结难解者，重用白术、生何首乌以益气润肠通便。

3. 阳明腑实证

主要证候：产后大便艰结，多日不解；身微热，脘腹胀满疼痛，或时有矢气臭秽，口臭或口舌生疮；舌红，苔黄或黄燥，脉弦数。

证候分析：产后正气已伤，复因饮食失节，食热内结，糟粕壅滞，肠道阻塞以致大便艰结，脘腹胀满疼痛；肠胃积热已久，腑气不通，故矢气臭秽，口舌生疮；里热炽盛，蒸腾于外，故见身有微热。舌红，苔黄或黄燥，脉弦数，为热盛之象。

治法：通腑泄热，养血通便。

方药：玉烛散（《儒门事亲》）。

玉烛散：熟地黄　当归　白芍　川芎　大黄　芒硝　甘草

玉烛散主治血虚发热，大便秘结。方中熟地黄养血调血，大黄泻下通便，两者共为君药；当归、白芍滋阴养血，川芎活血行气，芒硝泄热通便，共为臣药；甘草调和诸药，为佐使药。合用共奏通腑泄热，养血通便的功效。

若脘腹胀甚者，加鸡内金、佛手、枳壳；心烦口臭、口疮者，加黄芩、栀子、竹叶。

【其他疗法】

1. 中成药治疗　麻仁丸每日2次，每次5g，吞服。适用于血虚津亏证。

2. 针灸治疗　实秘证者，取中脘、足三里、内关等穴，针刺行泻法；虚秘者，取膈俞、肝俞、天枢等穴，针刺行补法。

3. 直肠用药　开塞露每次1~2支，肛门注入。

【临证要点】

防止产后大便难的发生，关键要注意饮食调养，要多饮水，多食清淡新鲜蔬菜，少食辛辣、煎炒、炙煿之品；产后应早期起床活动；同时养成每日定时排便的习惯。产后多亡血伤津，身体较为虚弱，临证治疗时以养血润肠为主，或佐以滋阴，或佐以益气，如有腑实便燥，对苦寒峻泻之品需慎用，以免更伤阴血。一旦大便通畅，应立即停止，再辨证改用他药。同时，要注意产伤的护理，以免会阴肿胀影响产妇排便。

【预后与转归】

产后大便难是新产三病之一，要注意饮食、生活习惯的调养，预后良好。如控制不佳，可继发肛肠疾病。

【案例】

廖某，女，24 岁，已婚。1969 年 9 月 23 日初诊。

产后旬余，恶露未净，大便秘结，7 日未行，胸腹胀满，纳少泛恶，口干欲饮，舌边尖红，苔薄黄极腻，脉象细数。

中医辨证：此产后津伤，阴虚火旺，肠道滞涩，腑气不行。《金匮》所谓"亡津液，胃中燥"故也。

治法：滋阴生津，泄热通幽法。

方药：油当归、天冬各 9g，火麻仁 15g，肉苁蓉 12g，黑芝麻、黑桑椹各 15g，紫厚朴 6g，香佩兰、炒枳壳各 9g，炒神曲 9g，鸡内金 9g，番泻叶 4.5g（另包后下，便泻后去此味），野党参 12g。2 剂，水煎服。

二诊：9 月 30 日。前方共服 4 剂，肠道得润，大便自通，仍脘闷腹胀，泛恶纳呆，身倦无力。舌淡红，苔薄黄，根腻已退，脉细。此气血未复，运化迟滞，改拟健脾胃，运中州，滋阴液，以复其损。处方：野党参 12g，云茯苓 9g，香佩兰、炒枳壳各 6g，紫厚朴、砂仁米各 4.5g，干佛手 4.5g，焦三仙各 6g，天冬 9g，黑芝麻 12g。3 剂，水煎服。

三诊：10 月 17 日。上方续服 6 剂，头晕乏力已除，恶露已净，大便间日一行，初硬后溏，胸腹略宽，纳谷亦增，时或泛恶腹胀，小溲不利。此脾胃升降不利，湿气难免壅滞，转予调理脾胃，兼以快脾利湿。处方：紫厚朴、广陈皮各 6g，清半夏 9g，淡竹茹 6g，云茯苓、香佩兰、杭白芍、香稻芽、福泽泻各 9g，远志肉 9g，车前子、冬葵子各 12g（同布包）。3 剂，水煎服。嘱药后改服丸剂，上午服麻仁滋脾丸 1 付，晚服归脾丸 1 付，连服 10 天，以资巩固。

（摘录《哈荔田妇科医案医话选》）

【文献举要】

《济阴纲目·产后门》：产后固不可轻用大黄，若大肠干涩不通，或恶露点滴不出，不得大黄以宣利之，则结滞决不能行……利后仍即以参、术、芎、归、甘草等药调补之。不然，元气下脱，后将不可收拾矣。

《万氏妇人科·产后章》：人身之中，腐化糟粕，运行肠胃者，气也；滋养津液，溉沟渎者，血也。产后气虚而不运，故糟粕壅滞而不行，血虚而不润，故沟渎干涩而不流，大便不通，乃虚秘也。不可误用下剂，反加闭涩，宜润燥汤主之。

《景岳全书·妇人规》：产后大便秘涩，以其失血亡阴，津液不足而然，宜济川煎加减主之，及后立斋法俱妙。立斋曰：前证若计其日期，饮食已多，即用药通之，祸在反掌之间矣。必待其腹满觉胀，欲去不能者，此乃结在大肠，宜用猪胆汁润之。若服苦寒疏通，反伤中气，通而不止，或成他证。若去血过多，用十全大补汤。血虚火燥，用加味四物汤。气血俱虚，用八珍汤。虽数日不通，饮食如常，腹中如故，仍用八珍加桃仁、杏仁治之。若泥其日期饮食之多而通之，则误矣。

【思考题】

1. 产后大便难的病机要点是什么？
2. 产后大便难的辨证论治思路是什么？

第九节　产后小便异常

一、产后小便不通

新产后产妇发生排尿困难，小便点滴而下，甚或闭塞不通，小腹胀急疼痛者，称为"产后小便不通"，又称"产后癃闭"。本病多发生于产后 3 日内，亦可发生在产褥期中，以初产妇、滞产及手术助产后多见，为产后常见病。

本病始见于《诸病源候论·产后小便不通候》："因产动气，气冲于胞，胞转屈辟，不得小便故也。亦有小肠本夹于热，因产水血俱下，津液竭燥，胞内热结，则小便不通也。然胞转则小腹胀满，气急绞痛，若虚热津液竭燥者，则不甚胀急，但不通，津液生，气和，则小便也。"

西医学的产后尿潴留可参照本病辨证治疗。

【病因病机】

小便的正常排出，有赖于膀胱的气化调节。肺气的通调、脾气的转输和肾气的开阖失调，影响膀胱气化功能，而致小便不通为其主要病机。

1. 气虚　素体虚弱，肺脾气虚，或产时耗气伤血，或新产后忧思劳累过度，脾肺之气亦虚，不能通调水道，膀胱气化不利，而致小便不通。

2. 肾虚　素禀薄弱，元气不足，复因产时劳伤肾气，以致肾阳不振，失于温煦，气化失司，膀胱气化不利，致小便不通。或素体肾阴虚，产时耗血伤津，阴虚更甚，虚热移于膀胱，州都气化失常，溺不得出。

3. 气滞　素性抑郁，或产后情志不遂，肝失疏泄，气机阻滞，膀胱气化不利，而致小便不通。

4. 血瘀　多因滞产，膀胱受压过久，血瘀内伤，或产后恶露不下，败血停滞，气血运行不畅，膀胱气化不利，而致小便不通。瘀久化热，瘀热互结，影响膀胱气化功能，亦可导致小便不通。

【诊断】

1. 病史　禀赋不足，或素体虚弱，或有难产、产程延长、手术助产、产时产后失血过多等病史。

2. 症状　新产后，尤以产后 6~8 小时或产褥期，产妇发生排尿困难，小便点滴而下，甚则癃闭不通，小腹胀急疼痛。

3. 检查

（1）腹部检查　下腹部膨隆，膀胱充盈，可有触痛。

（2）妇科检查　无异常。

（3）辅助检查　尿常规检查多无异常。

【鉴别诊断】

本病应与小便生成障碍和其他因素导致的小便不通相鉴别。

1. 小便生成障碍的主症为产后无尿或少尿，腹软无胀急疼痛，膀胱不充盈，行导尿术无尿液排出。

2. 泌尿系结石所致的小便不通，其主症为产后无尿或少尿，伴或不伴尿道刺激症状或尿血或肿瘤，采用 B 超、泌尿系统造影或膀胱镜、CT、MRI 等检查可明确诊断。

【辨证论治】

（一）辨证要点

根据产后小便情况，结合全身证候，辨其虚实。

（二）治疗原则

以"通利小便"为治疗原则，虚者补气温阳以化之，实者疏利决渎以通之。

（三）分型论治

1. 气虚证

主要证候：产后小便不通，小便胀急疼痛；精神萎靡，气短懒言，倦怠乏力，面色少华；舌淡，苔薄白，脉缓弱。

证候分析：肺脾气虚，不能通调水道，下输膀胱，膀胱气化不利，则产后小便不通；腹中尿液滞留而不得下行，则小腹胀急疼痛；气虚中阳不振，故精神萎靡，气短懒言；清阳不升，则面色少华。舌淡，苔薄白，脉缓弱，为气虚之征。

治法：益气生津，宣肺行水。

方药：补气通脬饮（《沈氏女科辑要》）。

补气通脬饮：黄芪　麦冬　通草

补气通脬饮主治气虚不升，膀胱窒塞不通，小便不利。方中黄芪补益脾肺之气，气旺则水行；麦冬养阴滋液；通草甘淡利小便。全方共奏益气生津利尿之功。

若多汗，咽干口渴者，酌加沙参、麦冬、生地黄、葛根以生津益肺；伴腰膝酸软者，酌加杜仲、巴戟天、桑寄生、续断以补肾壮腰膝。

2. 肾虚证

主要证候：产后小便不通，小便胀急疼痛，坐卧不宁；腰膝酸软，面色晦暗；舌淡，苔白，脉沉细无力，尺脉弱。

证候分析：肾阳不足，不能温煦膀胱，膀胱气化不利，故令小便不通；尿蓄于膀胱不得出，故令小腹胀急疼痛，坐卧不宁；腰为肾之外府，肾主骨，肾虚失养，则腰膝酸软，面色晦暗。舌淡，苔白，脉沉细无力，尺脉弱，为肾阳虚之征。

治法：补肾温阳，化气利水。

方药：济生肾气丸（方见子肿、子晕、子痫）。

若腰痛甚者，酌加巴戟天、杜仲、续断以补肾强腰；小腹下坠者，酌加黄芪、党参、升麻以益气温阳。

3. 气滞证

主要证候：产后小便不通，小腹胀痛；情志抑郁，或胸胁、乳房胀痛，烦闷不安；舌淡红，苔薄白，脉弦。

证候分析：因产后情志不遂，肝郁气滞，膀胱气化不利，故小便不通；尿液潴留，久之则小腹胀痛；肝气郁滞，失其条达，故情志抑郁，胸胁、乳房胀痛，烦闷不安。舌淡红，苔薄白，脉弦，为气滞之征。

治法：疏肝理气，行水利尿。

方药：木通散（《妇科玉尺》）。

木通散：枳壳　槟榔　木通　滑石　冬葵子　甘草

木通散主治产后小便不利。方中枳壳、槟榔理气行滞，气行则水行；木通、滑石、冬葵子利水通小便；甘草和中。全方合用，有理气行滞，调畅气机，通利小便之效。

4. 血瘀证

主要证候：产程不顺，产时损伤膀胱，产后小便不通或点滴而下，尿色略混浊带血丝；小腹胀满刺痛，乍寒乍热；舌暗，苔薄白，脉沉涩。

证候分析：因难产、产程过长，膀胱受压，气血循行受阻，瘀血阻滞，气机不畅，则膀胱气化不利，小便不通；尿潴留于膀胱不得出，则令小腹胀满刺痛；瘀血内阻，阴阳乖格，故乍寒乍热。舌暗，苔薄白，脉沉涩，为血瘀之征。

治法：养血活血，祛瘀利尿。

方药：加味四物汤（《医宗金鉴》）。

加味四物汤：熟地黄　白芍　当归　川芎　蒲黄　桃仁　牛膝　木香　瞿麦　滑石　木通　甘草梢

加味四物汤主治产后热邪夹瘀血流渗胞中，令小便淋闭。方中熟地黄、白芍养血缓急止痛；当归、川芎养血活血；蒲黄、桃仁、牛膝活血祛瘀止痛；木香宣通气机；瞿麦、滑石、木通、甘草梢通利小便。

【其他疗法】

1. 针刺　取穴足三里、气海、阴陵泉、三阴交、中极、关元、肾俞等。

2. 其他方法

（1）推拿疗法　掌揉小腹或推拿关元穴。

（2）敷贴法　以盐炒热敷于下腹部或神阙穴。

（3）灌肠　枳实、厚朴、生大黄等水煎取汁，保留灌肠。

【临证要点】

产后应鼓励产妇尽早自解小便，产后4小时即让产妇排尿。排尿困难者，应消除产妇紧张怕痛心理，多饮水，鼓励产妇坐起排尿。可用温开水冲洗外阴及尿道口周围诱导排尿。下腹部按摩或放置热水袋，刺激膀胱肌肉收缩。产后多虚，临症治疗以补元温阳，化气行水为主，不可滥用通利之品，以免伤正。必要时导尿治疗。

【预后与转归】

本病经及时治疗后，预后良好。若延治，膀胱过度膨胀可致破裂，或肌肉失去张力而难以恢复。膀胱积尿过久，易感染邪毒致产后小便淋痛，严重影响产妇生活及产褥期恢复。

【案例】

阚某，女，已婚。1959 年 6 月 29 日初诊

初产妇产后 9 天，自产后起即小便不利，经多次努力后，始能排出，腹胀腰痛，大便干结，眠差，舌苔白腻，脉象细弦。

中医辨证：三焦为决渎之官，膀胱为州都之府，今三焦、膀胱同病，于是气化失宣，水道不利。

治法：疏利三焦，温通膀胱。

方药：当归 9g，柴胡 4.5g，川芎 4.5g，白术 9g，茯苓 9g，炙甘草 3g，制香附 6g，小茴香 3g，陈皮 3g。3 剂，水煎服。另：肉桂末 2.7g，沉香末 1.8g，琥珀末 6g。3 味相和，分 6 包，日 2 次，每次 1 包。

二诊：7 月 1 日。服药后小便较通，下腹尚胀，腰酸，便干，恶露多色红，自汗少寐，乳汁不多，胃纳不振，舌苔薄白中微黄，脉象细弦。治以养血疏肝，通利膀胱。处方：当归 9g，川芎 6g，炙甘草 3g，制香附 6g，小茴香 3g，陈皮 3g，茯苓 9g，桃仁 6g，姜黄 3g，泽泻 9g，木通 3g，小麦 9g。2 剂，水煎服。另：肉桂末 2.4g，琥珀末 3.6g。2 味相和，分 4 包，早晚各服 1 包。

服上药 2 剂后，小便得以畅通。

（摘录《钱伯煊妇科医案》）

【文献举要】

《陈素庵妇科补解·产后众疾门》：产后小便不通，因肠胃夹热，产后水血俱下，津液燥竭，热结膀胱，故不通也。亦有未产之前内积冷气，产时尿胞运动，产后腹胀如鼓，小便不通，闷乱欲死者。内亡津液，当滋肾水以陪天乙之源；内积冷气，温下焦以利水则胀自已，可服木通散及葱白补骨脂汤分别主治。

《万氏妇人科·产后章》：产后气虚，不能运化流通津液，故使小便不通，虽通而亦短少也，勿作淋秘，轻用渗利药，其气益虚，病亦甚，宜加味四君子汤主之……又有恶露不来，败血停滞，闭塞水渎，小便不通。其症小腹胀满刺痛，乍寒乍热，烦闷不安，加味五苓散主之。

【思考题】

1. 产后小便不通的病机要点是什么？
2. 产后小便不通的辨证论治思路是什么？

二、产后小便淋痛

产后出现尿频、尿急、淋沥涩痛等症状，称为"产后小便淋痛"，又称"产后淋""产后溺淋"。

早在《诸病源候论·产后淋候》指出："因产虚损，而热气客胞内，虚则起数，热则泄

少，故成淋也。"《经效产宝·产后淋病诸方论》认为："产后患淋，因虚损后有热气客于脬中。"《妇人大全良方·产后门》云："产后诸淋，因热客于脬，虚则频数，热则涩痛，分虚实论治。"《女科证治准绳·产后门》云："产妇小水淋沥或时自出，用分利降火之剂二年不愈，余以肺肾之气虚，用补中益气汤、六味地黄丸而愈。"

西医学的产褥期泌尿系感染可参照本病辨证治疗。

【病因病机】

本病主要病机是膀胱气化失司，水道不利。

1. 湿热蕴结 产后血室正开，胞脉空虚，若摄生不慎，外阴不洁，或多次导尿消毒不严，或产时不顺，阴部创伤，秽浊湿热之邪乘虚入侵膀胱，或过食辛辣肥甘厚腻，酿成湿热，流注膀胱，气化不利，致小便淋痛。

2. 肾阴亏虚 素体肾虚，复因产时、产后失血伤阴，肾阴亏虚，虚火旺盛，热灼膀胱，气化不利，致小便淋痛。

3. 肝经郁热 素体肝旺，复因产后失血伤阴，肝失所养，或产后情志所伤，肝失条达，气机郁滞，郁而化火，气火郁于下焦，热移膀胱，气化失司，致小便淋痛。

【诊断】

1. 病史 多有产后尿潴留，多次导尿史；外阴伤口愈合不良，或分娩及产后失血过多史；或情志所伤史。

2. 症状 以产后出现尿频、尿急、淋沥涩痛为主要症状。

3. 辅助检查

（1）妇科检查 可见外阴伤口愈合不良，尿道口、阴道口充血。

（2）辅助检查 尿常规检查可见白细胞、脓球，甚则红细胞；尿细菌培养可见致病菌。

【鉴别诊断】

产后小便淋痛应与尿血、尿浊相鉴别。

1. 尿血 尿血者以小便出血、尿色红赤为特点，尿常规检查红细胞多，甚至满视野，但无尿痛感。产后小便淋痛则尿意频急、淋沥涩痛。

2. 尿浊 尿浊者产后小便混浊，色白如泔浆，但无排尿淋沥涩痛感。

【辨证论治】

（一）辨证要点

产后小便淋痛以尿频、尿急、淋沥涩痛为主要特点，病位在膀胱，病性为热，故临床辨证主要根据全身症状和舌脉以分虚实。实证者多见小便涩痛，尿黄赤色深，伴口渴心烦，舌红，苔黄腻，脉滑数；虚证者多见小便短涩，淋沥灼痛，伴腰酸，手足心热，头晕耳鸣，舌红，少苔，脉细数。

（二）治疗原则

本病以热证、实证居多，临证以清热通淋为主，根据虚实的不同，实则清利，虚则补益。但鉴于产后多虚多瘀的特点，清热不可过于苦寒，除湿不宜过于通利，补虚不忘化瘀。

（三）分型论治

1. 湿热蕴结证

主要证候：产时不顺，产后突感小便频急，淋沥不畅，灼热刺痛，小腹疼痛胀急，尿黄赤或混浊；口渴不欲饮，心烦；舌红，苔黄腻，脉滑数。

证候分析：产后血室正开，胞脉空虚，若多次导尿或摄生不慎，外阴不洁，感染湿热之邪，或过食辛辣肥厚之品，积湿生热，湿热下注膀胱，致小便淋痛，小腹疼痛胀急，尿黄赤或混浊；湿热熏蒸，则口渴，心烦。舌红，苔黄腻，脉滑数，均为湿热内蕴之象。

治法：清热利湿通淋。

方药：加味五淋散（方见妊娠小便淋痛）加益母草。

若热伤胞络，尿色红赤者，加小蓟、地榆、白茅根、益母草、旱莲草以清热利尿止血；若口舌生疮，心烦者，加竹叶以清心除烦；若小便混浊者，加萆薢、石菖蒲以分清泌浊；若肝经郁热，口苦便干，心烦易怒者，加龙胆草、茵陈以清肝泄热；若口渴引饮，舌红少津者，加知母、玉竹、石斛以养阴生津。

2. 肾阴亏虚证

主要证候：产后小便频数淋沥，尿道灼热疼痛，尿少，尿色深黄；五心烦热，腰膝酸软，头晕耳鸣；舌红，少苔，脉细数。

证候分析：素体肾阴不足，复因分娩失血伤阴，肾阴愈亏，阴虚火旺，移热膀胱，气化失常，致小便频数；热灼津液，水道不利，故小便淋沥不爽，尿道灼热疼痛；腰酸膝软，头晕耳鸣，五心烦热，为肾阴亏虚，阴虚火旺之症；舌红，少苔，脉细数，均为肾阴亏虚之象。

治法：滋肾养阴通淋。

方药：知柏地黄丸（方见经间期出血）加猪苓、川牛膝。

若虚火内盛，潮热明显者，加地骨皮、生地黄、玄参以滋阴清热；心烦少寐者，加酸枣仁、柏子仁以滋阴安神，交通心肾；尿中带血者，加白茅根、小蓟等以清热凉血止血。

3. 肝经郁热证

主要证候：产后小便艰涩而痛，余沥不尽，尿色红赤；情志抑郁或心烦易怒，小腹胀满，甚或两胁胀痛，口苦咽干，大便干结；舌红，苔黄，脉弦数。

证候分析：素体肝旺，复因产后失血伤阴，肝失所养，或产后情志所伤，肝郁气滞，郁而化火，气火郁于下焦，移热膀胱，气化失司，致小便淋痛；热灼津液，故尿色红赤；经气不舒，则情志抑郁；心烦易怒，小腹胀满，甚则两胁胀痛，口苦咽干，大便干结，以及舌、脉，均为肝郁化火之证。

治法：疏肝清热通淋。

方药：沉香散（《医宗必读》）。

沉香散：沉香　石韦　滑石　瞿麦　冬葵子　当归　王不留行　赤芍　白术　甘草

沉香散主治气淋。方中沉香理气行滞；石韦、滑石、瞿麦、冬葵子行水通淋；当归、赤芍、王不留行养血化瘀；白术健脾行水；甘草缓急止痛，调和诸药。

若小腹胀满，胸胁胀痛明显者，加青皮、柴胡、枳壳以疏肝理气止痛；若恶露日久不止，小腹疼痛者，加益母草、炒蒲黄、五灵脂以化瘀止痛。

【其他疗法】

针刺　取中极、三阴交、阴陵泉、膀胱俞等穴，针刺行泻法，不宜灸。适用于湿热瘀结之产后小便淋痛。

【临证要点】

注意孕期与产褥期卫生，保持外阴清洁，预防感染湿热之邪。积极治疗产后小便不通，若确需导尿，必须严格无菌操作。鼓励产妇多喝水，饮食宜清淡，忌食肥甘辛辣之品。尿常规检查白细胞、红细胞数值高甚至有脓球，伴有发热，当及时抗感染治疗。临床辨证治疗时，以通为主，但不可滥用通利之品；另外，应当酌情选用滋阴之品以防过利伤阴，更耗气伤津。尚须注意产后多虚多瘀的特点，清热不可过于苦寒，除湿不宜过于通利，补虚不忘化瘀，免犯虚虚实实之戒。

【预后与转归】

本病预后与证型和病情的轻重有关，一般初起证轻，多易治愈。但少数病重者，可热入营血，出现高热等，治疗不及时可日久不愈或反复发作。

【文献举要】

《三因极一病证方论·淋闭证治》：诸治产前后淋闭，其法不同：产前当安胎，产后当去血……为治则一，但量其虚实而用之。瞿麦、蒲黄，最为产后要药。唯当寻其所因，则不失机要矣。

《傅青主女科·产后编》：由产后虚弱，热客于脬中，内虚频数，热则小便淋涩作痛，曰淋。茅根汤，凡产后冷热淋并治之。

【思考题】

1. 产后小便淋痛的病机要点是什么？
2. 产后小便淋痛的辨证论治思路是什么？

第十节　产后乳汁异常

一、缺乳

哺乳期内，产妇乳汁甚少，或无乳可下，称为"缺乳"，又称"乳汁不足""乳汁不行"。

《诸病源候论》最早列有"产后乳无汁候"，其云："妇人手太阳、少阴之脉，下为月水，上为乳汁……既产则水血俱下，津液暴竭，经血不足者，故无乳汁也。"

本病的特点是产妇哺乳期完全无乳或乳汁甚少，不足以喂养婴儿。多发生在产后 2~3 日至半个月内，也可发生在整个哺乳期。

西医学产后缺乳、泌乳过少等可参照本病辨证治疗。

【病因病机】

缺乳的主要病机为乳汁化源不足，无乳可下；或乳汁运行受阻，乳不得下。

1. 气血虚弱　素体气血亏虚，或脾胃虚弱，气血生化不足，或产后操劳过度，耗伤气血，复因分娩失血耗气，以致气血虚弱，不能化生乳汁，因而乳汁甚少或无乳可下。

2. 肝郁气滞　素性抑郁，加之产时失血，肝失所养，肝郁更甚；或产后情志不遂，肝失条达，气机不畅，致乳络不通，乳汁运行不畅，因而缺乳。

此外，精神紧张、劳逸失常、营养不良或哺乳方法不当等，均可造成乳汁分泌不足。

【诊断】

1. 病史　素体气血不足，或脾胃虚弱，或素性抑郁，或产后情志不遂，或产时、产后失血过多等。

2. 症状　哺乳期乳汁甚少，不足以喂养婴儿，或乳汁全无。

3. 检查　乳腺发育正常，乳房柔软，不胀不痛，挤出乳汁点滴而下，质稀；或乳房胀满而痛，挤压乳汁难出，质稠；或有乳腺发育不良者。此外，还应注意有无乳头凹陷和乳头皲裂造成的哺乳困难而致乳汁壅塞不通。

【鉴别诊断】

本病应与乳痈相鉴别。乳痈有初起乳房红、肿、热、痛，恶寒发热，继之化脓成痈等特征。

【辨证论治】

（一）辨证要点

缺乳有虚实两端，如乳汁清稀，乳房柔软，属虚证，多为气血虚弱；若乳汁浓稠，乳房胀硬疼痛，属实证，多为肝郁气滞。

（二）治疗原则

治疗以调理气血，通络下乳为主。虚者补益气血，实者疏肝解郁，均宜佐以通乳之品。

（三）分型论治

1. 气血虚弱证

主要证候：产后乳少，甚或全无，乳汁清稀，乳房柔软，无胀感；面色少华，倦怠乏力，神疲食少；舌质淡，苔薄白，脉细弱。

证候分析：气血虚弱，乳汁化源不足，无乳可下，故乳少或全无，乳汁清稀；乳汁不充，乳腺空虚，故乳房柔软，无胀感；气虚血少，不能上荣头面、四肢，故面色少华，倦怠乏力；阳气不振，脾虚失运，故神疲食少。舌质淡，苔薄白，脉细弱，均为气血虚弱之征。

治法：补气养血，佐以通乳。

方药：通乳丹（《傅青主女科》）。

通乳丹：人参　黄芪　当归　麦冬　木通　桔梗　猪蹄

通乳丹主治产后气血两虚，乳汁不下。方中人参、黄芪补气；当归、麦冬养血滋阴增液；桔梗、木通利气通络；猪蹄补血滋养通乳。全方共奏补气养血，通络下乳之功。

若食少便溏者，加炒白术、茯苓、炒扁豆健脾渗湿；头晕心悸者，加阿胶、白芍、何首乌养血安神。

2. 肝郁气滞证

主要证候：产后乳少，甚或全无，乳汁浓稠，乳房胀硬、疼痛；胸胁胀满，情志抑郁，食欲不振；舌质正常，苔薄黄，脉弦或弦数。

证候分析：情志不舒，肝气郁结，气机不畅，乳络受阻，故乳汁少或全无；乳汁壅滞，运行受阻，故乳房胀满而痛，乳汁浓稠；肝经布胁肋，肝气郁结，疏泄不利，故胸胁胀满；肝气不疏，故情志抑郁；肝气犯胃，脾胃受累，故食欲不振。舌质正常，苔薄黄，脉弦或弦数，均为肝郁气滞之征。

治法：疏肝解郁，通络下乳。

方药：下乳涌泉散（《清太医院配方》）。

下乳涌泉散：柴胡　青皮　当归　白芍　川芎　生地黄　天花粉　白芷　穿山甲　王不留行　漏芦　通草　桔梗　甘草

下乳涌泉散主治产妇乳汁不行。方中柴胡、青皮疏肝解郁；当归、白芍、川芎养血行血；生地黄、天花粉补血滋阴；白芷入阳明，气芳香以散风通窍；穿山甲、王不留行、漏芦通络下乳；桔梗、通草理气通络；甘草调和诸药。全方共奏疏肝理气，补血养血，通络行乳之效。

若乳房胀痛甚者，酌加橘络、丝瓜络、香附以增理气通络，行气止痛之效；乳房胀硬疼痛，局部有热感，触之有块者，加蒲公英、夏枯草、赤芍、路路通以清热散结通络；若乳房红肿掣痛，伴高热恶寒，或乳房结块有波动感者，应按"乳痈"诊治。

【其他疗法】

1. 中成药治疗

（1）补血生乳颗粒每次 4g，每日 2 次，温开水冲服。适用于气血虚弱者。

（2）下乳涌泉散每次 1 袋（30g），水煎 2 次，煎液混合后分 2 次口服。适用于肝郁气滞者。

2. 针灸治疗　主穴膻中、乳根；配穴少泽、天宗、合谷。

3. 局部熏洗　局部用陈皮煎水外敷乳房，或用热水、葱汤熏洗乳房，以宣通气血。

4. 饮食疗法　①猪蹄 2 只，通草 24g，同炖，去通草，食猪蹄饮汤。②生黄芪 30g，当归 9g，炖猪蹄。③鸡血藤、红枣、桑寄生，煎水代茶饮。

【临证要点】

产后缺乳有虚实两证。虚者，气血虚弱，乳汁化源不足，无乳可下；实者，肝气郁滞，乳汁排出不畅。治疗以调理气血，通络下乳为主。虚者，补益气血，同时佐以滋液之品，以增乳汁之化源；实者，疏肝解郁，佐以补血之品，以养血调肝。然而无论虚实，均宜佐以通络下乳之品，以助乳汁分泌。

【预后与转归】

本病无论虚实，预后均较好。若治疗及时，脾胃功能、气血津液恢复正常，则乳汁可下；但若身体虚弱，虽经治疗，乳汁无明显增加或先天乳腺发育不良"本生无乳者"，则疗效不佳；若肝气郁滞，乳汁壅滞，经治疗乳汁仍然排出不畅，化热成脓，可发展为乳痈。

【文献举要】

《傅青主女科·产后》：妇人产后绝无点滴之乳，人以为乳管之闭也，谁知是气与血之两涸乎！夫乳乃气血之所化而成也，无血固不能生乳汁，无气亦不能生乳汁。然二者之中，血之化乳，又不若气之所化为尤速。新产之妇，血已大亏，血本自顾不暇，又何能以化乳？乳全赖气之力，以行血而化之也。今产后数日，而乳不下点滴之汁，其血少气衰可知。气旺则乳汁旺，气衰则乳汁衰，气涸则乳汁亦涸，必然之势也。世人不知大补气血之妙，而一味通乳，岂知无气则乳无以化，无血则乳无以生……治法宜补气以生血，而乳汁自下，不必利窍以通乳也。方名通乳丹。

【思考题】

1. 如何理解缺乳的病机病机？
2. 缺乳如何辨证论治？

二、乳汁自出

哺乳期内，产妇乳汁不经婴儿吸吮而自然流出者，称"乳汁自出"，亦称"漏乳"。

本病始见于《诸病源候论·产后乳汁溢候》："经血盛者，则津液有余，故乳汁多而溢出也。"《妇人大全良方》指出"产后乳汁自出"乃"胃气虚"之故。《校注妇人良方》则进一步提出本病除"气血俱虚"外，"肝经血热""肝经怒火"亦可引起乳汁自溢。

若乳母身体健壮，气血旺盛，乳汁充沛，乳房饱满，由满而溢，或断乳之时乳汁难断而自出者，均不属病态。

西医学产后溢乳可参照本病辨证治疗。

【病因病机】

本病主要病机为胃气不固，气虚失摄；或肝经郁热，迫乳外溢。

1. 气虚失摄　因产耗气失血，中气不足；或饮食劳倦伤脾，脾胃虚弱，摄纳无权，而致乳汁随化随出。

2. 肝经郁热　产后情志抑郁，郁久化火；或大怒伤肝，肝火亢盛，火盛令肝疏泄太过，迫乳外溢，而致本病。

【诊断】

1. 病史　素体脾胃虚弱，劳倦过度，或素性抑郁，五志过极化火。

2. 症状　产妇在哺乳期中，乳汁不经婴儿吸吮或挤压而自然溢出。

3. 检查　双侧乳头或一侧乳头乳汁点滴而下，乳汁清稀或浓稠，渗湿衣衫。乳头未见皲裂，乳房柔软或胀满。

【鉴别诊断】

本病应与乳泣及闭经泌乳综合征之乳汁自出相鉴别。

1. 乳泣　为妊娠期间乳汁自然溢出。发生在产前而非产后。

2. 闭经泌乳综合征　产后停止哺乳仍长时间溢乳，常同时伴有闭经；或非妊娠、非产后以泌乳与闭经同时出现为特征，与垂体功能异常有关。

【辨证论治】

(一)辨证要点

本病分虚实两端。应根据乳房有无胀痛、是否柔软及乳汁稀稠进行辨证。乳汁清稀，乳房柔软者，为气虚失摄；乳汁浓稠，乳房胀痛者，为肝经郁热。

（二）治疗原则

本病治法，虚者宜补气摄乳；实者宜清热敛乳。

（三）分型论治

1. 气虚失摄证

主要证候：产后乳汁自出，量少，质清稀，乳房柔软无胀感；面色少华，神疲乏力；舌质淡，苔薄白，脉细弱。

证候分析：产后气血虚弱，中气不足，胃气不固，摄纳无权，乳汁失约，故乳汁自出；气血不足，乳汁化源匮乏，故乳少，质清稀；乳汁外溢，乳房空虚，故乳房柔软无胀感；气虚血少，不能上荣于面，故面色少华；中气不足，则神疲乏力。舌质淡，苔薄白，脉细弱，均为气血虚弱之征。

治法：补气养血，佐以固摄。

方药：补中益气汤（方见月经先期）加芡实、五味子。

2. 肝经郁热证

主要证候：产后乳汁自出，量多，质稠，乳房胀痛；胸胁胀满，情志抑郁或烦躁易怒，口苦咽干，便秘尿黄；舌质红，苔薄黄，脉弦数。

证候分析：肝郁化热，迫乳外溢，故乳汁自出而量多；热灼乳汁，故质稠；肝气郁滞，肝失条达，气机不畅，故乳房胀痛，胸胁胀满；肝郁化火，故烦躁易怒；热伤津液，故口苦咽干，便秘尿黄。舌质红，苔薄黄，脉弦数，均为肝经郁热之征。

治法：疏肝解郁，清热敛乳。

方药：丹栀逍遥散（方见月经先期）去生姜，加生地黄、夏枯草、生牡蛎。

【其他疗法】

1. 中成药治疗

（1）补中益气丸每次9g，每日2~3次，口服。适用于气虚失摄者。

（2）加味逍遥丸每次9g，每日2次，口服。适用于肝经郁热证者。

2. 针灸治疗
主穴取膻中、气海、少泽、乳根、膈俞、行间固摄止乳。加足三里、脾俞、胃俞、肺俞、心俞补脾益气，固摄止乳，针用补法加灸，适用于气虚失摄证；加太冲、中都、期门、肝俞、肩井、足临泣以疏肝解郁止乳，针灸并用，针用泻法，适用于肝经郁热证。

3. 饮食疗法

（1）麦芽蝉衣汤 麦芽60g，蝉衣6g，白糖适量。水煎去渣，入白糖，日服3~4次。

（2）山楂神曲饮 山楂10g，神曲10g，红糖适量。山楂、神曲煎汤去渣，入红糖，分3次服完。

【临证要点】

本病临床辨证时应注意乳汁量、质及乳房柔软或胀痛等要点。治疗以敛乳为主。虚证以补气为主，养血为辅，但补血不宜过于滋腻，以防碍胃伤脾；实者疏肝清热，凉血敛乳。

【预后与转归】

本病一般预后良好。及时治疗，加强营养，多可痊愈。但若溢出为血性液，乳房有块者，应警惕乳癌。

【文献举要】

《景岳全书·妇人规》：产后乳自出，乃阳明胃气之不固，当分有火无火而治之。无火而泄不止，由气虚也，宜八珍汤、十全大补汤；若阳明血热而溢者，宜保阴煎或四君子汤加栀子；若肝经怒火上冲，乳胀而溢者，宜加减一阴煎。

《医宗金鉴·妇科心法要诀》：产后乳汁暴涌不止者，乃气血大虚，宜十全大补汤，倍用人参、黄芪。若食少乳多，欲回其乳者，宜免怀散，即红花、归尾、赤芍、牛膝也。若无儿食乳，欲断乳者，用麦芽炒熟，熬汤作茶饮之。

【思考题】

请简述产后乳汁自出的辨证论治。

附：回乳

若产妇不欲哺乳，或产妇体质虚弱，或因病不宜授乳，或已到断乳之时，可予回乳。常用方法如下。

1. 炒麦芽 60～120g，水煎代茶饮。
2. 免怀散（《济阴纲目》）：红花、赤芍、当归尾、川牛膝水煎服，连服 3～7 剂。
3. 皮硝 120g 装于布袋，排空乳汁后，敷于乳部（暴露乳头），扎紧，待湿后更换。
4. 针刺足临泣、光明、悬钟等穴位，两侧交替，每日 1 次，7 日为 1 疗程。

第十一节 产后情志异常

产妇在产褥期出现精神抑郁，沉默寡言，情绪低落，或心烦不安，失眠多梦，或神志错乱，狂言妄语等症者，称为"产后情志异常"，通常在产后 2 周出现症状。

《诸病源候论·产后风虚癫狂候》较早论述了类似病证："产后血气俱虚，受风邪入并于阴则癫忽发……邪入并于阳则狂，发则言语倒错，或自高贤，或骂詈不避尊卑是也。"《妇人大全良方》较广泛地论述相关病证，分列有"产后癫狂""产后狂言谵语如有神灵""产后不语""产后乍见鬼神"等方论，为后世奠定了基础。

西医学的产褥期抑郁症，可参照本病辨证治疗。

【病因病机】

本病主要发病机制为产后多虚，心血不足，心神失养；或情志所伤，肝气郁结，肝血不足，魂失潜藏；或产后多瘀，瘀血停滞，上攻于心。

1. 心血不足 素体血虚，或产后失血过多，或产后思虑太过，所思不遂，心血暗耗，血不养心，心神失养，故致产后情志异常。

2. 肝气郁结 素性忧郁，胆怯心虚，气机不畅，复因产后情志所伤或突受惊恐，加之产后血虚，肝血不足，肝不藏魂，魂不守舍，而致产后情志异常。

3. 血瘀 产后元气亏虚，复因劳倦耗气，气虚无力运血，血滞成瘀，或产时、产后感寒，寒凝血瘀,或产后胞宫瘀血停滞,败血上攻,扰乱心神,神明失常,而致产后情志异常。

【诊断】

1. 病史　产时或产后失血过多,产后忧愁思虑,过度劳倦,或素性抑郁,以及既往有精神病史、难产史。

2. 症状　精神抑郁,情绪低落,伤心落泪,默默不语,悲观厌世,失眠多梦,易感疲乏无力,或内疚、焦虑、易怒,甚则狂言妄语,如见鬼神,喜怒无常,哭笑不休,登高弃衣,不认亲疏等。多在产后2周内发病,产后4~6周症状逐渐明显。

3. 检查

(1) 妇科检查　多无明显异常变化。

(2) 辅助检查　血常规检查正常或血红蛋白低于正常。

【鉴别诊断】

本病与产后神经衰弱相鉴别。产后神经衰弱主要表现为失眠、多梦、记忆力下降及乏力等,经充分休息,可较快恢复。

【辨证论治】

(一) 辨证要点

应重视产后多虚多瘀及气血变化的特点,根据产后全身症状及舌脉,辨明虚实及在气在血,分而治之。产后情绪低落,忧郁焦虑,悲伤欲哭,不能自制,心神不安,失眠多梦,气短懒言,舌淡,脉细者,多属虚;产后忧郁寡欢,默默不语,失眠多梦,神志恍惚,狂言妄语,舌暗有瘀斑,苔薄,脉弦或涩,多属实。

(二) 治疗原则

治疗以调和气血,安神定志为主。同时配合心理治疗。

(三) 分型论治

1. 心血不足证

主要证候:产后精神抑郁,沉默寡言,情绪低落,悲伤欲哭,心神不宁,失眠多梦,健忘心悸,恶露量多;神疲乏力,面色苍白或萎黄;舌质淡,苔薄白,脉细弱。

证候分析:产后失血过多,或思虑太过,所思不遂,心血暗耗,心失所养,神明不守,血虚不能养神,神不足则悲,故产后精神抑郁,沉默寡言,情绪低落,悲伤欲哭,心神不宁,失眠多梦,健忘心悸;血虚气弱,肌肤失养,故神疲乏力,面色苍白或萎黄。舌质淡,苔薄白,脉细弱,均为血虚之征。

治法:养血滋阴,补心安神。

方药:天王补心丹(方见绝经前后诸证)。

2. 肝气郁结证

主要证候:产后心情抑郁,或心烦易怒,心神不安,夜不入寐,或恶梦纷纭,惊恐易醒;恶露量或多或少,色紫暗,有血块;胸胁、乳房胀痛,善太息;舌淡红,苔薄,脉弦或弦细。

证候分析:素性忧郁,产后复因情志所伤,肝郁胆虚,魂不归藏,故心神不安,夜不入寐,或恶梦多而易惊醒;肝郁气滞,气机失畅,故胸胁、乳房胀痛,善太息;肝郁化火,则心烦易怒;肝气郁结,疏泄失调,故恶露量或多或少,色紫暗,有血块。舌淡红,苔薄,脉弦或弦细，为肝郁之象。

治法：疏肝解郁，镇静安神。

方药：逍遥散（方见月经先后无定期）加夜交藤、合欢皮、磁石、柏子仁。

3. 血瘀证

主要证候：产后抑郁寡欢，默默不语，神思恍惚，失眠多梦；或神志错乱，狂言妄语，如见鬼神，喜怒无常，哭笑不休；恶露不下，或下而不畅，色紫暗，有血块，小腹疼痛，拒按，面色晦暗；舌质紫暗，有瘀斑，苔白，脉弦或涩。

证候分析：产后气血虚弱，劳倦过度，气血运行无力，血滞成瘀，或情志所伤，气滞血瘀，或胞宫内败血停滞，瘀血上攻，闭于心窍，神明失常，故产后抑郁寡欢，默默不语，失眠多梦，神思恍惚；败血成瘀，瘀攻于心，心神失常，故神志错乱，狂言妄语，如见鬼神，喜怒无常，哭笑不休；瘀血内阻，"不通则痛"，故恶露不下，或下而不畅，色紫暗，有血块，小腹疼痛，拒按。面色晦暗及舌脉，均为血瘀之征。

治法：活血化瘀，镇静安神。

方药：癫狂梦醒汤（《医林改错》）加龙骨、牡蛎、酸枣仁。

癫狂梦醒汤：桃仁　赤芍　柴胡　香附　青皮　陈皮　大腹皮　桑白皮　苏子　木通　半夏　甘草

癫狂梦醒汤主治癫狂，哭笑不休，詈骂歌唱，不避亲疏者。方中重用桃仁、赤芍活血化瘀；柴胡、香附理气解郁；青皮、陈皮、大腹皮、桑白皮、苏子行气降气；木通泻火行水，通血脉；半夏、甘草和胃调中；加龙骨、牡蛎、酸枣仁镇静安神。诸药合用，共奏活血化瘀，镇静安神之效。

【其他疗法】

1. 中成药治疗

（1）天王补心丹每次1丸，每日2次，口服。适用于心血不足证。

（2）逍遥丸每次1丸，每日2次，口服；或水丸，每次6~9g，每日1~2次，口服。适用于肝气郁结证。

2. 针灸治疗

（1）取穴肝俞、肾俞、关元、气海、三阴交等穴，用补法并加艾灸。适用于心血不足证。

（2）取穴肝俞、心俞、内关、神门、三阴交等穴，用泻法。适用于肝气郁结证。

3. 心理治疗　建立良好、融洽的家庭环境氛围，给予患者足够的社会支持和重视。了解患者的心理状态和个性特征，设身处地为患者着想，循循善诱，缓解其精神压力。必要时配合使用其他心理治疗方法。

【临证要点】

产后情志异常包括产后抑郁，以及"产后发狂""产后癫狂""产后乍见鬼神"等病证。本病以发病急、症状经过多样性为特点。其主要病因病机与产褥期生理有关。治宜调和气血，安神定志，且须配合心理治疗。《妇人大全良方》曰："改易心志，用药扶持。"即是用心理治疗先医其心，然后根据病情用药物调整，心态复常，才能取得较好的疗效。

【预后与转归】

本病初起，经过药物及心理治疗，预后良好。若治不及时，产妇可出现自杀倾向或杀害婴儿，影响夫妻关系及整个家庭。再次妊娠约有 20% 复发率，其第二代的认知能力可能受一定的影响。

【文献举要】

《陈素庵妇科补解·产后众疾门》：产后恍惚，由心血虚而惶惶无定也。心在方寸之中，有神守焉，失血则神不守舍，故恍惚无主，似惊非惊，似悸非悸，欲安而忽烦，欲静而反扰，甚或头旋目眩，坐卧不安，夜则更加，饥则尤剧，宜天王补心丹。

《万氏妇人科·产后章》：心主血，血去太多，心神恍惚，睡眠不安，言语失度，如见鬼神，俗医不知以为邪祟，误人多矣。茯神散主之……如心下胀闷，烦躁混乱，狂言妄语，如见鬼神者，此败血停积，上干于心，心不受触，便成此症，芎归泻心汤主之。

【思考题】

1. 请简述产后情志异常的病因病机。
2. 产后情志异常如何辨证论治？

第十章　妇科杂病

凡不属经、带、胎、产和前阴疾病范畴，而又与女性解剖、生理特点有密切关系的疾病，称为"妇科杂病"。

常见的妇科杂病有不孕症、癥瘕、阴挺、阴痒、阴疮、盆腔炎性疾病、子宫内膜异位症和子宫腺肌病、多囊卵巢综合征等。妇科杂病，临床证候不同，病因病机各异。就病因而论，总结有三：其一，起居不慎，感受外邪；其二，脏腑气血阴阳失调，其三，禀赋不足，或情志因素、心理因素、环境刺激等导致疾病的产生。由于机体的脏腑、经络、气血功能失调，各种疾病趁机而生，妨碍健康。

妇科杂病病情多变，治疗必须以脏腑、经络、气血为核心辨证施治。其治疗要点是：不孕症宜温养肾气、调理冲任气血为主；癥瘕宜理气散结，破血消瘀，然必察正气盛衰，酌用攻补；阴挺宜补气升提为主，夹湿热者又宜清热渗湿；阴痒、阴疮因湿而致病者宜健脾化湿，或清热利湿；盆腔炎性疾病宜根据病情的急慢性不同，分别施以清热化湿，活血化瘀等，必须按寒、热、虚、实证的不同辨证用药；子宫内膜异位症和子宫腺肌病、多囊卵巢综合征属于妇科现代疾病谱的疑难病症，临证则个体化方案，辨证论治，随证加减，灵活变通。

总之，对妇科杂病的治疗，只要从整体观念出发，施以辨证治疗，可以收到满意疗效。

第一节　不孕症

女子未避孕，性生活正常，与配偶同居 1 年而未孕者，称为不孕症。从未妊娠者为原发性不孕，《备急千金要方》称为"全不产"；曾经有过妊娠者继而未避孕 1 年以上未孕者为继发性不孕，《备急千金要方》称为"断绪"。

不孕之名首载于《周易》，其曰："妇三岁不孕。"《素问·骨空论》指出"督脉者……此生病……其女子不孕"，阐述其发病机理。《神农本草经》中有紫石英治疗"女子风寒在子宫，绝孕十年无子"及当归治疗"绝子"的记载。《诸病源候论》列"月水不利无子""月水不通无子""子脏冷无子""带下无子""结积无子"等"夹疾无子"病源。《备急千金要方·求子》称"凡人无子，当为夫妻俱有五劳七伤、虚羸百病所致，故有绝嗣之殃"，提出"男服七子散，女服紫石门冬丸"，明确指出夫妇双方均可导致不孕，治法有创新。《格致余论·受胎论》谓："男不可为父，得阳气之亏者也；女不可为母，得阴气之塞者也。"《丹溪心法·子嗣》中述及肥盛妇人痰湿闭塞子宫和怯瘦妇人子宫干涩不能妊娠的证治，影响颇大。《广嗣纪要·择配篇》提及"五不女"（螺、纹、鼓、角、脉），认识到女子先天生理缺陷和生殖器官畸形可致不孕。《景岳全书·妇人规》言："种子之方，本无定轨，因人而药，各有所宜。"强调治疗不孕症应辨证论治。《傅青主女科·种子》列有种子十条，注重从肝肾论治不孕症，创制的养精种玉汤、温胞饮、开郁种玉汤等至今为临床常用。

西医学不孕症女方因素多由排卵障碍、输卵管因素、子宫、阴道、外阴等所致，其他如免疫因素、男方因素、不明原因等也可参照本病辨证治疗。

【病因病机】

本病主要病机为肾气不足，冲任气血失调。

1. 肾虚　先天不足，或房劳多产，或久病大病，或年逾五七，肾气亏虚，精不化血，则冲任虚衰，难以受孕；素体阳虚或寒湿伤肾，肾阳不足，胞宫失煦，则冲任虚寒，不能成孕；肾阴素虚，或久病耗损真阴，天癸乏源，胞宫失养，冲任血海空虚，或阴虚内热，热扰冲任，乃致不孕。如《女科经纶·嗣育门》引朱丹溪语："妇人久无子者，冲任脉中伏热也……其原必起于真阴不足，真阴不足，则阳胜而内热，内热则荣血枯。"

2. 肝气郁结　情志不畅，或盼子心切，肝郁气滞，疏泄失常，气血失调，冲任失和，胎孕不受。《景岳全书·妇人规》曰："产育由于血气，血气由于情怀，情怀不畅则冲任不充，冲任不充则胎孕不受。"

3. 痰湿内阻　思虑劳倦，或肝木犯脾，伤及脾阳，健运失司，水湿内停，湿聚成痰，冲任壅滞，而致不孕；或素体肥胖，嗜食肥甘，躯脂满溢，痰湿内盛，胞脉受阻，致令不孕。《傅青主女科·种子》言："妇人有身体肥胖，痰涎甚多，不能受孕者。人以为气虚之故，谁知是湿盛之故乎……而肥胖之湿，实非外邪，乃脾土之内病也。"

4. 瘀滞胞宫　经行产后，摄生不慎，邪入胞宫致瘀；或寒凝血瘀，或热灼血瘀，或气虚运血无力致瘀，瘀滞冲任、胞宫，以致不孕。《诸病源候论·妇人杂病诸候》"结积无子候"引养生方说："月水未绝，以合阴阳，精气入内，令月水不节，内生积聚，令绝子。"

【诊断】

不孕症是一种生育障碍状态，可由多种原因导致。通过夫妇双方全面检查，寻找病因，是诊断不孕症的关键。

1. 病史　询问患者年龄、婚史、同居时间、配偶健康状况、性生活情况、月经史及产育史，还需了解既往史及家族史，尤需注意有无结核、甲状腺疾病、糖尿病及盆腹腔手术史。

2. 症状　未避孕，性生活正常，同居1年或曾孕育后未避孕1年而未孕。

3. 检查

（1）体格检查　观察身高、体重、第二性征发育、体毛分布及有无溢乳等。

（2）妇科检查　注意内外生殖器，有无发育畸形、炎症及包块等。

（3）辅助检查　①卵巢功能检查：了解排卵及黄体功能状态，包括基础体温测定、B超监测排卵、子宫颈黏液结晶检查、子宫内膜活检、血清生殖内分泌激素测定等。②输卵管通畅试验：常用子宫输卵管碘液造影术、子宫输卵管超声造影术及核磁共振子宫输卵管影像术。③免疫因素检查：包括生殖相关抗体，如抗精子抗体、抗子宫内膜抗体等。④宫腔镜检查：了解宫腔情况，诊断宫腔粘连、黏膜下肌瘤、内膜息肉、子宫畸形等。⑤腹腔镜检查：用于盆腔情况的诊断，直接观察子宫、输卵管、卵巢有无病变或粘连，直视下可行输卵管亚甲蓝通液，了解输卵管通畅度，且检查与治疗可同时进行。

【辨证论治】

(一) 辨证要点

主要根据月经、带下、全身症状及舌脉等综合分析，审脏腑、冲任、胞宫之病位，辨气血、寒热、虚实之变化。重视辨病与辨证相结合。

(二) 治疗原则

治疗以温养肾气，调理气血为主。调畅情志，择"的候"而合阴阳，以利于受孕。

(三) 分型论治

1. 肾虚证

（1）肾气虚证

主要证候：婚久不孕，月经不调或停闭，量多或少，色淡暗质稀；腰酸膝软，头晕耳鸣，精神疲倦，小便清长；舌淡，苔薄白，脉沉细，两尺尤甚。

证候分析：肾气不足，冲任虚衰，不能摄精成孕，而致不孕；冲任不调，血海失司，故月经不调或停闭，量或多或少；肾主骨生髓，腰为肾之府，肾虚则腰酸膝软，精神疲倦；肾开窍于耳，脑为髓海，髓海不足，则头晕耳鸣；气化失常，则小便清长，经色淡暗质稀。舌淡，苔薄白，脉沉细，均为肾气虚之象。

治法：补益肾气，调补冲任。

方药：毓麟珠（《景岳全书》）。

毓麟珠：当归 熟地黄 白芍 川芎 人参 白术 茯苓 炙甘草 菟丝子 杜仲 鹿角霜 川椒

毓麟珠主治妇人血气俱虚，经脉不调，不受孕者。方中四物汤补血，四君子汤益气；菟丝子、杜仲、鹿角霜温养肝肾；佐以川椒温督脉。全方既温养先天肾气以生精，又培补后天脾胃以生血，精血充足，胎孕乃成。

若经来量多者，加阿胶、炒艾叶固冲止血；若经来量少不畅者，加丹参、鸡血藤活血调经；若心烦少寐者，加柏子仁、夜交藤养心安神；腰酸腿软甚者，加续断、桑寄生补肾强腰。

（2）肾阳虚证

主要证候：婚久不孕，初潮延迟，月经后期，量少，色淡质稀，甚至停闭，带下量多，清稀如水；腰膝酸冷，性欲淡漠，面色晦暗，大便溏薄，小便清长；舌淡，苔白，脉沉迟。

证候分析：肾阳不足，冲任虚寒，胞宫失煦，故婚久不孕；阳虚内寒，天癸迟至，冲任血海空虚，故初潮延迟，月经后期，甚至闭经；阳虚水泛，湿注任带，故带下量多，清稀如水；肾阳虚外府失煦，则腰膝酸冷，火衰则性欲淡漠；火不暖土，脾阳不足，则大便溏薄；膀胱失约，则小便清长；肾阳虚衰，血失温养，脉络拘急，血行不畅，则面色晦暗，经少色淡质稀。舌淡，苔白，脉沉迟，均为肾阳虚之象。

治法：温肾助阳，调补冲任。

方药：温胞饮（《傅青主女科》）。

温胞饮：巴戟天 补骨脂 菟丝子 肉桂 附子 杜仲 白术 山药 芡实 人参

温胞饮主治下部冰冷不孕。方中巴戟天、补骨脂、菟丝子、杜仲温肾助阳；肉桂、附子补益命门；人参、白术益气健脾；山药、芡实补肾涩精。全方共奏温肾助阳，暖宫助孕之效。

若小便清长，夜尿多者，加益智仁、桑螵蛸补肾缩小便；性欲淡漠者，加紫石英、肉苁蓉温肾填精；血肉有情之品如紫河车、龟甲、鹿茸等，具补肾阴阳，通补奇经之效，可适时加味。

（3）肾阴虚证

主要证候：婚久不孕，月经先期，量少，色红质稠，甚或闭经，或带下量少，阴中干涩；腰酸膝软，头晕耳鸣，形体消瘦，五心烦热，失眠多梦；舌淡或舌红，少苔，脉细或细数。

证候分析：肾阴亏虚，冲任血海匮乏，胞宫失养，故致不孕；精血不足，则月经量少，甚或闭经；阴虚内热，热迫血行，故月经先期；血少津亏，阴液不充，任带失养，阴窍失濡，故带下量少，阴中干涩；腰为肾之府，肾虚则腰膝酸软；阴虚血少，清窍失荣，血不养心，故头晕耳鸣，失眠多梦；阴虚火旺，故形体消瘦，五心烦热，经色红质稠。舌淡或舌红，少苔，脉细或细数，均为肾阴虚之象。

治法：滋肾养血，调补冲任。

方药：养精种玉汤（《傅青主女科》）。

养精种玉汤：当归　白芍　熟地黄　山茱萸

养精种玉汤主治身瘦水亏火旺不孕。方中当归、白芍养血柔肝；熟地黄补益肾精；山茱萸滋养肝肾。全方具滋肾养血填精之功。

若胁肋隐痛，两目干涩者，加女贞子、旱莲草柔肝养阴；面色萎黄，头晕眼花者，加龟甲、紫河车填精养血；五心烦热，午后潮热者，加地骨皮、牡丹皮、知母滋阴清热。

2. 肝气郁结证

主要证候：婚久不孕，月经周期先后不定，量或多或少，色暗，有血块，经行腹痛，或经前胸胁、乳房胀痛；情志抑郁，或烦躁易怒；舌淡红，苔薄白，脉弦。

证候分析：肝气郁结，疏泄失常，冲任失和，故婚久不孕；气机不畅，血海蓄溢失常，故月经周期先后不定，量或多或少；气郁血滞，则经色暗，有血块；足厥阴肝经循少腹布胁肋，肝失条达，经脉不利，故经前胸胁、乳房胀痛；肝郁气滞，血行不畅，"不通则痛"，故经行腹痛；情怀不畅，郁久化火，故情志抑郁，或烦躁易怒。舌淡红，苔薄白，脉弦，均为肝郁之象。

治法：疏肝解郁，理血调经。

方药：开郁种玉汤《（傅青主女科》）。

开郁种玉汤：当归　白芍　牡丹皮　香附　白术　茯苓　天花粉

开郁种玉汤主治肝郁不孕。方中当归、白芍养血柔肝；白术、茯苓健脾培土；牡丹皮凉血活血；香附理气解郁；天花粉清热生津。全方共成疏肝健脾，养血种子之功。

若痛经较重者，加延胡索、生蒲黄、山楂化瘀止痛；心烦口苦者，加栀子、夏枯草清泄肝热；胸闷纳少者，加陈皮、砂仁健脾和胃；经前乳房胀痛明显者，加橘核、青皮、玫瑰花理气行滞。

3. 痰湿内阻证

主要证候：婚久不孕，月经后期，甚或闭经，带下量多，色白质黏；形体肥胖，胸闷呕恶，心悸头晕；舌淡胖，苔白腻，脉滑。

证候分析：素体脾虚，聚湿成痰，或肥胖之体，躯脂满溢，痰湿内盛，壅滞冲任，故婚久不孕；痰阻冲任、胞宫，气机不畅，故月经后期，甚或闭经；湿浊下注，则带下量多，质黏稠；痰浊内阻，饮停心下，清阳不升，则胸闷呕恶，头晕心悸。舌淡胖，苔白腻，脉滑，均为痰湿内停之象。

治法：燥湿化痰，理气调经。

方药：苍附导痰丸（方见月经后期）。

若带下量多者，加芡实、金樱子固涩止带；胸闷气短者，加瓜蒌、石菖蒲宽胸利气；心悸者，加远志祛痰宁心；月经后期，闭经者，加丹参、泽兰养血活血通经。

4. 瘀滞胞宫证

主要证候：婚久不孕，月经后期，量或多或少，色紫黑，有血块，可伴痛经；平素小腹或少腹疼痛，或肛门坠胀不适；舌质紫暗，边有瘀点，脉弦涩。

证候分析：瘀血内停，冲任阻滞，胞脉不通，故致不孕；冲任气血不畅，血海不能按时满溢，故月经周期延后，量少，色紫黑；瘀阻冲任，血不归经，则月经量多，有血块；血瘀气滞，"不通则痛"，故经行腹痛，或小腹、少腹疼痛，肛门坠胀不适。舌质紫暗，边有瘀点，脉弦涩，均为血瘀之象。

治法：活血化瘀，止痛调经。

方药：少腹逐瘀汤（方见痛经）。

若小腹冷痛者，加吴茱萸、乌药温经散寒；经血淋沥不止者，加茜草、三七粉化瘀止血；下腹结块者，加鳖甲、炮山甲散结消癥。

【其他疗法】

1. 中成药治疗

（1）滋肾育胎丸每次5g，每日3次，口服。适用于脾肾两虚证。

（2）右归丸每次1丸，每日3次，口服。适用于肾阳虚证。

（3）坤泰胶囊每次6g，每日2次，口服。适用于心肾不交证。

（4）逍遥丸每次9g，每日2次，口服。适用于肝气郁结证。

（5）定坤丹每次3.5~7g，每日2次，口服。适用于气血不足证。

（6）少腹逐瘀丸每次1丸，每日2次，口服。适用于瘀滞胞宫证。

2. 针灸治疗 对排卵障碍所致不孕症，应用针灸促进卵泡发育及排卵。体针取关元、中极、三阴交、子宫、气海、足三里等穴，随证加减；灸法以艾灸为主，取神阙、关元等为主穴。

另外，中药外敷热熨、肛门导入、穴位离子导入及导管介入等疗法，对输卵管性不孕有较好疗效，临证多以内治与外治法联合应用。

【临证要点】

不孕是生殖健康的不良事件，病因复杂，临床表现纷繁多样，可由多囊卵巢综合征、子宫内膜异位症、高泌乳素血症及盆腔炎性疾病后遗症等妇科疾病导致，亦与多种内、外科疾病密切相关。需详问病史，认真查体，明辨病因，分析病位。临床还要重视男方因素，提倡夫妇同诊。

助孕是中医妇科的优势与特色之一。"求子之道，莫如调经"，种子必先调经。肾藏精，主生殖，调经种子重在补肾；肝藏血，主疏泄，调经种子妙在疏肝；女子以血为本，调经种子贵在理血；兼有痰瘀互结，则祛瘀化痰，功在疏通。注重局部与整体相结合，形成了特色鲜明的临证思路与治疗方案，突出体现于两点：一是病证结合治疗。中医辨证与西医辨病相结合，加强治疗的针对性，如排卵障碍性不孕多责之于肾虚，涵盖的病种有异常子宫出血、多囊卵巢综合征、高泌乳素血症、未破裂卵泡黄素化综合征及卵巢早衰等，证型有肾虚血瘀、肾虚痰湿及肾虚肝郁，以补肾为主，兼以疏肝、化痰、活血；输卵管性不孕可由气滞、湿热、寒凝瘀滞等所致，治以活血化瘀通络，内服外治兼施；免疫性不孕以脾肾虚为本，痰瘀互结为标，补益脾肾祛瘀化痰取得较好的临床疗效；二是中西结合治疗。关键在于把握结合治疗的切入点，如中西医联合诱导排卵能提高临床妊娠率且降低副反应；宫腹腔镜联合中药治疗子宫内膜异位症及输卵管性不孕症；中医药联合辅助生殖技术亦展现出良好的应用前景，在提高卵细胞质量及改善子宫内膜容受性等方面均取得了长足的发展，对高龄不孕、反复种植失败等困扰助孕技术的瓶颈问题亦积累了较丰富的临床经验。

不孕症是影响夫妇双方身心健康的医学与社会问题。患者求子心切，常合并心理疾患，辅以心理治疗，建立良好的医患合作关系，可提高受孕率。

【预后与转归】

不孕症的预后与患者年龄、病史、病因及病程关系较为密切。年龄较轻、病因单一、病程短者疗效较好；年龄偏大、病因复杂、病程长者疗效欠佳。

【案例】

病案1　王某，女，32岁，医生。1976年4月5日初诊。

结婚4年多未孕。一向月经不调，周期35～50日不等，量或多或少，末次月经3月10日。经期少腹胀痛及腰酸。经北京、广州西医院诊断为多囊卵巢综合征，并使用克罗米芬治疗。经推荐，要求中医治疗。舌嫩红少苔，脉沉细。检查：外阴发育正常，未产式，阴毛较粗而密，阴道可容二指。宫颈光滑，子宫大小正常，中位。左侧可扪及卵巢增大如荔枝样。左乳晕有一黑毛约4cm，足毛较多。

诊断：①不孕症；②月经后期。

治法：补肾养血，行气调经。

方药：菟丝子30g，熟地黄20g，当归15g，川芎10g，党参15g，枳壳12g，怀牛膝15g，淫羊藿10g，肉苁蓉15g，枸杞子15g。嘱每次月经净后配服，2日1剂，留渣再煎，连服10剂。

以上方为基础，选用乌药、香附、何首乌、川楝子、白芍等适当加减化裁。经过半年的治疗，月经周期已基本恢复正常，30～35日为1个周期，经量中等，持续5～6日。仍嘱继续服药调治，按上方以桑椹、金樱子、黄精、女贞子等出入其间。1977年2月怀孕，孕后2个月曾因房事引起少量阴道流血的先兆流产症状，经治疗后胎元得以巩固，至年底安然产下一女婴，母女健康。

（摘录《罗元恺妇科经验集》）

病案2　张某，女，30岁，护士。1998年6月4日初诊。

结婚5年未孕。10岁初潮，月经周期25～30日，经期7～8日，末次月经5月24日，量多，色红，有血块，无腹痛。曾查血雄激素（T）、泌乳素（PRL）偏高，蝶鞍摄片及尿17-羟皮质类固醇、17-酮类固醇测定未见异常。B超监测排卵示卵泡发育不良。刻诊：月经周期第12天，乳头溢液，量少色清，口干，心烦易怒，腰酸，带下量少，舌红，苔薄腻，脉细弦。

诊断：不孕症。

中医辨证：脾肾亏虚，肝经郁火，冲任失资。

治法：治从经后期论，法以滋养肝肾，疏肝健脾。

方药：二至地黄丸合越鞠丸加减。女贞子、旱莲草、山药、山茱萸、牡丹皮、茯苓、续断、菟丝子各10g，牡蛎20g，苍术、香附各9g，陈皮6g。

服上方7剂后，患者乳房胀痛、口干症状有所好转，继以补肾调周为治疗大法，以恢复排卵，并配合疏肝理气以降低泌乳素。排卵期以补肾促排卵汤加减为主，以补肾促排卵。经前期患者自述易出现便溏，治以健脾补肾，疏肝和胃，方选健固汤合越鞠二陈汤加减。经期则治以理气活血调经法，以助经血排泄，方选越鞠丸合五味调经散加减。

患者经两个完整周期的调治后，未再出现乳头溢液，腰酸状况有所好转。1998年8月8日复诊时，基础体温高相19天，尿HCG（＋），遂转法为补肾养血，和胃安胎，以收全功。

（摘录《中国百年百名中医临床家丛书——夏桂成》）

【文献举要】

《圣济总录·妇人血气门》：妇人所以无子者，冲任不足，肾气虚寒也。

《女科经纶·嗣育门》：人之育胎，阳精之施也，阴血能摄之，精成其子，血成其胞，胎孕乃成。今妇人无子，率由血少不足以摄精也……瘦弱妇人，性躁多火，经水不调，不能成胎。以子宫干涩无血，不能摄受精血故也。

《傅青主女科·种子》：妇人有怀抱素恶而不能生子者，人以为天心厌之也，谁知是肝气郁结乎。

《医宗金鉴·妇科心法要诀》：女子不孕之故，由伤其任冲也。经曰：女子二七而天癸至，任脉通，太冲脉盛，月事以时下，故能有子。若为三因之邪伤其任冲之脉，则有月经不调、赤白带下、经漏、经崩等病生焉。或因宿血积于胞中，新血不能成孕，或因胞寒胞热，不能摄精成孕，或因体盛痰多，脂膜壅塞胞中而不孕。皆当细审其因，按证调治，自能有子也。

【思考题】

1. 如何理解"女子不孕之故，由伤其任冲也"？

2. 肾虚不孕症常见哪些分型？如何辨证论治？

3. 中医药在不孕症治疗中有何优势？

第二节　癥　瘕

癥瘕是指妇女小腹内的结块，伴有或胀，或痛，或满，并常致月经或带下异常，甚至影响生育的疾病。

《素问·骨空论》云："任脉为病，男子内结七疝，女子带下瘕聚。"此为瘕最早记载，并认识到此为奇经任脉为病。癥始见于《金匮要略·妇人妊娠病脉证并治》："妇人宿有癥病，经断未及三月，而得漏下不止，胎动在脐上者，为癥痼害。"癥瘕并称首见于《神农本草经》。《诸病源候论·妇人杂病诸候》则不仅详尽描述了癥瘕的证候，还分析了本病的病因病机，指出本病系"因产后脏虚受寒，或因经水往来，取冷过度……多夹有血气所成也"。并提出了"八瘕候"。

历代古文献中所载"癥瘕"病，均列为"妇人病"，并观察到此病常伴见不孕症、月经失调、闭经、崩漏、带下病等病证。《内经》所论"石瘕"，便有"月事不以时下"的证候。《诸病源候论·妇人杂病诸候》之"八瘕"，亦多有月经失调、闭经、崩漏、带下及不孕症等描述，如血瘕候"月水乍来乍不来，此病令人无子"。《备急千金要方》更以阴道异常分泌物的特征，来为"十二瘕"命名。

关于癥和瘕之区别，古人也有明确说法，如《诸病源候论·瘕病诸候》云："其病不动者，直名为癥，若病虽有结块而可推移者，名为瘕。"因此，癥与瘕，虽然都是结块的一类病证，但其性质不同，癥者，坚硬成块，固定不移，痛有定处，病属血分；瘕者，积块不坚，推之可移，痛无定处，病属气分。由于癥瘕的产生，常先气聚成瘕，日久则血瘀成癥，二者不易分开，故古今多以癥瘕并称。

西医学内生殖器官良性肿瘤、盆腔炎性疾病后遗症、子宫内膜异位症、陈旧性宫外孕等可参照本病辨证治疗。

【病因病机】

本病的发生主要是机体正气不足，风寒湿热之邪内侵或七情、房事、饮食所伤，脏腑功能失调，致体内气滞、瘀血、痰湿、湿热等病理产物聚结于冲任、胞宫、胞脉，久而聚以成癥瘕。

1. 气滞血瘀 七情内伤，肝气郁结，阻滞经脉，血行不畅，气滞血瘀，积而成块，日久成癥。正如《灵枢·百病始生》云："若内伤于忧怒，则气上逆，气上逆则六输不通，温气不行，凝血蕴里而不散，汗液涩渗，着而不去，而积皆成矣。"

2. 寒凝血瘀 寒邪客于冲任、胞宫、胞脉，血脉凝涩不行，瘀血乃生，积而成块，日久则成癥瘕。正如《灵枢·百病始生》云："积之始生，得寒乃生。"《济阴纲目》云："妇人血海虚寒，外乘风冷，搏结不散，积聚成块。"

3. 痰湿瘀结 素体脾虚，或饮食所伤，脾失健运，水湿不化，凝而为痰，痰湿与瘀血相搏，痰瘀互结，积聚成块，久而成癥瘕。《陈素庵妇科补解·调经门》指出："经水不通有属积痰者，大率脾气虚，土不能制水，水谷不化精，生痰不生血，痰久则下流胞门，闭塞不行，或积久成块。"

4. 气虚血瘀 素体脾虚，或积劳成疾，气虚行血无力，血行不畅，瘀血内停，积而成块，日久成癥瘕。如《景岳全书·妇人规》云："忧思伤脾，气虚而血滞，或积劳积弱，气弱而不行，总由血动之时，余血未净，而一有所逆，则留滞日积而渐以成癥矣。"

5. 肾虚血瘀 肾藏精，主生殖，为人体阴阳之根本。若先天肾气不足或后天伤肾，肾虚则脏腑之气失于资助，故血行无力，停滞为瘀，积而成块，日久为癥瘕。

6. 湿热瘀阻 经行产后，胞脉空虚，湿热之邪入侵，与气血相搏，或痰湿蕴结日久化热，结于冲任胞宫胞脉，日久成癥瘕。

【诊断】

1. 病史 有情志抑郁，经行产后感受外邪，月经不调，带下异常等病史。亦有部分患者无明显病史。

2. 症状　妇人可有异常子宫出血，如月经量多或经期延长等；或有异常带下；或有小腹胀满，或疼痛，或经期小腹疼痛等。亦有部分患者无明显症状。

3. 检查

（1）妇科检查　盆腔内可触及异常包块，或子宫附件大小、质地、活动度异常改变。

（2）辅助检查　①影像学检查：对子宫肌瘤、子宫腺肌病、子宫内膜异位症、子宫恶性肿瘤、卵巢肿瘤、输卵管肿瘤、异位妊娠等，行 B 超、CT、MRI 等影像学检查有助于诊断。②腹腔镜检查：对盆腔内包块有助于诊断，通过病理检查可明确诊断。③宫腔镜检查：对宫腔内肿块有助于诊断，通过活检有助于确定肿块性质。

【鉴别诊断】

首先应通过血或尿 HCG，以及 B 超检查，与妊娠子宫鉴别。然后需进一步识别妇科良性癥瘕的主要病种，如卵巢良性肿瘤、子宫肌瘤、盆腔炎性包块、陈旧性宫外孕等。其鉴别要点见表 10-1。

表 10-1　癥瘕的鉴别诊断

疾病	妊娠子宫	卵巢囊肿	子宫肌瘤	盆腔炎性包块	陈旧性宫外孕
症状	有停经史，可有早孕反应	有卵巢囊肿病史；或偶然发现	多有月经失调史，可见月经过多，经期延长，甚至出现压迫症状	有慢性盆腔感染史，急性发作时可见腹痛，伴高热、带下增多	多有停经史，既往出现不规则阴道出血、腹痛、昏晕
检查	HCG 阳性；B 超提示宫内早孕	妇科检查可扪及肿块位于子宫旁，一般无压痛；B 超可见一侧或两侧液性包块	子宫增大、质硬，或表面不平；B 超提示子宫浆膜下或肌壁间或黏膜下见实质性包块	宫颈举痛，宫体压痛，宫旁组织增厚，压痛明显，附件区可扪及包块，有压痛；急性发作时可有白细胞及中性粒细胞增高	宫颈举痛，宫旁可触及包块，压痛，子宫大小与停经月份不符；B 超提示一侧附件区可见实质性包块

【辨证论治】

（一）辨证要点

辨善恶：即辨癥瘕之良恶性。良性癥瘕一般生长缓慢，质地较软，边界清楚，活动良好，恶性癥瘕一般生长较快，质地坚硬，边界不清，并伴消瘦、腹水等。

辨虚实：即辨虚实的属性，实邪多属瘀、痰、寒、湿、热等。一般包块固定、质硬，痛有定处，舌质暗或有瘀点者属瘀；包块质地软，舌淡苔腻者属痰；小腹冷痛，喜温者属寒；带下色黄，舌苔黄腻者属湿热。虚者以气虚、肾虚多见，一般小腹空坠，气短懒言属气虚；腰膝酸软，夜尿频多属肾虚。

一般而言，癥瘕发病初期以实邪为主，中期以邪实正虚为主，后期则以正虚为主；在疾病发展中，邪可以伤正，虚可以致实。

（二）治疗原则

本病治疗大法为活血化瘀，软坚散结，即《素问·阴阳应象大论》云："血实宜决之"。然而癥瘕病机复杂，常病势迁延，顽固不化，治疗又需遵《内经》"和法"之原则，"必先五胜，疏其血气，令其调达，而致和平"。《景岳全书·新方八阵》云："和之义广矣。亦犹土兼

NOTE

四气，其于补泻温凉之用，无所不及，务在调平元气，不失中和之为贵也"。即临床上宜根据患者寒热虚实属性之不同，结合体质及病程长短而酌用攻补，以期达到阴阳平和之目的。

（三）分型论治

1. 气滞血瘀证

主要证候：下腹包块质硬，下腹或胀或痛，经期延长，或经量多，经色暗夹血块，经行小腹疼痛；精神抑郁，善太息，胸胁胀闷，乳房胀痛，面色晦暗，肌肤不润；舌质暗，边见瘀点或瘀斑，苔薄白，脉弦涩。

证候分析：气血瘀结，滞于冲任、胞宫、胞脉，积结日久，结为癥块；冲任气血瘀阻，故见经期延长，或经量多，经血色暗夹血块，经行小腹疼痛；精神抑郁，善太息，胸胁胀闷，乳房胀痛，面色晦暗，肌肤不润，舌质暗，边见瘀点或瘀斑，苔薄白，脉弦涩，均为气血瘀阻之象。

治法：行气活血，化瘀消癥。

方药：香棱丸（《严氏济生方》）。

香棱丸：木香　丁香　三棱　枳壳　青皮　川楝子　小茴香　莪术

香棱丸主治积聚、癥块。方中木香、丁香、小茴香温经理气；青皮疏肝解郁，消积行滞；川楝子、枳壳除下焦之郁结，行气止痛；三棱、莪术行气破血，消癥散结。

若经行量多或经漏淋沥不止者，加炒蒲黄、五灵脂、三七；月经后期量少者，加丹参、香附；经行腹痛甚者，加乌药、延胡索。

2. 寒凝血瘀证

主要证候：下腹包块质硬，小腹冷痛，喜温，月经后期，量少，经行腹痛，色暗淡，有血块；面色晦暗，形寒肢冷，手足不温；舌质淡暗，边见瘀点或瘀斑，苔白，脉弦紧。

证候分析：寒凝血瘀，结于冲任、胞宫、胞脉，日久聚以成癥。冲任气血运行不畅，故见月经后期，量少，经行腹痛，经色暗淡，有血块；寒邪内盛，郁遏阳气，故面色晦暗，形寒肢冷，手足不温。舌质淡暗，边见瘀点或瘀斑，苔白，脉弦紧，均为寒凝血瘀之象。

治法：温经散寒，祛瘀消癥。

方药：少腹逐瘀汤（方见痛经）。

若积块坚牢者加穿山甲；月经量多者加血余炭、花蕊石；漏下不止者加三七；月经过少或闭经者加泽兰、牛膝；经行腹部冷痛者加艾叶、吴茱萸。

3. 痰湿瘀结证

主要证候：下腹包块按之不坚，小腹或胀或满，月经后期或闭经，经质黏稠、夹血块；体形肥胖，胸脘痞闷，肢体困倦，带下量多，色白质黏稠；舌暗淡，边见瘀点或瘀斑，苔白腻，脉弦滑或沉滑。

证候分析：痰湿内结，阻于胞宫、胞脉、冲任，积久成块，痰湿内聚，故其包块不坚；痰湿蕴塞，冲任气血运行不畅，故见月经后期或闭经，经质黏稠、夹血块；痰湿下聚，任带失约，故见带下量多，色白质黏稠。舌暗淡，边见瘀点或瘀斑，苔白腻，脉弦滑或沉滑，均为痰湿瘀阻之象。

治法：化痰除湿，活血消癥。

方药：苍附导痰丸（方见月经后期）合桂枝茯苓丸（方见胎漏、胎动不安）。

若积块不坚，病程已久，可加鸡内金、浙贝母、三棱、莪术；若带下量多者，可加芡实、乌贼骨；若脾虚气弱者，加党参、白术、黄芪。

4. 气虚血瘀证

主要证候：下腹部结块，下腹空坠，月经量多，或经期延长，经色淡红，有血块，经行或经后下腹痛；面色无华，气短懒言，语声低微，倦怠嗜卧，纳少便溏；舌质暗淡，舌边有瘀点或瘀斑，苔薄白，脉细涩。

证候分析：气虚运血无力，瘀血结于冲任、胞宫、胞脉，日久积块成癥。气虚冲任不固，经血失于制约，故见月经量多，或经期延长；气血阳弱不能化血为赤，且血运无力，故见经色淡红，有血块；气虚下陷，故下腹空坠；面色无华，气短懒言，语声低微，倦怠嗜卧，纳少便溏等，均为气虚之象。舌暗淡，边见瘀点瘀斑，脉细涩，均为气虚血瘀之象。

治法：补气活血，化瘀消癥。

方药：四君子汤（方见胎萎不长）合桂枝茯苓丸（方见胎漏、胎动不安）。

若经量多，经期酌加阿胶、炮姜；若经漏不止，经期酌加三七、炒蒲黄；若积块较坚，可酌加鸡内金、荔枝核、浙贝母、橘核、川芎等。

5. 肾虚血瘀证

主要证候：下腹部积块，下腹或胀或痛，月经后期，量或多或少，经色紫暗，有血块，面色晦暗，婚久不孕，腰膝酸软，小便清长，夜尿多；舌质淡暗，边见瘀点或瘀斑，苔白润，脉沉涩。

证候分析：先天肾气不足或房劳多产伤肾，肾虚血瘀，阻于冲任、胞宫、胞脉，日久成癥；肾虚血瘀，冲任不畅，故见月经后期，量或多或少，经色紫暗，有血块；婚久不孕，腰膝酸软，小便清长，夜尿多，均为肾虚之象。舌质淡暗，边见瘀点或瘀斑，苔白润，脉沉涩，为肾虚血瘀之象。

治法：补肾活血，消癥散结。

方药：肾气丸（《金匮要略》）（方见经行浮肿）合桂枝茯苓丸（方见胎漏、胎动不安）。

肾气丸以附子、桂枝为主药，各取少量，取"少火生气"之意，补命门之火，引火归元；再辅以熟地黄等六味药物滋补肾阴；与桂枝茯苓丸合用，共奏补肾活血，消癥散结之效。

若积块较坚，加三棱、莪术、血竭；若积块不坚，可加浙贝母、鸡内金；若经行腹痛明显，经期可加艾叶、吴茱萸、延胡索；若经量多，经期可加三七、炒蒲黄、五灵脂。

6. 湿热瘀阻证

主要证候：下腹积块，小腹或胀或痛，带下量多色黄，月经量多，经期延长，经色暗，有血块，质黏稠，经行小腹疼痛；身热口渴，心烦不宁，大便秘结，小便黄赤；舌暗红，边见瘀点或瘀斑，苔黄腻，脉弦滑数。

证候分析：湿热之邪与余血搏结，瘀阻冲任、胞宫、胞脉，日久成癥。湿热下注，损伤带脉，则带下量多色黄；邪热留恋伤津，则身热口渴，心烦，便结；舌暗红，边见瘀点或瘀斑，苔黄腻，脉弦滑数，皆为湿热瘀结之象。

治法：清利湿热，化瘀消癥。

方药：大黄牡丹汤（《金匮要略》）。

大黄牡丹汤：大黄　牡丹皮　桃仁　冬瓜仁　芒硝

大黄牡丹汤主治肠痈者，少腹肿痞，按之即痛如淋，小便自调，时时发热，自汗出，复恶

NOTE

寒；其脉迟紧者，脓未成，可下之，当有血；脉洪数者，脓已成，不可下也。方中大黄泻火逐瘀；牡丹皮凉血清热，活血散瘀，二者合用，共泄湿热，消癥结；芒硝软坚散结，协大黄荡涤实热；桃仁性善破血；冬瓜仁清利湿热。

若经血淋沥不尽，经期加三七、炒蒲黄、地榆炭；若经行腹痛，可加延胡索、莪术、五灵脂、蒲黄。

【其他疗法】

中成药治疗

（1）桂枝茯苓胶囊每次3粒，每日3次，温开水送服。适用于血瘀证兼有痰湿者。

（2）宫瘤消胶囊每次3~4粒，每日3次，温开水送服。适用于血瘀证。

（3）大黄䗪虫丸每次1粒，每日3次，温开水送服。适用于血瘀证。

（4）丹鳖胶囊每次5粒，每日3次，温开水送服。适用于气滞血瘀证。

【临证要点】

癥瘕为妇人小腹内积块，临证时务必排除恶性肿瘤及良性肿瘤恶性变，以免贻误病情。癥瘕病机复杂，病程较长。缘由有二，一是其基本病机虽为瘀血，然各种有形病邪易相互胶结，尤以痰瘀互结为突出特点。二是"正与邪、虚与实"往往互相影响，互为因果。因此，临证之时既要把握正邪力量对比，又要仔细辨清各种病邪之属性。临证时除辨证外，还应结合辨其西医学的"病"，适当考虑各个"病"的特点，如子宫肌瘤可用扶正软坚，散瘀消癥法；子宫内膜异位症多用补肾化瘀消癥法；卵巢型子宫内膜异位囊肿、多囊卵巢综合征可痰瘀同治。

【预后与转归】

中医药治疗良性肿瘤大多有效，预后良好。中医药治疗强调整体调治，对改善症状、控制或缩小瘤体、调经助孕、孕后安胎等有较好效果。有些癥瘕随着妇女绝经，冲任气血衰减而积块渐消。当然也应注意，有少数患者有长期情志抑郁或其他不良刺激，也有恶变可能。

【案例】

患者，女，40岁。2006年5月25日初诊。

素患月经量多，每行如崩，贫血，夜尿频繁，甚至失禁，须用尿布预防。今做B超示子宫肌瘤6.5cm×6.4cm×5.9cm。纳常，苔微白，脉涩。

治法：宜先消癥。

方药：藤梨根、茯苓各30g，夏枯草、昆布、桃仁、炙鳖甲、薏苡仁各15g，牡丹皮、桂枝、制香附、佛手片各10g，赤芍20g，水蛭、血竭各4g（研冲）。14剂。

二诊：6月8日。服用本方14剂以后，本月经行量明显减少，5日而净。夜间尿次亦减少，且已能自行控制，不需尿布预防，神悦欢畅。再予原方14剂续服。

三诊：6月25日。B超示子宫肌瘤为6.3cm×6.1cm×5.6cm，夜尿已减近愈。仅服药1个月，子宫肌瘤已缩小20%。验不变法，效不更方，续服上方14剂。

［摘录：何任. 癥瘕说略，浙江中医药大学学报，2006，30（6）：605-606］

【文献举要】

《金匮要略·妇人妊娠病脉证并治》：妇人宿有癥病，经断未及三月，而得漏下不止，胎动在脐上者，为癥痼害。妊娠六月动者，前三月经水利时，胎也。下血者，后断三月，衃也。所以血不止者，其癥不去故也，当下其癥，桂枝茯苓丸主之。

《景岳全书·积聚》：治积之要，在知攻补之宜。而攻补之宜，当于孰缓孰急中辨之。凡积聚未久而元气未损者，治不宜缓，盖缓之则养成其势，反以难治。此其所急在积，速攻可也。若积聚渐久，元气日虚，此而攻之，则积气本远，攻不易及，胃气切近，先受其伤，愈攻愈虚，故不死于积而死于攻矣……故凡治虚邪者，当从缓治，只宜专培脾胃，以固其本。

【思考题】

1. 何谓癥瘕？癥瘕的治疗大法是什么？应遵循的治疗原则是什么？
2. 癥瘕如何辨证分型？

第三节　阴　挺

妇女子宫下脱，甚则脱出阴户之外，或阴道壁膨出，统称阴挺，又称"阴脱"。根据突出形态的不同而有"阴菌""阴痔""葫芦颓"等名称；因多由分娩损伤所致，故又有"产肠不收"之称。

《诸病源候论·妇人杂病诸候》云："胞络伤损，子脏虚冷，气下冲则令阴挺出，谓之下脱。亦有因产而用力偃气而阴下脱者。诊其少阴脉浮动，浮则为虚，动则为悸，故令脱也。"认识到本病发生与分娩密切相关。《景岳全书·妇人规》提出"升补元气，固涩真阴"的治疗原则，至今仍有临床指导意义。

西医学盆腔脏器脱垂可参照本病辨证治疗。

【病因病机】

本病主要病机为气虚下陷与肾虚不固致胞络受损，带脉提摄无力，而子宫脱出。

1. 气虚　素体虚弱，中气不足；或分娩损伤，冲任不固；或产后过劳，耗气伤中；或长期咳嗽、便秘，致脾气虚弱，中气下陷，固摄无权，故阴挺下脱。

2. 肾虚　先天不足，或年老体虚，或房劳多产，致胞络损伤，系胞无力，亦令下脱。

此外，子宫脱出阴户之外，若调护不慎，邪气入侵，则湿热下注，可致溃烂。

【诊断】

1. 病史　多有分娩损伤史；产后过早操劳；产育过多史；慢性疾病，如长期咳嗽、便秘史。

2. 症状　有物自阴道下坠，甚至脱出阴道口外，卧床休息可变小或消失，站立过久或劳累后症状明显。伴腰骶部酸痛，小腹下坠，排尿困难、尿频或癃闭、失禁，大便秘结。若摩擦日久，可致宫颈和阴道壁溃疡，带下量多，黄水淋沥。

3. 妇科检查　患者取膀胱截石位后，检查判断子宫脱垂的程度、阴道前后壁膨出及会阴撕裂的程度。以患者平卧用力向下屏气时子宫下降最低点为分度标准，将子宫脱垂分为3度。

Ⅰ度：轻型：宫颈外口距处女膜缘<4cm，未达到处女膜；重型：宫颈外口已达处女膜缘，阴道口可见宫颈。

Ⅱ度：轻型：宫颈脱出阴道口外，宫体仍在阴道内；重型：宫颈及部分宫体脱出阴道口外。

Ⅲ度：宫颈与宫体全部脱出于阴道口外。

【鉴别诊断】

1. 子宫黏膜下肌瘤（带蒂脱出型）　本病临床表现为月经量多，经期延长或月经周期缩短，白带异常。妇科检查可见宫颈外口有红色、质地硬韧脱出的肿块，也可脱出至阴道口，但肿块上见不到宫颈外口，阴道内可触及宫颈。B超宫腔内可见条状低回声带，宫颈管可扩张，脱出物为实性低回声团块。

2. 阴道壁肿物　本病临床一般无不适，可有白带增多。妇科检查可见阴道壁肿物（囊性或实性）在阴道壁内，边界清楚，活动或固定。

【辨证论治】

（一）辨证要点

本病病因为气虚及肾虚，可兼有湿热之标证。

（二）治疗原则

根据"虚者补之，陷者举之，脱者固之"的治疗原则，治法以益气升提，补肾固脱为主，兼湿热者，佐以清热利湿。

（三）分型论治

1. 气虚证

主要证候：子宫下移或脱出于阴道口外，劳则加剧；小腹下坠，少气懒言，四肢乏力，面色少华，小便频数，或带下量多，色白质稀；舌淡苔薄，脉虚细。

证候分析：脾虚气弱，中气下陷，提摄无力，故子宫脱垂，小腹下坠；脾主肌肉、四肢，脾虚中阳不振，则四肢乏力，少气懒言，面色少华；下元气虚，膀胱失约，故小便频数；湿浊下注，则带下量多，质清稀。舌淡苔薄，脉虚细，均为气虚之象。

治法：补中益气，升阳举陷。

方药：补中益气汤（方见月经先期）加金樱子、杜仲、续断。

若兼带下量多，色黄质黏腻，有臭气，为湿热下注，加黄柏、败酱草、薏苡仁清热利湿；若小便频数或失禁，为膀胱失约，加覆盆子、桑螵蛸固缩小便。

2. 肾虚证

主要证候：子宫下移或脱出于阴道口外，劳则加剧；小腹下坠，腰膝酸软，头晕耳鸣，小便频数，入夜尤甚；舌淡，苔薄，脉沉弱。

证候分析：胞络者系于肾，肾虚则冲任不固，胞络损伤，提摄无力，故子宫脱垂，腰膝酸软，小腹下坠；肾虚膀胱气化失司，故小便频数，夜间尤甚；肾精不足，髓海失养，故头晕耳鸣。舌淡，苔薄，脉沉弱，均为肾虚之象。

治法：补肾固脱，益气提升。

方药：大补元煎（方见月经后期）加黄芪。

若兼腰膝酸冷，为命门火衰，加补骨脂、肉桂温肾壮阳；若兼带下量多，色白质稀，为湿浊下注，加海螵蛸、芡实固涩止带。

子宫下脱日久，摩擦损伤，继发湿热，可见红肿溃烂，黄水淋沥，带下量多，色黄如脓，有臭气，伴口渴发热等症状，轻者可于前方中加入清利湿热之黄柏、苍术、土茯苓、车前草等；重者用龙胆泻肝汤（《医宗金鉴》龙胆草　黄芩　柴胡　栀子　车前子　木通　泽泻　生

地黄　当归　甘草）或易黄汤（《傅青主女科》），待湿热清除后，仍需补气扶正固本。

【其他疗法】

1. 盆底肌肉锻炼和物理疗法　盆底肌肉（提肛肌）锻炼，也称为 Kegel 锻炼。可用于所有程度子宫脱垂患者，重度手术可辅以盆底肌肉锻炼治疗。嘱咐患者行收缩肛门运动，用力收缩盆底肌肉 3 秒以上后放松，每次 10~15 分钟，每日 2~3 次。

2. 放置子宫托　子宫托是一种支持子宫和阴道壁使其维持在阴道内而不脱出的工具。适用于 I、II 度子宫脱垂，且子宫托适应证者。手术前放置可促进膨出面溃疡的愈合。

3. 手术治疗　对脱垂超出处女膜且有症状者可考虑手术治疗。根据患者年龄、生育要求及全身健康状况，个体化治疗。

【临证要点】

阴挺临床主要表现为阴道脱出肿块物，下腹坠胀，临床分为 I 度、II 度、III 度脱垂。阴挺重点在于详细询问病史，进行妇科检查，完善相关辅助检查，并与相关疾病鉴别。辨证时以阴挺的主证要素为主，结合全身症状、舌脉、病史进行综合分析辨证。遵循"虚者补之，陷者举之，脱者固之"的治疗原则，治法以益气升提，补肾固脱为主，兼湿热者，佐以清热利湿。对保守治疗无效，III 度脱垂伴有症状者应行手术治疗。

【预后与转归】

轻度子宫脱垂者，坚持卫生保健、中医药治疗，病情可好转或治愈；III 度脱垂伴有症状者应行手术治疗。

【案例】

刘某，女，28 岁，已婚。1971 年 10 月 27 日初诊。

患者于两年前二胎产后，因不善调养，满月刚过即强力持重，过事操劳，遂渐觉有物下坠于阴道之中，稍卧辄自行缩入，时好时犯，也未及时就医。近半年来日渐加重，痛苦不堪。并伴见气短乏力，腰酸腹坠，小便频急，带下如注，间有阴道出血。刻见面白不华，舌淡苔白，脉来虚缓。

中医辨证：因脾气下陷，无力系胞，冲任不固，带脉失于约束所致。

方药：野党参、炙黄芪各 18g，金狗脊（去毛）、桑寄生、怀山药、炒薏苡仁各 15g，川续断、海螵蛸各 20g，绿升麻、北柴胡各 6g，炒枳壳、祁艾炭、贯仲炭各 9g。6 剂，水煎服。

另用蛇床子、黄柏、石榴皮各 9g，蒲公英 24g，金樱子、炒枳壳各 12g，小茴香、乌梅、五倍子各 6g。6 剂，布包，煎水熏洗、坐浴，每日二三次。并嘱卧床休息，资助治疗。

迭进益气升阳，养血固肾之剂，子宫已收归原位，现已恢复工作半月余，未再脱出，月事亦基本正常。精神、食欲均感良好，嘱服归脾丸半月，每日早晚各 1 付，白水送下，以资巩固。

（摘录《哈荔田妇科医案医话选》）

【文献举要】

《校注妇人良方·产后门》：产后阴脱，玉门不闭，因坐产努力，举动房劳所致。

《简明医彀·阴挺》：盖阴挺之证，因于郁怒伤肝，积久不舒，肝气亢极，致阴中突出长数寸，痛痒水湿，牵引腰股，小便涩短，先服龙胆泻肝汤或当归龙荟丸，次兼主方及补中益气汤、归脾汤加柴胡、青皮、川芎、茯苓、栀子、黄柏之类。又有阴中如茄坠出，直身则收入，前方加升麻、柴胡、藁本。

【思考题】

1. 简述阴挺的病因病机。

2. 简述阴挺的辨证论治及代表方。

第四节　阴　痒

女性外阴及阴道瘙痒，甚则痒痛难忍，坐卧不宁，或伴带下增多者，称为"阴痒"，又称"阴门瘙痒"。

《肘后备急方》首载治疗"阴痒汁出""阴痒生疮"的方药。

西医学外阴瘙痒症、外阴炎、阴道炎及外阴色素减退性疾病等出现阴痒症状者，均可参照本病辨证治疗。

【病因病机】

本病主要发病机制有虚、实两个方面。因肝肾阴虚、精血亏损、外阴失养而致阴痒者，属虚证；因肝经湿热下注，带下浸渍阴部，或湿热生虫，虫蚀阴中以致阴痒者，为实证。

1. 肝肾阴虚　素体肝肾不足；或年老体衰，精血亏损；或久病不愈，阴血不足，以致肝肾阴虚。肝脉过阴器，肾司二阴，肝肾阴虚，精血亏少，阴部肌肤失养，阴虚生风化燥，风动则痒，发为阴痒。

2. 湿热下注　郁怒伤肝，肝郁化热，木旺侮土，脾虚湿盛，以致湿热互结，流注下焦，浸淫阴部，导致阴痒。

3. 湿虫滋生　外阴不洁，或久居阴湿之地，湿虫滋生，虫蚀阴中，均可导致阴痒。

【诊断】

1. 病史　有摄生不慎，或有外阴、阴道炎病史。

2. 症状　阴部瘙痒，或如虫行状，奇痒难忍，坐卧不宁，甚至灼热、疼痛，波及肛门周围，兼带下量多、臭秽。

3. 检查

（1）妇科检查　外阴皮肤正常或潮红或粗糙，有抓痕，分泌物增多。病程长者，外阴色素减退，甚则皲裂、破溃、湿疹。

（2）辅助检查　阴道分泌物检查正常，或见滴虫、假丝酵母菌等。

【鉴别诊断】

1. 股癣　本病发生于股内侧及会阴部皮肤真菌感染所致的体癣，病灶呈堤状，清晰可见，表面有鳞屑，有明显的炎症改变。阴痒则无明显的堤状皮损。

2. 湿疹　本病皮肤病变分布呈对称性，易复发，水洗或食鱼腥虾蟹，往往使病情加重，且可以发生在全身任何部位。阴痒无以上特点。

【辨证论治】

（一）辨证要点

根据阴部瘙痒的情况，带下的量、色、质、气味及全身症状进行辨证。

（二）治疗原则

治疗以止痒为主，实者宜清热利湿，杀虫止痒；虚者宜滋阴养血止痒。要着重调理肝、肾、脾的功能，遵循"治外必本诸内"的原则，将内服与外治、整体与局部相结合进行施治。

（三）分型论治

1. 肝肾阴虚证

主要证候：阴部干涩，奇痒难忍，或阴部皮肤变白、增厚或萎缩，皲裂破溃；五心烦热，头晕目眩，时有烘热汗出，腰酸膝软；舌红苔少，脉弦细而数。

证候分析：肝肾阴虚，精血两亏，冲任血虚，血燥生风，风动则痒。肝脉过阴器，肾司二阴，故阴户干涩，奇痒难忍；风盛则肿，故阴部皮肤增厚；阴部肌肤失养，则皮肤变白、萎缩、皲裂、破溃；阴虚内热，故五心烦热；肝阳偏亢，则烘热汗出；肾虚则，腰酸膝软。舌红苔少，脉弦细而数，为肝肾阴虚之征。

治法：调补肝肾，滋阴降火。

方药：知柏地黄丸（方见经间期出血）酌加何首乌、白鲜皮。

2. 湿热下注证

主要证候：阴部瘙痒灼痛，带下量多，色黄如脓，稠黏臭秽，头晕目眩，口苦咽干，心烦不宁，便秘溲赤；舌红，苔黄腻，脉弦滑而数。

证候分析：肝经湿热下注，损伤任带，故使带下量多，色黄如脓，稠黏臭秽；湿热浸渍，则阴部瘙痒，甚则灼痛；湿热熏蒸，则头晕目眩，口苦咽干；热扰心神，则心烦不宁；湿热伤津，则便秘溲赤。舌红，苔黄腻，脉弦滑而数，为肝经湿热之征。

治法：泻肝清热，除湿止痒。

方药：龙胆泻肝汤（方见阴挺）酌加虎杖、苦参。

3. 湿虫滋生证

主要证候：阴部瘙痒，如虫行状，甚则奇痒难忍，灼热疼痛，带下量多，色黄，呈泡沫状，或色白如豆渣状，臭秽；心烦少寐，胸闷呃逆，口苦咽干，小便短赤；舌红，苔黄腻，脉滑数。

证候分析：湿热与病虫互相滋生，其虫作食，则阴部瘙痒，如虫行状，甚则奇痒难忍，灼热疼痛；湿热下注，秽液下流，则带下量多，色黄，呈泡沫状，或色白如豆渣状，臭秽；湿热与瘙痒共扰心神，则心烦少寐；湿热内蕴，则胸闷呃逆；湿热熏蒸，则口苦咽干；湿热伤津，则小便短赤。舌红，苔黄腻，脉滑数，为湿热、病虫互相滋生之征。

治法：清热利湿，解毒杀虫。

方药：萆薢渗湿汤（《疡科心得集》）加白头翁、苦参、防风。

萆薢渗湿汤：萆薢　薏苡仁　黄柏　赤茯苓　牡丹皮　泽泻　通草　滑石

萆薢渗湿汤主治湿热下注之臁疮。萆薢、泽泻、薏苡仁健脾祛湿利浊，牡丹皮凉血活血，黄柏、赤茯苓、通草、滑石清热解毒，利湿通淋，使邪从小便去。

【其他疗法】

外治法　选用蛇床子、苦参、花椒等煎水趁热先熏后坐浴，每日1次，每次20分钟，10次为1疗程。若阴痒破溃者，则去花椒。

【临证要点】

阴痒病因较复杂，接触性、过敏性、化学制品的刺激及全身慢性疾病等都可能引发本病。

NOTE

中医认为，肝肾阴虚、湿热下注和湿虫滋生是引发本病的常见原因。对于接触性、过敏性引发的阴痒，去除诱因是关键；而全身慢性疾病导致的阴痒，则以治疗原发病为主。中医治疗以止痒为主，实者宜清热利湿，杀虫止痒，虚者宜滋阴养血止痒；除内服药物外，辨证选用或结合阴道分泌物检查，配合相应的外治法，可提高临床疗效。

【预后与转归】

阴痒经过积极治疗，保持外阴部清洁卫生，多可治愈。部分患者因治疗不当，可发展成阴疮。因全身性疾病所致者，随原发病的进退，或愈或反复迁延日久。也有少数患者阴痒日久不愈，病情迁延日久，致阴部长期失于滋养而转为恶证外阴癌。

【案例】

徐某，女，29 岁，教师。1994 年 10 月 18 日初诊。

带下色偏黄且气秽，外阴瘙痒，大便干结，小便短赤，口苦黏腻，纳谷欠馨，舌淡苔薄边尖红，脉细弦数。妇检：左下腹压痛，固定不移，并有条索状增厚感。

中医辨证：肝经湿热，瘀阻下焦。

治法：清利湿热，疏肝化瘀。

方药：蒲公英 30g，椿根皮 12g，牡丹皮 12g，赤芍 12g，白芷 3g，蛇床子 9g，泽泻 9g，柴胡 4.5g，青皮 4.5g，陈皮 4.5g，生草梢 4.5g。7 剂。同时龙胆泻肝丸 12g，分吞。

另：蛇床子 15g，野菊花 12g，云茯苓 12g，紫花地丁 12g，细辛 3g，川柏 12g，野蔷薇 12g　白芷 6g。7 剂，外洗。

二诊：(11 月 1 日)。服上方后带下黄浊明显减少，外阴瘙痒亦除去大半。证治同上，守法再进。病者要求成药，予龙胆泻肝丸治之。

（摘录《蔡氏妇科临证精粹》）

【文献举要】

《诸病源候论·妇人杂病诸候》："妇人阴痒是虫食所为。三虫、九虫在肠胃之间，因脏虚，虫动作，食于阴，其虫作势，微则痒，重者乃痛。"

《女科经纶·杂证门》："妇人有阴痒生虫之证也，厥阴属风木之脏，木朽则蠹生，肝经血少，津液枯竭，致气血不能荣运，则壅郁生湿。湿生热，热生虫，理所必然。"

《疡医大全·前阴部》："妇人阴户作痒，乃肝脾风湿流注，亦有肝火郁结而成。"

【思考题】

1. 阴痒的病因病机是什么？

2. 阴痒应如何辨证施治？

第五节　阴　疮

妇人阴户生疮，结块红肿、热痛，或化脓腐烂，黄水淋沥，甚则溃疡如虫蚀，或者肿块位于阴道边侧，如有蚕茧，称为"阴疮""阴蚀""阴茧"。

《神农本草经》多次述及"阴蚀"。《金匮要略·妇人杂病脉证并治》论述了妇人"少阴脉滑而数，阴中即生疮。阴中蚀疮烂者，狼牙汤洗之"。

西医学的外阴溃疡、前庭大腺炎和前庭大腺囊肿可参照本病辨证治疗。

【病因病机】

本病主要由热毒炽盛，或寒湿凝滞，侵蚀外阴部肌肤所致。

1. 热毒 经行产后，摄生不慎，热毒侵入；或感受湿热之邪，侵蚀外阴皮肤，破溃成疮。

2. 寒湿 久居阴湿之地，或经期、产后感寒饮冷，以致寒湿凝滞，瘀血内停；或脾肾阳虚，痰浊内停，痰瘀交阻，冲任阻滞，前阴失养，日久溃腐，而成阴疮。

【诊断】

1. 病史 外阴感染、外阴溃疡，或有前庭大腺炎病史。

2. 症状 外阴红肿、热痛，积结成块，或化脓腐烂，脓水淋沥，甚则溃疡如虫蚀者，或凝结成块，冷肿稀水，不能敛口，或者肿块位于阴道边侧，如有蚕茧。

3. 检查

（1）妇科检查 外阴局部黏膜充血、糜烂、溃疡、流脓，或覆有脓苔。若有脓肿形成时可触及波动感，溃疡则有脓性分泌物。

（2）辅助检查 分泌物涂片及细菌培养检查。

【鉴别诊断】

1. 梅毒 因梅毒引起的外阴溃烂，其初疮是典型的硬下疳，患者有性生活不洁或感染史。梅毒血清试验阳性，活组织检查可查到梅毒螺旋体。

2. 生殖器疱疹 生殖器及肛周皮肤散在或簇集小水泡，破溃后形成糜烂或溃疡，自觉疼痛，检测病毒抗原、病毒培养检测到单纯疱疹病毒呈阳性。

【辨证论治】

（一）辨证要点

首先辨别阴阳、寒热。初期为阳证，日久属阴证。一般而言，红肿热痛，发病急骤，脓稠臭秽，或伴全身发热者，为实为热；肿块坚硬，皮色不变，日久不消，形体虚羸者，多属虚寒证。其次要辨善恶，若疮疡溃腐，久不收敛，脓水淋沥，恶臭难闻，多属热毒蕴结，为气血衰败之恶候。

（二）治疗原则

初起属热毒者，以清热解毒，活血化瘀，消肿止痛为主。病程日久，以扶正祛邪为主，治疗应内外兼顾，重视局部治疗。

（三）分型论治

1. 热毒证

主要证候：阴部生疮，灼热结块，甚则溃烂流脓，黏稠臭秽；恶寒发热，头晕目眩，口苦咽干，心烦不宁，便秘尿黄；舌红，苔黄，脉滑数。

证候分析：热毒侵入，凝滞气血，以致阴户突然肿胀、疼痛；热毒蕴结，腐肉成脓，故阴部生疮，溃腐流脓，黏稠臭秽；邪正相争，故恶寒发热；热毒熏蒸，故头晕目眩；伤津，则口苦咽干，便秘；热扰心神，则心烦不宁。舌红，苔黄，脉滑数，为湿热邪毒之征。

治法：清热利湿，解毒消疮。

方药：龙胆泻肝汤（方见阴挺）加土茯苓、蒲公英。

若热毒壅盛者，症见发热不退，渴喜冷饮，溃脓臭秽，治宜清热解毒，化瘀除湿，方用仙方活命饮（《校注妇人良方》　金银花　防风　白芷　当归　陈皮　赤芍　穿山甲　天花粉　贝母　乳香　没药　皂角刺　甘草）。

2. 寒湿证

主要证候：阴疮坚硬，皮色不变，日久不愈，脓水淋沥；神疲倦怠，食少纳呆；舌淡，苔白腻，脉细弱。

证候分析：寒湿相结，痰瘀交阻，肌肤失养，故阴疮坚硬，皮色不变，或有疼痛，溃后脓水淋沥；寒湿凝滞，脾阳不振，故神疲倦怠，食少纳呆。舌淡，苔白腻，脉细弱，为寒湿凝滞之征。

治法：散寒除湿，活血散结。

方药：阳和汤（《外科全生集》）。

阳和汤：熟地黄　鹿角胶　炮姜　肉桂　麻黄　白芥子　生甘草

阳和汤主治阴疽、乳岩、结核等阴凝证。方中重用熟地黄、鹿角胶滋阴补阳为君；辅以肉桂、炮姜、麻黄、白芥子温通血脉，助阳活血为臣；生甘草解毒调和诸药而为使。全方共奏温经通络，祛寒除湿，解毒消肿之功。

若正虚邪盛者，症见疮久不敛，心悸气短，治宜托里消毒，方用托里消毒散（《外科正宗》人参　川芎　白芍　黄芪　当归　白术　茯苓　金银花　白芷　甘草　皂角刺　桔梗）。

【其他疗法】

1. 初肿期　如意金黄散用香油调敷，可清热除湿，散瘀解毒，止痛消肿。

2. 脓成期　若不能自溃者，宜切开引流排脓，溃后用生肌散撒敷疮面，可祛腐生肌。

【临证要点】

阴疮病因复杂，若按上述论治，久不收口者，要注意是否为外阴癌，必要时考虑活组织检查，病理确诊。

【预后与转归】

病程短者，热毒为患，及时治疗，多可在短期内治愈。寒湿日久，不易在短期内痊愈，常常迁延日久，反复缠绵。发生癌变者则预后不良。

【文献举要】

《妇人大全良方·产后门》：凡妇人少阴脉数而滑者，阴中必生疮，名曰疮，或痛或痒，如虫行状，淋露脓汁，阴蚀几尽者。此皆由心神烦郁，胃气虚弱，致气血留滞……治之当补心养胃，外以熏洗，坐导药治之乃可。

《景岳全书·妇人规》：妇人阴中生疮，多由湿热下注，或七情郁火，或纵情敷药，中于热毒。

《疡医大全·前阴部》：妇人之性多偏而多郁，若有不遂，则心、肝、肾三经之火，勃然而起，遂致阴内生疮……阴中极痒，名疮，又名阴蚀疮。

【思考题】

1. 阴疮的病因病机是什么？

2. 阴疮应如何辨证施治？

第六节　盆腔炎性疾病

盆腔炎性疾病（pelvic inflammatory disease，PID）指女性上生殖道及其周围组织的一组感染性疾病，主要包括子宫内膜炎、输卵管炎、输卵管卵巢脓肿、盆腔腹膜炎。炎症可局限于一个部位，也可同时累及几个部位，以输卵管炎、输卵管卵巢炎最常见。PID 大多发生在育龄期妇女，初潮前、绝经后或未婚者很少发病，若发生也往往是邻近器官炎症的扩散。严重的 PID 可引起弥漫性腹膜炎、败血症、感染性休克，甚至危及生命。

中医古籍无此病名记载，根据其症状特点，归属于"热入血室""带下病""妇人腹痛""癥瘕""产后发热"等范畴。

一、急性盆腔炎

【病因病机】

本病主要机制为湿、热、毒交结，邪正相争于胞宫、胞脉，或在胞中结块，蕴积成脓。

1. 热毒炽盛　经期、产后、流产后或手术后血室正开，若摄生不慎，或房事不禁，邪毒内侵，直中胞宫，客于冲任、胞宫、胞脉，化热酿毒，或蕴积成脓而发病。

2. 湿毒壅盛　经行产后，血室正开，若摄生不慎，或房事不禁，湿热毒邪入侵，客于冲任、胞宫、胞脉，或留滞于少腹，与气血搏结，邪正交争而发病。

3. 湿热蕴结　经行产后，血室正开，余血未净，若摄生不慎，或房事不禁，则湿热内侵，蕴结冲任、胞宫、胞脉，或留滞于少腹而发病。

【诊断】

1. 病史　多有近期妇产科手术史；或经期产后摄生不慎，或房事不洁史；或慢性生殖器炎症史。

2. 症状　下腹部或全腹部疼痛难忍，高热伴恶寒或寒战，头痛，带下量多或赤白兼杂，甚至如脓血，可伴有腹胀、腹泻、尿频、尿急等症状。

3. 检查

（1）妇科检查　阴道可见脓臭分泌物；宫颈举痛或充血，或见脓性分泌物从宫颈口流出；子宫体可增大，压痛明显，附件区压痛明显，甚至触及包块；伴腹膜炎时，下腹部有压痛、反跳痛及腹肌紧张；盆腔脓肿形成位置较低者则后穹隆饱满，有波动感。

（2）辅助检查　①血常规检查：白细胞总数及中性粒细胞数增高。②血沉 > 20mm/h。③宫颈管分泌物检查：可做病原体检测、培养及药敏试验。④B 超检查：可见盆腔积液或包块。⑤后穹隆穿刺：若 B 超检查显示直肠子宫陷凹积液，穿刺抽出脓液即可确诊，穿刺物涂片检查或细菌培养可明确病原体。⑥腹腔镜检查：输卵管表面明显充血，输卵管管壁水肿，输卵管伞端或浆膜面有脓性渗出物。

4. 诊断标准（美国 CDC 诊断标准，2010 年）

（1）最低标准　子宫压痛或附件压痛或宫颈举痛。

（2）附加标准　①口腔温度≥38.3℃。②子宫颈或阴道脓性分泌物。③阴道分泌物显微镜检查有白细胞增多。④红细胞沉降率升高。⑤C－反应蛋白水平升高。⑥实验室检查证实有宫颈淋病奈瑟菌或沙眼衣原体感染。

（3）特异性诊断标准　①子宫内膜活检组织学证实子宫内膜炎。②阴道超声或磁共振检查显示输卵管增粗，输卵管积液，伴或不伴有盆腔积液、输卵管或卵巢肿块。③腹腔镜发现PID 征象。

【鉴别诊断】

盆腔炎性疾病应与急性阑尾炎、异位妊娠、卵巢囊肿蒂扭转、子宫内膜异位囊肿破裂等相鉴别。

1. 急性阑尾炎　两者均有身热、腹痛、血白细胞升高。PID 痛在下腹部，病位较低，常伴月经异常、带下增多；急性阑尾炎痛多局限于右下腹，有麦氏点压痛、反跳痛，可做腰大肌和闭孔内肌试验以资鉴别。

2. 异位妊娠　异位妊娠者多有停经、下腹疼痛、阴道不规则流血，血、尿 HCG 阳性，阴道后穹窿穿刺可吸出不凝血。PID 下腹痛常伴发热，血中白细胞明显升高，阴道后穹窿穿刺可抽出脓液或淡黄色积液，可资鉴别。

3. 卵巢囊肿蒂扭转　常突发下腹痛，逐渐加重，与体位改变有关，可伴有恶心呕吐。多有附件包块病史，B 超、妇科检查可资鉴别。

4. 子宫内膜异位囊肿破裂　常突发剧烈腹痛，与性生活等腹压增加有关，伴恶心呕吐和肛门坠胀。多有子宫内膜异位囊肿病史，妇科检查、B 超、经阴道后穹窿穿刺可资鉴别。

【辨证论治】

（一）辨证要点

根据发热特点，下腹疼痛、带下异常等情况，结合全身症状、舌脉综合分析。辨证以热毒、湿毒、湿热证为主。

（二）治疗原则

本病以中西医结合治疗为主，西医以抗生素治疗为主，中医药治疗应以"急则治其标"为原则，治以清热解毒利湿，凉血行气止痛以祛邪泄实；合并癥瘕脓肿者，又当解毒消肿排脓，活血消癥散结。必要时采取手术治疗。

（三）分型论治

1. 热毒炽盛证

主要证候：下腹胀痛或灼痛剧烈，高热，或壮热不退，恶寒或寒战，带下量多，色黄或赤白杂下，味臭秽；口苦烦渴，精神不振，或月经量多或崩中下血，大便秘结，小便短赤；舌红，苔黄厚或黄燥，脉滑数或洪数。

证候分析：感染热毒，直犯冲任胞宫，与气血搏结，正邪急剧交争，营卫不和，则下腹胀痛或灼痛剧烈，高热，或壮热不退，恶寒或寒战；热毒壅盛，损伤任带二脉，则带下量多，色黄或赤白杂下，味臭秽；热毒之邪迫血妄行，则月经量多或崩中下血；热毒炽盛，伤津耗液，则口苦烦渴，尿赤便结。舌红，苔黄厚或黄燥，脉滑数或洪数，均为热毒炽盛之征。

治法：清热解毒，凉血消癥。

方药：五味消毒饮（方见带下过多）合大黄牡丹汤（方见癥瘕）。

带下臭秽者，加椿根皮、黄柏、茵陈清热利湿止带；腹胀满者，加厚朴、枳实以理气消胀；盆腔形成脓肿者，加红藤、皂角刺、白芷消肿排脓。

2. 湿毒壅盛证

主要证候：下腹胀痛拒按，或伴腰骶部胀痛难忍，发热恶寒，或高热不退，带下量多，色黄绿如脓，味臭秽；月经量多，经期延长或淋沥不尽，口苦口腻，大便溏泄，小便短少；舌红，苔黄腻，脉滑数。

证候分析：湿毒之邪气客于冲任、胞宫，与气血相搏，则下腹胀痛拒按，或伴腰骶部胀痛难忍；邪正交争，互有进退，则发热恶寒，或高热不退；湿毒流注下焦，损伤任带二脉，则色黄绿如脓，味臭秽；湿毒扰及冲任，血海不宁，故月经量多，经期延长或淋沥不尽；湿毒内蕴，肠道传化失司，则大便溏泄，湿毒下注膀胱，则小便黄少。舌红，苔黄腻，脉滑数，均为湿毒壅盛之征。

治法：解毒利湿，活血止痛。

方药：银翘红酱解毒汤（《中医妇科临床手册》）。

银翘红酱解毒汤：忍冬藤 连翘 红藤 败酱草 牡丹皮 栀子 赤芍 桃仁 薏苡仁 延胡索 乳香 没药 川楝子

银翘红酱解毒汤主治盆腔炎发热期。方以忍冬藤、连翘、红藤、败酱草、薏苡仁清热解毒利湿；牡丹皮、栀子、赤芍、桃仁清热凉血活血；延胡索、川楝子、乳香、没药行气活血止痛。全方共奏解毒利湿，活血止痛之功。

如高热兼恶寒者，加大青叶、柴胡解毒退热；便溏热臭者，加秦皮、黄芩、黄连清热利湿；便秘者，加大黄泄热通腑；带多色黄夹有脓血者，加贯众、马齿苋、地榆利湿解毒止血。

3. 湿热蕴结证

主要证候：下腹胀痛，或伴腰骶部胀痛，发热，热势起伏或寒热往来，带下量多，色黄味臭；或经期延长或淋沥不止，口腻纳呆，小便黄，大便溏或燥结；舌红，苔黄厚，脉滑数。

证候分析：湿热客于冲任、胞宫，与气血相搏，则下腹部胀痛，或伴腰骶部胀痛；邪正交争，互有进退，湿遏热伏，则热势起伏或寒热往来；湿热蕴结下焦，损伤任带二脉，则带下量多，色黄味臭；湿热扰及冲任，血海不宁，则经期延长或淋沥不止；湿热内蕴，肠道传化失司，则大便溏或燥结；湿热下注膀胱，则小便黄。舌红，苔黄厚，脉滑数，均为湿热蕴结之征。

治法：清热利湿，活血止痛。

方药：仙方活命饮（方见阴疮）去穿山甲、当归、皂角刺，加蒲公英、败酱草、薏苡仁、土茯苓。

若低热起伏者，加茵陈、柴胡以除湿清热；月经量多或淋沥不止者，加马齿苋、贯众、炒地榆利湿凉血止血；形成癥瘕者，加夏枯草、三棱、莪术等消肿散结，化瘀消癥。

【其他疗法】

1. 中成药治疗

（1）妇乐颗粒每次12g，每日2次，开水冲服。适用于热毒炽盛证。

（2）康妇炎胶囊每次3粒，每日2次，口服。适用于湿热蕴结证、湿毒壅盛证。

（3）金刚藤胶囊每次4粒，每日3次，口服。适用于湿热蕴结证。

（4）康妇消炎栓每次1粒，每日1~2次，直肠纳入。适用于湿热蕴结证、湿毒壅盛证。

2. 中药保留灌肠 辨证选用中药，浓煎后保留灌肠或直肠滴注，每日1次。

NOTE

3. 中药外敷　可选用大黄、黄芩、黄柏、泽兰叶各 30g，黄连 15g，冰片 3g 共研细末，以开水、蜂蜜调敷下腹部，每日 1 次。

【临证要点】

流产或产后、宫腔或盆腔手术操作后感染，或经期卫生不良，感染湿热毒邪，为盆腔炎性疾病的主要致病因素。盆腔炎性疾病发病急、病情重，病势凶险，如感染较重，治疗不及时，或患者体质虚弱易致炎症扩散。治疗上应以抗生素治疗为主，中医药治疗为辅。积极采用抗生素迅速控制感染，选择广谱抗生素或联合用药。如盆腔脓肿已形成，可手术切除病灶并引流。中医药治疗以清热解毒利湿，凉血活血止痛为主。急性期高热阶段属实属热，以清热解毒，凉血活血止痛为主；合并脓肿者，又当消肿排脓；热减或热退后，以清热除湿，行气活血消癥为主。中西医结合治疗可优势互补，增强疗效和缩短疗程，对防治病情迁延，转为慢性有积极的作用。

【预后与转归】

盆腔炎性疾病的预后取决于治疗是否及时、有效、彻底。若经及时、规范、有效的治疗，多可在短期内治愈。若失治、误治，病情加重，可发展为腹膜炎、败血症、感染性休克。若病情迁延，多转为盆腔炎性疾病后遗症，包括慢性盆腔痛、盆腔炎反复发作、不孕症、异位妊娠，严重影响患者的生殖健康和生活质量。

【案例】

赵某，女，43 岁。1974 年 8 月 9 日初诊。

左下腹疼痛、反复发作 6 年余。患者自 1968 年以来，左侧小腹经常疼痛，兼有黄带。前后曾有 6 次急性发作，每次均由胃痛开始，伴有恶心、呕吐，甚至吐胆汁样绿水，半小时后窜至腹部，疼痛由上向下发展，逐渐加重，小腹下坠。严重时头痛、头晕（血压下降），甚至休克。随后体温上升 39℃ 左右。1973 年 8 月 21 日因急性发作，误诊为急性阑尾炎曾住院剖腹探查，发现卵巢脓肿，遂清除脓液。1974 年 6 月 6 日又因急性发作而出现休克，收住院治疗。当时血压 70/50mmHg，白细胞 29000/mm³（29×10^9/L），中性粒细胞 78%。体温 38.9℃，诊为急性弥漫性腹膜炎、化脓性盆腔炎及中毒性休克。住院期间曾用氯霉素、红霉素、庆大霉素等药物治疗，急性炎症控制后，于 1974 年 6 月 22 日出院，继续使用药物治疗。现仍有腹痛，头晕，恶心，纳差，手麻，腹部疼痛而拒按。舌质红，脉弦滑稍数。

诊断：①卵巢脓肿。②慢性盆腔炎急性发作。

中医辨证：毒热壅盛，气血凝结。

治法：清热解毒，活血利湿。

方药：金银花 15g，连翘 15g，蒲公英 15g，败酱草 15g，冬瓜子 30g，赤小豆 15g，牡丹皮 6g，赤芍 6g，没药 3g，延胡索 9g，川楝子 9g，犀黄丸 9g（分冲）。

二诊：8 月 19 日。服上方 6 剂后，腹痛明显减轻，恶心已止，食纳增加。但有头痛，前方加桑叶 9g，菊花 9g。

三诊：9 月 2 日。腹痛已止，因吃生冷而下痢，小腹坠痛。改方为：生白芍 9g，黄芩 9g，马尾连 9g，甘草 3g，木香 4.5g，陈皮 6g，车前子 9g，滑石 15g。

四诊：9 月 19 日。上方服 3 剂后下痢已止，腹痛消失。药后，自觉症状消失，复查白细胞正常。妇科检查附件炎、卵巢脓肿已基本痊愈。

（摘录《刘奉五妇科经验》）

【文献举要】

《金匮要略·妇人杂病脉证并治》：妇人中风七八日，续来寒热，发作有时，经水适断，此为热入血室，其血必结，故使如疟状，发作有时，小柴胡汤主之。

《陈素庵妇科补解·产后众疾门》：产后恶露方下，忽然一断，寒热往来，妄言谵语，如见鬼神，此热入血室，故乍行忽断也。治宜清热行血，血行则热自退，一切寒热谵语之疾自除矣。

【思考题】

1. 试述盆腔炎性疾病的西医诊断标准。

2. 盆腔炎性疾病应与哪些疾病相鉴别？

3. 盆腔炎性疾病为何应中西医结合治疗？

二、盆腔炎性疾病后遗症

盆腔炎性疾病后遗症（sequelae of PID）是 PID 的遗留病变，以往称为慢性盆腔炎，多是由于 PID 未能得到及时正确的治疗，迁延日久而来，临床缠绵难愈，以不孕、输卵管妊娠、慢性盆腔痛、炎症反复发作为主要临床表现，严重影响妇女的生殖健康和生活质量。根据发病部位及病理不同，可分为慢性输卵管炎与输卵管积水、输卵管卵巢炎及输卵管卵巢囊肿、慢性盆腔结缔组织炎。

中医古籍无此病名记载，根据其临床表现，归属于"癥瘕""妇人腹痛""带下病""月经不调""不孕症"等范畴。

【病因病机】

本病病因较为复杂，但可概括为湿、热、瘀、寒、虚 5 个方面。湿热是本病主要的致病因素，瘀血阻遏为本病的根本病机。

1. 湿热瘀结　湿热内蕴，余邪未尽，正气已伤，气血阻滞，湿热与瘀血交结，阻滞冲任、胞宫、胞脉。

2. 气滞血瘀　素性抑郁，肝失条达，气机不利，气滞而血瘀，阻滞冲任、胞宫、胞脉。

3. 寒湿瘀滞　经行产后，余血未尽，冒雨涉水，感寒饮冷；或久居寒湿之地，寒湿伤及冲任、胞宫、胞脉，血为寒湿所凝，血行不畅，凝结瘀滞而发病。

4. 气虚血瘀　素体虚弱，或大病久病，正气不足，余邪留恋或复感外邪，留着于冲任、胞宫、胞脉，血行不畅，瘀血停聚而发病。

5. 肾虚血瘀　素禀肾气不足，或房劳多产，损伤肾气，冲任气血失调，血行瘀滞，或久病不愈，肾气受损，瘀血内结而发病。

【诊断】

1. 病史　大多有 PID 发作史，或宫腔、盆腔手术史，或不洁性生活史。

2. 症状　下腹部疼痛或坠胀痛，痛连腰骶，常在劳累、性交后及月经前后加重。可伴有低热起伏，易疲劳，劳则复发，带下增多，月经不调，不孕等。

3. 检查

（1）妇科检查　子宫常后倾后屈，压痛，活动受限或粘连固定；宫体一侧或两侧附件增厚，或触及呈条索状增粗的输卵管，或触及囊性肿块，压痛；宫骶韧带增粗、变硬、触痛。

（2）辅助检查　①实验室检查：白带常规、BV、宫颈分泌物检测及血沉、血常规检查等可有异常发现。②B超检查：可有一侧或两侧附件液性包块。③子宫输卵管造影检查：输卵管迂曲、阻塞或通而不畅。④腹腔镜检查：盆腔粘连，输卵管积水、伞端闭锁。

【鉴别诊断】

1. 子宫内膜异位症　子宫内膜异位症与盆腔炎性疾病后遗症相似，但常表现为痛经，进行性加重；盆腔炎性疾病后遗症疼痛不仅限于经期，平时亦有腹部疼痛，且可伴有发热，抗感染治疗有效。妇科检查、B超、腹腔镜检查有助于诊断。

2. 盆腔瘀血综合征　两者均可表现为长期慢性下腹疼痛、腰骶痛。但盆腔瘀血综合征妇科检查多无明显异常，有时可见宫颈紫蓝或有举痛。腹腔镜检查及盆腔静脉造影有助诊断与鉴别。

3. 卵巢肿瘤　盆腔炎性疾病后遗症相关的输卵管积水或卵巢囊肿除有盆腔炎病史外，肿块成腊肠形，囊壁较薄，周围有粘连。而卵巢良性肿瘤以圆形或椭圆形较多，多为囊性，表面光滑，活动；卵巢恶性肿瘤在阴道后穹窿触及盆腔内硬结节，肿块多为双侧，实性或半实性，表面凹凸不平，不活动，常伴有腹水，晚期可有恶病质征象。

【辨证论治】

（一）辨证要点

盆腔炎性疾病后遗症主要是湿热毒邪残留于冲任、胞宫，与气血搏结，聚结成瘀。故以血瘀为关键，病情缠绵，证候虚实错杂。临证需结合全身症状及舌脉辨别寒热、虚实。一般而言，本病以实证或虚实夹杂证多见，纯虚证少见。

（二）治疗原则

治疗以活血化瘀，行气止痛为主，配合清热利湿、疏肝行气、散寒除湿、补肾健脾益气等治疗。在内治法的基础上，配合中药直肠导入、中药外敷、中药离子导入等综合疗法，以提高临床疗效。

（三）分型论治

1. 湿热瘀结证

主要证候：少腹胀痛，或痛连腰骶，经行或劳累时加重，或有下腹癥块，带下量多，色黄；脘闷纳呆，口腻不欲饮，大便溏或秘结，小便黄赤；舌暗红，苔黄腻，脉滑或弦滑。

证候分析：湿热之邪蕴结冲任、胞宫，日久致气血瘀阻，或瘀久成癥，则致下腹胀痛，或痛连腰骶，或见下腹癥块；经行、劳累耗伤气血，正气受损，则病势加重；湿热下注，则带下量多，色黄；湿热内伤，则脘闷纳呆，口腻不欲饮，便溏或秘结，小便黄赤。舌暗红，苔黄腻，脉滑或弦滑，均为湿热瘀结之象。

治法：清热利湿，化瘀止痛。

方药：银甲丸（《王渭川妇科经验选》）。

银甲丸：金银花　连翘　升麻　红藤　蒲公英　生鳖甲　紫花地丁　生蒲黄　椿根皮　大青叶　茵陈　琥珀末　桔梗

银甲丸主治湿热蕴结下焦诸证。方以金银花、连翘、蒲公英、紫花地丁、红藤、大青叶、升麻等药重在清热解毒；以茵陈、椿根皮清热除湿；伍生鳖甲、生蒲黄、琥珀末活血化瘀，软坚散结；桔梗辛散行气。全方合用，共奏清热除湿，化瘀行滞之效。

若湿邪甚，腹胀痛者，加茯苓、厚朴、大腹皮行气祛湿；带下多，黄稠如脓者，加黄柏、车前子、椿根皮清热利湿止带；便溏者，加白术、薏苡仁健脾燥湿。

2. 气滞血瘀证

主要证候：下腹胀痛或刺痛，情志不畅则腹痛加重，经行量多有瘀块，瘀块排出则痛缓，胸胁、乳房胀痛，或伴带下量多，色黄质稠，或婚久不孕；舌紫暗或有瘀点，苔白或黄，脉弦涩。

证候分析：肝气郁结，气机不利，血行瘀阻，结于冲任、胞脉，故下腹胀痛或刺痛，经行量多有瘀块；肝失条达，肝经阻滞，故乳房胀痛；气血瘀结，带脉失约，故带下量多，色黄质稠；胞脉闭阻，不能摄精成孕，则婚久不孕。舌紫暗或有瘀点，苔白或黄，脉弦涩，均为气滞血瘀之象。

治法：疏肝行气，化瘀止痛。

方药：膈下逐瘀汤（方见闭经）。

若下腹有包块者，加三棱、莪术活血消癥；若烦躁易怒，口苦者，加栀子、夏枯草疏肝清热；带下量多，黄稠者，加黄柏、薏苡仁、土茯苓利湿止带。

3. 寒湿瘀滞证

主要证候：下腹冷痛或刺痛，腰骶冷痛，得温则减，带下量多，色白质稀；月经量少或月经错后，经色暗或夹血块，形寒肢冷，大便溏泄，或婚久不孕；舌质淡暗或有瘀点，苔白腻，脉沉迟或沉涩。

证候分析：寒湿伤及胞脉，血为寒湿所凝，冲任阻滞，血行不畅，故下腹冷痛或刺痛，腰骶冷痛；冲任阻滞，带脉失约，故带下量多；寒性凝滞，故月经量少或月经错后；寒湿伤阳，气血不畅，故形寒肢冷，大便溏泄，婚久不孕。舌质淡暗或有瘀点，苔白腻，脉沉迟或沉涩，均为寒湿瘀滞之象。

治法：祛寒除湿，化瘀止痛。

方药：少腹逐瘀汤（方见痛经）合桂枝茯苓丸（方见胎漏、胎动不安）。

若下腹冷痛较甚，加乌药、艾叶温经止痛；大便溏薄者，去当归，加炒白术、山药健脾利湿；带下量多、质稀者，加芡实、金樱子以化湿止带。

4. 气虚血瘀证

主要证候：小腹隐痛或坠痛，缠绵日久，或痛连腰骶，或有下腹癥块，带下量多，色白质稀；经期延长或量多，经血淡暗，伴精神萎靡，体倦乏力，食少纳呆；舌淡暗，或有瘀点，苔白，脉弦细或沉涩。

证候分析：正气亏虚，血行不畅，瘀血内停，或积久成癥，故小腹隐痛或坠痛，痛连腰骶，或有下腹癥块；气虚不摄，水湿下注，故带下量多；气虚冲任不固，故经期延长或量多；久病脾失健运，气血耗伤，中气不足，故精神萎靡，体倦乏力，食少纳呆。舌淡暗，或有瘀点，苔白，脉弦细或沉涩，均为气虚血瘀之象。

治法：益气健脾，化瘀止痛。

方药：理冲汤（《医学衷中参西录》）去天花粉、知母合失笑散（方见月经过多）。

理冲汤：生黄芪 党参 白术 生山药 天花粉 知母 三棱 莪术 生鸡内金

理冲汤主治瘀血成癥瘕，气郁满闷，脾弱不能饮食等。方以生黄芪、党参、白术、生山药健脾益气；三棱、莪术破瘀散结止痛；生鸡内金健脾胃，消瘀结；加失笑散活血化瘀止痛。全方有益气健脾，化瘀止痛之功。

若下腹痛较甚，加延胡索、香附以行气止痛；湿盛者，加薏苡仁、萆薢以利湿；腹泻者，重用白术。

5. 肾虚血瘀证

主要证候：下腹绵绵作痛或刺痛，痛连腰骶，遇劳累则加重，喜温喜按，头晕耳鸣，畏寒肢冷，或伴月经后期或量少，经血暗夹块，夜尿频多，或婚久不孕；舌暗淡，苔白，脉沉涩。

证候分析：肾气不足，血行不畅，瘀血内停，故下腹绵绵作痛或刺痛，痛连腰骶；肾阳不足，不能温煦全身，故喜温喜按，头晕耳鸣，畏寒肢冷；阳虚寒凝，血行不畅，故月经后期或量少；肾气虚衰，膀胱失约，故夜尿频多；肾虚瘀血阻滞胞脉，不能摄精成孕，则婚久不孕。舌暗淡，苔白，脉沉涩，均为肾虚血瘀之象。

治法：温肾益气，化瘀止痛。

方药：温胞饮（方见不孕症）合失笑散（方见月经过多）。

若肾阳虚明显者，可选内补丸加减；腹痛较甚者，加延胡索、苏木活血化瘀止痛；夹湿者，加薏苡仁、苍术健脾燥湿。

【其他疗法】

1. 中成药治疗

（1）花红胶囊每次 3 粒，每日 3 次，口服。适用于湿热瘀结证。

（2）妇科千金胶囊每次 2 粒，每日 3 次，口服。适用于湿热瘀结证。

（3）坤复康胶囊每次 3 ~ 4 粒，每日 3 次，口服。适用于气滞血瘀证。

（4）桂枝茯苓胶囊每次 3 粒，每日 3 次，口服。适用于寒湿瘀滞证。

（5）妇宝颗粒每次 10g，每日 2 次，开水冲服。适用于肾虚血瘀证。

（6）丹黄祛瘀片每次 2 ~ 4 片，每日 2 ~ 3 次，口服。适用于气虚血瘀证。

2. 艾灸治疗 取穴关元、气海、神阙、中极。每日或隔日 1 次。

3. 中药直肠导入 取红藤、败酱草、丹参、延胡索、三棱等随证加减。适用于各个证型者。

4. 中药外敷 ①中药药包热敷：辨证选用中药，热敷于下腹部或腰骶部。②中药穴位敷贴：辨证选用中药，研末或制成丸剂，贴敷于三阴交、气海、神阙、关元等穴位。

5. 中药离子导入 辨证选用中药浓煎后通过中药离子光电导入仪导入，使药物通过局部皮肤直接渗透和吸收。

6. 物理治疗 选择应用盆腔炎治疗仪及微波、超声、激光治疗仪等。

【临证要点】

盆腔炎性疾病后遗症多因湿热之邪入侵，阻滞气机，影响气血运行，致瘀血内阻，湿热与瘀血胶结，则致病势缠绵，日久难愈。临床以湿热瘀结证最常见，其次为寒湿瘀滞证、气滞血瘀证。病程日久，正气受损，致病虚实夹杂而见肾虚血瘀、气虚血瘀证。瘀血是其核心病机，治以活血化瘀为主，但也应根据患者禀赋强弱、病程长短等辨证施治。

本病常病情缠绵难愈，应充分发挥中医药的治疗优势，在辨证论治的原则指导下内外同治、多途径给药，以达到缓解盆腔疼痛，改善盆腔炎性粘连，消散盆腔炎性包块，从而降低不孕症、异位妊娠等盆腔炎性疾病后遗症发生的概率。若输卵管积水、输卵管阻塞、盆腔炎性粘连严重影响生育，经药物治疗疗效不理想者，考虑手术治疗。

【预后与转归】

盆腔炎性疾病后遗症经积极、有效的治疗，大多可好转或治愈。因本病常反复缠绵，可导致月经不调、癥瘕、不孕症或异位妊娠，对患者生殖健康和生活质量有较大影响。若经期或产后摄生不慎，亦可急性发作。

【案例】

黄某，女，26 岁。1992 年 12 月 30 日初诊。

患者右少腹痛伴腰痛 1 年余。曾因人流不全行清宫术，其后发现"盆腔炎"，经常少腹痛、腰痛，时轻时重，经前下腹胀，经期腹痛尤甚。末次月经 12 月 15 日，量中，色暗，质稠，有血块。平时口干，睡眠不宁，带下黄稠，尿短赤、涩痛，大便秘结。舌暗红，苔厚白，脉细弦。妇科检查：外阴、阴道正常，宫颈光滑，子宫后倾，正常大小，质中，有压痛，双侧附件增厚、压痛。

诊断：慢性盆腔炎。

中医辨证：湿浊蕴结，气滞血瘀。

治法：以行气活血化湿为主。

方药：丹参 20g，桃仁、乌药、郁金、山楂各 15g，藿香、香附各 10g，鸡血藤、桑寄生各 30g，麦芽 45g。每日 1 剂。

二诊：1993 年 1 月 6 日。腹痛减轻，仍有腰痛，带下减少，二便调。舌暗红，苔白，脉细弦。诸症好转，时近经前，仍乃守上方，加益母草 25g。

三诊：2 月 3 日。末次月经 1 月 14 日，痛经减轻，经后时有下腹痛，便秘。舌淡红，苔微黄，脉弦细。湿热未除，加生薏苡仁、冬瓜仁各 30g，去桑寄生、麦芽，以利湿通便。

治疗后症状及体征改善，半年后妊娠。

(摘录《中国百年百名中医临床家丛书——罗元恺》)

【文献举要】

《诸病源候论·妇人杂病诸候》：若经血未尽而合阴阳，即令妇人血脉挛急，小腹重急支满，胸胁腰背相引，四肢酸痛，饮食不调，结牢。恶血不除，月水不时，或月前月后因生积聚，如怀胎状……瘕之聚，令人苦四肢寒热，身重淋露，不欲食……腰背相引痛，月水不利，令人不产，小腹急，下阴中如刀刺，不得小便，时苦寒热，下赤黄汁，病苦如此，令人无子。

《济阴纲目·调经门》：戴氏曰：经事来而腹痛者，经事不来而腹亦痛者，皆血之不调故也。欲调其血，先调其气。

【思考题】

1. 试述盆腔炎性疾病后遗症的临床表现。

2. 试述盆腔炎性疾病后遗症的分型论治、治法及方药。

3. 试述盆腔炎性疾病后遗症的外治法。

NOTE

第七节　子宫内膜异位症与子宫腺肌病

子宫内膜异位症（endometriosis，EMS）简称内异症，是指具有生长功能的子宫内膜组织出现在子宫腔被覆内膜及宫体肌层以外的其他部位所引起的一种疾病。卵巢型子宫内膜异位症形成囊肿者，称为卵巢子宫内膜异位囊肿（俗称"巧克力囊肿"）。本病多发于25~45岁，发病率为该年龄段妇女的10%~15%，是常见的妇科疾病。

子宫腺肌病（adenomyosis）是指子宫内膜腺体及间质侵入子宫肌层中，伴随周围肌层细胞的代偿性肥大和增生，形成弥漫病变或局限性病变的一种良性疾病，既往曾称为内在型子宫内膜异位症。少数子宫内膜在子宫肌层中呈局限性生长，形成结节或团块，称为子宫腺肌瘤。本病多发于30~50岁经产妇，约半数患者合并子宫肌瘤，15%~40%合并内异症。

中医学古籍中没有"子宫内膜异位症"及"子宫腺肌病"的病名记载，根据其临床表现，可归属在"痛经""月经过多""经期延长""癥瘕""不孕"等病证中。

【病因病机】

本病主要病机为瘀血阻滞，多由于外邪入侵、情志内伤、房劳、饮食不节或手术损伤等原因，导致机体脏腑功能失调，气血失和，致部分经血不循常道而逆行，以致"离经"之血瘀积，留结于下腹，阻滞冲任、胞宫、胞脉、胞络而发病。

1. 气滞血瘀　素性抑郁，或恚怒伤肝，气滞血瘀，留结于下腹，瘀阻冲任而发病。

2. 寒凝血瘀　经期、产后感受寒邪，或过食生冷，寒客冲任，与血相搏，气血凝滞不畅而发病。

3. 湿热瘀阻　宿有湿热内蕴，或经期、产后摄生不慎，感受湿热之邪，与血相搏，流注冲任，蕴结于胞宫，阻滞气血，热壅血瘀，"不通则痛"，瘀热阻于冲任而发病。

4. 气虚血瘀　素体脾虚，或因饮食、劳倦、思虑所伤，或大病、久病耗气，气虚运血无力而发病。

5. 肾虚血瘀　先天不足，或后天损伤，大病、久病、房劳多产，损伤肾气，肾阳不足则血失温煦，运行迟滞，肾阴不足，虚火内生，热灼血瘀，瘀血结于胞宫而发病。

6. 痰瘀互结　素有痰湿内蕴，或脾阳不振，饮食不节，脾失健运，水湿不化，凝而为痰，痰浊与气血相搏，凝滞气血，痰湿瘀结，积聚不散，壅滞冲任而发病。

【诊断】

（一）子宫内膜异位症

1. 病史　有进行性加剧的痛经病史，或有不孕史，或有剖宫产、人工流产术等手术史。

2. 症状

（1）疼痛　继发性、进行性加剧的痛经，疼痛部位固定不移，多位于下腹深部和腰骶部，可放射至会阴、肛门或大腿内侧。常于经前1~2天开始，经期第1天最剧，之后逐渐减轻。若直肠子宫陷凹及子宫骶韧带有病灶时可伴有性交痛、肛门坠胀感，经期加剧。疼痛程度与病灶大小不一定成正比，粘连严重的卵巢子宫内膜异位囊肿患者可能并无疼痛，盆腔内小的散在病灶可导致剧烈疼痛。若卵巢子宫内膜异位囊肿破裂时，可引起突发性剧烈腹痛，伴恶心、呕吐和肛门坠胀。

（2）月经异常 经量增多、经期延长或月经淋沥不净。

（3）不孕或流产 约50%的患者伴有原发性或继发性不孕，约有40%发生自然流产。

（4）其他 肠道内异症可见腹痛、腹泻或便秘，甚至周期性少量便血；膀胱内异症可在经期出现尿痛、尿频和血尿；呼吸道内异症可见经期咯血及气胸；瘢痕内异症可见瘢痕处结节于经期增大，疼痛加重。

3. 检查

（1）妇科检查 子宫多后倾固定，宫颈后上方、子宫后壁、子宫骶韧带或直肠子宫陷凹处可扪及硬性、触痛性结节，一侧或双侧附件可触及囊实性肿块，活动度差，有轻压痛。较大的卵巢内膜异位囊肿可扪及与子宫粘连的肿块，囊肿破裂时出现腹膜刺激征。若病变位于宫颈，可见宫颈表面有稍突出的紫蓝色小点或出血点，质硬光滑、有触痛。若病变累及直肠阴道隔，可在阴道后穹隆扪及隆起的小结节或包块。若病变累及腹壁切口、脐部等，在相应部位可触及结节性肿块。

（2）辅助检查 ①血液检查：血清CA125、CA199、抗子宫内膜抗体（EMAb）测定可提高内异症的诊断率，并可作为药物疗效评价的参考指标。②影像学检查：B超检查有助于发现盆腔或其他病变累及部位的包块，了解病灶位置、大小和形状，对诊断卵巢内膜异位囊肿有重要意义。钡剂灌肠有助于发现直肠子宫陷凹及直肠阴道隔内异症病灶。必要时行盆腔CT及MRI检查。③腹腔镜检查：是目前内异症诊断的金标准。腹腔镜检查的最佳时间是月经干净后立即进行，可直接了解病灶范围和程度。

目前内异症的临床分期采用美国生育医学协会（ARSM）1997年第三次修订的rAFS分期标准，即经腹腔镜检查或剖腹探查确诊，对病灶的部位、数目、大小、深浅、粘连的范围和程度等进行评分。未行探查的临床分期可根据1990年中国中西医结合学会妇产科专业委员会第三届学术会议制定的盆腔内异症临床分期标准（以妇科双合诊、三合诊结合B超检查为主）。

轻度：①散在的病灶种植，卵巢触痛，正常大或略大，但无明显的内膜囊肿形成。②粘连轻微或不明显，子宫、卵巢均活动。

中度：①卵巢单侧或双侧有多个病灶，卵巢增大，或有小的内膜囊肿形成，但囊肿直径不超过3cm。②输卵管、卵巢有粘连。③有明显的散在病灶硬结，可触及触痛结节。

重度：①卵巢子宫内膜囊肿大于3cm（单侧或双侧）。②盆腔粘连明显。③直肠子宫陷凹封闭，片状增厚，伴触痛结节。④病变累及直肠、膀胱，伴子宫固定不动（重度广泛性）。

（二）子宫腺肌病

1. 病史 有月经量多、进行性加剧的痛经病史；或有多次妊娠、反复宫腔操作、分娩时子宫壁创伤和慢性子宫内膜炎等病史。

2. 症状 主要表现为经量增多和经期延长，以及逐渐加剧的进行性痛经，多位于少腹正中，常在经前1周开始，至月经结束。可有不明原因的月经中期阴道流血、性欲减退等症状。部分患者可无任何临床症状。

3. 检查

（1）妇科检查 可见子宫呈均匀性增大或有局限性结节隆起，质硬，有压痛，经期子宫增大，压痛明显，月经后可缩小。合并内异症时子宫活动度较差。合并子宫肌瘤时，则依肌瘤

NOTE

的大小、数目、部位而异。双附件无明显异常。

（2）辅助检查 ①血液检查：血清 CA125、CA199、EMAb 测定可协助诊断子宫腺肌病。②影像学检查：盆腔 B 超和 MRI 检查有助于子宫腺肌病的诊断及鉴别诊断。

【鉴别诊断】

子宫内膜异位症主要与原发性痛经、盆腔炎性包块、卵巢恶性肿瘤和子宫腺肌病相鉴别。子宫腺肌病除与内异症鉴别外，还要与子宫肌瘤相鉴别（表10-2）。

表10-2　子宫内膜异位症与子宫腺肌病的鉴别诊断

疾病	病史及症状	检查
子宫内膜异位症	继发性、进行性加剧的痛经史，放射至阴道、会阴、肛门或大腿内侧，可伴性交痛、肛门坠胀感	子宫正常或稍大，多后倾固定，可触及包块，不活动，B 超检查可见一侧或双侧附件包块
子宫腺肌病	可合并内异症，痛经症状与内异症相似，但多位于小腹正中且更剧烈	子宫呈球形增大、质硬，经期触痛。B 超和腹腔镜检查可帮助鉴别
原发性痛经	经行小腹疼痛，呈阵发性、痉挛性或胀痛下坠感，常1~2天内消失	无阳性体征，B 超检查盆腔无异常
盆腔炎性包块	多有盆腔炎性疾病反复发作史，疼痛无周期性，平时亦有下腹部隐痛，可伴有发热和白细胞增高等。抗感染治疗有效	子宫活动度差，附件区可扪及边界不清包块，有压痛
卵巢恶性肿瘤	早期无症状，但病情发展迅速，腹痛、腹胀为持续性，与月经周期无关，患者一般情况差	除扪及盆腔内包块外，常有腹水。B 超示包块以实性或混合性居多，形态多不规则。血 CA125 值多大于 200IU/L。凡诊断不明确时应尽早剖腹探查
子宫肌瘤	月经量多，一般无明显痛经及进行性加剧的腹痛史，可有压迫症状	子宫增大或有不规则突出，浆膜下肌瘤可扪及肌瘤质硬、活动度差，表面光滑。B 超检查肌瘤结节为边界清晰的局限性低回声区

【辨证论治】

（一）辨证要点

应根据疼痛发生的时间、性质、部位、程度、伴随症状、体征，结合月经的量、色、质及舌脉辨别寒热、虚实。

（二）治疗原则

以活血化瘀为治疗总则，根据辨证结果，分别佐以理气行滞、温经散寒、清热除湿、补气养血、补肾、化痰等治法。结合病程长短及体质强弱决定祛邪扶正之先后，病程短，体质较强，属实证，以祛邪为主；病程较长，体质较弱，多为虚实夹杂证，或先祛邪后扶正，或先扶正后祛邪，亦可扶正祛邪并用。还应结合月经周期不同阶段治疗，一般经前宜行气活血止痛，经期以理气活血祛瘀为主，经后兼顾正气，在健脾补肾的基础上活血化瘀。同时注意辨病与辨证相结合，以痛经为主者重在祛瘀止痛；月经不调或不孕者要配合调经、助孕；癥瘕结块者要散结消癥。

（三）分型论治

1. 气滞血瘀证

主要证候：经前或经期小腹胀痛或刺痛，拒按，甚或前后阴坠胀欲便，经行量或多或少，或行经时间延长，色暗有血块，块下而痛稍减，盆腔有包块或结节；经前心烦易怒，胸胁、乳房胀痛，口干便结；舌紫暗或有瘀斑、瘀点，苔薄白，脉弦涩。

证候分析：素性抑郁，肝失条达，气血郁滞，冲任二脉不利，导致经血不畅。"不通则痛"，故经前或经期小腹胀痛或刺痛；肝郁气滞，入络不畅，故胸胁、乳胀痛。舌紫暗或有瘀斑、瘀点，苔薄白，脉弦涩，均为血瘀之象。

治法：理气活血，化瘀止痛。

方药：膈下逐瘀汤（方见闭经）。

若疼痛剧烈，加乳香、没药、三棱、莪术活血止痛；痛甚伴有恶心呕吐者，加半夏、白芍柔肝和胃止痛；月经量多夹块者，去桃仁、红花加生蒲黄、三七、益母草化瘀止血；肛门坠胀，便结者，加制大黄化瘀通腑；前阴坠胀者，加柴胡、川楝子理气行滞。

2. 寒凝血瘀证

主要证候：经前或经期小腹冷痛或绞痛，拒按，得热痛减，经行量少，色紫暗有块，或经血淋沥不净，或见月经延后，盆腔有包块或结节；形寒肢冷，或大便不实；舌淡胖而紫暗，有瘀斑、瘀点，苔白，脉沉迟而涩。

证候分析：寒邪凝滞于胞宫、冲任，导致气血运行受阻，故经前或经期小腹冷痛或绞痛，且拒按；寒得热则化，血行渐畅，故得热痛减；寒凝血瘀，冲任不调，则月经延后，经色紫暗有块；寒邪盛于内，阳气被遏，则形寒肢冷。舌淡胖而紫暗，有瘀斑、瘀点，苔白，脉沉迟而涩，均为寒凝血瘀之象。

治法：温经散寒，化瘀止痛。

方药：少腹逐瘀汤（方见痛经）。

若恶心呕吐者，加吴茱萸、半夏、生姜温胃止呕；腹泻者，加肉豆蔻、藿香、白术健脾止泻；腹痛甚，肢冷出汗者，加川椒、制川乌温中止痛；阳虚内寒者，加人参、附子、淫羊藿温补脾肾。

3. 湿热瘀阻证

主要证候：经前或经期小腹灼热疼痛，拒按，得热痛增，月经量多，色红质稠，有血块或经血淋沥不净，盆腔有包块或结节，带下量多，色黄质黏，味臭气；身热口渴，头身肢体沉重刺痛，或伴腰部胀痛，小便不利，便溏不爽；舌质紫红，苔黄而腻，脉滑数或涩。

证候分析：湿热之邪，盘踞冲任、胞宫，气血失畅，湿热与血热胶结，故小腹灼热疼痛；湿热扰血，故血稠有块；湿热壅遏下焦，稽留难祛，则带下量多色黄，便溏不爽。舌质紫红，苔黄而腻，脉滑数或涩，均为湿热瘀阻之象。

治法：清热除湿，化瘀止痛。

方药：清热调血汤（方见痛经）加败酱草、红藤。

若经行质稠，量多夹块者，加贯众、生蒲黄清热化瘀止血；下腹疼痛，有灼热感，带下黄稠者，加黄柏、土茯苓清热除湿。

4. 气虚血瘀证

主要证候：经期腹痛，肛门坠胀不适，经量或多或少，或经期延长，色暗淡，质稀或夹血块，盆腔有结节或包块；面色淡而晦暗，神疲乏力，少气懒言，纳差便溏；舌淡胖，边尖有瘀斑，苔薄白，脉沉涩。

证候分析：素体虚弱或久病伤正气，气不足则无力推动血行，渐成瘀血内阻。"不通则痛"，故经期腹痛，肛门坠胀；经色暗淡，质稀或夹血块，乃气虚瘀血之象；气虚则见面淡而晦暗，神疲乏力，少气懒言；脾气亏虚则纳差便溏。舌淡胖，边尖有瘀斑，苔薄白，脉沉涩，均为气虚血瘀之象。

治法：益气活血，化瘀止痛。

方药：血府逐瘀汤（《医林改错》）加党参、黄芪。

血府逐瘀汤：桃仁　红花　当归　生地黄　川芎　赤芍　柴胡　枳壳　甘草　桔梗　川牛膝

血府逐瘀汤主治胸中血府血瘀所致之证。方中桃红四物汤活血化瘀养血；四逆散行气和血疏肝；桔梗开肺气，合枳壳则升降上焦之气，桔梗、枳壳一上一下，通畅气机；川牛膝通利血脉，引血下行；加党参、黄芪补中益气。

若腹冷痛甚者，加艾叶、小茴香、吴茱萸、附片、干姜以温经止痛；腰腿酸软者，加续断、桑寄生补肝肾，强筋骨。

5. 肾虚血瘀证

主要证候：经前或经期腹痛，月经先后无定期，经量或多或少，色暗有块，盆腔有结节或包块；腰膝酸软，腰脊刺痛，神疲肢倦，头晕耳鸣，面色晦暗，性欲减退，夜尿频；舌质暗淡，苔白，脉沉细涩。

证候分析：肾气亏损，无力推动血行，则血行迟滞，故经前或经期腹痛；腰为肾之外府，肾气虚故见腰膝酸软，气虚血瘀内阻见腰脊刺痛；肾开窍于耳，肾气虚则头晕耳鸣，面色晦暗。舌质暗淡，苔白，脉沉细涩，均为肾虚血瘀之象。

治法：补肾益气，活血化瘀。

方药：归肾丸（方见月经过少）加桃仁、生蒲黄。

若经行淋沥不净，加茜草、乌贼骨化瘀止血；小腹冷痛喜温，畏寒肢冷者，加补骨脂、肉桂、艾叶温肾助阳；若颧红唇赤，手足心热者，加地骨皮、鳖甲养阴清热。

6. 痰瘀互结证

主要证候：经前或经期小腹痛，拒按，盆腔有包块或结节，月经量多，有血块，带下量多，色白质稠；形体肥胖，头晕，肢体沉重，胸闷纳呆，呕恶痰多；舌紫暗，或边尖有瘀斑，苔腻，脉弦滑或涩。

证候分析：痰瘀结于下腹，气血运行不畅，则腹痛拒按，经行有血块；痰湿下注，故带下量多，质稠；气机不利，故胸闷纳呆。舌紫暗，或边尖有瘀斑，苔腻，脉弦滑或涩，均为痰瘀互结之象。

治法：化痰散结，活血化瘀。

方药：苍附导痰丸（方见月经后期）加三棱、莪术。

若脾胃虚弱，正气不足者，加党参、黄芪、白术健脾益气；胸脘痞闷食少者，加山楂、神曲、鸡内金消积导滞；腰痛者，加续断、桑寄生补肾强腰。

【其他疗法】

1. 中成药治疗

（1）散结镇痛软胶囊每次4粒，每日3次，口服。适用于痰瘀互结兼气滞证。

（2）桂枝茯苓胶囊每次3粒，每日3次，口服。适用于妇人瘀血阻滞。

（3）丹鳖胶囊每次5粒，每日3次，口服。适用于气滞血瘀证。

（4）少腹逐瘀胶囊每次3粒，每日3次，口服。适用于寒凝血瘀证。

2. 针灸治疗 取中极、关元、足三里、三阴交、大横、天枢等穴，平补平泻法。

【临证要点】

子宫内膜异位症以血瘀为主，治疗原则应遵循"虚则补之，实则泻之，寒者热之，热者寒之"。中医药防治子宫内膜异位症可改善症状、体征，并能结合西医诊断及判断疗效；补肾化瘀药还可诱发排卵、促进妊娠；手术切除内异症病灶，结合中医药治疗可防治术后复发。

青壮年气血尚盛，肾气未衰，宜调和气血，以攻为主，兼顾肾气；有生育要求者，宜补肾为主，兼以化瘀消癥。重视非经期治疗，平时重在化瘀攻破，经期或经前1周以调经止痛为主。本病的疗程较长，药物又多为攻伐之品，应注意治病不伤正，适时佐配养正之品。

子宫腺肌病临床表现为顽固性痛经，常伴经行淋沥，久病多虚，临床以虚实错杂为多见，宜攻补兼施。结合B超监测及血CA125测定，定期随访。

【预后与转归】

本病为良性疾病，但有恶性侵袭行为，少数病例会发生恶变。10%～15%的卵巢癌患者在手术后发现同时并存子宫内膜异位症，其中3%可看到从良性内膜异位组织过渡到完全恶性的转换带，引起癌变。中药、西药、手术等干预可减轻痛经等症状，如长期不治疗或病程迁延日久可致不孕。术后极易复发，需随访及治疗。

【病案】

裴某，女，20岁。1990年4月11日初诊。

患者14岁月经初潮，经期尚准。近年来经行腹痛，并呈进行性加剧，需服止痛片及卧床休息方可缓解。近3个月来自服西药止痛效果不显，经外院西医妇科肛查：右侧可扪及鸽蛋大小囊性肿块；子宫后壁可触及数枚黄豆大小结节，压痛、质硬。B超示：右侧卵巢巧克力囊肿，诊断为子宫内膜异位症，予以西药治疗，因担心药物的副作用，改服中药。时值经行，少腹掣痛如刺，剧烈难忍，喜暖喜按，肛门坠胀，有里急感，大便欠实，腰膝酸软，经血有块，块下痛不解。脉细弦，苔薄白边有紫点。

中医辨证：寒凝瘀滞，不通则痛。

治法：化瘀温通，理气止痛。

方药：炒当归9g，川芎4.5g，丹参9g，川牛膝9g，赤芍9g，桂枝3g，制香附9g，延胡索9g，制没药4.5g，淡吴茱萸2.5g，失笑散12g（包）。7剂。

二诊：经行后方服中药，未能奏效，腹痛依然；瘀血既成，日渐增多，积滞愈甚，而药效不能速达，难收预期之功。唯其经前3～7天内须服前方。兹经净，余无不适。脉细略弦，苔薄白，边瘀。宿瘀内结，拟活血化瘀。处方：炒当归9g，丹参12g，赤芍12g，川牛膝9g，制香附9g，桂枝3g，莪术12g，海藻12g，炙甲片9g，桃仁12g，皂角刺20g，石见穿15g。7剂。

服药半年，每次月经来潮前三天即开始服用前方药，平素交替服散结药和人参鳖甲煎丸。痛经大都消失，血块减少，无须服止痛片。B超复查右侧卵巢囊肿缩小。

（摘录《中国现代名中医医案精华》蔡小荪医案）

【文献举要】

《灵枢·水胀》：石瘕生于胞中，寒气客于子门，子门闭塞，气不得通，恶血当泻不泻，虾以留止，日以益大，状如怀子，月事不以时下，皆生于女子，可导而下。

《诸病源候论·癥病诸候》：血癥之聚，令人腰痛不可以俯仰，小腹里急苦痛，背脊疼，深达腰腹，下挛阴里，月水不时，乍来乍不来。

《景岳全书·妇人规》：瘀血留滞作癥，唯妇人有之。其证则或由经期，或由产后，凡内伤生冷，或外受风寒……或忧思伤脾，气虚而血滞，或积劳积弱，气弱而不行，总由血动之时，余血未尽，而一有所逆，则留滞日积而渐以成癥矣。

《古方汇精·妇科门》：凡闺女在室行经，并无疼痛，及出嫁后，忽遇痛经渐至增多，服药无效。此乃少年新婚男女不知禁忌，或经将来之时，或行经未净，随而交，震动血海之络，损及冲任，以致瘀血凝滞。每至行经，断难流畅，是以作痛，名曰逆经痛。患此难以受孕。

【思考题】

1. 简述子宫内膜异位症及子宫腺肌病的病因病机。
2. 简述子宫内膜异位症痛经症状的特点。
3. 简述子宫腺肌病与子宫肌瘤的异同点。
4. 试述"血瘀"在子宫内膜异位症及子宫腺肌病发生的机理及选择活血化瘀法的具体方药。
5. 简述子宫内膜异位症和子宫腺肌病气滞血瘀证的主要证候、治法和方药。

第八节　多囊卵巢综合征

多囊卵巢综合征（polycystic ovary syndrome，PCOS）是青春期及育龄期女性最常见的妇科内分泌疾病之一，以持续无排卵、雄激素过多和胰岛素抵抗为主要特征，并伴有生殖功能障碍及糖脂代谢异常。临床表现有月经紊乱、肥胖、多毛、痤疮、黑棘皮、不孕及孕后流产等。中医学无此病名，根据其临床特征及表现，归属于"不孕""月经过少""月经后期""闭经""癥瘕"等范畴。

【病因病机】

本病主要是以脏腑功能失调为本，痰浊、瘀血阻滞为标，故临床表现多为虚实夹杂、本虚标实之证。其发病多与肾、脾、肝关系密切，但以肾虚、脾虚为主，加之痰湿、瘀血等病理产物作用于机体，导致"肾－天癸－冲任－胞宫"生殖轴功能紊乱而致病。

1. 肾虚　禀赋不足，素体孱弱，或早婚房劳，肾气受损，天癸乏源，血海空虚，而致月经稀少，甚至经闭不行而难以受孕。

2. 脾虚痰湿　素体肥胖，痰湿内盛，或饮食劳倦，或忧思过度，损伤脾气，脾失健运，痰湿内生，阻滞冲任胞脉，而致月经稀少或经闭不来，不能摄精成孕。

3. 气滞血瘀　精神抑郁，或暴怒伤肝，情志不畅，肝气郁结，气滞则血瘀；或经期、产后调摄不慎，余血未尽复感邪气，寒凝热灼而致血瘀，瘀阻冲任，闭阻胞脉，经血不能下达，而致闭经或不孕。

4. 肝郁化火　素性抑郁，或七情内伤，情志不遂，郁久化火，热扰冲任，冲任不调，气血失和，而致面部多毛、痤疮、月经紊乱、不孕。

【诊断】

1. 病史 多起病于青春期，初潮后渐现月经稀发或稀少，甚则闭经，或月经频发、淋沥不尽等，渐可转为继发性闭经、不孕、肥胖、多毛等症状。

2. 症状

（1）月经失调 主要表现为月经稀发与闭经；也有表现为月经频发或淋沥不净等崩漏征象。

（2）不孕 主要与月经失调和无排卵有关，且妊娠也易出现不良妊娠结局。

3. 体征

（1）多毛 可出现毛发增粗、增多，尤以性毛为主，还可见口唇细须。亦有部分患者出现脂溢性脱发。

（2）痤疮 多见油性皮肤及痤疮，以颜面、背部较著。

（3）黑棘皮 常在阴唇、项背部、腋下、乳房下和腹股沟等皮肤褶皱部位出现对称性灰褐色色素沉着，呈对称性，皮肤增厚，质地柔软。

（4）肥胖 多始于青春期前后，其脂肪分布及体态并无特异性，常见腹部肥胖（腰围/臀围≥0.80），体重指数 BMI≥25。

4. 检查

（1）体格检查 常有多毛、痤疮及黑棘皮症等。

（2）妇科检查 外阴阴毛较长而浓密，可布及肛周、腹股沟及腹中线；阴道通畅；子宫体大小正常或略小；双侧或单侧卵巢增大，较正常卵巢大 1～3 倍，呈圆形或椭圆形，但质坚韧。也有少数患者卵巢并不增大。

（3）辅助检查 根据病史及临床表现疑似 PCOS 者，可行下列检查。

1）基础体温（BBT）：不排卵患者表现为单相型。

2）B 型超声检查：见双侧卵巢均匀性增大，包膜回声增强，轮廓较光滑，间质内部回声增强。一侧或双侧卵巢各可见 12 个以上直径为 2～9mm 无回声区围绕卵巢边缘，呈车轮状排列，称为"项链征"。连续监测未见优势卵泡发育和排卵迹象。

3）内分泌测定：①血清雄激素：睾酮水平通常不超过正常范围上限 2 倍（如果 T 水平高于正常范围上限 2 倍，要排除卵巢和肾上腺肿瘤的可能）。雄烯二酮浓度升高，脱氢表雄酮（DHEA）、硫酸脱氢表雄酮（DHEAS）浓度正常或者轻度升高。性激素结合球蛋白（SHBG）低于正常值提示患者血清中睾酮水平增加。②血清 FSH、LH：卵泡早期血清 FSH 值偏低或者正常而 LH 值升高，LH/FSH＞2。③血清雌激素：雌酮（E_1）升高，雌二醇（E_2）正常或者轻度升高，恒定于早卵泡期水平，无周期性变化，$E_1/E_2＞1$，高于正常周期。④血清催乳素（PRL）：部分患者可出现血清 PRL 水平轻度增高。⑤尿 17‑酮类固醇：正常或者轻度升高。正常时提示雄激素来源于卵巢，升高时提示肾上腺功能亢进。⑥葡萄糖耐量试验（OGTT）：测定空腹胰岛素水平及葡萄糖负荷后血清胰岛素最高浓度。注意结合糖尿病家族史。⑦促甲状腺素水平：排除甲状腺功能异常引起的高雄激素血症。

4）诊断性刮宫：月经前或者月经来潮 6 小时内行诊断性刮宫，子宫内膜呈增生期或增生过长，无分泌期变化。对 B 超提示子宫内膜增厚的患者或者年龄＞35 岁的患者应进行诊断性刮宫，以除外子宫内膜不典型增生或子宫内膜癌。

5）腹腔镜检查：镜下可见卵巢增大，包膜增厚，表明光滑，呈灰白色，有新生血管，包膜下显露多个卵泡，但无排卵征象（排卵孔、血体或黄体）。腹腔镜下取卵巢组织送病理检查，诊断即可确定。在诊断的同时可进行腹腔镜治疗。

【鉴别诊断】

多囊卵巢综合征应与卵泡膜细胞增殖综合征、肾上腺皮质增生或肿瘤、卵巢雄激素肿瘤、甲状腺功能异常等疾病鉴别。

1. 卵泡膜细胞增殖综合征　本病临床表现和内分泌检查与 PCOS 相似，但比 PCOS 更加严重，而且肥胖与男性化的程度比 PCOS 更明显。血清睾酮值增高，硫酸脱氢表雄酮水平正常，LH/FSH 比值可正常。卵巢活体组织检查，镜下可见卵巢皮质黄素化的卵泡膜细胞群，皮质下无类似 PCOS 的多个小卵泡。

2. 肾上腺皮质增生或肿瘤　PCOS 血清硫酸脱氢表雄酮值超过正常范围上限 2 倍时，应与肾上腺皮质增生或肿瘤相鉴别。肾上腺皮质增生患者的血 17α - 羟孕酮明显增高，ACTH 兴奋试验反应亢进，地塞米松抑制试验抑制率 ≤ 0.7；肾上腺皮质肿瘤患者则对这两项试验均无明显反应。

3. 卵巢雄激素肿瘤　卵巢睾丸母细胞瘤、门细胞瘤、肾上腺残迹肿瘤等均可产生大量雄激素，但多为单侧性、实性，进行性增大明显，可通过 B 超、CT 或 MRI 协助鉴别。

4. 甲状腺功能异常　临床上也可出现月经失调或闭经，可通过检测血清 TSH 鉴别。

【辨证论治】

（一）辨证要点

本病为肾、脾、肝三脏功能失调为本，痰湿、血瘀为标，且二者互为因果作用于机体而致病，故临床以虚实夹杂证多见。辨证主要根据临床症状、体征与舌脉；辨治分青春期和育龄期两个阶段，青春期重在调经，以调畅月经为先，恢复周期为根本；育龄期以助孕为要。根据体胖、多毛、卵巢增大、包膜增厚的特点，临床常配以祛痰软坚、化瘀消癥之品治疗。

（二）治疗原则

治疗以补肾治其本，健脾理气化痰，疏解肝郁泻火，活血化瘀调经治其标，标本同治。同时还应根据月经周期的不同时间和患者的体质情况辨证论治，选方用药。

（三）分型论治

1. 肾虚证

（1）肾阴虚

主要证候：月经初潮迟至，月经后期，量少，色淡质稀，渐至闭经，或月经延长，崩漏不止；婚久不孕，形体瘦小，面额痤疮，唇周细须显现，头晕耳鸣，腰膝酸软，手足心热，便秘溲黄；舌质红，少苔或无苔，脉细数。

证候分析：肾阴亏虚，精血不足，冲任亏虚，则天癸延迟不至，月经后期或量少，甚则闭经，亦不能凝精成孕；肾虚精亏血少，不能上荣清窍则头晕耳鸣，内不荣脏腑则腰膝酸软，手足心热，便秘溲黄。舌质红，少苔或无苔，脉细数，均为阴虚内热之象。

治法：滋肾填精，调经助孕。

方药：左归丸（方见崩漏）去川牛膝。

若胁胀痛者加柴胡、香附、白芍疏肝解郁柔肝；若咽干，眩晕者，加玄参、牡蛎、夏枯草养阴平肝清热；若心烦，失眠者，加五味子、柏子仁、夜交藤养心安神。

（2）肾阳虚

主要证候：月经初潮迟至，月经后期，量少，色淡，质稀，渐至闭经，或月经周期紊乱，经量多或淋沥不尽；婚久不孕，形体较胖，腰痛时作，头晕耳鸣，面额痤疮，性毛浓密，小便清长，大便时溏；舌淡，苔白，脉沉弱。

证候分析：禀赋素弱，肾阳不足，天癸至而不盛，血海不满，则经行量少；腰为肾之外府，肾阳不足，外府失荣，则腰痛时作；膀胱失于温煦，气化不利，则小便清长，大便时溏。舌淡，苔白，脉沉弱，均为肾阳虚之征。

治法：温肾助阳，调经助孕。

方药：右归丸（方见崩漏）去肉桂，加补骨脂、淫羊藿。

若患者肾阴亏虚，致肾阴阳两虚，恐其辛热伤肾，去肉桂、附子，加阿胶；兼有月经不至或愆期，为痰湿阻滞脉络所致，可加半夏、陈皮、贝母、香附以理气化痰通络；兼见少腹刺痛不适，月经有血块而块出痛减者，为血滞，可酌加桃仁、红花以活血行滞。

2. 脾虚痰湿证

主要证候：月经后期，量少色淡，或月经稀发，其则闭经，形体肥胖，多毛；头晕胸闷，喉间多痰，肢倦神疲，脘腹胀闷；带下量多，婚久不孕；舌体胖大，色淡，苔厚腻，脉沉滑。

证候分析：痰湿脂膜阻滞于冲任，气血运行受阻，血海不能按时满盈，则月经后期，量少，甚则闭经；痰湿内阻胞宫，则不能摄精成孕；脾虚痰湿不化，下注冲任，则带下量多；痰湿内困，清阳不升，浊阴不降，则头晕胸闷，喉间多痰；痰湿溢于肌肤，则形体肥胖；留滞于经髓，则肢倦神疲。舌体胖大，色淡，苔厚腻，脉沉滑，均为痰湿内盛之象。

治法：化痰除湿，通络调经。

方药：苍附导痰丸（方见月经后期）。

若月经不行，为顽痰闭塞者，可加浙贝母、海藻、石菖蒲软坚散结，化痰开窍；痰湿已化，血滞不行者，加川芎、当归活血通络；脾虚痰湿不化者，加白术、党参以健脾祛湿；胸膈满闷者，加郁金、薤白以行气解郁。

3. 气滞血瘀证

主要证候：月经后期量少或数月不行，经行有块，甚则经闭不孕；精神抑郁，烦躁易怒，胸胁胀满，乳房胀痛；舌质暗红或有瘀点、瘀斑，脉沉弦涩。

证候分析：情志内伤，或外邪内侵，气机郁结，冲任气血郁滞，经行不畅，则月经后期，量少有血块，或经闭不孕；情志伤肝，肝失条达，气机郁滞，则精神抑郁，心烦易怒，胸胁胀满，乳房胀痛。舌质暗红或有瘀点、瘀斑，脉沉弦涩，均为气滞血瘀之象。

治法：理气活血，祛瘀通经。

方药：膈下逐瘀汤（方见闭经）。

若经血不行者，可加牛膝、卷柏、泽兰等行血通经之品；若寒凝血瘀，见小腹凉，四肢不温者，酌加肉桂、巴戟天、石楠叶以温阳通脉。

4. 肝郁化火证

主要证候：月经稀发，量少，甚则经闭不行，或月经紊乱，崩漏淋漓；毛发浓密，面部痤疮，经前胸胁、乳房胀痛，肢体肿胀，大便秘结，小便黄，带下量多，外阴时痒；舌红，苔黄厚，脉沉弦或弦数。

证候分析：肝气郁结，疏泄无度，则月经或先或后，或淋沥不止，或经闭不行；肝气郁结日盛不得发散，则经前胸胁、乳房、肢体肿胀；肝热内盛，则面生痤疮，便秘，小便黄。舌红，苔黄厚，脉沉弦或弦数，均为肝郁化火之征。

治法：疏肝理气，泻火调经。

方药：丹栀逍遥散（方见月经先期）。

若湿热之邪阻滞下焦，大便秘结者，加大黄清理通便；若肝气不舒，溢乳者，加夏枯草、炒麦芽以清肝回乳；胸胁满痛者，加郁金、王不留行以活血理气；月经不行者，加生山楂、牡丹皮、丹参以活血通经；若肝经湿热而见月经不行，带下多，阴痒者，可选用龙胆泻肝汤。

【其他疗法】

1. 一般疗法　加强锻炼，控制体重，体重下降 10kg 可减少胰岛素水平 40%，减少睾酮水平 3.5%，并有可能恢复排卵；调整饮食，避免服用高雄激素制剂或食品，饮食清淡，戒除烟酒；起居有节；调畅情志。

2. 针灸治疗

（1）体针　取关元、中极、子宫、三阴交等穴。

（2）艾灸　取关元、子宫、三阴交、足三里、脾俞、丰隆等穴。

（3）耳针　取肾、肾上腺、内分泌、卵巢、神门等穴。

【临证要点】

多囊卵巢综合征是妇科的常见病和疑难病，属于内分泌紊乱综合征。由于排卵障碍导致月经紊乱、闭经和不孕，临床表现多属于虚实夹杂、本虚标实之证。病因病机是以脏腑功能失常为本，痰浊、瘀血阻滞为标。治疗上以滋肾补肾为主，当根据肾虚证、脾虚痰湿证、气滞血瘀证、肝郁化火证的不同证型而分别采取补肾调经、健脾化痰除湿、行气活血、疏肝泻火等法。针药结合治疗在改善症状、调整月经周期和控制体重方面具有较好的疗效。对于迫切要求生育而中医药促排卵未有明显的疗效者，应配合西医促排卵治疗，必要时行腹腔镜探查术。

【预后与转归】

多囊卵巢综合征因其多态性，涉及多系统的代谢紊乱。病情复杂，缠绵难愈。一般预后尚可。多数患者病程较长，青春期表现月经稀发、闭经或崩漏，月经不能按时来潮；育龄期因为无排卵而影响生育；孕后容易流产，需早期治疗，孕期保胎治疗，及时观察胚胎情况，完善围生期的检查；生育后亦需长期治疗，防止发生糖尿病、子宫内膜癌、乳腺癌等。

【案例】

肖某，女，28岁，农民，已婚。于2003年8月20日初诊。

患者5年前结婚，婚后半年受孕，停经3月后因阴道流血伴小腹隐痛，当地医院诊断为"葡萄胎"。清宫两次，第一次出血较多，第二次清宫术后阴道流血半月后干净。出院后常感口干舌燥，夜间盗汗，手足心热，腰膝酸软，睡眠不实。遵医嘱避孕2年后试孕2年多未孕，因盼子心切，每至月经逾期不来，常有早孕反应，月经来潮后又失望不已。患者就诊时停经42天，月经2~3个月一至，经量不多，色暗有块，形体消瘦，少言寡语，面有暗斑，乳胀胸闷，带下量少，舌体瘦暗红，苔薄黄少津，脉沉细数。妇科检查：外阴阴道（－），宫颈光滑，子宫前位，正常大小，活动尚好，双侧附件（－）。B超提示：双侧卵巢多囊改变，子宫内膜

4mm。子宫输卵管碘油造影示：子宫形态正常，双侧输卵管通畅，无结核征象。女性性激素检查：FSH 7.52U/L，LH 18.21U/L，PRL 22.01nmol/L，E_2 72.12ng/L，P 2.17μg/L，T 1.67μg/L，LH/FSH 比值 >2。

诊断：多囊卵巢综合征。

中医辨证：肝肾阴虚，精血不足，故口干舌燥，夜间盗汗，手足心热，腰膝酸软，睡眠不实，带下量少。数年不孕，盼子心切，气机郁滞，久致肝郁血瘀，面有暗斑，乳胀胸闷。肝肾阴亏，阴虚不足，冲任阻滞，不能摄精成孕。

治法：补肾填精，活血疏肝。

方药：左归丸加减。熟地黄30g，菟丝子15g，龟甲胶15g（烊化），鹿角胶15g（烊化），山药15g，山茱萸12g，枸杞子15g，怀牛膝12g，柴胡10g，丹参15g，当归15g，川芎15g，香附15g，玉竹15g，地骨皮12g。水煎内服，每日1剂，每日3次，每次200mL。

服药5周后，二诊经量稍增，诸症均好转，方不更张，续服至经来；服药50天，三诊经量明显增多，余症改善明显，上方续服。四诊月经40天来潮，LH/FSH 比值正常。上方去丹参、怀牛膝、柴胡，加覆盆子15g，续服至月经来潮后停药试孕。五诊时停经50天，尿HCG阳性，B超提示宫内妊娠。

（摘录《丁启后妇科经验》）

【思考题】

1. 试述多囊卵巢综合征的体征表现。

2. 试述多囊卵巢综合征的中医病因病机。

3. 试述多囊卵巢综合征的分型论治、治法及方药。

NOTE

第十一章　女性生殖器官解剖

第一节　骨盆与骨盆底

一、骨盆

骨盆是胎儿娩出的骨产道，骨盆的结构、形态及其骨间径与分娩密切相关。

（一）骨盆的基本构造　（图 11 - 1）

1. 骨骼　骨盆由骶骨、尾骨及左右两块髋骨所组成，每块髋骨又由髂骨、坐骨及耻骨融合而成。骶骨由 5 ~ 6 块骶椎融合而成，呈三角形，它的上缘向前明显突出形成骶岬，是妇科腹腔镜手术的重要标志之一，亦是产科骨盆内测量对角径的重要据点。尾骨由 4 ~ 5 块尾椎组成。

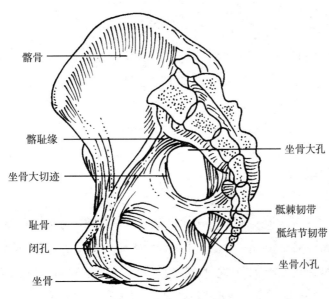

图 11 - 1　骨盆的结构及韧带（侧面观）

2. 关节　骨盆关节包括耻骨联合、骶髂关节及骶尾关节。在髋骨前方的两耻骨之间由纤维软骨连接，称为耻骨联合。妊娠期间，耻骨联合在一定女性激素的作用下可松动，在分娩过程中有利于胎儿的娩出。耻骨两降支构成耻骨弓，其角度平均为90°~100°。在骨盆后方由骶骨和两侧髂骨相接，形成骶髂关节，此关节很坚韧。尾骨上缘与骶骨相连形成骶尾关节，其有一定的活动度，分娩时下降的胎头可使尾骨向后移动，能够加大骨盆出口的前后径。若骨折或病变可使骶尾关节硬化，尾骨翘向前方，导致骨盆出口狭窄，影响分娩。

3. 韧带　在连接骨盆各部之间有两对重要的韧带，均自骶骨背外侧面发出，分别止于坐骨结节及坐骨棘，称骶结节韧带及骶棘韧带。骶棘韧带宽度即坐骨切迹宽度，是判断中骨盆是否狭窄的重要指标。妊娠期受女性激素的影响，韧带松弛，使各关节有一定的伸展性，有利于胎儿的分娩。

（二）骨盆的分界　（图11-2）

以耻骨联合上缘、髂耻缘和骶岬上缘连线为界，骨盆分成两部分。上部分为假骨盆（大骨盆），下部分为真骨盆（小骨盆）。假骨盆的前方为腹壁下部组织，两侧为髂骨翼，后方为第5腰椎。假骨盆与产道无直接关系，但其某些径线的长短可作为了解真骨盆的大小的参考。真骨盆是胎儿娩出的骨产道，可分为3个部分：骨盆入口、骨盆腔及骨盆出口。骨盆腔为一前壁短、后壁长的弯曲管道，前壁是耻骨联合和耻骨支，后壁是骶骨与尾骨，两侧为坐骨、坐骨棘及骶棘韧带。坐骨棘位于真骨盆中部，肛诊或阴道诊可触及，在产程中是判断胎先露下降程度的重要骨性标志，两坐骨棘连线的长度即坐骨棘间径，是中骨盆最短的经线。

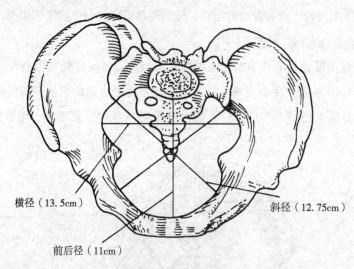

横径（13.5cm）　　　斜径（12.75cm）

前后径（11cm）

图11-2　骨盆的分界

（三）骨盆的类型

根据骨盆的形状，分为4种类型。

1. 女型　骨盆入口呈横椭圆形，入口横径较前后径稍长。骨盆侧壁直，坐骨棘不突出，耻骨弓较宽，坐骨棘间径≥10cm。此型最常见，为女性正常骨盆，最适宜分娩，我国妇女占52%~58.9%。女型骨盆的典型特征是盆腔浅而宽，入口、出口均比男型骨盆大，耻骨联合短而宽，耻骨弓角度较大，骶岬突出较小，骶骨宽而短，弯度小。

2. 扁平型　骨盆入口呈扁椭圆形，入口横径大于前后径。耻骨弓宽，骶骨失去正常弯度，变直后翘或深弧形，故骶骨短而骨盆浅。此较常见，我国妇女占 23.2% ~29%。

3. 类人猿型　骨盆入口呈长椭圆形，骨盆入口、中骨盆和骨盆出口的横径均缩短，且入口前后径大于横径。骨盆两侧壁稍内聚，坐骨棘较突出，坐骨切迹较宽，耻骨弓较窄，骶骨向后倾斜，故骨盆前部较窄而后部较宽。骨盆的骶骨往往有 6 节，此型较其他类型深。我国妇女占 14.2% ~18%。

4. 男型　骨盆入口略呈三角形，两侧壁内聚，坐骨棘突出，耻骨弓较窄，坐骨切迹窄，呈高弓形，骶骨较直而前倾，致出口后矢状径较短。骨盆腔呈漏斗形，往往造成难产。此型少见，我国妇女仅占 1% ~3.7%。

骨盆的形态、大小除有种族差异外，其生长发育还受遗传、营养与性激素的影响。上述 4 种基本类型只是理论上的归类，临床所见多为混合型骨盆。

（四）骨盆腔主要的平面结构

骨产道在分娩过程中无明显变化，但其形状和骨间径线的大小与能否分娩顺利密切相关。可将真骨盆分为 3 个平面，以进一步了解胎儿分娩的过程（图 11-3）。

1. 骨盆入口平面　呈横椭圆形，其前方为耻骨联合上缘，两侧为髂耻缘，后方为骶岬上缘，共有 4 条径线。

（1）入口前后径　称真结合径。耻骨联合上缘中点至骶岬前缘正中间的距离，平均长约 11cm，其长短与分娩关系密切。

（2）入口横径　两髂耻缘间的最大距离，平均长约 13cm。

（3）入口斜径　左右各一。左侧骶髂关节至右侧髂耻隆突间的距离为左斜径；右骶髂关节至左髂耻隆突间的距离为右斜径。平均长约 12.75cm。

2. 中骨盆平面　是骨盆腔最狭窄的部分，亦是骨盆最小平面，在产科有重要临床意义。其前方为耻骨联合下缘，两侧为坐骨棘，后方为骶骨下端。其有 2 条径线。

（1）中骨盆前后径　耻骨联合下缘中点通过两侧坐骨棘连线中点至骶骨下端间的距离，平均长约 11.5cm。

（2）中骨盆横径　即坐骨棘间径，为两坐骨棘间的距离，平均长约 10cm。两侧坐骨棘连线为产程中了解胎头下降的重要标志。

3. 骨盆出口平面　为骨盆腔下口，实际上是由前后两个不在同一平面的三角形所组成，前三角平面顶端为耻骨联合下缘，侧边为耻骨降支；后三角平面顶端为骶尾关节，两侧为骶结节韧带。其有 3 条径线。

（1）出口前后径　耻骨联合下缘至骶尾关节间的距离，平均长约 11.5cm。

（2）出口横径　也称坐骨结节间径，是两坐骨结节间的距离，平均长约 9cm。是胎先露部通过骨盆出口的径线。

（3）出口后矢状径　骶尾关节至坐骨结节间径中点间的距离，平均长约 8.5cm，后矢状径在产科临床上甚为重要，当出口横径稍短，而出口横径与后矢状径之和 >15cm 时，一般正常大小胎儿可通过后三角区经阴道娩出。

（五）骨盆轴

骨盆轴亦称产轴，是连接骨盆各个平面中心点所形成的一条假想曲线，其上段向下向后，中段向下，下段向前向下，分娩时胎儿沿此轴娩出（图 11-3）。

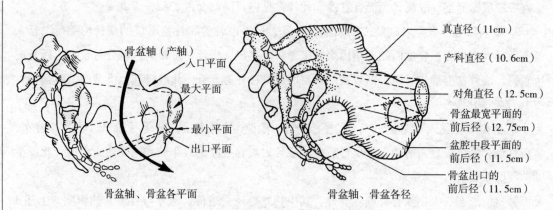

图 11-3   骨盆轴、骨盆各平面及其各径

二、骨盆底

骨盆底由多层肌肉及筋膜组成，封闭骨盆出口，为尿道、阴道及直肠所贯穿，承托并保持盆腔器官（如内生殖器、膀胱及直肠等），使之位于正常位置。若骨盆底结构和功能出现异常，可导致盆腔脏器膨出、脱垂或引起功能障碍；而分娩处理不当，亦可损伤骨盆底。

骨盆底前面为耻骨联合和耻骨弓，后面为尾骨尖，两侧为耻骨降支、坐骨升支及坐骨结节。两侧坐骨结节前缘的连线将骨盆底分为前、后两个三角区。前者为尿生殖三角，又称尿生殖区，向后下倾斜，有尿道和阴道通过；后者为肛门三角，又称肛区，向前下倾斜，有肛管通过。

（一）骨盆底组织

骨盆底组织分为 3 层，即外层、中层和内层。

1. 外层   由会阴浅层筋膜及深面的 3 对肌肉与肛门外括约肌组成。在外生殖器、会阴皮肤及皮下组织的下面，有一层会阴浅筋膜，其深面有球海绵体肌、坐骨海绵体肌、会阴浅横肌及肛门外括约肌组成浅肌肉层。球海绵体肌又称阴道括约肌，位于阴道两侧，覆盖前庭球及前庭大腺，向前附着于阴蒂海绵体根部，向后与肛门外括约肌互相交叉混合，收缩时能紧缩阴道。坐骨海绵体肌从坐骨结节内侧沿坐骨升支内侧与耻骨降支向上，最终集合于阴蒂海绵体（阴蒂脚处）。会阴浅横肌自两侧坐骨结节内侧面中线汇合于中心腱。肛门外括约肌为围绕肛门的环形肌束，前端汇合于中心腱。

2. 中层   即泌尿生殖膈。由上、下两层坚韧的筋膜及一对由两侧坐骨结节至中心腱的会阴深横肌及环绕尿道的尿道括约肌组成，覆盖于耻骨弓与两坐骨结节所形成的骨盆出口前部三角形平面上，又称三角韧带，尿道及阴道由此穿过。

3. 内层   即盆膈，为骨盆底最里层且最坚韧的一层，由肛提肌（耻尾肌、髂尾肌、坐尾肌）及其内、外面各覆一层筋膜所组成，有尿道、阴道及直肠穿过。肛提肌起于骨盆前壁和侧壁，斜向内下方，止于会阴中心腱、直肠壁、尾骨和肛尾韧带，左右交汇成漏斗状。肛提肌收缩时可括约直肠与阴道，并上提肛门。每侧肛提肌从前内向后外由 3 部分组成，即耻尾肌、髂尾肌、坐尾肌。耻尾肌为肛提肌的主要部分，位于最内侧，肌纤维从耻骨降支内面绕过阴道、直肠，向后终止于尾骨，其中有小部分肌纤维终止于阴道和直肠周围，此层组织受损伤可导致膀胱、直肠膨出。髂尾肌为居中部分，从腱弓（即闭孔内肌表面筋膜的增厚部分）后部开始，向中间及向后走行，与耻尾肌汇合，再经肛门两侧至尾骨。坐尾肌为靠外后方的肌束，自两侧坐骨棘至尾骨与骶骨。肛提肌有加强盆底托力的作用，又因部分肌纤维在阴道及直肠周围密切交织，还有加强肛门与阴道括约肌的作用。

（二）会阴

会阴有广义和狭义之分。广义的会阴是指封闭骨盆出口的所有软组织，前起于耻骨联合下缘，后为尾骨尖，两侧为耻骨降支、坐骨升支、坐骨结节和骶结节韧带。狭义的会阴是指位于阴道口及肛门之间的软组织，厚3~4cm，由外向内逐渐变窄呈楔状，表面为皮肤及皮下脂肪，内层为会阴中心腱，又称会阴体。会阴组织有很大的伸展性，妊娠期组织变软；分娩时，其厚度可由非孕期的3~4cm变成薄膜状，有利于分娩的进行。分娩时需要保护会阴组织，避免发生会阴裂伤。

第二节　女性外生殖器与内生殖器

一、女性外生殖器构成及功能

女性生殖器官的外露部分称为外生殖器，为两股内侧从耻骨联合至会阴之间的区域，主要包括阴阜、大阴唇、小阴唇、阴蒂及阴道前庭（图11-4）。

（一）阴阜

阴阜为耻骨联合前方的皮肤隆起，皮下脂肪组织丰富，青春期该部皮肤开始生长阴毛，分布呈倒三角形。阴毛的色泽、粗细、疏密程度因人而异。

（二）大阴唇

大阴唇为两股内侧一对纵行隆起的皮肤皱襞，前接阴阜，后连会阴。皮下为脂肪组织及疏松的结缔组织，内含有丰富的血管、神经及淋巴管，外伤后易形成血肿。未婚妇女两侧大阴唇自然合拢，遮盖

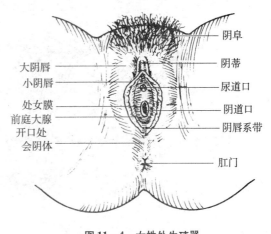

图11-4　女性外生殖器

阴道口及尿道口，产后向两侧分开，绝经后呈萎缩状。

（三）小阴唇

小阴唇为大阴唇内侧的一对薄皮肤皱襞，表面湿润、光滑，无毛，富含神经末梢。两侧小阴唇前端融合并分为前后两叶，前叶形成阴蒂包皮，后叶形成阴蒂系带。大、小阴唇后端相会合，在正中线形成阴唇系带。

（四）阴蒂

阴蒂位于两侧小阴唇顶端下方，由富含神经末梢的阴蒂头、附着于两侧耻骨支上的阴蒂脚及中间的阴蒂体组成。女性的阴蒂与男性的阴茎同源，由海绵体构成，在性兴奋时勃起。

NOTE

（五）阴道前庭

阴道前庭为两侧小阴唇之间的菱形区域，前为阴蒂，后为阴唇系带，两侧为小阴唇。阴道口与阴唇系带之间有一浅窝，称为舟状窝。此区域有以下结构：

1. 前庭球　又称球海绵体，位于前庭两侧，前部与阴蒂相连，后部与前庭大腺相邻，表面为球海绵体肌覆盖，由具有勃起性的静脉丛组成。

2. 尿道外口　位于阴蒂及阴道口之间，圆形，边缘折叠而合拢。尿道外口后壁上有一对并行腺体，称为尿道旁腺，是细菌容易潜伏的场所。

3. 前庭大腺　又称巴多林腺，位于大阴唇后下方，如黄豆大小，左右各一。腺管细长开口于小阴唇与处女膜之间的沟内。性兴奋时分泌黏液以润滑阴道。正常情况下不能触及此腺，若腺管口闭塞，可形成前庭大腺囊肿或脓肿。

4. 阴道口及处女膜　阴道口位于尿道外口后方的前庭后部。其周缘覆有一层较薄的膜，称为处女膜，膜中央有一孔，孔的大小变异很大，小至不能通过一指，甚至闭锁需要手术切开，大至可容两指，甚至可处女膜缺如。初次性交时，处女膜往往破裂，分娩时进一步破损，产后仅留有处女膜痕。

二、女性内生殖器构成及功能

女性内生殖器位于真骨盆内，包括阴道、子宫、输卵管及卵巢。后两者常被称为子宫附件（图11-5）。

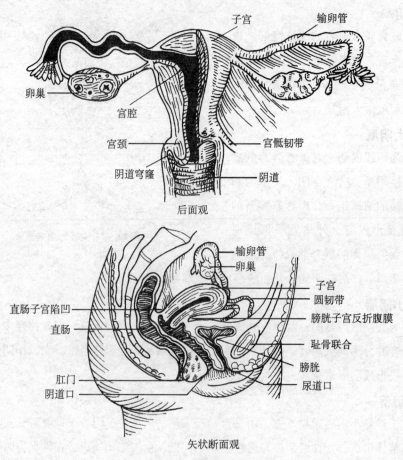

后面观

矢状断面观

图11-5　女性内生殖器

（一）阴道

阴道是性交器官，也是排出月经及娩出胎儿的通道。其位于子宫及外阴之间，上端包绕子宫颈，下端开口于阴道前庭后部。子宫颈与阴道间的圆周状隐窝，称为阴道穹窿，按其位置分为前、后、左、右4部分，其中后穹窿最深。前壁长7~9cm，阴道后壁长10~12cm。后穹窿与直肠之间是腹腔的最低部位，称为直肠子宫陷凹，在临床上具有重要意义，可经此穿刺或引流。

（二）子宫

子宫是产生月经及孕育胚胎、胎儿的器官，位于盆腔中央，前方为膀胱，后为直肠，下端接阴道，两侧有输卵管和卵巢。子宫的正常位置依靠子宫韧带及骨盆底肌和筋膜的支托，任何原因引起盆底组织结构破坏或功能障碍，均可导致子宫脱垂（图11-6）。

1. 形态 子宫是一个有腔壁厚的肌性器官，呈倒置略扁梨形。成年妇女的子宫重50~70g，长7~8cm，宽4~5cm，厚2~3cm，容量约5mL。子宫上部较宽，称为子宫体，子宫体顶部称为子宫底。宫底两侧称为子宫角。子宫下部较窄呈圆柱状，称为子宫颈，习称宫颈。子宫体与子宫颈的比例因年龄和卵巢功能而异，青春期前为1:2，育龄妇女为2:1，绝经后为1:1。

子宫腔为上宽下窄的三角形，两侧通输卵管，下部与宫颈管相连。子宫体与子宫颈之间最狭窄的部位，称为子宫峡部，在非孕期长约1cm，其上端因解剖学上狭窄，称为解剖学内口；其下端因在此

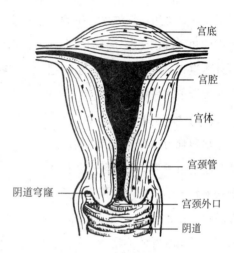

图11-6 子宫冠状断面

处子宫内膜转变为子宫颈黏膜，称为组织学内口。妊娠期子宫峡部逐渐伸展变长，妊娠末期可达7~10cm，形成子宫下段，成为软产道的一部分。子宫颈管呈梭形，下端称为宫颈外口，通向阴道。子宫颈通入阴道后以穹窿为界又分为子宫颈阴道上部和子宫颈阴道部。未产型的子宫颈外口呈圆形；经产妇呈横裂形，将子宫颈分为前唇和后唇。

2. 结构

（1）**子宫体** 子宫体壁由外层的浆膜层、中间的肌层及内层的内膜层构成：①子宫内膜层：衬于宫腔表面，无内膜下层组织。受卵巢性激素的影响，内膜表面2/3层能发生周期性变化而脱落，称为功能层；余下靠近子宫肌层的1/3内膜不受卵巢性激素影响，不发生周期性变化，称为基底层。②子宫肌层：较厚，由大量平滑肌组织、少量弹力纤维与胶原纤维所组成，非孕时厚约0.8cm，肌束排列交错，外层纵行，内层环形，中层交叉排列。肌层中有血管，子宫收缩时可压迫血管，制止子宫出血。③子宫浆膜层：为覆盖子宫底部及前后面的脏腹膜。在子宫前面，近子宫峡部处的腹膜向前反折覆盖膀胱，形成膀胱子宫陷凹。在子宫后面，腹膜沿子宫壁向下，至子宫颈后方及阴道后穹窿再折向直肠，形成直肠子宫陷凹。

（2）**子宫颈** 主要由结缔组织构成，含有少量平滑肌纤维、血管及弹力纤维。宫颈管黏膜为单层高柱状上皮，内有许多腺体，分泌碱性黏液，形成黏液栓堵塞宫颈管，使其与外界隔开。宫颈阴道部由复层鳞状上皮覆盖，表面光滑。宫颈外口柱状上皮与鳞状上皮交界处是宫颈

图中标注：宫底、宫腔、宫体、宫颈管、宫颈外口、阴道、阴道穹窿

癌的好发部位。

　　（3）子宫韧带　①圆韧带：呈圆索状，由平滑肌和结缔组织构成，起于子宫角两侧的前面，输卵管近端的下方，在阔韧带前叶的覆盖下向前外侧走行达到两侧骨盆壁后，再经腹股沟管止于大阴唇前端，有维持子宫呈前倾位置的作用。②阔韧带：位于子宫两侧的一对翼状的双层腹膜皱襞，由覆盖子宫前后的腹膜自子宫侧缘向外伸展达到骨盆侧壁，能够限制子宫向两侧倾斜，并将骨盆腔分为前后两部。韧带的上缘呈游离状，其内侧2/3包绕输卵管（伞端无腹膜遮盖），外侧1/3包绕卵巢动静脉由输卵管伞端向骨盆壁延伸，称为骨盆漏斗韧带，具有支持卵巢的作用，又称卵巢悬韧带，内有卵巢血管通过。阔韧带内有丰富的血管、神经、淋巴管及大量疏松结缔组织，统称为宫旁组织，阔韧带基底部还有子宫动静脉及输尿管穿过。③主韧带：又称子宫颈横韧带。在阔韧带的下部，横行于子宫颈两侧和骨盆侧壁之间，为一对坚韧的平滑肌和结缔组织纤维束，是固定子宫颈位置、防止子宫下垂的主要结构。④宫骶韧带：起自子宫体和子宫颈交界处后面的上侧方伸向两旁，绕过直肠终止在第2、3骶椎前面的筋膜，韧带外覆腹膜，内含平滑肌、结缔组织和支配膀胱的神经，宫骶韧带短厚有力，向后向上牵引宫颈，维持子宫前倾位置。

（三）输卵管

　　输卵管为一对细长而弯曲的肌性管道，为卵子与精子结合场所及运送受精卵的通道。其内侧与子宫角相连，外端游离，长8~14cm。根据输卵管的形态，由内向外分为4部分：①间质部：潜行于子宫壁内的部分，长约1cm，管腔最窄。②峡部：位于间质部外侧，细而较直，管腔较窄，长2~3cm。③壶腹部：位于峡部外侧壁薄，管腔宽大且弯曲，长5~8cm，内含丰富皱襞，受精常发生于此。④伞部：为输卵管末端，开口于腹腔，长1~1.5cm，管口处有许多指状突起，有拾卵作用。

　　输卵管壁自外向内由浆膜层、平滑肌层及黏膜层组成，浆膜层为阔韧带的上缘，由腹膜延伸包绕输卵管而成；中层为平滑肌层，该层平滑肌的收缩有协助拾卵、运送受精卵及一定程度地阻止经血逆流和宫腔内感染向腹腔内扩散的作用；内层为黏膜层，由单层高柱状上皮覆盖，上皮细胞分为纤毛细胞、无纤毛细胞、楔状细胞及未分化细胞4种。纤毛细胞的纤毛自外端向子宫方向摆动，有利于受精卵的运送（图11-7）。

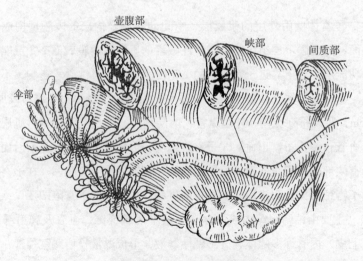

图11-7　输卵管各部及其横断

（四）卵巢

卵巢为一对扁椭圆形的性腺，是产生与排出卵子，并分泌甾体激素的性器官。其位于子宫两侧，输卵管的后下方，内侧以卵巢固有韧带与子宫相连，外侧以骨盆漏斗韧带连于骨盆壁。卵巢系膜连于阔韧带后叶的部位称为卵巢门，卵巢血管与神经在此出入卵巢。卵巢的大小、形状随年龄大小而有差异。青春期前，卵巢表面光滑；青春期开始排卵后，表面逐渐凹凸不平；育龄期妇女的卵巢约 4cm×3cm×1cm 大小，重 5~6g，灰白色；绝经后卵巢逐渐萎缩变小、变硬。

卵巢实质可分为皮质与髓质两部分。皮质是卵巢的主体，由大小不等的各级发育卵泡、黄体和它们退化形成的残余结构及间质组织组成；髓质与卵巢门相连，由疏松结缔组织及丰富的血管、神经、淋巴管，以及少量与卵巢韧带相延续的平滑肌纤维构成（图 11-8）。

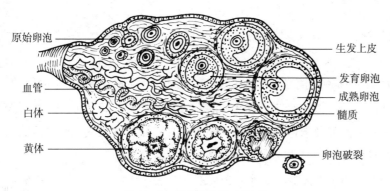

图 11-8 卵巢的构造（切面）

原始卵泡
血管
白体
黄体

生发上皮
发育卵泡
成熟卵泡
髓质
卵泡破裂

第十二章　女性生殖系统生理

女性一生的生殖生理变化与卵巢的生殖内分泌功能变化息息相关，也与其他系统的功能相互影响。

一、月经的生理现象

月经是女性特有的生理现象，具有周期性。在月经周期中，女性的生殖生理发生了一系列的变化。

月经是指伴随卵巢周期性变化所引起的子宫内膜周期性脱落和流血。规律的月经是生殖系统功能成熟的标志。第 1 次月经来潮称为初潮，初潮年龄多在 13 ~ 14 岁，可早至 11 岁，或晚至 15 岁。15 岁以后月经尚未初潮者应查找原因。月经初潮年龄主要受遗传因素影响，营养、体重等因素也有重要作用。近年来，月经初潮年龄有提前的趋势。

两次月经第 1 天的间隔时间为 1 个月经周期，正常月经周期一般为 21 ~ 35 天，平均 28 天；每次月经持续的天数称经期，一般为 2 ~ 8 天，平均 4 ~ 6 天；一次月经的总失血量称为经量，一般 20 ~ 60mL，超过 80mL 为月经过多。经色多呈暗红色，除血液外，尚有子宫内膜碎片、宫颈黏液及脱落的阴道上皮细胞。因经血中纤维蛋白溶酶对纤维蛋白的溶解作用，使得月经血不凝，偶尔有些小凝块。部分妇女于经前或经期可出现下腹疼痛及腰骶部坠胀不适，或乳房轻微胀痛，并可出现轻度恶心、腹泻或便秘等胃肠功能紊乱症状，少数患者可有头痛及轻度神经系统不稳定症状，若这些症状不影响正常生活，可视为生理现象。

二、卵巢的功能及周期性变化

卵巢是女性的性腺。卵巢的主要功能是产生卵子并排卵的生殖功能及分泌性激素的内分泌功能。卵巢的周期性变化主要发生于月经初潮以后至绝经以前，这种变化包括卵巢形态和功能上的周期性变化，称为卵巢周期，又称性周期。

（一）卵泡的发育及成熟

新生儿出生时卵巢内约有 200 万个卵泡。儿童期多数卵泡退化，近青春期只剩下约 30 万个。青春期后，卵泡由自主发育至发育成熟的过程依赖于促性腺激素的刺激。生育期每月发育一批卵泡，但一般只有一个优势卵泡发育成熟而排卵，其余的卵泡发育到一定阶段则通过细胞凋亡机制而自行退化，称为卵泡闭锁。女性一生中，能发育至成熟而排卵的卵细胞只有 400 ~ 500 个，仅占总数的 0.1% 左右。

卵泡的发育及成熟经历了始基卵泡、窦前卵泡、窦卵泡及成熟卵泡几个阶段。青春期后，有的始基卵泡内的卵母细胞增大，其周围颗粒细胞增生成复层，细胞表面卵泡刺激素（FSH）受体增多。卵母细胞的周围形成一层透明膜，称为透明带。透明带之外的颗粒细胞呈放射状排列，称为放射冠。同时在 FSH 作用下卵泡周围的间质细胞分化成内外两层卵泡膜细胞。卵泡膜细胞分泌雄激素，经颗粒细胞中已活化的芳香化酶的作用转化为雌激素。雌激素与 FSH 的协同作用又使卵泡膜细胞和颗粒细胞膜上合成黄体生成素（LH）受体。这些激素和卵泡膜血管渗出液及卵泡分泌的多种生物活性物质聚于颗粒细胞群之间的间隙中，称为卵泡液。卵泡液逐渐增多，空隙随之增大，卵母细胞连同增殖的颗粒细胞层凸入空腔内形成卵丘。至此卵泡发育成熟，并移行至卵巢表面，呈透明的小泡状，称为成熟卵泡，成熟卵泡直径可达 18～23mm（图 12－1）。

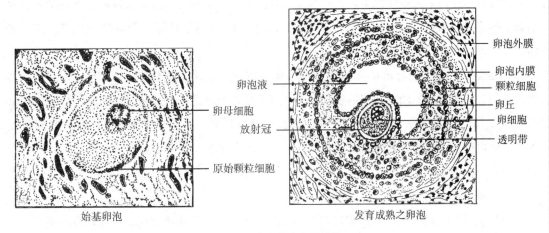

始基卵泡　　　　　　　　　　　发育成熟之卵泡

图 12－1　卵泡的发育及成熟

（二）排卵

卵细胞及其外面的透明带，放射冠和卵丘共同形成的卵冠丘复合体先后排出的过程称为排卵。排卵机制尚未完全阐明，目前认为导致排卵的内分泌调节为排卵前血 LH/FSH 峰的出现，LH 峰是即将排卵的可靠指标，出现于卵泡破裂前 36 小时。具体机制为，排卵前的雌二醇高峰对下丘脑、垂体的正反馈调节作用，出现 LH/FSH 峰；在 LH 峰作用下排卵前卵泡黄素化，产生少量孕酮；在 LH/FSH 峰与孕酮的协同作用下促使成熟卵泡排卵。关于成熟卵泡破裂的原因，目前认为有几个方面：①卵泡内存在一些蛋白溶解酶、淀粉酶、胶原蛋白溶解酶等，这些酶能在卵泡腔内压力维持不变的情况下使卵泡壁溶解。②在促性腺激素特别是黄体生成激素的作用下，成熟卵泡能分泌前列腺素 $F_{2\alpha}$（$PGF_{2\alpha}$），$PGF_{2\alpha}$ 能使成熟卵泡周围间质内的平滑肌纤维收缩，促使卵泡破裂。排卵一般发生在下次月经来潮前的 14 日左右。排卵可由两侧卵巢轮流发生，或持续见于某一侧卵巢。排出的卵子经输卵管伞端捡拾、输卵管壁的蠕动及输卵管黏膜纤毛的摆动等协同作用，到达输卵管壶腹部等待受精，并被运送到子宫腔。

（三）黄体的形成和退化

排卵后卵泡液流出，卵泡壁塌陷，卵泡壁的卵泡颗粒细胞和卵泡内膜细胞向内侵入，周围由结缔组织的卵泡外膜包围，共同形成黄体。卵泡内遗留的颗粒细胞积聚含黄色的类脂质颗粒而形成黄体细胞。于排卵后的 7～8 日，黄体发育达鼎盛期，直径 1～2cm，色黄，突出于卵巢表面。

若卵子受精，则黄体继续发育为妊娠黄体，到妊娠 3 个月末其功能由胎盘取代。若卵子未受精，黄体于排卵后 9～10 日（即月经周期第 24～25 日）开始退化，黄色消退，细胞变性，

NOTE

最后细胞被吸收，逐渐由结缔组织代替，组织纤维化，外观色白，称为白体。黄体寿命一般为12～16日，平均14日。黄体衰退后，月经来潮。

（四）卵巢分泌的激素

卵巢主要合成及分泌的女性激素有雌激素、孕激素和少量的雄激素等甾体激素。除卵巢外，肾上腺皮质亦分泌少量雄激素。

甾体激素即类固醇激素。首先由胆固醇为基础合成孕烯醇酮，孕烯醇酮又经过两条线路合成雄烯二酮、睾酮，二者又分别合成雌酮、雌二醇。甾体激素主要在肝脏代谢，其代谢产物大部分经肾由尿排出。除甾体激素外，卵巢通过自分泌可分泌一定量的多肽激素，如抑制素、激活素、卵泡抑制素，以及生长因子、抑制因子和内皮素－1等。卵巢作为女性的性腺，其分泌的性激素及其生理作用至关重要。

1. 雌激素　主要由卵泡的卵泡膜细胞、颗粒细胞、黄体细胞分泌。在卵泡开始发育时，雌激素的分泌量较少，随着卵泡的发育成熟，分泌量逐渐增高，至排卵前达高峰，持续2日以上可导致LH骤然释放，LH血中浓度峰值升高而诱发排卵，排卵后因卵泡液中雌激素释放到腹腔而使血循环中雌激素暂时减少。黄体发育过程中分泌量又逐渐增加，黄体成熟时分泌量达第二个高峰，但峰的均值低于第一个高峰，以后逐渐减少，至月经来潮前急剧下降到最低水平。其主要生理作用为：

（1）促进卵泡的发育。在卵泡发育过程中起作用，如不足将致卵泡发育停止而闭锁。

（2）促使子宫发育，使肌层增厚，能增加子宫平滑肌对宫缩素的敏感性和收缩力。

（3）促使子宫内膜增生。

（4）能使子宫颈管黏液分泌量增多，质变稀薄，易拉成丝状，以利于精子通过。

（5）能促进输卵管发育，并加强输卵管节律性收缩的振幅，有利于孕卵的输送。

（6）使阴道上皮细胞增生和角化，细胞内糖原增多，保持阴道呈酸性，使阴唇发育、丰满，色素加深。

（7）促进乳腺管增生，乳头、乳晕着色，促进其他第二性征的发育。

（8）通过对下丘脑和垂体的正负反馈调节，控制促性腺激素的分泌，从而间接对卵巢功能产生调节作用。

（9）促进水钠潴留，降低循环中胆固醇水平，可以防止冠状动脉硬化的发生。

（10）促进骨中钙的沉积，加速骨骺闭合，缺乏时可致骨质疏松。

2. 孕激素　孕激素为雄激素和雌激素合成的前体，故卵巢、睾丸、肾上腺皮质和胎盘内均有孕激素存在。主要由排卵后的颗粒黄体细胞和卵泡膜黄体细胞分泌，排卵前卵泡中颗粒细胞及肾上腺皮质亦能分泌少量孕激素。卵泡早期，孕激素在血中含量极微，至排卵前LH峰使成熟卵泡的颗粒细胞黄素化而略有升高；排卵后随黄体的发育，孕激素分泌量显著增加，至排卵后7～8日黄体成熟时达高峰，以后逐渐下降，黄体的后半期急剧下降，月经来潮时达最低水平。其主要生理作用为：

（1）使子宫内膜由增生期转变为分泌期，为受精卵的着床做好准备。

（2）降低子宫平滑肌兴奋性及其对缩宫素的敏感性，抑制子宫收缩，以利于受精卵植入和胚胎发育。

（3）使宫颈口闭合，黏液分泌减少，性状变黏稠。

（4）抑制输卵管节律性收缩的振幅。

（5）使阴道上皮细胞脱落加快，糖原沉积和阴道乳酸杆菌减少，酸性降低。

（6）促进乳腺腺泡发育，大剂量孕激素对乳汁的分泌有一定的抑制作用。

（7）能兴奋下丘脑体温调节中枢，使基础体温在排卵后上升 0.3℃ ~ 0.5℃。临床上可以此作为判定排卵日期的标志之一。

（8）在月经中期具有增强雌激素对垂体 LH 排卵峰释放的正反馈作用；在黄体期对下丘脑、垂体有负反馈作用，抑制促性腺激素分泌。

（9）能促进水钠排泄。

3. 雄激素　女性体内雄激素主要来源于肾上腺皮质，卵泡膜细胞和卵巢间质细胞可以产生极少量雄激素。雄激素可促使阴蒂、阴唇和阴阜的发育，促进阴毛、腋毛的生长；促进蛋白合成，促进肌肉生长，并刺激骨髓中红细胞的增生。在性成熟期前，促使长骨骨基质生长和钙的保留；性成熟后可致骨骺闭合、生长停止。还可促进水、钠的重吸收并保留钙。大量雄激素与雌激素有拮抗作用。

上述 3 种女性激素对女性生理有重要作用和影响，特别是雌激素、孕激素，二者既有协同作用，也有拮抗作用。协同作用表现为：在雌激素作用的基础上，孕激素进一步促进生殖器官和乳房的发育，为妊娠准备条件；拮抗作用表现在：雌激素促进子宫内膜增生与修复，孕激素则限制子宫内膜过度增生，使增生期子宫内膜转变为分泌期内膜，为孕卵植入做准备。此外，在子宫收缩、输卵管蠕动、宫颈黏液变化、阴道上皮角化和脱落，以及钠和水的潴留与排泄等方面，均表现拮抗作用。

三、生殖器官的周期性变化与月经

卵巢周期性变化时所产生的两种主要激素——雌激素、孕激素，影响生殖系统的变化，其中最明显的是子宫内膜的周期性变化，并使之产生月经。此外，子宫颈、输卵管和阴道上皮细胞及乳房也发生相应的周期性变化。

子宫内膜的周期性变化主要包括子宫内膜的组织学和生物化学的相应性变化（图 12 - 2）。

（一）子宫内膜的组织学变化

1. 增殖期　月经周期的第 5 ~ 14 日，相当于卵巢周期的卵泡期，子宫内膜显著增殖是本期的主要特点，在新生卵泡分泌的雌激素作用下，月经后的子宫内膜由基底层细胞再生修复。此期可分为早、中、晚 3 期：①增殖早期：月经周期第 5 ~ 7 日。内膜的增生与修复在月经期即已开始，此期内膜较薄，仅 1 ~ 2mm，腺上皮细胞呈立方形或低柱状；间质致密，细胞呈星形，间质中的小动脉较直，壁薄。②增殖中期：月经周期第 8 ~ 10 日。此期特征是间质水肿明显；腺体数量增多、伸长，呈弯曲形；腺上皮细胞增生活跃，细胞呈柱状，开始有分裂象。③增殖晚期：月经周期第 11 ~ 14 日。此期内膜增厚至 3 ~ 5mm，表面高低不平，略呈波浪形，腺上皮细胞呈高柱状，增殖为假复层上皮，核分裂象增多，腺体更长，形成弯曲状，间质细胞呈星状，并相互结合成网状，组织内水肿明显，小动脉增生，管腔增大，呈弯曲状。

2. 分泌期　月经周期的第 15 ~ 28 日，与卵巢周期中的黄体期对应。黄体分泌大量孕激素及雌激素，共同作用于已增殖的子宫内膜，使之继续增厚，腺体更增长弯曲，出现分泌现象，此时内膜厚且松软，有丰富的营养物质，有利于受精卵着床发育。整个分泌期亦可分为 3 期：

①分泌早期（月经周期第 15～19 日）：腺上皮
细胞出现含糖原的核下空泡为该期的组织学特
征；间质水肿，螺旋小动脉继续增生、弯曲。
②分泌中期（月经周期第 20～23 日）：子宫内
膜增厚呈锯齿状，腺体内的分泌上皮细胞出现
顶浆分泌现象，内膜的分泌活动在 LH 峰后第
7 日达到高峰，与囊胚植入同步；此期间质更
加疏松、水肿，螺旋小动脉继续增生、卷曲。
③分泌晚期（月经周期第 24～28 日）：相当于
黄体退化阶段，子宫内膜呈海绵状，厚达
10mm，间质更加疏松、水肿，螺旋小动脉快
速增长，超出内膜厚度，更加弯曲，此期内膜
明显分为 3 层，即基底层、海绵层、致密层，
致密层和海绵层合称功能层。

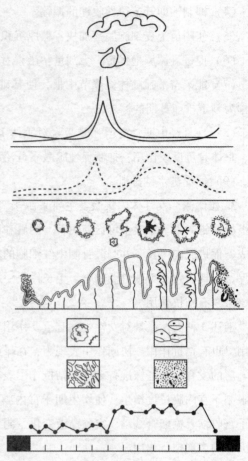

3. 月经期　月经周期的第 1～4 日，此期
为子宫内膜海绵状功能层从基底层崩解脱落
期，这是孕酮和雌激素撤退的最后结果。黄体
退化后，雌、孕激素水平下降，使内膜中前列
腺素的合成活化，前列腺素能刺激子宫肌层收
缩而引起内膜功能层的螺旋小动脉持续痉挛。

图 12 - 2　月经周期中各自激素、子宫内膜、
基础体温等的变化

经前 24 小时，内膜螺旋动脉出现逐渐加强的
血管痉挛性收缩，导致远端血管壁及组织缺血坏死、剥脱，脱落的内膜碎片及血液一起从阴道
流出，即月经来潮。因此，月经期实际上是上一周期的结束，又是新一周期的开始。

（二）子宫内膜的生物化学变化研究

1. 甾体激素和蛋白激素受体

（1）甾体激素受体　增殖期子宫内膜腺细胞和间质细胞富含雌、孕激素受体。雌激素受
体在增殖期子宫内膜含量最高，排卵后明显减少。孕激素受体在排卵时达到高峰，随后腺上皮
孕激素受体逐渐减少，而间质细胞孕激素受体含量相对增加。

（2）蛋白激素受体　子宫内膜上皮和腺上皮存在 HCG/LH 受体表达，功能尚不清楚。子
宫内膜中亦存在生长激素受体/生长激素结合蛋白的表达，可能对子宫内膜发育有一定影响。

2. 各种酶类　一些组织水解酶，如酸性磷酸酶、β - 葡萄糖醛酸酶等，使蛋白质、磷酸和
黏多糖分解。这些酶平时被限制在溶解酶体内，不具活性。排卵后若卵子未受精，黄体经一定
时间后萎缩，雌、孕激素水平下降，溶酶体膜的通透性增加，多种水解酶释放入组织，影响子
宫内膜的代谢，对组织有破坏作用，从而造成内膜的剥脱和出血。

3. 酸性黏多糖　在雌激素的作用下，子宫内膜间质细胞能产生一种蛋白质结合的碳水化
合物，称为酸性黏多糖（AMPS）。雌激素能促使 AMPS 在间质中浓缩聚合，成为内膜间质的基
础物质，对增殖期子宫内膜的生长起支架作用。排卵后，孕激素可抑制 AMPS 的生成和聚合，
促使其降解，致使子宫内膜黏稠的基质减少，血管壁的通透性增加，有利于营养及代谢产物的

交换，并为受精卵的着床和发育做好准备。

4. 血管收缩因子 月经来潮前24小时子宫内膜缺血、坏死，释放前列腺素 $F_{2\alpha}$ 和内皮素 – 1 等，使月经期血管收缩因子达到最高水平。另外，血小板凝集产生的血栓素 A_2 也具有血管收缩作用，从而引起子宫血管和肌层节律性收缩，而且整个经期血管的收缩呈进行性加强，导致内膜功能层迅速缺血坏死、崩解脱落。

（三）生殖器其他部位的周期性变化

1. 输卵管的周期性变化 输卵管的周期性变化包括形态和功能两方面。在卵泡期，输卵管上皮细胞受雌激素影响。在雌激素的作用下，输卵管黏膜上皮纤毛细胞生长，体积增大；非纤毛细胞分泌增加，为卵子提供运输和种植前的营养物质。雌激素还促进输卵管发育及输卵管肌层的节律性收缩。到黄体期，孕激素抑制输卵管平滑肌节律性收缩的振幅和频率，抑制输卵管黏膜上皮纤毛细胞的生长，降低分泌细胞分泌黏液的功能。孕激素与雌激素协同作用，以保证受精卵通过输卵管正常运行。

2. 宫颈黏液的周期性变化 子宫颈黏膜周期性变化不明显，但其腺细胞分泌黏液却有周期性变化。月经干净后，体内雌激素水平较低，宫颈黏液分泌量很少，随着雌激素水平的不断增加，宫颈黏液的分泌量逐渐增多，且变得稀薄而透明，状若蛋清。至排卵期分泌量达高峰，黏液可拉成细丝状，将其涂于玻片上干燥后，显微镜下可见羊齿植物叶状结晶，这种结晶在月经周期第6~7日开始出现，至排卵前最为清晰而典型。排卵后，在孕激素作用下，黏液变黏稠而混浊，延展性也差，拉丝时易断裂，涂片干燥后镜检，羊齿植物叶状结晶消失，代之以排列成行的椭圆体。

3. 阴道细胞的周期性变化 排卵前，阴道上皮在雌激素影响下，底层细胞增生，逐渐演变成中层与表层细胞，使阴道上皮增厚；表层细胞出现角化，其程度在排卵期最明显，细胞内富含糖原，糖原经寄生于阴道内的阴道杆菌分解而成乳酸，使阴道内保持一定的酸度，可抑制致病菌的繁殖，称之为阴道的自洁作用。排卵后阴道的上皮细胞在孕激素作用下，加速脱落，脱落的细胞多为中层细胞或角化前细胞。临床上常根据阴道脱落细胞的变化了解卵巢功能。

4. 乳房的周期性变化 雌激素可促进乳腺管增生，孕激素则促进乳腺小叶及腺泡的发育，故在月经来潮前由于雌、孕激素的作用，部分女性在经前可出现乳房胀痛。雌、孕激素撤退，月经来潮后上述症状大多可消失。

四、性周期的调节——下丘脑 – 垂体 – 卵巢轴

性成熟以后，由于卵巢周期性变化，使生殖器官的其他部位也发生相应的周期性变化，这种周期性的变化称为性周期。卵巢功能受下丘脑分泌促性腺激素释放激素（GnRH）及垂体分泌促性腺激素的调控，而卵巢分泌的性激素对下丘脑和垂体又有反馈调节作用。下丘脑、垂体与卵巢之间相互调节，相互影响，形成一个完整而协调的神经内分泌系统，称为下丘脑 – 垂体 – 卵巢轴（HPA），此轴又受中枢神经系统的调控。月经只是性周期的重要标志，它正常与否可反映整个神经内分泌系统的调节功能（图12 – 3）。

（一）下丘脑对腺垂体的调节

下丘脑通过分泌 GnRH 调节腺垂体促性腺激素的分泌，而其自身的分泌又受垂体和卵巢激素的反馈调节，以及高级神经中枢神经递质的调节。GnRH 由下丘脑弓状核神经细胞合成和分

泌，通过垂体门脉系统到达并作用于腺垂体，调节垂体两种激素——FSH 和 LH 的合成与释放，使垂体的两种促性腺激素离开细胞，进入血液循环。GnRH 呈脉冲式分泌，脉冲间隔为 60～120 分钟，其频率与月经周期时相有关。

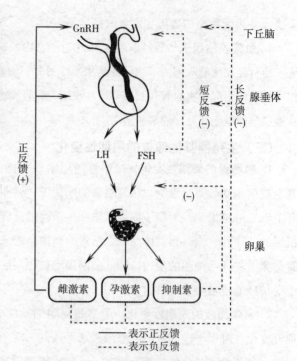

图 12 - 3　下丘脑 - 垂体 - 卵巢轴之间的关系

（二）腺垂体对卵巢的调节

1. 促性腺激素　垂体前叶通过分泌促性腺激素（包括 FSH 和 LH）及催乳激素（PRL）来调节卵巢的生殖和内分泌功能。腺垂体分泌的两种促性腺激素（FSH、LH）都是糖蛋白激素，能直接影响卵巢的周期活动。在卵巢的颗粒细胞和间质细胞膜上有 FSH、雌二醇（E_2）、睾酮（T）的受体，在 FSH 作用下，颗粒细胞的芳香化酶被活化，靠近卵泡的间质细胞分化成内外两层卵泡膜细胞。同时，FSH 与雌激素的协同作用使颗粒细胞和卵泡膜细胞膜上合成 LH、前列腺素（PG）受体。

卵泡期：FSH 可使卵母细胞增大，卵泡发育、成熟，并使卵泡内膜细胞及颗粒细胞产生雌激素。在排卵前 24 小时雌激素水平出现第一个高峰。

排卵期：FSH 和 LH 协同作用，特别是 LH 的峰式释放，导致成熟卵泡的破裂与排卵。

黄体期：LH 主要作用于黄体细胞（颗粒细胞黄素化）产生孕激素，在排卵后 7～8 日达峰值。同时 FSH 作用于卵泡内膜细胞继续产生雌激素，与孕激素同时出现第二个雌激素高峰。

2. 催乳素　PRL 与雌、孕激素协同作用，促进乳房的发育和乳腺的分泌。下丘脑释放的多巴胺能抑制 PRL 分泌，而促甲状腺素释放激素（TRH）能刺激 PRL 分泌。非妊娠期 PRL 水平升高，可表现为闭经泌乳综合征。

（三）卵巢激素的反馈作用

卵巢分泌的雌、孕激素对下丘脑和垂体具有反馈调节作用。卵巢分泌的性激素逆向地影响下丘脑和腺垂体产生和释放其内分泌激素，这种作用称为卵巢激素的反馈调节作用。

1. 雌激素　雌激素对下丘脑有正、负两方面的反馈作用。在卵泡早期，一定水平的雌激素对下丘脑产生负反馈，抑制 GnRH 的分泌，减少垂体的促性腺激素分泌；在卵泡期晚期，当雌激素的分泌达到阈值并维持 48 小时以上，雌激素可发挥正反馈作用，刺激 LH 分泌高峰，诱发排卵。在黄体期，协同孕激素对下丘脑有负反馈作用。

2. 孕激素　在排卵前，低水平的孕激素可增强雌激素对促性腺激素的正反馈作用。在黄体期，高水平的孕激素对促性腺激素的脉冲分泌产生负反馈抑制作用。

综上，下丘脑 - 垂体 - 卵巢轴在大脑皮层神经中枢控制下，通过调节与反馈，相互依存，相互制约，相互联系，保持着内分泌的动态平衡，从而使卵巢发生周期性变化。因此，神经系统在月经周期的调节中占有极其重要的地位。

五、影响女性生殖系统的主要内分泌腺和激素

（一）甲状腺

甲状腺所分泌的甲状腺素（T_4）和三碘甲状腺原氨酸（T_3）参与机体各种物质的新陈代谢，并对组织的分化、生长发育、生殖生理等过程起直接作用。甲状腺激素对于性腺的发育成熟，维持正常的月经和生殖功能亦十分重要。

若轻度甲状腺功能亢进，甲状腺素的分泌与释放增多，内膜过度增生，临床可表现为月经过多、过频，甚至发生功能失调性子宫出血。当甲状腺功能亢进发展至中、重度时，甲状腺素的分泌、释放及代谢等过程受到抑制，临床表现为月经稀发、月经减少甚至闭经。

若甲状腺功能低下发生在性成熟后，则影响月经、排卵。临床表现月经过少、稀发，甚至闭经和不孕症，可致自然流产和畸胎发生率增加。而胚胎期性腺、生殖器官的发育与分化均需要足量甲状腺激素的作用，若甲状腺功能低下可能出现先天性女性生殖器官畸形、先天性无卵巢、原发性闭经、月经初潮延迟等。

（二）肾上腺

肾上腺有合成并分泌甾体激素的功能，其皮质能分泌多种激素，有中层束状带分泌的糖皮质激素，有外层球状带分泌的盐皮质激素和内层网状带分泌的性激素。肾上腺皮质为女性雄激素的主要来源，雄激素包括睾酮、脱氢表雄酮及雄烯二酮。

若雄激素分泌过多，可抑制下丘脑分泌 GnRH，并对抗雌激素，使卵巢功能受到抑制而出现闭经，甚至男性化表现。此外，肾上腺源性的雄激素过高也是引起多囊卵巢综合征的病因之一。

先天性肾上腺皮质增生（CAH）时，由于某些酶缺乏使皮质激素合成不足，引起促肾上腺皮质激素（ACTH）代偿性增加，促使肾上腺皮质网状带雄激素分泌增多，临床上可导致女性假两性畸形（女性男性化）表现。

（三）胰腺

胰岛细胞分泌的胰岛素不仅参与糖代谢，而且对维持正常的卵巢功能有重要影响。胰岛素依赖型糖尿病患者常伴有卵巢功能低下。多囊卵巢综合征患者常存在胰岛素抵抗和高胰岛素血症，过多胰岛素将促进卵巢产生过多雄激素，从而发生高雄激素血症，导致月经失调，甚至闭经。

（四）前列腺素

前列腺素（PG）广泛存在于体内各主要组织和体液之中。在女性生殖系统中，子宫内膜、月经血、卵巢、输卵管黏膜中均有分布，含量极微，但效应极强。PG 可诱发释放 GnRH、LH，也可促使卵泡发育、卵巢激素分泌，诱发排卵、黄体维持及溶解过程。此外，子宫内膜能合成 PG，$PGF_{2\alpha}$ 在分泌期子宫内膜较增生期为多，月经血中含量又较分泌期为多。$PGF_{2\alpha}$ 能使子宫内膜螺旋小动脉收缩，加速内膜缺血、坏死及血管断裂，导致月经来潮。PGE 能使非妊娠子宫肌松弛，妊娠子宫肌收缩；PGF 则使非妊娠、已妊娠子宫肌均引起收缩。原发性痛经患者经血中 $PGF_{2\alpha}$ 含量较正常妇女增高，可能是引起痛经的原因之一。同时 PG 促进黄体溶解，增强宫缩，不利于受孕和着床，可促使胚胎早期死亡，并使胚胎从子宫内排出。

六、中西医月经理论的对应关系

西医学认为，月经是女性性周期的标志。月经是伴随卵巢周期性变化而出现的子宫内膜周

NOTE

期性脱落及出血。月经周期主要是通过下丘脑－垂体－卵巢－子宫轴调节的。此轴受中枢神经系统的调控，同时受卵巢性激素的反馈作用。

中医学认为，肾－天癸－冲任－胞宫在女性成长发育过程中，特别是在月经调节机制中，肾是起主导作用的。肾藏精，是人体生长、发育和生殖的根本。心主神明，为五脏六腑之大主，故《灵枢·海论》载"脑为髓之海"。心主神明之功相当于脑的功能，说明肾与心（脑）之间调节活动有密切的对应关系，在月经产生的机制中至关重要。

肾中产生的天癸，有促进人体生长、发育和生殖的作用，是导致月经来潮的重要物质，在月经产生的生理活动中，始终对冲任、胞宫起关键的作用。天癸在月经产生过程中，有相当于垂体前叶产生促性腺激素的作用（垂体前叶同时还分泌生长激素、催乳素等促进人体生长发育）。因此，可以认为天癸具有垂体一级的调节功能。

"任脉通，太冲脉盛，月事以时下"，可见冲任是直接作用于胞宫使月经来潮。西医学认为，卵巢分泌的性激素，直接作用于子宫内膜发生周期性变化，并使内膜剥脱出血，月经来潮。因此，冲任与卵巢、胞宫与子宫，在月经产生机制中两者有明确的对应关系。可以认为，冲任的调节具有类似于卵巢的功能。督脉的调节，带脉的约束，可能与月经周期性有关，也可能与西医学的反馈机制相对应，值得进一步研究和探索。

可见，在阐述月经产生机制的理论中，中医学的"肾－天癸－冲任－胞宫"的月经机制，与西医学的"下丘脑－垂体－卵巢－子宫"的作用环路相对应。

中西医月经理论的对应，为中西医结合治疗月经病提供了理论根据。

【思考题】

1. 请叙述雌激素与孕激素的协同和拮抗作用。
2. 请简述甲状腺对月经周期的影响。
3. 请简述雌激素、孕激素在月经周期中对下丘脑和垂体的反馈作用。

第十三章　正常妊娠

第一节　妊娠生理

一、受精与受精卵的着床和发育

（一）受精

精子和次级卵母细胞结合形成受精卵的过程称为受精，多在排卵 12 小时内发生于输卵管壶腹部。受精后的卵子称为孕卵或受精卵。正常发育成熟并已获能的精子和正常发育成熟的卵子相遇是受精的必要条件。

1. 精子的获能　当精子经宫颈管进入宫腔及输卵管腔时，其顶体表面的糖蛋白被阴道分泌物中的 α、β 淀粉酶降解，同时顶体膜结构中的固醇与磷脂比率和膜电位发生变化促使顶体膜稳定性降低，此时精子具有受精能力为获能。精子在睾丸曲细精管中发生，在附睾中成熟并具有受精能力。精子在女性生殖道内的寿命一般是 1~3 日，受精能力约可维持 20 小时，大部分精子在阴道酸性环境中即失去活力或死亡，到达输卵管壶腹部者不超过 200 个。

2. 卵子的成熟　卵巢中的卵泡刚一成熟，约在排卵前 36~48 小时，初级卵母细胞开始了第一次成熟分裂，即减数分裂。卵巢排出的卵子进入输卵管，停留在壶腹部与峡部交界处等待精子。

3. 受精过程　精子进入女性生殖道与卵子在输卵管壶腹部相遇，精子头部的外膜与顶体前膜融合、破裂，释放出顶体酶溶解外周的放射冠和透明带，称为顶体反应。1 个精子穿过透明带，已获能的精子穿过次级卵母细胞的透明带为受精的开始。卵细胞进行第 2 次成熟分裂，精子细胞核和细胞质进入卵子内，精子和卵子的细胞膜相融合。直至精原核与卵原核融合形成二倍体的受精卵是受精的完成。

（二）受精卵的着床

1. 卵裂　受精后 30 小时，受精卵随着输卵管蠕动和输卵管上皮纤毛推动向宫腔方向移动，同时开始进行有丝分裂，称为卵裂。已受精后 72 小时，细胞分裂形成含有 16 个细胞的实心细胞团，称为桑椹胚。此时孕卵已进入子宫腔。

2. 着床　桑椹胚在子宫腔内游离 3~4 日，细胞继续分裂并按一定规律排列，细胞间出现间隙呈囊状，称为囊胚或胚泡。在受精后 5~6 日早期囊胚透明带消失，体积迅速增大，受精 11~12 日形成晚期囊胚，晚期囊胚经过定位、黏附和穿透 3 个阶段植入子宫内膜，完成着床过程。

NOTE

（三）胚胎的发育

妊娠第 10 周（受精后 8 周）内的胚体称为胚胎，是主要器官完成分化的时期。

1. 二胚层时期 囊胚着床后，内细胞团继续增生和分化，形成羊膜囊和卵黄囊，两囊壁相接处呈盘状，称为胚盘。近羊膜囊一侧细胞大、高柱状、排列不规则，即外胚层；近卵黄囊一侧为整齐的立方细胞，即内胚层。

2. 三胚层时期 外胚层细胞增生较快，并转向外胚层与内胚层的间隙分生，形成一新的细胞层，即胚内中胚层。此即三胚层时期，约在受精后的第 3 周形成。这 3 个胚层是胚体发生的始基，由此发生胎儿身体的各个器官。外胚层主要分化成神经系统、皮肤表皮、毛发、指甲、眼睛的水晶体及内耳的膜迷路等；中胚层主要分化成肌肉、骨骼、血液、结缔组织、循环系统及泌尿生殖系统的大部分；内胚层主要分化成消化系统和呼吸系统的上皮组织及其有关腺体、膀胱、阴道下段及前庭。

约在孕 8 周时（受精后 6 周）胚胎渐具人形，其头部大，可以看到眼、耳、口、鼻，四肢已具雏形。

二、胎儿发育

（一）胎儿发育一般情况

妊娠第 10 周（受精后 8 周）内的胚体称为胚胎，是主要器官完成分化的时期；自妊娠第 11 周起至分娩前称胎儿，是各器官进一步发育渐趋成熟的时期。通常以 4 周为一个孕龄单位描述胚胎及胎儿发育的特征。

（二）足月胎头的特点

足月胎儿的胎头占全身的 1/4，是胎儿身体的最大部分，分娩时如果胎头能顺利通过产道，胎儿其他部分通过产道则无困难（畸形儿例外），故应熟悉胎头特点。颅骨之间的缝隙为颅缝，两额骨之间者称为额缝，两顶骨之间者称为矢状缝，顶骨与额骨之间称为冠状缝，枕骨与顶骨之间为人字缝。颅缝相会合处有较大的空隙，称为囟门，额缝、矢状缝和冠状缝会合处的菱形空隙为前囟门（大囟门），矢状缝和人状会合缝处的三角形空隙为后囟门（小囟门）。颅缝和囟门都有软组织覆盖，使颅骨有一定的活动余地，分娩时颅骨在颅缝处可以重叠，以缩小胎头体积，有利于胎儿娩出，此称胎头可塑性。胎头的大小以胎头径线和头围来表示。

（三）胎儿附属物的形成及其功能

1. 胎盘 胎盘介于母体与胎儿之间，由底蜕膜、叶状绒毛膜和羊膜构成。胎盘可使胎儿与母体进行气体交换，供给胎儿发育的营养物质，排泄胎儿的代谢废物，防御病毒、细菌毒素及化学毒物、药物对胎儿的伤害；胎盘滋养层细胞产生免疫抑制因子，同时机械地阻断细胞抗原，使胎儿不被母体排斥而具免疫功能；同时具有内分泌功能而产生数种激素。

2. 胎膜 由外层的平滑绒毛膜和内层的羊膜组成。胎膜在分娩发动上有一定作用。另外，胎膜可防止细菌进入宫腔，故早期破膜容易引起宫腔感染。

3. 脐带 是连接胎儿与胎盘的条索状结构。妊娠足月胎儿的脐带长度为 30 ~ 100cm，平均约 55cm，直径 0.8 ~ 2cm。脐带内有一条脐静脉，两条脐动脉。其为母体与胎儿气体交换、营养物质供应和代谢产物排出的重要通道。

4. 羊水 羊水为充满在羊膜腔内的液体。足月妊娠时羊水量为800mL，呈碱性或中性。妊娠早期羊水主要是母体血清经胎膜进入羊膜腔的透析液，妊娠后期主要来源于胎儿尿液。羊水能防止羊膜与胎儿体表粘连；保持胎儿免受外来的伤害；使胎儿周围环境温度保持恒定；临产后羊水还可传导宫腔压力，促使子宫颈口扩张；破膜时羊水还有冲洗产道的作用，可减少感染。

三、妊娠期母体变化

由于胚胎、胎儿生长发育的需要，在胎盘产生的激素参与下，以及神经内分泌的影响下，孕妇体内各系统发生一系列适应性的解剖和生理变化。

（一）生殖系统的变化

1. 子宫

（1）宫体 逐渐增大变软。妊娠足月时约35cm×25cm×22cm，宫腔容量约为非孕时的1000倍，子宫重量约为非孕时的20倍。子宫肌壁厚度由非孕时约1cm，妊娠16周厚达2～2.5cm，妊娠足月时厚度1～1.5cm。子宫增大最初受内分泌激素的影响，以后的子宫增大则因宫腔内压力的增加。

（2）子宫峡部 位于宫体与宫颈之间最狭窄部位。非孕时长约1cm，妊娠10周时子宫峡部明显变软。妊娠12周以后，子宫峡部逐渐伸展、拉长、变薄，扩展成为宫腔的一部分，临产后可伸展至7～10cm，成为软产道的一部分，此时称为子宫下段。

（3）宫颈 妊娠早期，宫颈黏膜充血及组织水肿，致使外观肥大、呈紫蓝色及变软。宫颈管内腺体肥大，宫颈黏液增多，形成黏稠的黏液栓，有保护宫腔免受外来感染侵袭的作用。接近临产时，宫颈管变短并出现轻度扩张。

2. 卵巢 妊娠期略增大，停止排卵。一侧卵巢可见妊娠黄体，合成雌激素及孕激素，以维持妊娠的继续。黄体功能于妊娠10周后由胎盘取代。黄体在妊娠3～4个月时开始萎缩。

3. 输卵管 妊娠期伸长，但肌层并不增厚。黏膜上皮细胞变扁平，在基质中可见蜕膜细胞。有时黏膜呈蜕膜样改变。

4. 阴道 妊娠期黏膜变软，充血水肿，呈紫蓝色。皱襞增多，伸展性增加。阴道脱落细胞增加，分泌物增多，常呈白色糊状。阴道上皮细胞含糖原增加，乳酸含量增多，有利于防止感染。

5. 外阴 妊娠期充血，皮肤增厚，大、小阴唇色素沉着，小阴唇皮脂腺分泌增多，大阴唇内血管增多及结缔组织变松软，故伸展性增加。

（二）乳房的变化

妊娠期受垂体催乳素、胎盘生乳素、雌激素、孕激素、生长激素及胰岛素的影响，乳腺腺管和腺泡增生，脂肪沉积。乳房增大，充血明显。孕妇自觉乳房发胀或有触痛。腺泡增生使乳房较硬韧，乳头增大变黑，易勃起。乳晕变黑，乳晕外围的皮脂腺增大，形成散在的结节状小隆起，称为蒙氏结节。妊娠末期，尤其在接近分娩期挤压乳房时，可有数滴稀薄黄色液体溢出，称为初乳。

（三）循环系统的变化

1. 心脏 妊娠后期因膈肌升高，心脏向左、向上、向前移位，更贴近胸壁，心尖搏动左移约 1cm，心浊音界稍扩大，至妊娠末期心脏容量约增加 10%。在多数孕妇的心尖区可听及 Ⅰ~Ⅱ级柔和吹风样收缩期杂音，心率于妊娠晚期每分钟增加 10~15 次。

2. 心排出量 心排出量增加对维持胎儿生长发育极为重要。心排出量自妊娠 8~10 周开始增加，至妊娠 32~34 周达高峰，每次心排出量平均约为 80mL，此后持续此水平直至分娩。

3. 血压 在妊娠早期及中期血压偏低，在妊娠晚期血压轻度升高。孕妇体位影响血压，坐位稍高于仰卧位。

（四）血液的变化

1. 血容量 于妊娠 6~8 周开始增加，至妊娠 32~34 周达高峰，增加 40%~45%，平均约增加 1450mL，维持此水平直至分娩。

2. 血液成分

（1）红细胞 妊娠期骨髓不断产生红细胞，网织红细胞轻度增多。由于血液稀释，红细胞计数约为 $3.6×10^{12}/L$，容易缺铁，应在妊娠中、晚期开始补充铁剂，以防血红蛋白值过分降低。

（2）白细胞 从妊娠 7~8 周开始轻度增加，至妊娠 30 周达高峰，为（5~12）$×10^9/L$，有时可达（14~16）$×10^9/L$，主要为中性粒细胞增多，淋巴细胞增加不多，而单核细胞和嗜酸性粒细胞几乎无改变。

（3）凝血因子 妊娠期血液处于高凝状态。血浆纤维蛋白原含量比非孕妇增加 40%~50%，于妊娠末期可达 4.5g/L，红细胞沉降率加快，可高达 100mm/h。

（4）血浆蛋白 从妊娠早期开始降低，至妊娠中期血浆蛋白为 60~65g/L，主要是白蛋白减少。

（五）泌尿系统的变化

1. 肾脏 妊娠期略增大，肾血浆流量（RPF）比非孕时约增加 35%，肾小球滤过率（GFR）约增加 50%。由于 GFR 增加，肾小管对葡萄糖再吸收能力不能相应增加，约 15% 孕妇饭后可出现妊娠生理性糖尿病。

2. 输尿管 受孕激素影响，输尿管增粗及蠕动减弱，尿流缓慢，且右侧输尿管受右旋妊娠子宫压迫，可致右侧肾盂积水更明显，易患急性肾盂肾炎。

3. 膀胱 妊娠期受增大子宫压迫，排尿次数增多。

（六）呼吸系统的变化

妊娠期膈肌上升，孕妇胸廓周径加大，妊娠中期有过度通气现象，妊娠晚期以胸式呼吸为主，呼吸深大。肺活量无明显改变，潮气量增加 40%，残气量减少 20%，每分通气量增加 40%，但呼吸道抵抗力下降，易发生感染。

（七）消化系统的变化

受大量雌激素影响，孕妇齿龈肥厚，易患齿龈炎，致齿龈出血。牙齿易松动及出现龋齿。妊娠期胃肠平滑肌张力降低，贲门括约肌松弛；胃内酸性内容物可反流至食管下部，产生"烧心感"。胃酸及胃蛋白酶分泌量减少，胃排空时间延长，容易出现上腹部饱满感。肠蠕动减弱，出现便秘，常引起痔疮或使原有痔疮加重。肝脏不增大，肝功能无明显改变。胆囊排空时间延长，胆道平滑肌松弛，胆汁稍黏稠，使胆汁淤积，易诱发胆囊炎及胆结石。

（八）皮肤的变化

妊娠期垂体分泌促黑素细胞激素（MSH）增加，加之雌、孕激素大量增多，使黑色素增加，导致孕妇乳头、乳晕、腹白线、外阴等处出现色素沉着。皮肤的弹力纤维断裂，呈多量紫色或淡红色不规则平行的条纹状萎缩斑，称为妊娠纹。

（九）内分泌系统的变化

1. 垂体　妊娠期腺垂体增大1~2倍。嗜酸细胞肥大增多，形成"妊娠细胞"。

（1）促性腺激素　在妊娠期间雌、孕激素抑制下丘脑及腺垂体，使FSH和LH分泌减少，卵泡不再发育成熟，也无排卵。

（2）催乳素　从妊娠7周开始增多，妊娠足月分娩前达高峰，为非孕期的10倍，为产后泌乳做准备。分娩后若不哺乳，产后3周内降至非孕期水平，哺乳者则多在产后3~4个月或更长时间才降至非孕期水平。

2. 肾上腺皮质

（1）皮质醇　为主要的糖皮质激素。因妊娠期雌激素大量增加，使中层束状带分泌的皮质醇增多3倍，进入血液循环后，90%与血浆蛋白结合，血循环中皮质醇虽大量增加，但血中游离皮质醇不多，故孕妇无肾上腺皮质功能亢进表现。

（2）醛固酮　为主要的盐皮质激素，外层球状带分泌的醛固酮于妊娠期增加3~5倍，但起活性作用的游离醛固酮较少，故不致引起过多水钠潴留。

（3）睾酮　妊娠期，内层网状带分泌睾酮略有增加，表现为孕妇阴毛及腋毛增多、增粗。

3. 甲状腺　妊娠期甲状腺呈均匀增大，甲状腺素水平自妊娠8周开始增高，至妊娠18周达平台期，维持至分娩。由于妊娠期肝脏产生较多的甲状腺素结合球蛋白，血循环中的甲状腺素虽增多，但游离甲状腺素未增多，故孕妇通常无甲状腺功能亢进表现。孕妇与胎儿体内的促甲状腺素均不能通过胎盘，而是各自负责自身甲状腺功能的调节。

4. 甲状旁腺　孕早期甲状旁腺水平降低，随着妊娠进展，血浆钙浓度降低；妊娠中晚期，甲状旁腺水平逐渐升高，有利于为胎儿提供钙。

（十）骨骼、关节及韧带的变化

骨质在妊娠期间一般无改变，部分孕妇自觉腰骶部及肢体疼痛不适，可能与松弛素使骨盆韧带及椎骨间的关节、韧带松弛有关。

（十一）新陈代谢的变化

1. 基础代谢率（BMR）　为满足母体与胎儿的需要，孕妇BMR自妊娠中期逐渐增高，至妊娠晚期可增高15%~20%。

2. 体重　早期妊娠体重无明显变化，中期妊娠起体重平均每周增加350g，直至妊娠足月时体重平均约增加12.5kg。

3. 糖类代谢　妊娠期胰岛功能旺盛，分泌胰岛素增多，使血循环中的胰岛素增加，由于靶细胞有拮抗胰岛素功能或因胎盘产生胰岛素酶破坏胰岛素，故对糖代谢影响不大。

4. 脂肪代谢　妊娠期肠道吸收脂肪能力增强，血脂较孕前增加50%，母体脂肪储备增多。因糖原储备减少，当能量消耗过多时，脂肪分解加速可发生酮血症。

5. 蛋白质代谢　孕妇对蛋白质的需要量增加，以满足胎儿生长与母体需要，呈正氮平衡。

6. 水代谢　妊娠期机体水分平均增加7.5L，水钠潴留与排泄形成适当比例而不引起水肿，但至妊娠末期组织间液可增加 1~2L，可致水肿。

7. 矿物质代谢 妊娠期母儿需要大量钙、磷、铁等，应补充维生素 D 及钙、铁等。

第二节 妊娠诊断与产前检查

临床上常将妊娠全过程分为 3 个时期，妊娠 13 周末称为早期妊娠，第 14~27 周末称为中期妊娠，第 28 周及其后称为晚期妊娠。

一、早期妊娠诊断

（一）临床表现

1. 停经 已婚育龄妇女，平时月经周期规则，一旦停经，应首先考虑妊娠。

2. 早孕反应 一般在停经 6 周后有头晕嗜睡、食欲不振、恶心、轻度呕吐及乏力等现象，称为早孕反应。孕 12 周后多自行消失。

3. 尿频 因妊娠子宫增大，压迫膀胱，出现尿频，当增大的子宫越出盆腔时，症状即逐渐消失。

4. 乳房的变化 从妊娠第 8 周起，乳房开始增大，可有胀痛，初孕妇较明显。乳头和乳晕着色加深。

5. 妇科检查 阴道及宫颈松软，呈紫蓝色。有时子宫峡部特别柔软，宫颈和宫体似不相连，称为黑加征。妊娠 6 周后，宫体呈圆球形，以后子宫逐渐增大，12 周后子宫底越出盆腔时，可在耻骨联合上方触及。

6. 脉象 停经 12 周以上，六脉滑利，尺脉按之不绝，可考虑为妊娠。

（二）辅助检查

1. 妊娠试验 通常受精后 8~10 日即可在血清中检测到血 HCG 升高，早期妊娠血 HCG 的倍增时间为 1.4~2 日。现临床多用简便快速的试纸法进行定性检测，结果阳性时，要结合临床表现与体征综合分析，才能明确妊娠诊断。

2. 超声检查 阴道超声较腹部超声可提前近 1 周确定早期妊娠。妊娠囊是早期妊娠的超声标志，阴道超声最早在妊娠 4~5 周即可探测到，早期妊娠囊易与宫腔积血或积液混淆，探及卵黄囊方可确定宫内妊娠。妊娠 6 周后则能探测到原始心管搏动，测定头臀长度可较准确地估计孕周。

3. 基础体温测定 具有双相型体温的妇女，停经后高温持续 18 日以上仍不见下降者，早孕可能性大。如高温持续超过 3 周，则早孕的可能性更大。

二、中期及晚期妊娠诊断

（一）临床表现

1. 子宫增大 随着妊娠的发展，子宫逐渐增大，孕妇也自觉腹部膨胀，并可根据子宫底高度判断妊娠月份。

2. 胎动 孕妇多在 20 周后自觉胎儿在子宫内活动，此称胎动。妊娠 18 周后超声检查可发现。妊娠 32~34 周胎动达高峰，妊娠 38 周后胎动逐渐减少。

3. 胎儿心音 妊娠 18~20 周用听诊器经孕妇腹壁可听到胎心音，如钟表的"滴答"声，每分钟 110~160 次，以在胎儿背部听诊最清楚。

4. 胎体 妊娠 20 周后，可经腹壁触到胎体，妊娠 24 周后更为清楚，可区分圆而硬的胎头有浮球感，宽而软的胎臀形状不规则，宽而平坦的胎背和小而不规则的四肢。

5. 皮肤变化 在孕妇面部、乳头、乳晕及腹壁正中线有色素沉着。

（二）辅助检查

1. 超声检查 A 型示波法可探出胎心及胎动反射。B 型显像法于妊娠 15 周后可显示胎体、胎动、胎心搏动、胎头及胎盘等完整图像，可确诊为妊娠，并证实为活胎。

2. 胎儿心电图 常用间接法检测胎儿心电图，通常于妊娠 12 周后即能显示较规律的图形，于妊娠 20 周后的成功率更高。对诊断胎心异常有一定价值。

三、胎产式、胎先露、胎方位

胎儿在子宫内采用一定姿势，即胎头俯屈，颏部贴近胸壁，脊柱略向前弯，四肢屈曲交叉于胸前，整个胎体是椭圆形，胎儿在子宫内的位置是否正常，对分娩的难易关系很大，甚至影响胎儿生命。临产前应明确诊断胎位，对异常胎位也应及时尽量纠正为正常胎位。

（一）胎产式

胎体纵轴和母体纵轴的关系称为胎产式。两者相一致时称为纵产式（直产式），如头位、臀位。两纵轴垂直时称为横产式，如横位。两长纵交叉成角度时称斜产式。在足月胎儿中约 99.75% 是纵产式，斜产式是暂时的，在分娩过程中可转成纵产式或横产式。

（二）胎先露

最先进入骨盆入口的胎儿部分称为胎先露。纵产式有头先露和臀先露，横产式为肩先露。头先露因胎头屈伸程度不同可分为枕先露、前囟先露、额先露和面先露。臀先露时由于入盆的先露部分不同，可分为完全臀先露（混合臀先露）、单臀先露及足先露。

（三）胎方位

胎儿先露部的指示点与母体骨盆的关系称为胎方位。枕先露以枕骨、面先露以颏骨、臀先露以骶骨、肩先露以肩胛骨为指示点。

四、产前检查

产前检查应自早期妊娠开始，对有遗传代谢疾病可疑者，应及早进行产前诊断，以降低先天性遗传病儿和畸形儿的出生率。妊娠 20 周时应检查 1 次，妊娠 28 周前每 4 周检查 1 次，妊娠 28 周后每 2 周检查 1 次，妊娠 36 周后每周检查 1 次。若发现异常，应增加检查次数。

（一）询问病史

1. 询问基本情况 孕妇姓名、年龄、结婚年龄、孕次、产次、籍贯、职业、住址及爱人姓名、职业。

2. 推算预产期 从末次月经第 1 日起计算，月份加 9 或减 3，日数加 7（农历日数加 14），所得日期即为预产期。如孕妇记不清末次月经日期，或哺乳期尚未来月经而妊娠者，可根据早孕反应、初次检查子宫大小、胎动开始时间、子宫底高度及胎儿大小来推测。

3. 了解本次妊娠情况　有无恶心、呕吐、头晕、头痛、心跳、气急、下肢浮肿、阴道出血等症状，及胎动开始时间、孕期服药史等。

4. 月经史及孕产史　月经情况及过去妊娠、分娩、产后经过情况，包括有无流产、早产、难产史（难产原因、胎儿大小及出生情况，所施手术及手术后情况），有无产后出血及其他合并症，新生儿情况如何。

5. 既往病史　有无输血史，有无心脏病、肺结核、肝炎、肾炎、高血压病、出血性疾病及其发病时间和治疗情况，是否避孕及所采取的措施。

6. 家族史　家族中有无高血压病、传染病（如结核）及可能与遗传有关的疾病及多胎史。

（二）全身检查

应注意发育、营养、体态、身长及有无畸形，测量体重与血压。正常晚期妊娠，每周体重增加不应超过500g。孕妇血压正常不超过130/90mmHg或与基础血压相比不超过30/15mmHg。检查心、肺、肝、脾脏有无异常；乳头有无内陷，腹部及下肢有无水肿。实验室检验血红蛋白及尿常规。

（三）产科检查

1. 腹部检查　主要了解子宫大小及胎位，检查前先排空小便。仰卧于检查床上，腹部袒露，双腿屈曲，检查者站于孕妇右侧。

（1）视诊　注意腹形及大小，腹部有无水肿、妊娠纹和手术瘢痕等。

（2）触诊　用四步触诊法检查子宫大小、胎产式、胎先露、胎方位及先露部是否衔接。

（3）听诊　胎心音在靠近胎背上方的孕妇腹壁上听得最清楚，听胎心音时要注意其节律与速度。

2. 骨盆测量　了解骨盆的大小及形态，预测足月胎儿能否顺利通过产道。

（1）骨盆外测量　外测量虽不能测出骨盆内径，但能间接估计内径的概况，临床上仍经常应用。常测的径线有：①髂棘间径：两髂前上棘外缘的距离，正常值为23～26cm。②髂嵴间径：两髂嵴外缘最宽的距离，正常值为25～28cm。③骶耻外径：第5腰椎棘突下至耻骨联合上缘中点的距离，正常值为18～20cm。④坐骨结节间径（出口横径）：两坐骨结节内侧缘的距离，正常值为8.5～9.5cm。⑤出口后矢状径：坐骨结节间径中点至骶尾尖端的长度，正常值8～9cm。⑥耻骨弓角度：反映骨盆出口横径的宽度，正常值为90°，小于80°为异常。

（2）骨盆内测量　①对角径：耻骨联合下缘至骶岬前缘中点的距离，正常值为12.5～13cm。②坐骨棘间径：两坐骨棘间的距离，正常值约为10cm。③坐骨切迹宽度：坐骨棘与骶骨下部间的距离，若能容纳3横指（5.5～6cm）为正常，否则属中骨盆狭窄。

3. B超检查　对胎位不清、听不清胎心者，应行B超检查。

4. 羊水检查　可诊断胎儿畸形、遗传性疾病、胎儿胎盘功能、胎儿成熟度等。

5. 阴道检查　了解软产道有无畸形、狭窄或其他异常。在检查中须同时注意骨盆侧壁是否内斜，坐骨棘是否突出，骶骨凹度等，从而估计坐骨棘间径的大小及中骨盆有无狭窄。

6. 肛门检查　可了解先露部、坐骨棘及骶尾关节活动度。

（四）一般实验室检查

常规检查血红蛋白、红细胞计数、血细胞比容、白细胞总数及分类、血小板数、血型、肝肾功能及尿蛋白、尿糖等。

　　产前检查的复诊时间按妊娠月份而定，复诊时要询问前次检查后有无特殊情况，如浮肿、头痛、阴道出血及其他症状等。每次复诊均应测血压，量体重，注意胎方位、胎心音及下肢有无浮肿。如有血压增高、体重增加过快或水肿现象，要注意妊娠高血压综合征，做有关的实验室检查。复诊时做好孕期卫生宣教，并预约下次复诊时间，如病情严重，孕妇不能及时复诊者，应及时随访。

第十四章　正常分娩

妊娠满 28 周及以后的胎儿及其附属物，从临产开始至全部从母体排出的过程称为分娩。妊娠满 28 周至不满 37 足周期间分娩称为早产；妊娠满 37 周至不满 42 足周期间分娩称为足月产；妊娠满 42 周及其后期间分娩称为过期产。

第一节　决定分娩的因素

决定分娩的因素有产力、产道及胎儿。尚不可忽略精神心理因素，各因素正常并相互适应，胎儿顺利经阴道自然娩出，为正常分娩。

一、产力

产力是将胎儿及其附属物从子宫内逼出的力量，包括子宫收缩力、腹肌及膈肌收缩力和肛提肌收缩力。

（一）子宫收缩力

子宫收缩力简称宫缩，是子宫肌肉规律性的不随意收缩，是促进分娩的主要力量，能使子宫颈口扩张、胎儿下降。宫缩有以下几个特点：

1. 节律性　临产后每次宫缩由弱到强，持续一个短时期后（一般 30～40 秒）又逐渐减弱以至消失，两次阵缩之间有一定间歇（一般 5～6 分钟），当宫口全开时，间歇期仅 1～2 分钟，宫缩可持续达 60 秒。如此反复，直至分娩结束。

2. 对称性与极性　宫缩自子宫双角开始，先向子宫底的中部，然后向子宫下段扩展，左右对称，此为宫缩的对称性。子宫收缩力以上段最强，自底部至下段逐渐减弱，此为宫缩的极性。

3. 缩复　子宫上段为主动收缩部分，称为收缩段，每次宫缩过后肌纤维松弛，但不恢复至原来长度，经反复收缩，肌纤维越来越短，称为"缩复"。子宫体肌纤维的缩复作用可使宫腔容积逐渐缩小，迫使胎先露部下降，宫颈管消失及宫口扩张。

（二）腹肌及膈肌收缩力

腹肌及膈肌收缩力简称腹压，是第二产程时娩出胎儿的重要辅助力量。宫口开全后，每当宫缩时，前羊膜囊或胎先露部压迫骨盆底组织和直肠，反射性引起排便动作，产妇屏气向下用力，腹壁肌及膈肌强有力地收缩使腹压增高。在第二产程末期配以宫缩时运用最有效，能迫使胎儿娩出，第三产程能迫使已剥离胎盘娩出。过早加腹压易迫使产妇疲劳和宫颈水肿，致使产程延长。

（三）肛提肌收缩力

肛提肌收缩力有协助胎先露部在骨盆腔进行内旋转的作用。当胎头枕部位于耻骨弓下时，能协助抬头仰伸及娩出；当胎盘娩出至阴道时，有助于胎盘排出。

二、产道

产道是胎儿娩出的通道，分为骨产道与软产道两部分。

（一）骨产道

骨产道即骨盆，是产道的极重要部分，其大小、形态直接影响分娩过程。在激素影响下孕妇骨盆韧带变柔软，关节稍松弛，使骨盆径线略有增加。

（二）软产道

软产道是由子宫下段、宫颈、阴道、外阴及骨盆底组织构成的弯曲管道。妊娠末期子宫峡部被拉长形成子宫下段，临产后的规律宫缩进一步拉长子宫下段达 7～10cm，成为软产道的一部分。由于宫缩，子宫颈内口先向外扩张，随后子宫颈管变短以至消失，成为子宫下段的一部分。初产妇子宫颈管扩张多经过此种变化，但经产妇子宫颈管消失和子宫颈口开大多同时进行。宫颈管消失后子宫颈口便开始开大，达到 10cm 时称为宫口开全，此时足月胎头才能通过。当胎先露下降直接压迫和扩张阴道及盆底时，使软产道下段呈弯筒形，会阴被胎先露扩张、变薄，以利胎儿通过。分娩时若保护会阴不当，容易引起裂伤。

三、胎儿

胎儿能否顺利通过产道而娩出，除取决于产力与产道两个因素外，还取决于胎儿大小和胎位，包括胎头可塑性及有无畸形等，如横位、颏后位、胎儿过大或过度成熟、脑积水、联体畸胎等，都可能引起难产。

除上述 3 种因素外，产妇精神心理因素可通过影响产力影响分娩过程。对分娩有顾虑的产妇，在分娩早期容易出现宫缩乏力，应对产妇进行分娩前的健康教育，以利于顺利分娩。

第二节　分娩机制

分娩机制是指胎先露部在通过产道时，为适应骨盆各平面形态被动地进行一系列适应性转动，以其最小径线通过产道的全过程。临床上以枕先露左前位最多见。

一、衔接

胎头双顶径进入骨盆入口平面，颅骨最低点达坐骨棘水平者，称为衔接。初产妇绝大部分在预产期前 1～2 周胎头已开始衔接，经产妇多在分娩开始后，有时甚至在破膜后胎头才入盆。胎头呈半俯屈状入盆，以枕额径衔接。由于枕额径大于骨盆入口前后径，胎头矢状缝多在骨盆入口右斜径上。

二、下降

胎头沿骨盆轴前进的动作称为下降，是胎儿娩出的首要条件。该动作贯穿分娩全程，并与其他动作同时进行。当子宫收缩时胎头下降，间歇时又稍缩回，临床上以观察胎头下降的程度作为判断产程进展的标志。

三、俯屈

当胎头继续下降时，头顶遇到骨盆壁及骨盆底的阻力发生俯屈。胎头原来是以枕额径衔接，俯屈后转为以最小径线枕下前囟径衔接，以适应产道并继续下降。

四、内旋转

胎头围绕骨盆纵轴旋转。当胎头俯屈下降时，枕部位置最低，首先遇到肛提肌的阻力而被推向阻力小、部位宽的前方，使枕部向前旋转45°，即小囟门转到耻骨弓下面，此时矢状缝与中骨盆及骨盆出口前后径一致，以适应中骨盆及出口前后径大于横径的特点，利于胎头娩出。

五、仰伸

胎头经内旋转后，到达阴道外口，因阴道前壁短后壁长，宫缩及腹压的力量使胎头下降，而盆底肌肉收缩力又使胎头向上抬，两者共同作用，使胎头沿骨盆轴方向，枕骨以耻骨弓为支点逐渐向前仰伸，使胎头顶、额、鼻、口、颏逐渐娩出。

六、复位及外旋转

胎头娩出时，胎儿双肩径沿骨盆入口左斜径下降。胎头娩出后，为使胎头与胎肩恢复正常解剖关系，胎头枕部向母体左外旋转45°，回到原来方向，称为复位。胎肩在盆腔内继续下降，前（右）肩向前向母体中线旋转45°时，胎儿双肩径转成与骨盆出口前后径相一致的方向，胎头枕部需在外继续向母体左外侧旋转45°，以保持胎头与胎肩的垂直关系，称为外旋转。

七、胎肩及胎儿娩出

外旋转动作完成后，胎儿前（右）肩在耻骨弓下先娩出，后（左）肩由会阴体前缘娩出，然后胎身及下肢随之娩出，完成分娩全过程。

第三节　分娩的临床经过与处理

一、分娩的临床经过

（一）先兆临产

分娩发动前，往往出现一些预示即将临床的症状，称为先兆临产。

1. 不规律宫缩　又称假临产。分娩发动前，由于子宫肌层敏感性增强，可出现不规律宫缩。其特点为：①宫缩频率不一致，持续时间短且无规律，间歇时间长且无规律。②宫缩强度不增强。③常在夜间出现而于清晨消失。④不伴有宫颈管缩短、宫口扩张等宫颈形态学变化。⑤给予镇静剂能将其抑制。

2. 胎儿下降感 由于胎先露部下降入盆衔接使宫底降低。孕妇自觉上腹部舒适,下降的先露部可能压迫膀胱引起尿频。

3. 见红 分娩发动前 24~48 小时内,阴道排出少量血性黏液,是分娩即将开始的比较可靠的征象。

(二)临产的诊断

临产开始的标志为规律且逐渐增强的子宫收缩,持续 30 秒及以上,间歇 5~6 分钟,并伴有宫颈管消失、宫口扩张和胎先露下降。

(三)产程的分期

从规律宫缩开始至胎儿、胎盘娩出为止,称为总产程,分 3 个阶段。

1. 第一产程(宫颈扩张期) 从规律宫缩开始到子宫颈口开全,初产妇需 11~22 小时,经产妇需 6~16 小时。

分娩开始时,宫缩弱,间歇时间较长(5~6 分钟),持续 20~30 秒,随着产程进展,宫缩强度增加,间歇时间缩短,持续时间延长。至宫口开全时,宫缩持续时间可达 1 分钟以上,间歇仅 1 分钟或稍长,宫缩强度更甚,按触子宫甚硬。一般情况下,初产妇子宫颈口开大的规律是:开始时缓慢,后期速度加快。宫口开全后,与子宫下段及阴道形成软产道。随着产程进展先露部逐渐下降,并在宫口开大 6cm 后快速下降,直到先露部到达外阴及阴道口。宫缩时羊膜腔压力增加到一定程度时胎膜自然破裂,前羊水流出,称为破膜。自然分娩多在宫口开全前胎膜破裂。

2. 第二产程(胎儿娩出期) 从宫口开全到胎儿娩出,初产妇平均为 40 分钟~3 小时,经产妇一般数分钟即可完成,但也有长达 2 小时者。

宫缩比第一产程更强更频,当宫缩时自腹壁按触子宫甚硬。当胎头下降压迫盆底组织时,产妇有反射性的排便感和不自主地向下屏气动作;会阴膨隆变薄,肛门括约肌松弛。胎头于宫缩时露出阴道口,间歇时又缩回阴道,称胎头拨露。此现象在初产妇比经产妇明显。经多次拨露后,当宫缩间歇时胎头也不再缩回阴道,称为胎头着冠。枕骨从耻骨联合下露出时胎头开始仰伸、娩出,随后胎肩、胎体及四肢也随之而出。胎儿娩出后,羊水随即冲出,子宫底下降到脐平。

3. 第三产程(胎盘娩出期) 从胎儿娩出后到胎盘娩出,需 5~15 分钟,不超过 30 分钟。

胎儿娩出后,子宫腔缩小,胎盘面积不缩小,因而子宫壁与胎盘附着面发生错位,使胎盘与子宫壁分离,剥离面出血。胎盘的剥离有从中央或从边缘先剥离的两种方式,前者胎盘以胎儿面娩出,出血较少;后者胎盘以母体面娩出,出血稍多。正常分娩时出血量 50~150mL。胎盘剥离后从阴道排出体外。

二、分娩的处理

在分娩过程中,产妇和胎儿随时可能发生变化,若工作稍有疏忽,随时可影响母子健康,严重者可危及母子生命。因此,必须精心照顾产妇,密切观察产程,如发现异常,应及时进行处理,以保证母子安全。

（一）第一产程的处理

1. 询问病史及检查

（1）病史　未经产前检查者应按第十三章第二节产前检查的内容进行了解。曾有产前检查者，对其现病史和既往史须做认真复习。此外，应了解规律宫缩何时开始，有无见红和阴道流水，对某些产妇还要了解入院前有无经过阴道检查等。

（2）检查　测血压、脉搏、体温，做一般体格检查及产科检查，包括宫缩持续及间隔时间、强度、胎位、胎心音及胎头入盆情况，测量骨盆，肛查了解子宫颈口开大及胎先露下降程度等（有阴道流血者禁止肛门检查），以估计产程中可能发生的问题。

2. 一般处理

（1）清洁外阴及灌肠　入院后剃阴毛，清洁外阴，用肥皂水灌肠。若已破膜，阴道出血，估计短时间内即将分娩者不宜灌肠。

（2）做好产妇的思想工作　讲解分娩是生理过程，使其消除顾虑，增强对分娩的信心，调动其积极性，主动参与分娩活动。

（3）活动　胎头衔接、宫缩不强者可在室内散步，若胎膜已破、胎头未衔接者宜卧床待产。

（4）饮食和休息　鼓励多吃高热量易消化的食物，注意摄入足够的水分，指导产妇宫缩时进行深呼吸、按摩腹部等动作。间歇时放松全身肌肉，争取休息，以保证充沛的精力与体力。

（5）小便　膀胱过于膨胀会影响宫缩及先露部下降，因此应鼓励产妇勤排小便。

3. 严密观察产程　医务人员必须认真负责、耐心细致地观察产程并记录，发现异常及时处理。在观察产程中注意下列情况：

（1）子宫收缩　医务人员手触产妇腹部，定期观察宫缩持续和间隔时间、强度及规律性，对精神紧张、烦躁不安的产妇，如果子宫颈口开张不大，宫缩时腹痛剧烈者，针刺太冲或三阴交穴。

（2）听取胎心音　产程开始，每2~4小时听胎心音1次。应在宫缩后听取，随产程进展适当增加听诊次数。

（3）注意破膜时间　破膜时应立即听取胎心音，并观察羊水性状、颜色和流出量。如有胎心异常，应立即行阴道检查排除脐带脱落。已破膜的产妇要注意外阴清洁，胎头未入盆者需卧床休息，预防脐带脱垂。

（4）测量血压　临产后，血压容易发生变化，应定时测量，一般4~6小时测1次。

（5）阴道检查　严密消毒后进行，了解宫颈口扩张程度，骨盆、胎方位及胎盘附着情况，以决定分娩方式。

（6）肛门检查　应适时在宫缩时进行。检查内容与阴道检查相似，对骨盆后半部分的检查有一定优势。目前较少采用。

（7）准备接生　初产妇子宫颈口开全，经产妇子宫颈口开至6cm且宫缩规律有力时，应做好接生准备工作。

（二）第二产程的处理

1. 继续注意产程进展　倘若第二产程延长，应尽快找出原因并及时处理。一般初产妇子

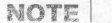

宫颈口开全2小时、经产妇已达1小时以上仍未能分娩又未经处理者，对母子均不利。因此，对第二产程必须严密观察，不宜延长。

2. 指导产妇运用腹压 确定宫颈口已开全，产妇已不断使用腹压，肛门括约肌松弛，外阴张开及会阴膨胀变薄时，应指导产妇用力。在宫缩时深吸气后屏气，如排便样向下用力以增加腹压，宫缩间歇时应放松全身肌肉，安静休息。

3. 勤听胎心音 第二产程宫缩频而强，胎头已下降入盆，容易受压，胎儿易发生窘迫现象。一般每隔5~10分钟听胎心音1次，如胎心音异常，应及时处理。

4. 接产准备 初产妇宫口开全、经产妇宫口扩张6cm且宫缩规律有力时，应将产妇送至产室做好接产准备工作。让产妇仰卧于产床上（或坐于特制产椅上行坐位分娩），两腿屈曲分开，露出外阴部，在臀下放一便盆或塑料布，用消毒纱布球蘸肥皂水擦洗外阴部2~3次，顺序是大阴唇、小阴唇、阴阜、大腿内上1/3、会阴及肛门周围。然后用温开水冲掉肥皂水，为防止冲洗液流入阴道，用消毒干纱布球盖住阴道口，最后以0.1%新洁尔灭冲洗或涂碘伏进行消毒，随后取下阴道口的纱布球和臀下的便盆或塑料布，铺以无菌巾于臀下。接产者按无菌操作常规洗手、戴手套及穿手术衣后，打开产包，铺好无菌巾准备接产。

5. 接产

（1）接产要领 保护会阴的同时，协助胎头俯屈，让胎头以最小径线（枕下前囟径）在宫缩间歇时缓慢通过阴道口，预防会阴撕裂，胎肩娩出时也要注意保护好会阴。

（2）接产步骤与方法 胎头娩出前如胎膜未破，则先人工破膜。当胎头拨露使会阴后联合张力较紧时，即开始注意保护会阴，在会阴部盖上无菌巾，接产者右肘支在产床上，右手拇指与其余四指分开，利用手掌大鱼际肌顶住会阴部。每当宫缩时应向上内方托压，同时以左手示指、中指及无名指协助胎头俯屈及缓慢下降，使胎头以枕下前囟径通过骨盆出口。宫缩间歇时，保护会阴的右手应放松，以免压迫过久，引起会阴水肿。当胎头枕部从耻骨弓下露出时，协助胎头仰伸，此时如果宫缩很强，除右手保护会阴外，可嘱产妇张口哈气，不用腹压，同时以手抵压枕部，让胎头缓缓仰伸，如此可减少会阴破裂的机会。

胎头娩出后，右手仍然注意保护会阴，左手自鼻根部向下颏挤压，清除胎儿口鼻内的羊水和黏液。待胎头自然复位后，在胎儿下降过程中协助胎头外旋转，使胎儿双肩径与骨盆前后径相一致。左手将胎儿颈部向下按压，使前肩自耻骨弓下先娩出，继之托胎颈向上，使后肩从会阴缓慢娩出。双肩娩出后，右手方可松开，双手协助胎体娩出。

（三）第三产程的处理

1. 新生儿的处理

（1）保持呼吸道通畅 胎儿娩出后，如口鼻腔分泌物未清除干净，进一步用吸管清除，必须保持呼吸道的通畅，以免发生新生儿窒息和吸入性肺炎。

（2）处理脐带 在新生儿出生1分钟后可以结扎脐带。剪断脐带后在距脐根上方0.5cm处用丝带双重结扎，残端消毒后用无菌纱布包扎。目前还有用脐带夹、血管钳等方法取代脐带结扎法，简便而效果良好。

（3）新生儿阿普加评分 用以判断有无新生儿窒息及窒息严重程度，评价新生儿出生时的状况，并指导复苏救治措施。

（4）其他处理 新生儿体格检查，新生儿手腕带和包被注明性别、体重、出生时间、母亲姓名，让母亲将新生儿抱在怀中早吸吮。

2. 协助胎盘娩出　胎儿娩出后，助手用手在腹部按住宫底，切忌在胎盘剥离前用手按摩或挤压子宫。确定胎盘已剥离时，则让产妇加腹压或于腹部轻压子宫底，使胎盘娩出。胎盘娩出后，按摩子宫可以刺激宫缩，防止出血，如宫缩不良可注射宫缩剂。

3. 检查胎盘胎膜　将胎盘铺平，先检查母体面及胎盘小叶有无缺损，然后将胎盘提起，检查胎膜是否完整，再检查胎儿面边缘有无血管断裂，及时发现副胎盘。

4. 加强宫缩　可以通过应用缩宫素等宫缩剂结合按摩子宫的方法刺激宫缩，注意观察并测量出血量。

5. 检查软产道　分娩后详细检查外阴、小阴唇内侧、尿道口周围、阴道、宫颈有无裂伤，如有裂伤立即缝合。

第四节　产褥期的临床表现与处理

从胎盘娩出至产妇全身各器官（除乳腺外）恢复至正常未孕状态所需时间，称为产褥期，通常规定为 6 周。

一、产褥期的临床表现

正常产褥期，除乳腺外，母体变化的主要特征是一个复旧过程，而乳腺则在妊娠期变化的基础上发生旺盛的分泌功能，以供新生儿的营养需要。

（一）恶露的变化

产后子宫蜕膜脱落，内含血液、坏死的蜕膜组织等经阴道排出，称为恶露，可分为 3 种：①血性恶露：色鲜红，含血液、蜕膜组织及黏液。②浆液性恶露：色淡红，少量血液、坏死组织及宫颈黏液，并有细菌。③白色恶露：色白，含有大量白细胞及细菌，以及坏死退化蜕膜和表皮细胞。正常恶露血腥味，不臭，血性恶露持续 3～5 日，后逐渐成为浆液性，2 周左右变为白色，约 3 周干净。一般持续 4～6 周，倘若子宫复旧不全，有胎盘残留或感染时，恶露多，持续时间长且有腐臭味。

（二）乳房的变化

分娩后，体内雌激素、孕激素水平突然下降，解除了对泌乳素的抑制，乳腺开始泌乳。泌乳的长期维持主要是依赖于新生儿反复地吸吮乳头，刺激垂体泌乳素的分泌以促进乳腺大量泌乳，以及刺激催产素的分泌以使乳汁排出。但乳汁的分泌量与乳腺的发育、产妇的营养、健康状况及情绪等有关。因此，必须保证产妇的休息和睡眠，避免精神刺激及感染的发生。

（三）泌尿系统的变化

妊娠期贮留在体内的水分，在产褥期迅速排出，故产后尿量增多。扩张的输尿管及肾盂在产后 2～3 周内恢复。分娩时膀胱受压时间过长，可导致其功能失调，故尿潴留较常见。

（四）体温

产褥妇的体温是正常的。有时在产后 24 小时内略有升高，一般不超过 38℃。产后 3～4 日乳房充盈时，可有低热，但也不超过 38℃，于 24 小时内自行恢复，不属病态。

（五）产后宫缩痛

产褥初期由于子宫收缩而引起的疼痛称为产后宫缩痛，多见于经产妇，特别在急产以后。一般于产后 1～2 日出现，至产后 3～4 日疼痛逐渐自然消失。疼痛是阵发性的，哺乳时特别显著。

二、产褥期的处理

（一）外阴清洁及护理

产后保持外阴清洁，以免感染。产创应按时换药护理。

（二）观察恶露变化

注意恶露的量、颜色及气味。子宫收缩不良时，恶露色红、量多、持续时间长，可给予宫缩剂如缩宫素、麦角新碱、益母草流浸膏等，若有腐臭味可给予抗感染药物。

（三）乳房的处理

WHO 提倡母乳喂养，于产后 30 分钟内开始哺乳，尽早刺激乳房，建立泌乳反射。母乳喂养的原则是"按需哺乳"。如出现乳胀，可先热敷，然后用吸乳器吸出，以免影响乳汁分泌。如出现乳头皲裂，可用少量乳汁涂抹在乳头和乳晕上，短时间暴露和干燥乳头，因乳汁既具有抑菌作用，又可促进表皮修复。若因疾病或其他原因不宜哺乳者，应尽早退奶。可用生麦芽60～90g 煎服，每日 1 剂，连服 3 日。或用芒硝 250g，捣碎成粒分装于两个布袋，敷于两侧乳房上。目前不推荐用雌激素或溴隐亭退奶。

（四）休息和活动

产后 24 小时内应卧床休息，鼓励产妇在床上自由翻身，分娩 24 小时后可下床活动。在产褥期 6 周内，盆底组织松弛，尚未完全恢复，应避免重体力劳动，以防子宫脱垂。

（五）排尿与排便

产后 4 小时未能自解小便而有排尿困难时，鼓励产妇起床排尿。仍无尿意时，可放热水袋于下腹部，或针刺关元、中极、阴陵泉等穴。用上法无效时，可在无菌操作下导尿，必要时留置导尿管。嘱产妇多食蔬菜、水果及早日起床活动，以促进肠蠕动，预防便秘。如有便秘可服缓泻剂，必要时可肥皂水灌肠。

（六）计划生育指导

产褥期内禁止性生活，以防感染，产后 42 日可有排卵，哺乳者应以器具避孕为首选；不哺乳者，避孕方法的选择同普通育龄期妇女。

NOTE

第十五章 妇科检查及妇产科常用特殊检查

第一节 妇科检查

妇科检查也称盆腔检查，包括外阴、阴道、宫颈、宫体及双侧附件检查。

一、基本要求

1. 检查者应做到态度严肃、语言亲切、检查仔细、动作轻柔。检查前应告知患者盆腔检查可能引起不适，不必紧张并尽可能放松腹肌。

2. 除尿失禁患者外，检查前应嘱患者排空膀胱，必要时导尿。大便充盈者应在排便或灌肠后进行检查。

3. 置于臀部下方的垫单或纸单应一人一换，以免交叉感染。

4. 应避免于经期做盆腔检查。若为阴道异常出血则必须检查。检查前应先消毒外阴，并使用无菌手套及器械，以防发生感染。

5. 患者取膀胱截石位，臀部置于台缘，头部略抬高，两手平放于身旁，以使腹肌松弛。检查者面向患者，立在患者两腿之间。危重患者不宜搬动时可在病床上检查。

6. 对无性生活史者禁做阴道窥器检查及双合诊检查，应行直肠 - 腹部诊。确有检查必要时，应先征得患者及其家属同意后，方可进行。男医生检查患者时，需有其他医护人员在场。

7. 疑有盆腔内病变的腹壁肥厚、高度紧张不合作者，若盆腔检查不满意时，可在麻醉下进行盆腔检查，或改用超声检查。

二、检查方法及步骤

（一）外阴部检查

观察外阴发育及阴毛多少和分布情况，有无畸形、皮炎、溃疡、赘生物或肿块，注意皮肤和黏膜色泽及质地变化，有无增厚、变薄或萎缩。分开小阴唇，暴露阴道前庭观察尿道口和阴道口。查看尿道口周围黏膜色泽及有无赘生物。无性生活的处女膜一般完整未破，其阴道口勉强可容示指；已有性生活的阴道口能容两指通过；经产妇的处女膜仅余残痕或可见会阴后一侧切瘢痕。检查时还应让患者用力向下屏气，观察有无阴道前壁或后壁膨出、子宫脱垂或尿失禁等。

(二) 阴道窥器检查

应根据患者阴道宽窄选用大小合适的阴道窥器。

1. 放置和取出 放置阴道窥器时，应先将窥器两叶前端合并，表面涂润滑剂以利插入，避免损伤。若拟做宫颈细胞学检查或取阴道分泌物做涂片检查时，为避免影响涂片结果，不应用润滑剂，改用生理盐水。放置窥器时，检查者用一手拇指、示指分开两侧小阴唇，暴露阴道口，另一手将窥器避开敏感的尿道周围区，斜行沿阴道侧后壁缓慢插入阴道内，边推进边将窥器两叶转正并逐渐张开，暴露宫颈、阴道壁和穹窿部。取出窥器前，先将窥器两叶合拢再沿阴道侧后壁缓慢取出。

2. 视诊

(1) 检查阴道 观察阴道前后壁和侧壁黏膜颜色、皱襞多少、是否有阴道隔或双阴道等先天畸形，有无溃疡、赘生物或囊肿等。注意阴道内分泌物量、色泽、性质、有无臭味。阴道分泌物异常者应做滴虫、假丝酵母菌、淋病奈瑟菌及线索细胞等检查。

(2) 检查宫颈 暴露宫颈后，观察宫颈大小、颜色、外口形状，有无出血、肥大、糜烂样改变、撕裂、外翻、腺囊肿、息肉、赘生物，宫颈管内有无出血或分泌物。同时可采集宫颈外口鳞–柱交接部脱落细胞作宫颈细胞学检查和 HPV 检测。

(三) 双合诊

检查者一手的两指或一指放入阴道，另一手在腹部配合检查，称为双合诊。目的在于检查阴道、宫颈、宫体、输卵管、卵巢、宫旁结缔组织以及盆腔内壁有无异常。

检查方法：检查者戴无菌手套，一手示指、中指涂润滑剂，顺阴道后壁轻轻插入，检查阴道通畅度、深度、弹性，有无畸形、瘢痕、肿块及阴道穹窿情况。再扪触宫颈大小、形状、硬度及宫颈外口情况，有无接触性出血。随后检查宫体，将阴道内两指放在宫颈后方，另一手掌心朝下手指平放在患者腹部平脐处，当阴道内手指向上向前方抬举宫颈时，腹部手指往下往后按压腹壁，并逐渐向耻骨联合部位移动，通过内、外手指同时分别抬举和按压，相互协调，即可扪清子宫位置、大小、形状、软硬度、活动度及有无压痛。子宫位置一般是前倾略前屈。"倾"指宫体纵轴与身体纵轴的关系。若宫体朝向耻骨，称为前倾；当宫体朝向骶骨，称为后倾。"屈"指宫体与宫颈间的关系。若两者间的纵轴形成的角度朝向前方，称为前屈；形成的角度朝向后方，称为后屈。扪清子宫情况后，将阴道内两指由宫颈后方移至一侧穹窿部，尽可能往上向盆腔深部扪触；与此同时，另一手从同侧下腹壁髂嵴水平开始，由上往下按压腹壁，与阴道内手指相互对合，以触摸该侧附件区有无肿块、增厚或压痛。若扪及肿块，应查清其位置、大小、形状、软硬度、活动度、与子宫的关系及有无压痛等。正常卵巢偶可扪及，触后稍有酸胀感。正常输卵管不能扪及。

(四) 三合诊

经直肠、阴道、腹部联合检查，称为三合诊。双合诊检查结束后，一手示指放入阴道，中指插入直肠以替代双合诊时的两指，其余检查步骤与双合诊相同。三合诊是对双合诊检查不足的重要补充。通过三合诊可扪清后倾或后屈子宫大小，发现子宫后壁、宫颈旁、直肠子宫陷凹、宫骶韧带及盆腔后部病变，估计盆腔内病变范围，及其与子宫或直肠的关系，特别是癌肿与盆壁的关系，以及扪诊阴道直肠隔、骶骨前方或直肠内有无病变。因此，三合诊在生殖器官

NOTE

肿瘤、结核、子宫内膜异位症、炎症的检查时尤显重要。

（五）直肠 – 腹部诊

检查者一手示指伸入直肠，另一手在腹部配合检查，称为直肠 – 腹部诊。该法适用于无性生活史、阴道闭锁或有其他原因不宜行双合诊的患者。

行双合诊、三合诊或直肠 – 腹部诊时，除应按常规操作外，应注意以下几点，以便检查能够顺利进行：当两手指放入阴道后，患者感疼痛不适时，可单用示指替代双指进行检查；三合诊时，在将中指伸入肛门时，嘱患者像解大便一样同时用力向下屏气，使肛门括约肌自动放松，可减轻患者疼痛和不适感；若患者腹肌紧张，可边检查边与患者交谈，使其张口呼吸而使腹肌放松；当检查者无法查明盆腔内解剖关系时，继续强行扪诊，不但患者难以耐受，且往往徒劳无益，此时应停止检查，待下次检查时，多能获得满意结果。

三、记录

盆腔检查结束后，应将检查结果按解剖部位先后顺序记录。

外阴：发育情况及婚产式（未婚、已婚未产或经产式）。有异常发现时，应详加描述。

阴道：是否通畅，黏膜情况，分泌物量、色、性状及有无气味。

宫颈：大小，硬度，有无糜烂样改变、撕裂、息肉、腺囊肿，有无接触性出血、举痛及摇摆痛等。

宫体：位置，大小，硬度，活动度，表面是否平整，有无突起，有无压痛等。

附件：有无块物、增厚或压痛。若扪及块物，记录其位置、大小、硬度，表面光滑与否，活动度，有无压痛及与子宫、盆壁的关系。左右两侧情况分别记录。

第二节　妇产科常用特殊检查

一、生殖道细胞学检查

女性生殖道细胞包括来自阴道、宫颈、子宫及输卵管的上皮细胞。生殖道脱落细胞包括阴道上段、宫颈阴道部、子宫、输卵管及腹腔的上皮细胞，其中以阴道上段、宫颈阴道部的上皮细胞为主。生殖道上皮细胞受性激素的影响可出现周期性的变化。检查生殖道脱落细胞可反映其生理和病理变化。但生殖道脱落细胞检查发现恶性细胞只能作为初步筛选，还需进一步组织学检查才能确诊。

（一）生殖道细胞学检查取材、制片及相关技术

1. 涂片种类及标本采集　采取标本前 24 小时内禁止性生活、阴道检查、阴道灌洗或用药。取材用具必须清洁干燥。

（1）阴道涂片　主要了解卵巢或胎盘功能。对已婚女性，一般在阴道侧壁上 1/3 处用小刮板轻轻刮取浅层细胞，避免将深层细胞混入而影响诊断。将浅层细胞薄而均匀地涂于玻片上，置 95% 乙醇中固定。对未婚女性，可将消毒棉签用生理盐水浸湿然后深入阴道，在其侧壁上

1/3 处轻轻卷取细胞，取出棉签，在玻片上涂匀并固定。

（2）宫颈脱落细胞学检查　是筛查早期宫颈癌的主要方法：①宫颈刮片：传统的宫颈刮片取材应在宫颈外口鳞－柱状上皮交界处，以宫颈外口为圆心，用木质铲形刮板轻轻刮取一周，取出刮板，在玻片上向一个方向涂片，涂片经固定液固定后显微镜下观察。应注意避免损伤组织引起出血而影响检查结果。该取材方法获取细胞数目较少，制片也较粗劣，目前应用已逐渐减少。②薄层液基细胞学技术：改用特制的刷子取材，拭净宫颈表面分泌物，将"细胞刷"置于宫颈内，达宫颈外口上方 10mm 左右，在宫颈内旋转 360° 后取出，立即置入有细胞保存液的小瓶中，薄层液基细胞学制片，使单层细胞均匀地分布在玻片上，提高了宫颈高度病变的灵敏度和特异度。

（3）宫颈管涂片　疑为宫颈管癌，或绝经后的妇女由于宫颈鳞－柱状上皮交界处退缩到宫颈管内，为了解宫颈管情况，可行此检查。先将宫颈表面分泌物拭净，用小型刮板进入宫颈管内，轻刮一周做涂片。

（4）宫腔吸片　怀疑宫腔内有恶性病变时，可采用宫腔吸片检查。较阴道涂片及诊刮阳性率高。选择直径 1~5mm 不同型号塑料管，一端连于干燥的注射器，另一端送入宫腔内达底部，上下左右转动方向，轻轻抽吸注射器，将吸出物涂片、固定、染色。取出吸管时停止抽吸，以免将宫颈管内容物吸入。宫腔吸片标本中可能含有输卵管、卵巢或盆腹腔上皮细胞成分。此外，还可用宫腔灌洗获取细胞，用注射器将 10mL 无菌生理盐水注入宫腔，轻轻抽吸洗涤内膜面，然后收集洗涤液，离心后去沉渣涂片。此法简单，取材效果好，适合于绝经后出血女性。

（5）局部印片　用清洁玻片直接贴按在病灶处做印片，经固定、染色、镜检。常用于外阴及阴道部位的可疑病灶。

2. 染色方法　最常用的是巴氏染色法，可用于检查雌激素水平或查找癌细胞。此外，还有邵氏染色法和其他改良染色法。

3. 辅助诊断技术　包括免疫组化、原位杂交技术、影像分析、流式细胞技术及自动筛选或人工智能系统等。

（二）正常生殖道脱落细胞的形态特征

1. 鳞状上皮细胞　可分为表层、中层、底层。其生长与成熟受雌激素影响。

（1）底层细胞　圆形，为中性多核白细胞的 4~5 倍，巴氏染色胞质蓝染，核大而圆。

（2）中层细胞　接近底层者细胞呈舟状，接近表层者细胞大小与形状接近表层细胞。胞浆巴氏染色淡蓝，核呈圆形或卵圆形，染色质疏松为网状核。

（3）表层细胞　细胞大，为多边形，胞浆薄而透明，呈粉染或淡蓝，核小固缩。

2. 柱状上皮细胞　包括宫颈黏膜细胞和子宫内膜细胞。

（1）宫颈黏膜　细胞分为黏液细胞和带纤毛细胞。黏液细胞呈高柱状，核在底部，呈圆形或卵圆形，染色质均匀分布，胞质内有空泡，易分解而留下裸核。带纤毛细胞呈立方形或矮柱状，带有纤毛，核为圆形或卵圆形，位于细胞底部，胞质易退化融合成多核，多见于绝经后。

（2）子宫内膜细胞　较宫颈黏液细胞小，细胞为低柱状，为中性多核白细胞的 1~3 倍；

核呈大小、形状一致的圆形，多成堆出现，胞浆少，边界不清。

3. 非上皮成分　有吞噬细胞、白细胞、淋巴细胞、红细胞等。

（三）生殖道脱落细胞在妇科肿瘤诊断中的应用

1. 癌细胞特征　主要表现在细胞核、细胞及细胞间关系的改变。

2. 宫颈/阴道细胞学诊断的报告形式　主要为分级诊断和描述性诊断。目前多采用 TBS 分类法诊断。现行的 TBS 报告系统包括 3 部分：评价涂片质量，包括细胞量与鳞 – 柱两种上皮细胞的分布；描述有关发现，做出诊断；描述对诊断能提供依据的细胞成分和形态特征。

（1）感染　原虫、细菌、真菌、病毒。

（2）反应性和修复性改变　包括细胞对炎症、损伤、放化疗、宫内节育器及萎缩性阴道炎、激素治疗等出现的反应或修复性改变。

（3）鳞状上皮细胞异常　①不典型鳞状细胞：包括无明确诊断意义的不典型鳞状上皮细胞（ASCUS）和不典型鳞状细胞（ASC），不除外上皮内高度病变的不典型细胞（ASC – H）。②低度鳞状上皮内病变（LSIL）：宫颈上皮内瘤变（CIN）Ⅰ级。③高度鳞状上皮内病变（HSIL）：包括鳞状上皮细胞中、重度不典型增生（即 CIN Ⅱ、CIN Ⅲ）和原位癌。④鳞状细胞癌：角化型鳞癌、非角化型鳞癌、小细胞型鳞癌。

（4）腺上皮细胞改变　①不典型腺上皮细胞（AGC），包括宫颈细胞 AGC 和宫内膜细胞 AGC。②腺原位癌（AIS）。③腺癌。

（5）其他　如不能分类的癌细胞、其他恶性肿瘤等。

（6）激素水平的评估　生殖道脱落细胞检查有助于评估激素水平。

细胞学上诊断为 ASCUS、LSIL、HSIL 者，宫颈癌前病变（CIN）及宫颈癌治疗后随访，均应行 HPV 检测。

二、生殖器官活组织检查

生殖器官活组织检查是取生殖道病变部位或可疑部位活组织进行病理检查，可作为诊断的可靠依据。

（一）外阴活组织检查

1. 适应证　外阴部赘生物或久治不愈的溃疡需明确诊断及排除恶变者；确定外阴色素减退疾病的类型及排除恶变者；外阴特异型感染。

2. 方法　小赘生物可自蒂部剪下或用活检钳钳取，局部压迫止血，病灶面积大者行部分切除。标本置 10% 甲醛溶液中固定后送病检。

3. 禁忌证　外阴急性化脓性感染，月经期，可疑恶性黑色素瘤者。

（二）阴道活组织检查

1. 适应证　阴道赘生物、阴道溃疡灶。

2. 方法　活检钳咬取可疑部位组织，对表面有坏死的肿物，要取至深层新鲜组织，无菌纱布压迫止血，必要时阴道内置无菌带尾棉球压迫止血，嘱其 24～48 小时后自行取出。活检组织固定后送常规病理检查。

3. 禁忌证　急性外阴炎、阴道炎、宫颈炎、盆腔炎及月经期。

（三）子宫颈活组织检查

1. 适应证　宫颈细胞脱落学涂片检查巴氏Ⅲ级或以上者；宫颈细胞脱落学涂片检查巴氏Ⅱ级经抗感染治疗后仍Ⅱ级；宫颈细胞学涂片 TBS 分类法诊断鳞状细胞异常者；疑有宫颈癌或特异性炎症，需进一步明确诊断者。

2. 方法　用活检钳在宫颈外口鳞 - 柱状上皮交接处或肉眼糜烂较深或特殊病变处取材。为提高准确性，还可在阴道镜指导下或应用肿瘤固有荧光诊断仪定位活检，或在宫颈阴道部涂碘溶液，选择不着色区取材。宫颈局部填带尾棉球压迫止血，嘱患者 24 小时后自行取出。

3. 注意事项　阴道炎应治愈后再活检。妊娠期原则上不进行活检，但临床高度怀疑宫颈恶性病变者仍应检查。月经前期不宜做活检。

（四）诊断性刮宫

1. 适应证　异常子宫出血或阴道排液，需证实或排除子宫内膜癌、宫颈管癌，或其他病变如流产、子宫内膜炎等；不孕症需了解有无排卵或疑有子宫内膜结核者；月经失调如排卵障碍性异常子宫出血或闭经，需了解子宫内膜变化及其对性激素的反应；因宫腔内有组织残留或排卵障碍性异常长期多量出血时。刮宫不仅有助于诊断，还有止血作用。

2. 方法　用专用活检钳，以取到适量的子宫内膜组织为标准。如果没有专用活检钳，可用小刮匙代替，由内向外沿宫腔四壁及两侧宫角有次序地将内膜刮除，并注意宫腔壁有无变形及高低不平。夹出组织，置于无菌纱布上。收集全部组织固定于 10% 甲醛溶液或 95% 乙醇中，送病理检查。

需鉴别子宫内膜癌和宫颈癌，应做分段刮宫。先不探查宫腔深度，以免将宫颈管组织带入宫腔，混淆诊断。用小刮匙按自宫颈管内口至外口顺序刮宫颈管一周，将所刮取宫颈管组织置纱布上；然后刮匙进入宫腔刮取子宫内膜。刮出宫颈管组织及宫腔内组织分别装瓶、固定，送病理检查。

（五）诊断性子宫颈锥切术

1. 适应证　宫颈刮片细胞学检查多次找到恶性细胞，而宫颈多处活检及分段诊刮病理检查均阴性者；宫颈活检为原位癌或镜下早期浸润癌，而临床可疑为浸润癌，为明确病变累及程度及决定手术范围者；宫颈活检证实有高级别鳞状上皮内病变者。

2. 禁忌证　阴道、宫颈、子宫及盆腔急性或亚急性炎症，月经期，有血液病等出血倾向者。

三、输卵管通畅检查

（一）输卵管通液术

1. 适应证　不孕症，男方精液正常，疑输卵管堵塞者；检查和评价输卵管绝育术、输卵管再通术或输卵管形成术的效果；对输卵管黏膜轻度粘连有疏通作用。

2. 方法　患者取膀胱截石位，常规消毒，铺无菌巾。双合诊了解子宫的位置及大小。放置阴道窥器充分暴露宫颈，再次消毒阴道穹窿部及宫颈，以宫颈钳钳夹宫颈前唇。沿宫腔方向置入通液导管，并使其与宫颈外口紧密相贴以防漏液。放好后可用 20mL 注射器连接于通液导管，将无菌生理盐水缓缓注入，若无阻力，无液体外溢，注完后回吸液体在 2mL 以内，则表示

NOTE

输卵管通畅。若注入 6～8mL 后即有阻力，患者感下腹胀痛，立刻停止注入，待症状好转后再注入。如仍有阻力表示输卵管不通，可待下次月经干净后再试。

3. 注意事项　月经干净后 3～7 日，禁性生活；术前必须确定无内、外生殖器官炎症。

（二）输卵管造影术　（HSG）

1. 适应证　了解输卵管是否通畅及其形态、阻塞部位；了解宫腔形态，确定有无子宫畸形及类型，有无宫腔粘连、子宫黏膜下肌瘤、子宫内膜息肉及异物等；内生殖器结核非活动期；不明原因的习惯性流产，了解宫颈内口是否松弛，宫颈及子宫有无畸形。

2. 方法　沿宫腔方向将通液导管置入宫颈管内，注入 40% 碘化钠或泛影葡胺，在 X 线透视下观察药物流经输卵管情况及宫腔情况并摄片。

3. 注意事项　注入造影剂时避免因空气进入造成充盈缺损，引起误诊；避免子宫损伤及穿孔；推注不要过快，以防损伤输卵管；造影后 2 周禁盆浴及性生活。

（三）妇产科内镜输卵管通畅检查

随着近年妇产科内镜的大量应用，提供了新的输卵管通畅检查方法，包括腹腔镜直视下输卵管通液检查、宫腔镜下经输卵管口插管通液试验和腹腔镜联合检查等方法，其中腹腔镜直视下输卵管通液检查准确率可达 90%～95%。但由于内镜手术对器械要求较高，且腹腔镜仍是创伤性手术，故并不推荐作为常规检查方法。

四、穿刺检查

（一）经阴道后穹窿穿刺术

直肠子宫陷凹是直立位时腹腔最底部位，故腹腔内的积血、积液、积脓易积于此。经阴道后穹窿顶端与直肠子宫陷凹贴近，由此处行经阴道后穹窿穿刺术，对抽出物行肉眼观察、化验、病理检查，是妇科临床常用的辅助诊断方法。

1. 适应证　疑有腹腔内出血时，如宫外孕、卵巢黄体破裂等。疑盆腔内有积液、积脓时，可做穿刺抽液检查，以了解积液性质；盆腔脓肿的穿刺引流及局部注射药物；盆腔肿块位于直肠子宫陷凹内，经后穹窿穿刺直接抽取肿块内容物做涂片，行细胞学检查以明确性质。若高度怀疑恶性肿瘤，应尽量避免穿刺。一旦穿刺诊断为恶性肿瘤，应及早在短期内手术。可做超声介入治疗，如在超声介导下进行卵巢子宫内膜异位囊肿或输卵管妊娠部位注射治疗。在超声介导下经后穹窿穿刺取卵，用于各种助孕技术。

2. 禁忌证　盆腔严重粘连，直肠子宫陷凹被较大肿块完全占据，并已凸向直肠者；疑有肠管与子宫后壁粘连者；临床高度怀疑恶性肿瘤者。异位妊娠准备采用非手术治疗时，尽量避免穿刺，以免引起感染，影响疗效。

3. 方法　患者取膀胱截石位，阴道窥器暴露宫颈及阴道穹窿部并消毒。用宫颈钳夹住宫颈后唇向上提，暴露后穹窿。用 18 号腰麻针接 10mL 注射器刺入后穹窿中点 2～3cm，有落空感即可抽吸，如抽出血液 5～6 分钟不凝固，为内出血；如为血水或脓液，可能为炎性或肿瘤渗出液，应送镜检、病检及细菌培养。

（二）经腹壁腹腔穿刺检查

1. 适应证　明确腹腔积液的性质。鉴别贴近腹壁的肿物性质。腹水过多者，可通过腹腔穿刺放出积液,缓解临床症状。腹腔穿刺注入药物行腹腔内化疗。

2. 禁忌证 腹腔内严重粘连,特别是妇科恶性肿瘤盆、腹腔转移致肠梗阻;疑为巨大卵巢囊肿。

3. 方法 术前患者应排空膀胱,一般取仰卧位;穿刺点一般选择在脐与左髂前上连线中、外1/3交界处。常规消毒铺无菌巾,可于穿刺点局麻。穿刺针垂直刺入皮肤,入腹腔时有阻力突然消失的感觉。穿刺完毕后,拔出穿刺针,局部盖以无菌纱布。

4. 注意事项 严格无菌操作,以免腹腔感染。控制好针头进针深度,以免刺伤血管及肠管。放液速度不宜太快,每小时放液量不超过1000mL,一次放液不超过4000mL。严密监测患者血压、脉搏、呼吸等生命体征,随时控制放液量及放液速度。若出现休克征象,应立即停止放液。术后卧床休息8～12小时,给予抗生素预防感染。

五、基础体温测定

在月经后及卵泡期基础体温较低,排卵后有黄体形成,产生的孕酮作用于下丘脑体温调节中枢,使体温上升0.3℃～0.5℃,一直持续到经前1～2日或月经第1日,体温又降至原来水平。

1. 适应证 指导避孕与受孕;协助诊断妊娠;协助诊断月经失调。

2. 方法 早晨醒后用口表测体温,记录并绘成基础体温曲线图,以了解卵巢功能,有无排卵、排卵日期及卵巢黄体功能。"双相型体温",表示有排卵,正常黄体期不少于12天,体温上升幅度不低于0.3℃～0.5℃。"单相型体温",表示无排卵。如果体温上升后持续3周以上不下降并有闭经,可能为妊娠。

六、女性内分泌激素测定

(一)下丘脑促性腺激素释放激素 (GnRH) 测定

GnRH由下丘脑释放。由于外周血中GnRH含量很少,半衰期短,测定困难。目前采用GnRH兴奋试验与氯米芬试验,以了解下丘脑和垂体的功能及其生理病理状态。

1. GnRH 兴奋试验 了解垂体功能减退的病变部位在垂体或下丘脑。人工合成的10肽Gn-RH能使垂体分泌LH的作用高于FSH,故也称黄体生成激素释放激素(LHRH)。给受试者注射外源性LHRH后在不同时相抽取血测定促性腺激素含量,可以了解垂体功能。若垂体功能良好,则促性腺激素水平升高;反之,则反应性差。

2. 氯米芬试验 氯米芬是一种弱雌激素药物,可与内源性雌激素竞争雌激素受体,有抗雌激素作用,可刺激GnRH及促性腺激素增多,用以评估闭经患者下丘脑-垂体-卵巢轴的功能,鉴别下丘脑和垂体病变。月经来潮第5天开始每日口服氯米芬50～100mg,连服5日。服药后LH可上调85%,FSH上调50%。停药后LH、FSH即下降。如再出现LH上升达排卵期水平,诱发排卵则为排卵型反应,排卵一般出现在停药后的第5～9日。如停药后20日不再出现LH上升为无反应。在服药第1、3、5日测FSH、LH,第3周或经前测孕酮。

(二)垂体促性腺激素测定

FSH、LH是腺垂体分泌的促性腺激素,均为糖蛋白。生育年龄妇女这些激素随月经周期出现周期性变化。

1. 来源和生理作用

（1）FSH　作用于卵泡颗粒细胞上的受体，刺激卵泡生长、发育、成熟，并促进雌激素分泌。在卵泡早期 FSH 维持较低水平，随卵泡发育至晚期，雌激素水平升高，FSH 略下降，至排卵前 24 小时出现低值，随即迅速升高，24 小时后又下降，LH 和 FSH 共同作用，引起排卵，黄体期维持低水平，并促进雌、孕激素合成。FSH 的生理作用主要是促进卵泡成熟及分泌雌激素。

（2）LH　在卵泡早期处于低水平，以后逐渐上升，至排卵前 24 小时左右与 FSH 同时出现高峰，而且是较 FSH 更高的陡峰，24 小时后最高值骤降，黄体后期逐渐下降。排卵期出现的 LH 陡峰是预测排卵的重要指标。LH 的生理作用是促进女性排卵和黄体生成，以促使黄体分泌雌、孕激素。

2. 临床应用

（1）协助判断闭经原因　FSH 及 LH 水平低于正常值，提示闭经原因在腺垂体或下丘脑。LH 水平明显升高，表明病变在下丘脑；LH 水平不增高，病变在腺垂体；FSH 及 LH 水平均高于正常，病变在卵巢。

（2）了解排卵情况　测定 LH 峰值，可以估计排卵时间和了解排卵情况，有助于不孕症的治疗及研究避孕药物的作用机制。

（3）协助诊断多囊卵巢综合征　测定 LH/FSH 比值，如 LH/FSH > 3，表明 LH 呈高值，FSH 处于低水平，有助于诊断多囊卵巢综合征。

（4）诊断性早熟　有助于区分真性和假性性早熟。真性性早熟由促性腺激素分泌增多引起，FSH 及 LH 呈周期性变化；假性性早熟，FSH 及 LH 水平较低，且无周期性变化。

（三）垂体催乳素测定

1. 来源和生理作用　垂体催乳素（PRL）是由腺垂体催乳激素细胞分泌的一种多肽蛋白激素，主要功能是促进乳房发育及泌乳，以及与卵巢类固醇激素共同作用促进分娩前乳房导管及腺体发育。

2. 临床应用　垂体肿瘤患者伴 PRL 异常增高时，应考虑有垂体催乳素瘤。PRL 水平升高还见于性早熟、原发性甲状腺功能低下、卵巢早衰、黄体功能欠佳、长期哺乳、神经精神刺激及某些药物作用如氯丙嗪、避孕药、大量雌激素、利血平等。PRL 降低多见于垂体功能减退、单纯性催乳素分泌缺乏症等。

（四）卵巢性激素测定

1. 雌激素

（1）来源及生理变化　雌激素主要由卵巢、胎盘产生，少量由肾上腺产生，包括雌酮（E_1）、雌二醇（E_2）及雌三醇（E_3）。雌激素的生物活性以雌二醇最强，是卵巢产生的主要激素之一，对维持女性生殖功能及第二性征有重要作用。绝经后妇女以雌酮为主，主要来自肾上腺皮质分泌的雄烯二酮，在外周转化为雌酮。雌三醇是雌酮和雌二醇的代谢产物。妊娠期间，胎盘产生大量雌三醇，测定血或尿中雌三醇水平，可反映胎儿胎盘功能状态。

（2）临床应用　①判断闭经原因：雌激素水平符合正常周期变化，表明卵泡发育正常，应考虑为子宫性闭经。雌激素水平偏低，闭经可能因原发性或继发性卵巢功能低下或受药物影响抑制卵巢功能；也可见于下丘脑－垂体功能失调；高催乳素血症等。②诊断无排卵：雌激素无周期性变化，常见于无排卵性异常子宫出血、多囊卵巢综合征、某些绝经后子宫出血。③监测卵泡发育：应用药物诱导排卵时，测定血中雌二醇作为监测卵泡发育、成熟的指标之一，用以指导 HCG 用药及确定取卵时间。④诊断女性性早熟：临床多以 8 岁以前出现第二性征发育诊断性早熟。⑤检测胎儿－胎盘单位功能：妊娠期雌三醇主要由胎儿－胎盘单位产生，测定孕妇尿雌三醇含量可反映胎儿－胎盘功能状态。

2. 孕激素

（1）来源及生理作用　孕激素由卵巢、胎盘及肾上腺皮质产生。孕酮的作用主要是进一步使子宫内膜增厚，血管和腺体增生，利于胚胎着床；降低母体免疫排斥反应；防止子宫收缩，使子宫在分娩前处于静止状态。同时孕酮还有促进乳腺腺泡导管发育，为泌乳做准备的作用。孕酮缺乏时可引起早期流产。

（2）临床应用　①监测排卵：血孕酮 >15.6nmol/L，提示有排卵。②黄体期孕酮水平低于生理值，提示黄体功能不足；月经来潮 4～5 日血孕酮仍高于生理水平，提示黄体萎缩不全。③了解妊娠状态：排卵后，若卵子受精，黄体继续分泌孕酮。自妊娠第 7 周开始，胎盘分泌孕酮在数量上超过卵巢黄体。妊娠期胎盘功能减退时，血中孕酮水平下降。异位妊娠时孕酮水平较低。先兆流产时，孕酮值若有下降趋势，有发生流产的可能。

（五）雄激素测定

1. 来源及生理变化　女性体内雄激素主要有睾酮及雄烯二酮，来自卵巢及肾上腺皮质。睾酮主要由卵巢和肾上腺分泌的雄烯二酮转化而来。雄烯二酮 50% 来自卵巢，50% 来肾上腺，其生物活性介于活性很强的睾酮和活性很弱的脱氢表雄酮之间。血清中的脱氢表雄酮主要由肾上腺皮质产生。绝经后肾上腺是产生雄激素的主要部位。

2. 临床应用

（1）协助诊断卵巢男性化肿瘤　短期内进行加重的雄激素过多症状往往提示卵巢男性化肿瘤。

（2）多囊卵巢综合征　患者血清雄激素可能正常，也可能升高。若治疗前雄激素水平升高，治疗后应下降，可作为评价疗效的指标之一。

（3）肾上腺皮质增生或肿瘤　血清雄激素异常升高。

（4）两性畸形的鉴别　男性假两性畸形及真两性畸形，睾酮水平在男性正常范围内；女性假两性畸形则在女性正常范围内。

（5）女性多毛症　若睾酮水平正常时，多考虑毛囊对雄激素敏感所致。

（6）检测药物影响　应用睾酮或具有雄激素作用的内分泌药物如达那唑等，用药期间有时需做雄激素测定。

（7）高催乳素血症　有雄激素过高的症状和体征，常规雄激素测定在正常范围者，应测定血催乳激素。

（六）人绒毛膜促性腺激素测定

1. 来源及生理变化　人绒毛膜促性腺激素（HCG）是由合体滋养细胞分泌的一种糖蛋白

NOTE

激素。在受精后开始少量分泌。在妊娠早期分泌量增快，1.7～2日即增长1倍，至妊娠8～10周血清浓度达到最高峰，持续1～2周后迅速下降，妊娠中晚期血清浓度仅为峰值的10%，持续至分娩。分娩后若无胎盘残留，约在产后2周内消失。

2. 临床应用

（1）诊断早期妊娠　血HCG定量免疫测定<3.1U/L时为妊娠阴性，血浓度>25U/L为妊娠阳性。

（2）异位妊娠　血HCG维持在低水平，间隔2～3日测定无成倍上升，应怀疑异位妊娠。

（3）妊娠滋养细胞肿瘤的诊断和监测　血HCG水平异常增高，甚至>100kU/L，子宫明显超过孕周大小；血HCG维持高水平不降，提示葡萄胎。在葡萄胎块清除后，血HCG应呈大幅度下降，且在清除后的16周应转为阴性；若下降缓慢或下降后又上升，在排除宫腔内残留组织后，则可能为侵蚀性葡萄胎。血HCG是侵蚀性葡萄胎疗效监测的最主要的指标，血HCG下降与治疗疗效呈一致性。

（4）性早熟和肿瘤　常见下丘脑或松果体胚细胞的绒毛膜上皮瘤或肝胚细胞瘤及卵巢无性细胞瘤、未成熟畸胎瘤分泌HCG导致性早熟。分泌HCG的肿瘤尚见于肠癌、肝癌、肺癌、卵巢腺癌、胰腺癌、胃癌，在成年妇女引起月经紊乱。

七、肿瘤标志物检查

（一）癌抗原125（CA125）

1. 检查方法及正常值　CA125检测方法多选用放射免疫检测法（RIA）和酶联免疫法（ELISA）。常用血清检测阈值为35U/mL。

2. 临床意义　CA125在胚胎时期的体腔上皮及羊膜有表达阳性，一般表达水平低并且有一定的时限。在临床上广泛应用于鉴别诊断盆腔肿块，监测卵巢癌治疗后病情进展，以及判断预后等，特别是在监测疗效时相当敏感。CA125对子宫颈腺癌及子宫内膜癌的诊断有一定的敏感性。子宫内膜异位症患者血浆CA125浓度亦可增高，但一般很少超过200U/mL。

（二）NB70/K

1. 检查方法及正常值　NB70/K测定多选用单体克隆抗体RIA法，正常血清测定阈值为50AU/mL。

2. 临床意义　NB70/K是用人卵巢癌相关抗原制备出的单克隆抗体，对卵巢上皮性肿瘤敏感性可达70%。早期卵巢癌患者50%血中可检出NB70/K阳性。实验证明，NB70/K与CA125的抗原决定簇不同，在黏液性囊腺瘤也可表达阳性。因此，两者在临床应用中可互补检测，提高肿瘤检出率，特别适用于对卵巢癌患者进行早期诊断。

（三）糖链抗原19-9（CA19-9）

1. 检查方法及正常值　CA19-9测定方法有单抗或双抗RIA法，血清正常值为37U/mL。

2. 临床意义　CA19-9是直肠癌细胞系相关抗原，除表达于消化道肿瘤如胰腺癌、结直肠癌，胃癌及肝癌外，在卵巢上皮性肿瘤也有约50%的阳性表达，卵巢黏液性囊腺癌CA19-9阳性表达率可达76%，而浆液性肿瘤则为27%。子宫内膜癌及宫颈管腺癌也有阳性表达。

（四）甲胎蛋白(AFP)

1. 检查方法及正常值　AFP 通常应用 RIA 和 ELISA 法检测，阈值为 $10 \sim 20 \mu g/L$。

2. 临床意义　AFP 是由胚胎干细胞及卵黄囊产生的一种糖蛋白，属于胚胎期的蛋白产物，但出生后部分器官恶性病变时可以恢复合成 AFP 的能力，如肝癌细胞和卵巢的生殖细胞肿瘤都有分泌 AFP 的能力。

（五）癌胚抗原(CEA)

1. 检查方法及正常值　CEA 检测多采用 RIA 和 ELISA 法。血浆正常阈值因测定方法不同而有出入，一般不超过 $2.5 \mu g/L$，当 $CEA > 5 \mu g/L$ 可视为异常。

2. 临床意义　CEA 属于一种肿瘤胚胎抗原，是一种糖蛋白。胎儿胃肠道及某些组织细胞有合成 CEA 的能力，出生后血浆中 CEA 含量甚微。在多种恶性肿瘤如结直肠癌、胃癌、乳腺癌、宫颈癌、子宫内膜癌、卵巢上皮性癌、阴道及外阴癌等均可表达阳性。因此，CEA 对肿瘤无特异性标记功能。血浆水平持续升高的患者常发展为复发性卵巢肿瘤，且生存时间短。

（六）鳞状细胞癌抗原(SCCA)

1. 检查方法及正常值　SCCA 通用的测定方法为 RIA 和 ELISA 法，也可采用化学发光法，其敏感度明显提高。血浆中 SCCA 正常阈值为 $1.5 \mu g/L$。

2. 临床意义　SCCA 是从子宫颈鳞状上皮细胞癌分离制备得到的一种肿瘤糖蛋白相关抗原，对绝大多数鳞状上皮细胞癌有较高特异性。70% 以上的宫颈鳞癌患者血浆 SCCA 升高，而宫颈癌仅有 15% 左右升高，外阴及阴道鳞状上皮细胞癌 SCCA 阳性率为 40% ~ 50%。SCCA 的血浆水平还与宫颈鳞癌患者的病情进展及临床分期有关。SCCA 对宫颈癌患者有判断预后、监测病情发展的作用。

八、影像学检查

（一）超声检查

1. B 型超声检查　应用二维超声诊断仪，以显示探头所在的部位器官或病灶的断面形态及与周围器官的关系。检测途径有经腹部和阴道两种。在产科方面，可用于诊断早期妊娠，鉴别胎儿是否存活；测定胎盘位置、胎盘成熟度及羊水量，有无畸形胎儿。还可诊断葡萄胎、异位妊娠，判断前置胎盘、胎盘早剥、多胎妊娠等；测量胎头双顶径，估计胎儿体重；探查有无宫内节育器及是否带器妊娠。在妇科方面，可诊断子宫肌瘤、子宫腺肌病和腺肌瘤、盆腔炎，监测卵泡发育，鉴别卵巢肿瘤为囊性或实性，鉴别巨大卵巢囊肿等。

2. 彩色多普勒超声检查　主要用于评估血管收缩期和舒张期的血流状态，可判断盆腔肿瘤边界及肿瘤血流分布；测定子宫动脉的血流指数；并可以对胎儿脐带血流进行检测，也可进行胎儿心脏超声检查。

3. 三维超声诊断　可构成超声立体图像，诊断胎儿异常。有助于检出胎儿唇裂、腭裂、脑畸形、心脏异常、耳朵和颅骨异常等。

（二）X 线检查

X 线检查可借助造影剂了解宫腔和输卵管腔内和输卵管的形态；对骨产道各径线的测定、骨盆入口形态、骶骨曲度、骶坐骨切迹大小等方面的诊断，可作为临床判断有无自然分娩可能的重要依据。

（三）计算机体层扫描(CT)

可用于卵巢肿瘤的鉴别诊断；显示肿瘤与肠道粘连、输尿管受侵、腹膜后淋巴结转移、横膈下病区病变。

（四）磁共振成像检查(MRI)

有助于精准判断肿瘤大小及转移情况，直接区分流动的血管和肿大的淋巴结，常用于卵巢、子宫、宫颈等恶性肿瘤术前分期。

（五）正电子发射体层显像(PET)

主要用于卵巢癌的诊断和术后随访。在诊断原发和复发/转移性卵巢癌时，灵敏度和特异性高于 CT 和 MRI。假阳性结果见于良性浆液性囊腺瘤、子宫内膜异位症、子宫肌瘤、子宫内膜炎症及育龄女性卵巢月经末期的高浓缩。

然而，对于肿瘤的诊断，任何影像学方法都不能完全地替代探查手术。

第十六章 计划生育

计划生育是以避孕为主，创造条件保障使用者知情，选择安全、有效、适宜的避孕措施。其根本是做好避孕方法的选择。

第一节 避 孕

避孕是指采用科学的方法，使妇女暂时不受孕。主要通过以下 3 个环节达到目的：①抑制精子或卵子的产生。②阻止精子和卵子结合。③改变宫内环境，使之不利于精子获能、生存，干扰受精卵着床和发育。避孕方法选择要遵循的原则有：可获得性、有效性、可接受性、可负担性、安全性。本节以宫内节育器、药物避孕及其他避孕方法分类介绍。

一、宫内节育器

宫内节育器（IUD）是一种安全、有效、简便、经济、可逆的避孕工具，为我国育龄妇女的主要避孕措施。

（一）宫内节育器的种类

1. 惰性宫内节育器（第一代 IUD） 由惰性材料制成。由于脱落率及带器妊娠率高，目前已被淘汰。

2. 活性宫内节育器（第二代 IUD） 其内含有活性物质，如铜离子、激素、药物及磁性物质等，可提高避孕效果，减少副反应。

（1）带铜宫内节育器 ①带铜 T 形节育器：呈 T 字形，纵杆末端系以尾丝，是我国目前常用的一种 IUD。②带铜宫形节育器：呈宫腔形，在钢丝螺旋腔内加入铜丝，具有妊娠率、脱落率低，可长期放置的优点。③其他：带铜 V 形节育器、母体乐（MLCu 375）、含铜无支架 IUD（吉妮 IUD），也是我国常用的 IUD。

（2）药物缓释宫内节育器 ①含孕激素 T 形 IUD：常用左炔诺孕酮 IUD（LNG – IUD，又称曼月乐），有抑制排卵，影响精子获能和受精卵着床的作用。其优点为妊娠率、脱落率低，主要副作用是点滴出血，经量减少，甚至闭经，取器后恢复正常。有效期 5 年。②含吲哚美辛的带铜 IUD：其特点为妊娠率、脱落率及出血率低。

（二）避孕机制

1. 子宫内膜长期受异物刺激，引发无菌性炎症反应，产生大量的炎性细胞及巨噬细胞，覆盖于子宫内膜，能吞噬精子，影响受精卵的着床，对胚胎有毒性作用。

2. 子宫内膜损伤及慢性炎症产生前列腺素，改变输卵管蠕动，影响受精卵着床。

3. 子宫内膜受压缺血，激活纤溶酶原，局部纤溶活性增强，囊胚被溶解吸收。

4. 带铜 IUD 长期释放铜离子，影响受精卵着床、囊胚发育及精子获能。

5. 含孕激素 IUD 释放的孕激素引起宫颈黏液和子宫内膜改变，不利于精子的穿透和受精卵的着床。

（三）宫内节育器放置术

1. 适应证　凡育龄妇女自愿要求以 IUD 避孕而无禁忌证者。

2. 禁忌证

（1）妊娠或可疑妊娠者。

（2）生殖道急性炎症。

（3）人工流产、分娩或剖宫产后疑有妊娠组织物残留或感染可能者。

（4）宫颈过松、重度裂伤、重度狭窄等。

（5）生殖器官肿瘤、畸形，宫腔过大或过小，重度子宫脱垂等。

（6）严重的全身疾患。

（7）近 3 个月内有月经不调、阴道不规则流血。

（8）有铜过敏史者，禁用带铜节育器。

3. 放置时间

（1）月经干净后 3～7 日，无性交。

（2）人工流产术后立即放置。

（3）自然流产于转经后放置，药物流产 2 次正常月经后放置。

（4）产后 42 日恶露已净，会阴伤口愈合，子宫恢复正常；剖宫产术后满半年。

（5）哺乳期，应排除早孕后放置。

（6）性交后 5 日内放置为紧急避孕方法之一。

（7）含孕激素 IUD 在月经第 3 日放置。

4. 放置方法

（1）受术者排空膀胱后，取膀胱截石位，常规消毒外阴、阴道后铺巾，双合诊复查子宫位置、大小、倾曲度及附件情况。

（2）阴道窥器暴露宫颈并消毒。

（3）以宫颈钳钳夹宫颈前唇，子宫探针沿宫腔方向探测宫腔深度，以选择合适节育器。

（4）用放置器将节育器推送入宫腔，其上缘必须抵达宫底。带有尾丝者在距宫口 2cm 处剪断。观察无出血取出宫颈钳和阴道窥器。

5. 注意事项

（1）严格无菌操作，以防感染。

（2）节育器要一次放至宫底部，不可扭动放置器。

（3）哺乳期子宫小而软，易穿孔，操作必须谨慎。

（4）术后休息 3 日，1 周内忌重体力劳动，2 周内忌性交及盆浴。

（5）定期随访，一般在术后第 1、3、6、12 月各随访 1 次，以后每年随访 1 次，特殊情况应予随时就诊。

（四）宫内节育器的取出

1. 取器指征　因副反应治疗无效及并发症需取器者；改用其他避孕措施或绝育者；计划再生育或不需避孕者；放置年限已到需更换者；围绝经期停经 1 年内或月经紊乱者；带器妊娠者，包括宫内和宫外妊娠。

2. 取器时间　月经干净后 3~7 日；因出血多需取器，随时可取；带器早期妊娠，行人工流产时同时取器；带器异位妊娠，在术前诊断刮宫时或在术后出院前取器。

3. 取器方法

（1）有尾丝者，常规消毒后，用血管钳夹住尾丝后轻轻牵引取出。

（2）无尾丝者，前三步与放置方法相同，然后用子宫探针查清节育器位置，再用取环钩或取环钳将节育器取出。取器困难可在 B 超辅助下进行操作，必要时在宫腔镜下取出。

（五）宫内节育器的副反应

主要表现为经量增多、经期延长或点滴出血；有的白带增多，伴有下腹胀痛。在明确诊断后可采用中医、西医方法对症处理。

（六）常见并发症

宫内节育器的常见并发症包括出血、疼痛、子宫穿孔、节育器异位、感染、节育器嵌顿或断裂、带器妊娠、节育器下移或脱落等。

二、激素避孕

激素避孕是指用女性甾体激素避孕，是一种高效避孕方法。甾体避孕药的激素成分是雌激素和孕激素。

（一）作用机制

1. 干扰下丘脑 – 垂体 – 卵巢轴的正常功能，抑制排卵。

2. 改变宫颈黏液性状，不利于精子穿透。

3. 改变子宫内膜形态与功能，使子宫内膜与胚胎发育不同步，不适宜受精卵着床。

4. 改变输卵管正常的分泌与蠕动，改变受精卵在输卵管内正常运动，干扰受精卵着床。

（二）禁忌证

1. 严重的心血管疾病、血液病或血栓性疾病。

2. 急、慢性肝炎或肾炎。

3. 内分泌疾病，如糖尿病、甲状腺功能亢进症。

4. 恶性肿瘤、癌前病变。

5. 哺乳期不宜应用。

6. 年龄 >35 岁吸烟者，不宜长期服用。

7. 精神病不能自理者。

8. 严重偏头痛，反复发作者。

（三）药物种类及使用方法

1. 短效避孕药　适用于长期同居的夫妇，有效率为 99% 以上，常用的有：①复方炔诺酮

NOTE

片（避孕片1号）。②复方甲地孕酮片（避孕片2号）。③复方避孕片（0号）。④复方去氧孕烯片。⑤复方孕二烯酮片。⑥炔雌醇环丙孕酮片。⑦屈螺酮炔雌醇片。⑧三相片：分为第一相、第二相、第三相，各相含炔雌醇和左炔诺孕酮量不同。

前3种药物均在月经周期的第5日起每晚服1片，连服22日。如漏服，应在24小时内补服。一般停药后2~3天有撤药性出血；如月经来潮，则于月经第5日开始服用下一周期药物；如停药7日后月经未来者，应次日起开始服下一周期药。连续3个月经周期停药后月经不来者应停药，改用其他方法避孕。复方去氧孕烯片、复方孕二烯酮片、炔雌醇环丙孕酮片、屈螺酮炔雌醇片均是从月经周期的第1日开始，每晚服1片，连续21日服完，停药7日后，继服第2个周期。三相片第1周期从月经周期第7日开始服用，第2周期后改为第3日后开始。若停药7日无撤药性出血，则自停药第8日开始服下一周期三相片。

2. 长效避孕药

（1）**复方长效口服避孕药** 由长效雌激素和人工合成孕激素配伍而成，服药1次可避孕1个月。复方长效口服避孕药激素含量大，副作用多，市场上已很少见。

（2）**长效避孕针** 包括单孕激素制剂和雌、孕激素复合制剂，有效率达98%以上。

3. 探亲避孕药 适用于短期探亲夫妇。由于探亲避孕药的剂量大，目前已很少使用。

4. 缓释避孕药

（1）**皮下埋植剂** 左炔诺孕酮硅胶棒Ⅰ型（六根）和Ⅱ型（两根）。于月经周期开始的7日内，在上臂内侧做皮下扇形埋入，可避孕3~5年。

（2）**缓释阴道避孕环（CVR）** 每环内含甲地孕酮250mg，每只环可持续使用1年。

（3）**其他** 其他缓释系统避孕药还包括微球和微囊避孕针、避孕贴片等。

（四）药物副反应及治疗

1. 类早孕反应 恶心、头晕、乏力、食欲不振、呕吐等类早孕反应，轻者不需处理，严重者可更换制剂或停药。

2. 突破性出血 或因漏服、迟服、错服避孕药，或因药片质量受损，或因个人体质等，不能维持正常生长的子宫内膜完整性引起。出血量少者，不用处理，可随着服药时间延长而血量逐渐减少直至停止。出血偏量多者，每晚在服避孕药同时加服雌激素直至停药。流血如月经量或出血已近月经期者，可停止服药，将此次出血作为月经处理，于出血第5日开始重新服药。或更换制剂或停药。

3. 闭经 停药后月经不来潮，除外妊娠，停药7日后可继续服药，出现连续停经3个月者，需停药观察。

4. 体重增加 不影响健康，只要均衡饮食，减少盐分摄入，适当运动，可减少此副作用。

5. 色素沉着 少数妇女颜面部皮肤出现淡褐色色素沉着。停药后多数会自然减轻或消失，无须处理。

6. 其他 如头痛、乳房胀痛、性欲减低、食欲增强、皮疹、瘙痒等，可对症处理，必要时停药。

三、其他避孕方法

（一）紧急避孕

紧急避孕用于无防护性生活，或避孕失败（如阴茎套破裂、阴茎套滑脱）后几小时或几日内的紧急补救，以预防非意愿妊娠发生，减少人工流产。

1. 紧急避孕药

（1）复方左炔诺孕酮片 在无防护性交后 72 小时内首剂 4 片，12 小时再服 4 片。

（2）左炔诺孕酮片 在无防护性交后 72 小时内首剂 1 片，12 小时再服 1 片。

（3）米非司酮片 在无防护性交后 120 小时内服用米非司酮 10mg 或 25mg，1 片即可。

2. 紧急放置带铜宫内节育器 于无防护性交后 5 日内放入带铜宫内节育器。

（二）外用避孕药具

1. 阴茎套 适于每次性交时全程使用。因具有防止性传播疾病的作用，故应用甚广。

2. 女用避孕套 简称阴道套，既能避孕，又能防止性传播疾病。目前我国尚无供应。

3. 阴道杀精剂 目前常用的有避孕栓、胶冻、片剂、避孕药膜等。性交前 5~10 分钟将药具置入阴道深处，待其溶解后即可性交。若使用不当可影响避孕效果，不作为首选措施。

（三）安全期避孕法

多数妇女在下次月经前 14 日排卵，排卵日及其前后 4~5 天以外时间即为安全期。通常根据基础体温测定、宫颈黏液检查或通过月经周期规律来推算排卵日。由于妇女的排卵受情绪、健康状况或外界环境等因素影响而推迟或提前，还可能发生额外排卵，故此法并不十分可靠，不宜推广。

第二节 绝 育

输卵管绝育术是通过手术将输卵管结扎或用药物粘连堵塞输卵管管腔，使精子与卵子不能相遇而达到绝育目的，是一种安全、永久性节育措施。目前临床上常用的方法有经腹输卵管结扎术或腹腔镜下输卵管绝育术。

一、经腹输卵管结扎术

（一）适应证

1. 已婚妇女，夫妇双方自愿绝育且无禁忌证者。

2. 患有严重全身疾病或有严重遗传疾病不宜生育者。

（二）禁忌证

1. 24 小时内体温两次高于 37.5℃ 或以上。

2. 全身情况不良不能胜任手术者。

3. 严重的神经官能症或对绝育手术有顾虑者。

4. 感染，如全身性急性感染性疾病、急慢性盆腔炎、腹壁皮肤感染等。

NOTE

（三）手术时间

1. 非妊娠期以月经干净 3～7 日为宜。

2. 人工流产或分娩后 48 小时内进行。

3. 剖宫产及其他腹部手术时同时进行。

4. 哺乳期或闭经妇女应在排除妊娠后施行。

（四）术前准备

1. 解除受术者思想顾虑，做好解释和咨询。

2. 询问病史，常规体检及妇科检查。

3. 检查血尿常规及凝血功能、肝功能及白带常规等。

4. 按妇科腹部手术前常规准备。

（五）手术步骤与方法

1. 排空膀胱后取仰卧位，手术野按常规消毒铺巾。

2. 在下腹正中耻骨联合上 3～4cm 处做 2～3cm 纵切口，产后则在宫底下 2～3cm 做纵切口。

3. 寻找并确认输卵管：术者可用指板或输卵管吊钩或无齿弯头卵圆钳沿宫底后方滑向一侧，到达卵巢或输卵管处后，提取输卵管，并追溯到输卵管伞端，证实为输卵管，检查卵巢。

4. 结扎输卵管：多采用抽芯包埋法。两把鼠齿钳夹持输卵管，在输卵管峡部浆膜下注射 0.5% 利多卡因 1mL 使浆膜膨胀，用尖刀切开膨胀的浆膜层，再用弯蚊钳游离该段输卵管，剪除输卵管约 1cm 长；两断端用 4 号丝线结扎，1 号丝线连续缝合浆膜层；将近端包埋于浆膜内，远端游离于浆膜外。同法结扎对侧输卵管。

（六）经腹输卵管结扎术并发症

有出血或血肿、感染、损伤邻近器官、绝育失败等并发症。

二、经腹腔镜输卵管绝育术

1. 禁忌证　主要为腹腔粘连、心肺功能不全、膈疝等，余同经腹输卵管结扎术。

2. 术前准备　同经腹输卵管结扎术，受试者应取头低臀高仰卧位。

3. 手术步骤　采用局麻、连续硬膜外麻醉或静脉全身麻醉。脐孔下做 1cm 横弧形切口，将气腹针插入腹腔，充 CO_2 2～3L，然后放置腹腔镜。在腹腔镜直视下将弹簧夹或硅胶环置于输卵管峡部，阻断输卵管通道。也可采用双极电凝烧灼输卵管峡部 1～2cm。机械性绝育术比电凝术毁损组织少，可能为以后输卵管复通提供更高的成功率。

4. 术后处理　术后静卧 4～6 小时方可下床活动。观察生命体征有无改变。

第三节　避孕失败的补救措施

人工流产是采用人工的方法终止妊娠，是避孕失败的补救措施。终止早期妊娠的人工流产方法包括手术流产和药物流产。

一、手术流产

手术流产包括负压吸引术和钳刮术。

（一）负压吸引术

利用负压吸引原理，将妊娠物从宫腔内吸出。

1. 适应证

（1）妊娠 10 周内要求终止妊娠而无禁忌证者。

（2）妊娠 10 周内因患某种疾病不宜继续妊娠者。

2. 禁忌证

（1）生殖道炎症。

（2）各种疾病的急性期，或严重的全身性疾病不能耐受手术者。

（3）术前两次体温在 37.5℃ 以上者。

3. 术前准备　详细询问病史，进行全身及妇科检查；血或尿 HCG 检测、超声检查确诊；白带常规、血常规、凝血功能检查；术前测量体温、脉搏、血压。

4. 手术步骤

（1）前两步与放置宫内节育器相同。

（2）探测宫腔：宫颈钳夹持宫颈前唇后，用子宫探针探测子宫屈向和深度。

（3）扩张宫颈：宫颈扩张器扩张宫颈管，由小号到大号，循序渐进，扩张到比选用吸管大半号或 1 号。对于精神紧张恐惧或疼痛敏感者，扩张宫颈前宜用宫颈黏膜麻醉药、宫旁阻滞麻醉或静脉麻醉。其中静脉麻醉应有麻醉医师监护，以防出现麻醉意外。

（4）吸管吸引：吸引前，进行负压吸引试验。无误后，按孕周选择吸管粗细及负压大小，负压不宜超过 600mmHg，顺时针方向吸引宫腔 1~2 周，将妊娠物吸引干净，当感到宫腔缩小、宫壁粗糙、吸管抽动有涩滞感，表明已吸净，可取出吸管。

（5）检查宫腔是否吸净：用小号刮匙轻刮宫腔，尤其注意宫底及两侧宫角部以防吸宫不全。检查吸出物有无绒毛及胚胎组织，与妊娠月份是否相符，有异常情况时应送病理检查。

（二）钳刮术

适用于妊娠 10~14 周，通过机械或药物方法使宫颈松软，然后用卵圆钳钳夹胎儿及胎盘，但易造成出血多、宫颈裂伤、子宫穿孔等并发症，现在多数用药物使胎儿排出后再进行清宫（详见药物流产）。

（三）手术流产并发症的诊断与防治

1. 术中出血　多发生在妊娠月份较大时，主要为组织不能迅速排出，影响子宫收缩。可

NOTE

在扩宫后，注射缩宫素促进子宫收缩，同时尽快钳取或吸取胎盘及胚胎。

2. 子宫穿孔 器械进入宫腔突然出现"无底"感觉，或其深度明显超过检查时子宫的大小，提示子宫穿孔。应立即停止手术，给予缩宫素和抗生素，严密观察患者生命体征、腹痛、阴道流血及腹腔内出血征象。若患者情况稳定，手术已完成，可行保守治疗；若胚胎组织尚未吸净，可换有经验的医师避开穿孔部位，也可在 B 超引导下或腹腔镜下完成手术。若出现内出血增多或疑有脏器损伤者，应立即剖腹探查或腹腔镜检查，根据情况做相应处理。尚未进行吸宫操作者，则等待 1 周后再清除宫腔内容物。

3. 人工流产综合反应 指受术者在人工流产术中或结束时，出现恶心呕吐、心动过缓、心律失常、面色苍白、出冷汗、头晕、胸闷，甚至血压下降、晕厥和抽搐等迷走神经兴奋症状。出现症状应立即停止手术，给予吸氧，一般能自行恢复，重者静脉注射阿托品 0.5~1mg。

4. 吸宫不全 宫腔内部分妊娠组织物残留，术后阴道流血时间长，血量过多或流血停止后又有多量流血，应考虑为吸宫不全，B 超检查有助于诊断。如无明显感染征象，尽早行诊刮术，刮出物送病理检查，术后用抗生素预防感染。伴感染者，应控制感染后再行刮宫术。

5. 漏吸 确定为宫内妊娠，术中未能吸到胚胎及胎盘绒毛，术中吸出物过少，尤其未见胚囊时，应复查子宫位置、大小及形状，并重新探查宫腔，能及时发现问题而解决。确属漏吸，应再次行负压吸引术。

6. 羊水栓塞 羊水栓塞偶可发生在人工流产钳刮术中。

7. 感染 可发生急性子宫内膜炎、盆腔炎等，治疗不及时可扩散至子宫肌层、附件、腹膜，甚至发展为败血症。

8. 远期并发症 宫颈粘连、宫腔粘连、慢性盆腔炎、月经失调、继发性不孕等。

二、药物流产

药物流产是指应用药物终止早期妊娠的方法，目前临床常用方案为米非司酮配伍米索前列醇。米非司酮具有抗孕激素、糖皮质醇作用。米索前列醇是前列腺素类似物，有促进子宫收缩及宫颈软化作用。两者合用，抗早孕效果良好。

（一）适应证

1. 正常宫内妊娠，孕龄 7 周以内，本人自愿，18~40 岁的健康育龄妇女。

2. 超声确诊为宫内妊娠且胎囊最大径线≤2.5cm。

3. 高危人流对象，如有瘢痕子宫、哺乳期、多次人工流产及严重骨盆畸形等。

4. 对手术流产有恐惧或顾虑心理者。

（二）禁忌证

1. 有使用米非司酮的禁忌证 肾上腺及其他内分泌疾病、肝肾功能异常、妊娠期皮肤瘙痒史、血液病和血栓性疾患、与甾体激素有关的肿瘤。

2. 有使用前列腺素药物禁忌证 心血管疾病、青光眼、胃肠功能紊乱、高血压、哮喘、癫痫等。

3. 其他 过敏体质、带器妊娠、异位妊娠或可疑异位妊娠、妊娠剧吐、长期服用抗结核、抗癫痫、抗抑郁、抗前列腺素药物等。

（三）用药方法

米非司酮分为顿服法和分服法。顿服法于用药第 1 日顿服 200mg。分服法即 150mg 米非司酮分次口服，服药第 1 日晨服 50mg，8～12 小时再服 25mg；用药第 2 日早晚各服米非司酮 25mg；第 3 日上午 7 时再服 25mg。每次服药前后至少空腹 1 小时。顿服法于服药的第 3 日早上口服米索前列醇片 0.6mg，前后空腹 1 小时；分服法于第 3 日服用米非司酮后 1 小时服米索前列醇。

服药后应严密随访，除服药过程中可出现恶心、呕吐、腹痛、腹泻等胃肠道症状外，药物流产后出血量多、出血时间长是其主要副反应。出血量多者需急诊刮宫。

妇科常用方剂

一 画

一贯煎（《续名医类案》）　沙参　麦冬　当归　生地黄　川楝子　枸杞子

二 画

十补丸（《济生方》）　熟地黄　山茱萸　炒山药　鹿茸　茯苓　牡丹皮　泽泻　炮附子　肉桂　五味子

八珍汤（《正体类要》）　熟地黄　当归　白芍　川芎　人参　茯苓　白术　炙甘草

三 画

三甲复脉汤（《温病条辨》）　阿胶　白芍　鳖甲　龟甲　牡蛎　麦冬　干地黄　火麻仁　炙甘草

大黄牡丹汤（《金匮要略》）　大黄　牡丹皮　桃仁　冬瓜子　芒硝

下乳涌泉散（《清太医院配方》）　柴胡　青皮　当归　白芍　川芎　生地黄　天花粉　白芷　穿山甲　王不留行　漏芦　通草桔梗　甘草

大补元煎（《景岳全书》）　人参　山药　熟地黄　杜仲　当归　山茱萸　枸杞子　炙甘草

上下相资汤（《石室秘录》）　人参　沙参　玄参　麦冬　玉竹　五味子　熟地黄　山茱萸　车前子　牛膝

小营煎（《景岳全书》）　当归　白芍　熟地黄　山药　枸杞子　炙甘草

四 画

开郁种玉汤（《傅青主女科》）　当归　白芍　牡丹皮　香附　白术　茯苓　天花粉

天王补心丹（《摄生秘剖》）　生地黄　当归　丹参　人参　茯苓　天冬　麦冬　玄参　五味子　远志　酸枣仁　柏子仁　朱砂　桔梗

天麻钩藤饮（《杂病证治新义》）　天麻　钩藤　栀子　黄芩　杜仲　生石决明　川牛膝　益母草　桑寄生　夜交藤　茯神

木通散（《妇科玉尺》）　枳壳　槟榔　木通　滑石　冬葵子　甘草

五味消毒饮（《医宗金鉴》）　蒲公英　金银花　野菊花　紫花地丁　天葵子

止带方（《世补斋医书》）　猪苓　茯苓　车前子　茵陈　赤芍　牡丹皮　黄柏　栀子　牛膝

止痉散（经验方）　全蝎　蜈蚣

少腹逐瘀汤（《医林改错》） 小茴香 干姜 延胡索 没药 当归 川芎 肉桂 赤芍 蒲黄 五灵脂

内补丸（《女科切要》） 鹿茸 菟丝子 潼蒺藜 黄芪 肉桂 桑螵蛸 肉苁蓉 制附片 白蒺藜 紫菀

丹栀逍遥散（《内科摘要》） 牡丹皮 栀子 当归 白芍 柴胡 白术 茯苓 煨姜 薄荷 炙甘草

丹溪治湿痰方（《丹溪心法》） 苍术 白术 半夏 茯苓 滑石 香附 川芎 当归

乌药汤（《兰室秘藏》） 乌药 香附 木香 当归 甘草

六味地黄丸（《小儿药证直诀》） 熟地黄 山药 山茱萸 茯苓 牡丹皮 泽泻

六君子汤 （《校注妇人良方》） 党参 白术 茯苓 甘草 半夏 陈皮 生姜 大枣

五 画

玉真散（《外科正宗》） 白附子 天南星 天麻 羌活 防风 白芷

玉女煎（《景岳全书》） 石膏 熟地黄 麦冬 知母 牛膝

玉烛散（《儒门事亲》） 熟地黄 当归 白芍 川芎 大黄 芒硝 甘草

正气天香散（《证治准绳》） 香附 陈皮 乌药 甘草 干姜 紫苏

甘露消毒丹（《温热经纬》） 滑石 茵陈 黄芩 射干 石菖蒲 川贝母 木通 藿香 连翘 薄荷 豆蔻

左归丸（《景岳全书》） 熟地黄 山药 枸杞子 山茱萸 川牛膝 菟丝子 鹿角胶 龟甲胶

右归丸（《景岳全书》） 肉桂 附子 山药 枸杞子 熟地黄 山茱萸 杜仲 当归 菟丝子 鹿角胶

龙胆泻肝汤（《医宗金鉴》） 龙胆草 黄芩 柴胡 栀子 车前子 木通 泽泻 生地黄 当归 甘草

平胃散（《太平惠民和剂局方》） 苍术 厚朴 陈皮 甘草 生姜 大枣

四草汤（《实用中医妇科方剂》） 鹿衔草 马鞭草 茜草炭 益母草

四物汤（《太平惠民和剂局方》） 当归 熟地黄 川芎 白芍

四神丸（《证治准绳》） 补骨脂 吴茱萸 肉豆蔻 五味子 生姜 大枣

四君子汤（《太平惠民和剂局方》） 人参 白术 茯苓 炙甘草

生铁落饮（《医学心悟》） 天冬 麦冬 贝母 胆星 橘红 远志 连翘 茯苓 茯神 玄参 钩藤 丹参 辰砂 石菖蒲 生铁落

生化汤（《傅青主女科》） 当归 川芎 桃仁 炮姜 炙甘草

生脉散（《内外伤辨惑论》） 人参 麦冬 五味子

失笑散（《太平惠民和剂局方》） 蒲黄 五灵脂

仙方活命饮（《校注妇人良方》） 金银花 防风 白芷 当归 陈皮 赤芍 穿山甲 天花粉 贝母 乳香 没药 皂角刺 甘草

白术散（《全生指迷方》） 白术 茯苓 大腹皮 生姜皮 陈皮

归肾丸（《景岳全书》） 熟地黄 山药 山茱萸 茯苓 当归 枸杞子 杜仲 菟丝子

NOTE

归脾汤（《校注妇人良方》）　人参　炒白术　炒黄芪　龙眼肉　茯神　当归　远志　酸枣仁　木香　炙甘草　生姜　大枣

半夏白术天麻汤（《医学心悟》）　半夏　白术　天麻　茯苓　陈皮　甘草　生姜　大枣　蔓荆子

加味五淋散（《医宗金鉴》）　栀子　赤茯苓　当归　白芍　黄芩　甘草梢　生地黄　泽泻　车前子　木通　滑石

加味四物汤（《医宗金鉴》）　熟地黄　白芍　当归　川芎　蒲黄　桃仁　牛膝　木香　瞿麦　滑石　木通　甘草梢

加味温胆汤（《医宗金鉴》）　陈皮　制半夏　茯苓　甘草　枳实　竹茹　黄芩　黄连　麦冬　芦根　生姜

加味参附汤（《校注妇人良方》）　人参　附子

圣愈汤（《医宗金鉴·妇科心法要诀》）　人参　黄芪　熟地黄　白芍　当归　川芎

六　画

百合固金汤（《医方集解》）　百合　熟地黄　生地黄　麦冬　白芍　当归　贝母　生甘草　玄参　桔梗

夺命散（《妇人大全良方》）　没药　血竭

托里消毒散（《外科正宗》）　人参　川芎　白芍　黄芪　当归　白术　茯苓　金银花　白芷　甘草　皂角刺　桔梗

当归地黄饮（《景岳全书》）　当归　熟地黄　山茱萸　山药　杜仲　怀牛膝　甘草

当归散（《金匮要略》）　当归　白芍　黄芩　白术　川芎

当归芍药散（《金匮要略》）　当归　白芍　川芎　白术　茯苓　泽泻

当归补血汤（《内外伤辨惑论》）　黄芪　当归

当归饮子（《外科正宗》）　当归　川芎　白芍　生地黄　防风　荆芥　黄芪　甘草　白蒺藜　何首乌

血府逐瘀汤（《医林改错》）　桃仁　红花　当归　生地黄　川牛膝　川芎　桔梗　赤芍　枳壳　甘草　柴胡

安冲汤（《医学衷中参西录》）　黄芪　白术　生地黄　白芍　续断　海螵蛸　茜草　龙骨　牡蛎

安宫牛黄丸（《温病条辨》）　牛黄　郁金　水牛角　黄连　黄芩　栀子　朱砂　雄黄　冰片　麝香　珍珠　金箔衣

导赤散（《小儿药证直诀》）　生地黄　甘草梢　木通　淡竹叶

阳和汤（《外科全生集》）　熟地黄　鹿角胶　炮姜炭　肉桂　麻黄　白芥子　生甘草

七　画

寿胎丸（《医学衷中参西录》）　菟丝子　桑寄生　续断　阿胶

芫花散（《妇科玉尺》）　芫花（醋炒）　吴茱萸　川乌　巴戟天　秦艽　白僵蚕　柴胡

芦根汤（《济阴纲目》）　芦根　竹茹　陈皮　麦冬　前胡

苍附导痰丸（《叶氏女科证治》）　茯苓　半夏　苍术　陈皮　甘草　香附　胆南星　枳壳　生姜　神曲

杞菊地黄丸（《医级》）　熟地黄　山茱萸　山药　泽泻　茯苓　牡丹皮　枸杞子　菊花

两地汤（《傅青主女科》）　生地黄　玄参　白芍　麦冬　阿胶　地骨皮

阿胶汤（《医宗金鉴》）　栀子　侧柏叶　黄芩　白芍　熟地黄　阿胶　当归　川芎

身痛逐瘀汤（《医林改错》）　川芎　桃仁　秦艽　红花　甘草　羌活　没药　当归　香附　五灵脂　牛膝　地龙

佛手散（《删补名医方论》）　当归　川芎

沉香散（《医宗必读》）　沉香　石韦　滑石　瞿麦　冬葵子　当归　王不留行　赤芍　白术　甘草

济生肾气丸（《济生方》）　熟地黄　山药　山茱萸　牡丹皮　茯苓　泽泻　桂枝　附子　车前子　牛膝

完带汤（《傅青主女科》）　白术　山药　人参　白芍　苍术　甘草　陈皮　黑芥穗　柴胡　车前子

补肾地黄汤（《陈素庵妇科补解》）　熟地黄　麦冬　知母　黄柏　泽泻　山药　远志　茯神　牡丹皮　酸枣仁　玄参　桑螵蛸　山茱萸　竹叶　龟甲

补肾固冲丸（《中医学新编》）　菟丝子　续断　巴戟天　杜仲　当归　熟地黄　鹿角霜　枸杞子　阿胶　党参　白术　大枣　砂仁

补中益气汤（《脾胃论》）　人参　黄芪　白术　当归　陈皮　升麻　柴胡　甘草

补气通脬饮（《沈氏女科辑要》）　黄芪　麦冬　通草

八　画

青竹茹汤（《济阴纲目》）　鲜竹茹　陈皮　白茯苓　半夏　生姜

苓桂术甘汤（《伤寒论》）　茯苓　白术　桂枝　甘草

肾气丸（《金匮要略》）　熟地黄　山药　山茱萸　泽泻　茯苓　桂枝　附子　牡丹皮

易黄汤（《傅青主女科》）　黄柏　山药　芡实　车前子　白果

固阴煎（《景岳全书》）　菟丝子　熟地黄　山茱萸　人参　山药　炙甘草　五味子　远志

固经丸（《医学入门》）　龟甲　白芍　黄芩　椿根皮　黄柏　香附

知柏地黄丸（《医宗金鉴》）　知母　黄柏　牡丹皮　熟地黄　山茱萸　怀山药　泽泻　茯苓

肠宁汤（《傅青主女科》）　当归　熟地黄　阿胶　人参　山药　续断　麦冬　肉桂　甘草

定经汤（《傅青主女科》）　当归　白芍　熟地黄　柴胡　山药　茯苓　菟丝子　炒荆芥

参苓白术散（《太平惠民和剂局方》）　人参　白术　茯苓　白扁豆　甘草　山药　莲子肉　桔梗　薏苡仁　砂仁

参附汤（《校注妇人良方》）　人参　附子

九　画

荆穗四物汤（《医宗金鉴》）　荆芥穗　防风　川芎　当归　白芍　熟地黄

NOTE

茯苓导水汤（《医宗金鉴》）　茯苓　槟榔　猪苓　砂仁　木香　陈皮　泽泻　白术　木瓜　大腹皮　桑白皮　紫苏叶

荡鬼汤（《傅青主女科》）　枳壳　厚朴　桃仁　红花　牡丹皮　川牛膝　雷丸　大黄　人参　当归

顺经汤（《傅青主女科》）　当归　熟地黄　沙参　白芍　茯苓　黑荆芥　牡丹皮

香棱丸（《严氏济生方》）　木香　丁香　三棱　枳壳　青皮　川楝子　小茴香　莪术

香砂六君子汤（《名医方论》）　人参　白术　茯苓　甘草　半夏　陈皮　木香　砂仁　生姜　大枣

保阴煎（《景岳全书》）　生地黄　熟地黄　白芍　黄芩　黄柏　山药　续断　甘草

胎元饮（《景岳全书》）　人参　白术　当归　白芍　熟地黄　杜仲　陈皮　炙甘草

独活寄生汤（《千金要方》）　独活　桑寄生　细辛　肉桂　防风　秦艽　杜仲　牛膝　当归　白芍　干地黄　川芎　人参　茯苓　甘草

独参汤（《增订十药神书》）　人参

举元煎（《景岳全书》）　人参　黄芪　白术　升麻　炙甘草

济生肾气丸（《济生方》）　附子　肉桂　熟地黄　山茱萸　炒山药　茯苓　泽泻　车前子　川牛膝　牡丹皮

养荣壮肾汤（《叶氏女科证治》）　当归　川芎　独活　肉桂　防风　杜仲　续断　桑寄生　生姜

养精种玉汤（《傅青主女科》）　当归　白芍　熟地黄　山茱萸

宫外孕Ⅰ号方（山西中医学院第一附属医院经验方）　丹参　赤芍　桃仁

宫外孕Ⅱ号方（山西中医学院第一附属医院经验方）　丹参　赤芍　桃仁　三棱　莪术

十　画

泰山磐石散（《景岳全书》）　人参　黄芪　当归　续断　黄芩　川芎　白芍　山药　熟地黄　白术　炙甘草　砂仁　糯米

桂枝茯苓丸（《金匮要略》）　桂枝　赤芍　桃仁　牡丹皮　茯苓

桃红四物汤（《医宗金鉴·妇科心法要诀》）　桃仁　红花　当归　熟地黄　白芍　川芎

柴胡疏肝散（《景岳全书》）　柴胡　枳壳　香附　陈皮　白芍　川芎　炙甘草

逍遥散（《太平惠民和剂局方》）　柴胡　白术　茯苓　当归　白芍　薄荷　煨姜　甘草

健固汤（《傅青主女科》）　人参　白术　茯苓　薏苡仁　巴戟天

润燥汤（《万氏妇人科》）　人参　甘草　枳壳　槟榔　当归　生地黄　火麻仁　桃仁

消风散（《外科正宗》）　荆芥　防风　当归　生地黄　苦参　炒苍术　蝉蜕　木通　胡麻仁　生知母　煅石膏　生甘草　牛蒡子

益肾调经汤（《中医妇科治疗学》）　巴戟天　杜仲　续断　乌药　艾叶　当归　熟地黄　白芍　益母草

益气导溺汤（《中医妇科治疗学》）　党参　白术　扁豆　茯苓　桂枝　升麻　桔梗　通草　乌药

凉膈散（《太平惠民和剂局方》）　大黄　朴硝　甘草　栀子　薄荷叶　黄芩　连翘　淡

竹叶

通乳丹（《傅青主女科》） 人参 黄芪 当归 麦冬 木通 桔梗 猪蹄

通窍活血汤（《医林改错》） 赤芍 川芎 桃仁 红花 老葱 麝香 生姜 红枣

十一画

理冲汤（《医学衷中参西录》） 生黄芪 党参 白术 生山药 天花粉 知母 三棱 莪术 生鸡内金

黄芪桂枝五物汤（《金匮要略》） 黄芪 桂枝 白芍 生姜 大枣

黄芪汤（《济阴纲目》） 黄芪 白术 防风 熟地黄 煅牡蛎 茯苓 麦冬 大枣 甘草

萆薢渗湿汤（《疡科心得集》） 萆薢 薏苡仁 黄柏 赤茯苓 牡丹皮 泽泻 通草 滑石

救母丹（《傅青主女科》） 人参 当归 川芎 益母草 赤石脂 荆芥穗（炒黑）

银甲丸（《王渭川妇科经验选》） 金银花 连翘 桔梗 红藤 生鳖甲 蒲公英 紫花地丁 生蒲黄 琥珀末 椿根皮 大青叶 茵陈 升麻

银翘散（《温病条辨》） 金银花 连翘 竹叶 荆芥穗 牛蒡子 薄荷 桔梗 淡豆豉 甘草 芦根

银翘红酱解毒汤（《中医妇科临床手册》） 忍冬藤 连翘 红藤 败酱草 牡丹皮 栀子 赤芍 桃仁 薏苡仁 延胡索 乳香 没药 川楝子

脱花煎（《景岳全书》） 当归 川芎 红花 肉桂 牛膝 车前子

麻子仁丸（《伤寒论》） 麻子仁 芍药 枳实 大黄 厚朴 杏仁

羚角钩藤汤（《重订通俗伤寒论》） 羚羊角 钩藤 桑叶 菊花 贝母 竹茹 生地黄 白芍 茯神 甘草

清热固经汤（《简明中医妇科学》） 生黄芩 焦栀子 生地黄 地骨皮 地榆 阿胶 生藕节 陈棕炭 炙龟甲 牡蛎粉 生甘草

清热调血汤（《古今医鉴》） 当归 川芎 白芍 生地黄 黄连 香附 桃仁 红花 延胡索 牡丹皮 莪术

清金化痰汤（《杂病广要》引《医学统旨》） 黄芩 栀子 知母 桑白皮 瓜蒌仁 贝母 麦冬 橘红 茯苓 桔梗 甘草

清肝止淋汤（《傅青主女科》） 白芍 当归 生地黄 阿胶 牡丹皮 黄柏 牛膝 红枣 香附 黑豆

清肝引经汤（《中医妇科学》四版教材） 当归 白芍 生地黄 牡丹皮 栀子 黄芩 川楝子 茜草 牛膝 白茅根 甘草

清经散（《傅青主女科》） 牡丹皮 地骨皮 白芍 熟地黄 青蒿 黄柏 茯苓

十二画

紫苏饮（《普济本事方》） 紫苏 陈皮 大腹皮 当归 白芍 川芎 人参 甘草

温胞饮（《傅青主女科》） 巴戟天 补骨脂 菟丝子 肉桂 附子 杜仲 白术 山药 芡实 人参

温经汤（《金匮要略》） 当归 吴茱萸 桂枝 白芍 川芎 生姜 牡丹皮 法半夏 麦冬 人参 阿胶 甘草

温经汤（《妇人大全良方》） 当归 川芎 芍药 桂心 牡丹皮 莪术 人参 甘草 牛膝

滋血汤（《女科证治准绳》） 人参 山药 黄芪 茯苓 川芎 当归 白芍 熟地黄

十三画

催生顺气饮（《陈素庵妇科补解》） 当归 川芎 肉桂 木香 乌药 陈皮 枳壳 冬葵子 红花 车前子 生芝麻

解毒活血汤（《医林改错》） 连翘 葛根 柴胡 枳壳 当归 赤芍 生地黄 红花 桃仁 甘草

十四画

毓麟珠（《景岳全书》） 当归 熟地黄 白芍 川芎 人参 白术 茯苓 炙甘草 菟丝子 杜仲 鹿角霜 川椒

膈下逐瘀汤（《医林改错》） 五灵脂 当归 川芎 桃仁 牡丹皮 赤芍 乌药 延胡索 甘草 香附 红花 枳壳

十五画

增液汤（《湿病条辨》） 玄参 麦冬 生地黄

鲤鱼汤（《备急千金要方》） 鲤鱼 白术 白芍 当归 茯苓 生姜

二十一画

癫狂梦醒汤（《医林改错》） 桃仁 赤芍 柴胡 香附 青皮 陈皮 大腹皮 桑白皮 苏子 木通 半夏 甘草

主要参考书目

1. 湖北中医学院. 中医妇科学. 第4版. 上海：上海科学技术出版社，1979.

2. 罗元恺，曾敬光. 中医妇科学. 上海：上海科学技术出版社，1986.

3. 罗元恺. 中医妇科学. 北京：人民卫生出版社，1988.

4. 罗元恺. 实用中医妇科学. 上海：上海科学技术出版社，1994.

5. 马宝璋. 中医妇科学. 北京：中国中医药出版社，1995.

6. 夏桂成，谈勇. 中国百年百名中医临床家丛书——夏桂成. 北京：中国中医药出版社，2001.

7. 夏桂成. 中医妇科理论与实践. 北京：人民卫生出版社，2003.

8. 梅乾茵. 黄绳武妇科经验集. 北京：人民卫生出版社，2004.

9. 朱南孙，朱荣达. 朱小南妇科经验选. 北京：人民卫生出版社，2005.

10. 门成福. 门成福妇科经验精选. 北京：军事医学科学出版社，2005.

11. 祝谌予. 施今墨临床经验集. 北京：人民卫生出版社，2005.

12. 张玉珍. 中医妇科学. 第2版. 北京：中国中医药出版社，2007.

13. 谈勇. 中医妇科学. 上海：上海中医药大学出版社，2007.

14. 谈勇. 中医妇科学. 北京：人民卫生出版社，2007.

15. 夏桂成. 中医临床妇科学. 北京：高等教育出版社，2008.

16. 丰有吉，沈铿. 妇产科学. 第2版. 北京：人民卫生出版社，2015.

17. 肖承悰. 中医妇科临床研究. 北京：人民卫生出版社，2009.

18. 夏桂成. 实用中医妇科学. 北京：中国中医药出版社，2009.

19. 刘敏如，欧阳惠卿. 实用中医妇科学. 上海：上海科学技术出版社，2010.

20. 刘敏如. 中医妇产科学. 北京：人民卫生出版社，2011.

21. 马宝璋，齐聪. 中医妇科学. 第3版. 北京：中国中医药出版社，2012.

22. 罗颂平，谈勇. 中医妇科学. 第2版. 北京：人民卫生出版社，2012.

23. 连芳，齐聪. 中西医结合妇产科学. 北京：人民卫生出版社，2012.

24. 杜惠兰. 中西医结合妇产科学. 第2版. 北京：中国中医药出版社，2012.

25. 邓中甲. 方剂学. 北京：中国中医药出版社，2012.

26. 曹泽毅. 中华妇产科学. 第3版. 北京：人民卫生出版社，2014.

27. 谈勇. 坤壶撷英——夏桂成妇科临证心悟. 北京：人民卫生出版社，2014.

28. 中华中医药学会. 中医妇科常见病诊疗指南. 北京：中国中医药出版社，2015.

29. 杜惠兰，罗颂平. 中医临床诊疗指南释义. 北京：中国中医药出版社，2015.

NOTE